U0349212

康复评定常用量表
（第二版）

张玉梅　宋鲁平　主编

科学技术文献出版社

SCIENTIFIC AND TECHNICAL DOCUMENTATION PRESS

·北京·

图书在版编目（CIP）数据

康复评定常用量表 / 张玉梅，宋鲁平主编. —2版. —北京：科学技术文献出版社，
2019.10（2024.5 重印）

ISBN 978-7-5189-5928-0

Ⅰ. ①康… Ⅱ. ①张… ②宋… Ⅲ. ①康复评定 Ⅳ. ① R49

中国版本图书馆 CIP 数据核字（2019）第 176517 号

康复评定常用量表（第二版）

策划编辑：帅莎莎　　责任编辑：帅莎莎　　责任校对：义　浩　　责任出版：张志平

出　版　者	科学技术文献出版社
地　　　址	北京市复兴路15号　邮编 100038
编　务　部	（010）58882938，58882087（传真）
发　行　部	（010）58882868，58882870（传真）
邮　购　部	（010）58882873
官方网址	www.stdp.com.cn
发　行　者	科学技术文献出版社发行　全国各地新华书店经销
印　刷　者	北京虎彩文化传播有限公司
版　　　次	2019 年 10 月第 2 版　2024 年 5 月第 8 次印刷
开　　　本	787×1092　1/16
字　　　数	634千
印　　　张	33.5　彩插8面
书　　　号	ISBN 978-7-5189-5928-0
定　　　价	128.00元

《康复评定常用量表（第二版）》
编委会

前　言

康复医学包括康复评价（rehabilitation evaluation）和康复治疗（rehabilitation treatment）两大部分内容，康复评价又称为康复评估，贯穿于康复治疗的全过程，是康复治疗的必要基础，没有科学、客观的评价，就没有正确、合理、有效的康复治疗。康复评价主要包括收集病史和相关资料，进行相应的检查和测量，通过全面综合分析，确定各种功能障碍的部位、性质、程度及原因，制定明确的康复目标和针对性的康复计划。其中，应用量表或仪器等方法对具体功能障碍进行定性、定量或半定量分析的过程，称为康复评定（rehabilitation assessment）。

应用量表对功能障碍进行评定的方法称为半定量评定方法，是康复评定中最常用的方法。尤其各种信度效度好、灵敏度高的标准化量表是康复医师和康复治疗师手边最实用的"工具"。工欲善其事，必先利其器，《康复评定常用量表》（第二版）的编写旨在提供系统、全面的康复评定量表，完善康复医师、康复治疗师的"工具箱"。

康复量表包括等级量表和总结量表。等级量表（ordinal scale），是将功能按某种标准排成顺序，又称为顺序量表，常采用数字或字母将功能情况进行定性分级，其主要缺点是无法确切地将等级间隔均等地划分，即等级之间没有相等单位。总结量表（summary scale）又称累加量表（additive scale），其内容由一系列技能或功能活动组成，根据被试者的表现，对每一项技能或功能活动进行评分（小分）。其优点是能量化地反映被试者的功能障碍水平和特点；其不足之处常表现为，两名功能障碍不同的患者，在不同活动中的小分不同，但由于总分相同，他们之间功能活动的差异可能被掩盖。

《康复评定常用量表》（第二版）是在参考国内外大量教材及参考资料的基础上，将康复医学中成熟的常用评定量表引进本书中，使得本书具有如下两个特点：①全面系统，本书涵盖了运动、平衡、认知、言语、吞咽、日常生活活动能力、社会生活、精神健康、情绪、睡眠、脑功能、尿便和疼痛13个领域，可提供综合性、多层次的评定方法。②详细实用，每一章包括量表介绍和使用指南，图文并茂，通俗易懂，侧重于临床

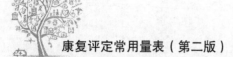

实施，操作性强，方便读者在临床中应用。

本书的完成是各位参编作者共同努力的结果和智慧的结晶，他们将自己深厚的专业知识和丰富的临床经验浓缩到这本专业书中，毫无保留地馈赠给读者；本书在编写过程中也得到了多位专家热情而慷慨的支持，对此深表感谢。

康复医学是一个成长中的学科，康复评定量表在其发展过程中将得到不断的补充和深化，因此本书在今后尚需不断的增补或修订。将近一年的时间，全体编委虽毫不懈怠地投入编写工作，但因自身水平所限，不足之处在所难免，诚请同行和读者在临床应用中提出意见和改进建议。

张玉梅　宋鲁平

目　录

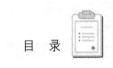

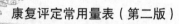

康复评定常用量表（第二版）

第一章 运动功能

▼▲ 第一节 脊髓损伤神经功能评定 ▲▼

目前，评价脊髓损伤造成的脊髓神经功能障碍的国际标准是由美国脊髓损伤学会（ASIA）制定的脊髓损伤神经功能分类标准，该标准的主要内容包括脊髓损伤的水平判定和脊髓损伤程度判定两方面。

一、脊髓损伤的水平判定

脊髓损伤水平是确定康复目标的主要依据。完全性脊髓损伤患者，脊髓损伤水平一旦确定，其康复目标基本确定（表1-1-1）。不完全性脊髓损伤患者，应具体确定脊髓损伤水平以下的肌力评分。

表 1-1-1 脊髓损伤康复基本目标

脊髓损伤水平	基本康复目标	需用支具轮椅种类
C_5	桌上动作自理，其他依靠帮助	电动轮椅，平地可用手动轮椅
C_6	ADL部分自理，需中等量帮助	手动电动轮椅，可用多种自助具
C_7	ADL基本自理，移动需乘轮椅活动	手动轮椅，残疾人专用汽车
$C_8 \sim T_4$	ADL自理，轮椅活动支具站立	同上，骨盆长支具，双拐
$T_5 \sim T_8$	同上，可应用支具治疗性步行	同上
$T_9 \sim T_{12}$	同上，长下肢支具治疗性步行	轮椅，长下肢支具，双拐
L_1	同上，家庭内支具功能性步行	同上
L_2	同上，社区内支具功能性步行	同上
L_3	同上，肘拐社区内支具功能性步行	短下肢支具
L_4	同上，可驾驶汽车，可不需轮椅	同上
$L_5 \sim S_1$	无拐足托功能步行及驾驶汽车	足托或短下肢支具

注：ADL，日常生活活动。

由于脊髓节段与脊柱节段在解剖位置上不一致，脊髓损伤水平不能根据脊椎损伤水平判断，而需要根据各节段脊髓所支配肌肉的肌力检查及皮肤感觉检查来判定。神经平面指脊髓具有身体双侧正常感觉、运动功能的最低节段。感觉和运动平面可以不一致，左右两侧也可能不同，因此，神经平面就有4个，用右侧感觉节段、左侧感觉节段、左侧运动节段、右侧运动节段来表示神经平面。脊髓损伤平面通过如下神经学检查来确定：①检查身体两侧各自28个皮节的关键感觉点；②检查身体两侧各自10个肌节的关键肌，见表1-1-2和表1-1-3。

二、脊髓损伤程度判定

脊髓损伤严重程度的诊断，不仅是制定治疗方案和判断患者预后的重要依据，而且对客观评估各种治疗方法的实际价值有重要意义。

1. 完全性脊髓损伤：是指在脊髓损伤平面以下的最低位骶段的感觉、运动功能完全丧失的脊髓损伤。骶部的感觉功能包括肛门皮肤黏膜交界处感觉及肛门深感觉，运动功能是指肛门指检时肛门外括约肌的自主收缩。

2. 不完全性脊髓损伤：是指脊髓损伤后，损伤平面以下的最低位骶段仍有运动和（或）感觉功能存留的脊髓损伤。不完全性脊髓损伤有不同程度恢复的可能。

3. ASIA残损分级：ASIA残损分级反映脊髓损伤功能障碍的程度，应用运动评分及感觉评分（表1-1-4）。

表1-1-2　相应节段神经支配的感觉关键点

椎体	感觉关键点
C_2	枕骨粗隆
C_3	锁骨上窝
C_4	肩锁关节的顶部
C_5	肘前窝外侧
C_6	拇指近节背侧皮肤
C_7	中指近节背侧皮肤
C_8	小指近节背侧皮肤
T_1	肘前窝内侧
T_2	腋窝顶部
T_3	第3肋间
T_4	第4肋间（两乳头连线）

续表

椎体	感觉关键点
T_5	第 5 肋间（在 $T_4 \sim T_6$ 的中点）
T_6	第 6 肋间（剑突水平）
T_7	第 7 肋间（在 $T_6 \sim T_8$ 的中点）
T_8	第 8 肋间（在 $T_6 \sim T_{10}$ 的中点）
T_9	第 9 肋间（在 $T_8 \sim T_{10}$ 的中点）
T_{10}	第 10 肋间（脐）
T_{11}	第 11 肋间（在 $T_{10} \sim T_{12}$ 的中点）
T_{12}	腹股沟韧带中点
L_1	T_{12} 与 L_2 之间的 1/2 处
L_2	大腿前中部
L_3	股骨内髁
L_4	内踝
L_5	第 3 跖趾关节足背侧
S_1	足跟外侧
S_2	腘窝中点
S_3	坐骨结节
$S_{4 \sim 5}$	肛门周围（作为 1 个平面）

表 1-1-3 相应节段神经支配的关键肌

椎体	关键肌
C_4	膈肌
C_5	肘屈肌（肱二头肌、肱桡肌）
C_6	腕伸肌（桡侧腕伸肌长、短头）
C_7	肘伸肌（肱三头肌）
C_8	中指末节指屈肌（指深屈肌）
T_1	小指外展肌
L_2	髋屈肌（髂腰肌）
L_3	膝伸肌（股四头肌）
L_4	踝背屈肌（胫前肌）
L_5	拇长伸肌
S_1	踝跖屈肌（腓肠肌与比目鱼肌）

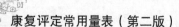

表 1-1-4　国际脊髓功能损伤程度分级（ASIA 病损指数）

级别		指标
A	完全性损伤	骶段（S$_4$～S$_5$）无感觉或运动功能
B	不完全性损伤	神经平面以下包括骶段有感觉功能，但无运动功能
C	不完全性损伤	神经平面以下有运动功能，大部分关键肌肌力＜3 级
D	不完全性损伤	神经平面以下有运动功能，大部分关键肌肌力≥3 级
E	正常	感觉和运动功能正常

根据脊髓损伤神经学分类国际标准（2000 年修订），美国脊柱损伤协会（ASIA）制定的残损分级（根据 Frankel 分级修订）标准如下：

（1）完全性损伤：在骶段 S$_4$～S$_5$ 无任何感觉和运动功能保留。

（2）不完全性损伤：在神经平面以下包括 S$_4$～S$_5$ 存在感觉功能，但无运动功能。

（3）不完全性损伤：在神经平面以下存在运动功能，且平面以下至少一半以上的关键肌肌力＜3 级。

（4）不完全性损伤：在神经平面以下存在运动功能，且平面以下至少一半以上的关键肌肌力≥3 级。

（5）正常：感觉和运动功能正常。

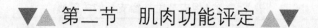

第二节　肌肉功能评定

一、肌张力分级评定

一般对关节进行被动运动时所感受到的阻力进行肌张力及肌痉挛状态的评价，通常将肌张力分为以下几种类型（表 1-2-1）。

表 1-2-1　肌张力分级评定

等级	肌张力	标准
0	软瘫	被动活动肢体无反应
1	低张力	被动活动肢体反应减弱
2	正常	被动活动肢体反应正常
3	轻、中度增高	被动活动肢体有阻力反应
4	重度增高	被动活动肢体有持续阻力反应

二、痉挛评定

1.肌张力增高：若患者出现肌张力增高，为了进一步评定痉挛程度，通常采用 Ashworth 痉挛量表和改良 Ashworth 量表（Modified Ashworth Scale，MAS）。

改良 Ashworth 量表由 Richard W.Bohannon 和 Melissa B.Smith 于 1987 年发表，两者由于其简单易用而成为目前临床应用最多的评定痉挛的量表，具有良好的效度和信度，二者的区别在改良 Ashworth 量表的等级 1、2 之间增加了一个等级 1+，其他完全相同（表 1-2-2）。

表 1-2-2　Ashworth 痉挛量表与改良 Ashworth 痉挛量表

等级	标准
0	肌张力不增加，被动活动患侧肢体在整个范围内均无阻力
1	肌张力稍增加，被动活动患侧肢体到终末端时有轻微的阻力
1+	肌张力稍增加，被动活动患侧肢体时在前 1/2 关节活动度中有轻微的"卡住"感觉，后 1/2 关节活动度中有轻微的阻力
2	肌张力轻度增加，被动活动患侧肢体在大部分关节活动度内均有阻力，但仍可以活动
3	肌张力中度增加，被动活动患侧肢体在整个关节活动度内均有阻力，活动比较困难
4	肌张力高度增加，被动活动患侧肢体僵硬，阻力更大，被动活动十分困难

注：没有等级"1+"即为 Ashworth 痉挛量表。

改良 Ashworth 量表介绍：①测评方式，由医师或康复师或有测试经验的人员施测；个体测试；②量表功能，通过徒手评估，主观评定痉挛严重程度并对其分级；③适用人群是痉挛患者；④临床上常用评估部位是上下肢肌群。

使用指南见表 1-2-3。

结果记录见表 1-2-4。

表 1-2-3　采用改良 Ashworth 痉挛量表评定患者肌肉张力的方法

肌肉	患者体位	评定者操作方法
屈肘肌	坐位，肩关节和前臂处于中立，手处于功能位；近端肢体水平放置于检查桌上	评定者一只手置于患者胸部近侧以握住其前臂远端，在 1 秒左右使肘关节从完全屈肘位被动运动至完全伸肘位；整个过程保持用力均匀
屈腕肌	患者体位同上，远端肢体处于垂直位	评定者一手置于患者腕关节近侧以固定其前臂远端，另一只手于患者掌指关节近侧握住患者的手进行被动运动，伸腕和旋腕的力度不变，在 1 秒左右使患者腕关节从完全屈曲被动运动到完全伸展；整个过程保持用力均匀

续表

肌肉	患者体位	评定者操作方法
股四头肌	侧卧位，最大限度地伸髋伸膝，头和躯干保持在一条直线上	必要时，可在髋关节后方放一个枕头来固定患者。评定者站在患者后方，一只手于膝关节近侧置于大腿侧面以固定股骨，另一只手置于靠近踝关节近端，在1秒左右使患者膝关节从最大伸展位被动运动至最大屈曲位

注：经测试，中文操作者用默读"一千零一"替代1秒，经练习后，可以在约1秒时间内完成。如仅进行一次检查，检查者可能难以评分，因此，每一运动重复3次。重复3次后，检查者对感受到的阻力进行评分。

表 1-2-4　肌张力评定表（改良 Ashworth 痉挛量表）

上肢	月　日（早期）	月　日（中期）	月　日（末期）	下肢	月　日（早期）	月　日（中期）	月　日（末期）
胸大肌				屈髋			
肩前屈				伸髋			
肩外展				髋内收			
屈肘				髋外展			
伸肘				髋内旋			
前臂旋前				髋外旋			
前臂旋后				伸膝			
屈腕				屈膝			
伸腕				踝背伸			
屈指				踝跖屈			
伸指							

注：如为双侧功能障碍，则以（左/右）形式记录。

2. 踝关节痉挛评定：Ashworth 痉挛量表和改良 Ashworth 痉挛量表评定上肢痉挛的信度优于下肢。对下肢痉挛，可以采用综合痉挛量表（Composite Spasticity Scale，CSS）。

综合痉挛量表包括跟腱反射、肌张力及踝阵挛3个方面。

评定方法及评分标准如下：

（1）CSS 量表介绍

1）测评方式：由医师或康复师或有测试经验的人员施测；个体测试。

2）量表功能：20世纪80年代，加拿大学者 Levin 和 Hui-Chan 根据临床的实际应用，提出了一个定量评定痉挛的量表，目前主要应用于脑损伤后下肢痉挛的评定。

3）适用人群：痉挛患者。

4）评估部位：上下肢肌群。

（2）使用指南

1）跟腱反射：患者仰卧位，髋外展，膝屈曲。检查者使患者的踝关节稍背伸，保持胫后肌群一定的张力，用叩诊锤叩击跟腱。

评分标准：0分，无反射；1分，反射减弱；2分，反射正常；3分，反射活跃；4分，反射亢进。

2）踝跖屈肌群肌张力：患者仰卧位，下肢伸直，放松。检查者被动全范围背伸踝关节，感觉所受到的阻力。

评分标准：0分，无阻力（软瘫）；2分，阻力降低（低张力）；4分，正常阻力；6分，阻力轻到中度增加，尚可完成踝关节全范围的被动活动；8分，阻力重度（明显）增加，不能或很难完成踝关节全范围的被动活动。

3）踝阵挛：患者仰卧位，下肢放松，膝关节稍屈曲。检查者手托患者足底快速被动背伸踝关节，观察踝关节有无节律性的屈伸动作。

评分标准：1分，无阵挛；2分，阵挛1～2次；3分，阵挛2次以上；4分，阵挛持续，超过30秒。

三、肌力评定（徒手肌力检查法）

徒手肌力检查法（Manual Muscle Test，MMT），于1916年由美国哈佛大学矫形外科学教授Robert Lovett提出，1983年，美国医学研究委员会（Medical Research Council）在Lovett肌力分级基础上进一步细分，如被测的肌力比某级稍强时，可以在此级右上角加"+"，稍差时则在右上角加"–"，以补分级不足，即MRC肌力分级法。

1.徒手肌力检查法介绍

（1）测评方式：由医师或康复师或有测试经验的人员施测；个体测试。

（2）量表功能：是一种不借助任何器材，仅靠检查者徒手对受试者在特定体位下，让受试者做标准动作，通过触摸肌腹，观察肌肉克服自身重力或对抗阻力完成动作的能力，从而对肌肉主动收缩能力进行测定的方法。

（3）适用人群：肌力低下患者。

（4）临床上常用评估部位：颈与躯干肌、上下肢肌。

2.使用指南：施行徒手肌力检查法时应让受试者采取标准受试体位，对受试肌肉做标准的测定动作，观察该肌肉完成受试动作的能力，必要时由测试者用手施加阻力或助力，判断该肌肉的收缩力量。

（1）徒手肌力检查的顺序：①实施前，要进行充分说明；②确认关节活动度；③首

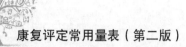

先进行被动运动，之后再进行主动运动；④从抗重力位开始检查；⑤记录检查结果。

（2）徒手肌力检查的注意事项：①测试选择适当时机，疲劳、运动或饱餐后不宜进行；②被检者体位的选择：尽可能在同一体位下检查完所有运动；③正确固定，抑制代偿运动；④左右两侧比较，先查健侧后查患侧，尤其在4级和5级难以鉴别时；⑤先抗重力后抗阻力，抗阻力必须使用同一强度，避免突然施加强大的抵抗，阻力应加在被测关节的远端（不是肢体的远端），在全活动范围内施加阻力；⑥制动检查：在运动终末施加抵抗；⑦施加阻力时，要考虑其年龄、性别、职业等，不要过度疲劳；⑧设计好施加阻力的方向、位置、时间、大小；⑨检查者的位置：尽量靠近被检者；⑩禁忌：骨折未愈合、严重骨质疏松、关节及周围软组织损伤、关节活动度极度受限、严重的关节积液和滑膜炎等症状，中枢神经系统病损所致痉挛性瘫痪不宜做徒手肌力检查；老年人及有心血管疾病患者慎用某些测试。

3. 判定标准：目前，国际上普遍应用的肌力分级方法是1916年由美国哈佛大学矫形外科学教授 Robert Lovett 提出来的，他将肌力检查分为6级（0～5级）（表1-2-5）。

康复医学要求肌力测定更加精确，在6级分法的基础上又将每级用"＋"和"－"号进一步详细分级为肌力补充分级法。表1-2-6为肌力补充分级法。

结果记录见表1-2-7。

表1-2-5 Lovett 分级法

级别	名称	标准
0	零（zero，0）	没有肌肉收缩
1	微缩（trace，T）	肌肉有收缩，但无关节运动
2	差（poor，P）	关节不抗重力（减重状态下）全范围活动
3	尚可（fair，F）	关节抗重力全范围活动
4	良好（good，G）	关节抗部分阻力全范围活动
5	正常（normal，N）	关节抗充分阻力全范围活动

表1-2-6 肌力补充分级法

级别	英文缩写	评定标准
5	N（正常）	能抗重力及最大阻力完成关节全范围内活动
5^-	N^-（正常$^-$）	能抗重力及最大阻力完成关节50%～100%全范围内活动
4^+	G^+（好$^+$）	能抗重力及接近最大阻力完成关节全范围内活动
4	G（好）	能抗重力及中等阻力完成关节全范围内活动
4^-	G^-（好$^-$）	能抗重力及中等阻力完成关节50%～100%全范围内活动
3^+	F^+（可$^+$）	能抗重力及最小阻力完成关节全范围内活动

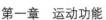

续表

级别	英文缩写	评定标准
3	F（可）	能抗重力完成关节全范围内活动
3⁻	F⁻（可⁻）	能抗重力完成关节 50% ～ 100% 全范围内活动
2⁺	P⁺（差⁺）	能抗重力完成关节＜ 50% 全范围内活动，非抗重力可完成关节全范围活动
2	P（差）	非抗重力可完成关节全范围内活动
2⁻	P⁻（差⁻）	非抗重力可完成关节 50% ～ 100% 全范围内活动
1	T（轻微）	可扪及肌肉收缩，但不能引起任何关节活动
0	0（零）	无任何肌肉收缩

表 1-2-7 徒手肌力检查结果记录

部位	检查项目	肌群	左侧	右侧
肩胛骨	上回旋	斜方肌		
		前锯肌		
	下回旋	胸小肌		
	前伸	前锯肌		
	后缩	斜方肌中束		
		菱形肌		
	上提	斜方肌上束		
		肩胛提肌		
	下降	斜方肌下束		
肩	屈	三角肌前束		
	伸	三角肌后束		
	外展	三角肌中束		
		冈上肌		
	内收	冈下肌		
		肩胛下肌		
	水平外展	背阔肌		
		大圆肌		
	水平内收	胸大肌		
	外旋	外旋肌群		
	内旋	内旋肌群		
肘	屈	肱二头肌		
		肱桡肌		
	伸	肱三头肌		

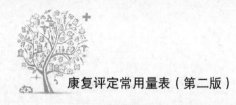

康复评定常用量表（第二版）

续表

部位	检查项目	肌群	左侧	右侧
前臂	旋前	旋前肌群		
	旋后	旋后肌群		
腕	掌屈	桡侧腕屈肌		
		尺侧腕屈肌		
	背伸	桡侧腕长伸肌		
		桡侧腕短伸肌		
		尺侧腕伸肌		
颈	屈	胸锁乳突肌		
	伸	后伸肌群		
躯干	屈	腹直肌		
	伸	胸部伸肌群		
		腰部伸肌群		
	旋转	腹内斜肌		
		腹外斜肌		
	骨盆上提	腰大肌		
髋	屈	髂腰肌		
	伸	臀大肌		
	外展	臀中肌		
	内收	内收肌群		
	外旋	外旋肌群		
	内旋	内旋肌群		
膝	屈	股二头肌		
		半腱、半膜肌		
	伸	股四头肌		
踝	背屈	胫骨前肌		
	跖屈	腓肠肌		
		比目鱼肌		
	内翻	胫骨后肌		
	外翻	腓骨短肌		
		腓骨长肌		

▼▲ 第三节　关节活动度 ▲▼

关节活动度是在特定的体位下，关节可以完成的最大活动范围。目前国际上采用的关节活动度表示法是以肢体中立位为 0° 计算，简称中立位 0° 法。由 1992 年美国骨科医师协会推荐应用，即将关节的中立位设置为 0°，以此记录各个关节在各个方向的活动度数。关节活动度评定是检查、量化关节在运动时所通过的运动弧或转动的角度。

一、关节活动度量表介绍

1. 测评方式：由医师或康复师或有测试经验的人员施测；个体测试。

2. 量表功能：关节活动度评定确定关节功能状况，明确关节活动异常的原因，指导康复治疗。

3. 适用人群：以下人群应除外。①关节或关节周围炎症或感染；②关节半脱位；③关节血肿，尤其是肘、髋或膝关节血肿；④怀疑存在骨性关节僵硬；⑤软组织损伤如肌腱、肌肉或韧带损伤；⑥当患者有明显的骨质疏松或骨的脆性增加时，应避免被动关节活动度测量等。

4. 临床上常用评估部位：上下肢及脊柱关节（表 1-3-1 至表 1-3-4）。

二、使用指南

1. 测量原则：①在解剖位上，测量每个关节都要将"0"作为其始位，但前臂肘屈曲时，以手掌呈矢状面状态为 0；②关节活动测量时，应使患者处于舒适、无痛体位，有疼痛时应向患者说明；③测量四肢关节活动度时，应注意与对侧相比较；④运动范围要先主动，再被动；⑤根据部位选择适当的量角器；⑥关节活动度受限情况要简单加以描述；⑦记录关节活动度应以表格的形式清楚、精确地表达。

2. 影响因素：①关节活动的方式包括主动或被动；②患者或检查者的不良体位；③量角器放置不当；④参考点不准确；⑤软组织过多；⑥关节活动时患者感觉疼痛；⑦随意或不随意的阻力；⑧患者缺乏理解与合作，或过度紧张、焦虑；⑨其他：手术伤口、限制性支具及患者的年龄、性别、职业。

3. 注意事项：①测量前要向患者说明检查目的与方法，消除紧张和不安，取得合作；②在正确体位下检查，严格操作，充分暴露受检关节；③同一患者应由专人测量，每次测量应取相同工具和位置，两侧相比；④固定好测量器，轴心对准关节中心或规定的标志点，关节活动时要防止其固定臂移动，防止出现错误的运动姿势和代偿；⑤注意观察和记录关节是否存在变形、水肿、疼痛、痉挛、挛缩和患者的反应；⑥关节的主动运动范围与被动运动范围不一致时，提示有关节外的肌肉瘫痪、肌腱挛缩或粘连等问题存在，应以关节被动活动的范围为准，或同时记录主动及被动时的关节活动范围，先检查主动活动范围，后检查被动活动范围；⑦避免在按摩、运动及其他康复治疗后立即进行检查。

表 1-3-1　上肢关节活动度量表

关节	运动	受检体位	测角计放置方法			正常值
			轴心	固定臂	移动臂	
肩	屈、伸	坐位或立位，臂置于体侧，肘伸直	肩峰	与腋中线平行	与肱骨纵轴平行	屈0°～180° 伸0°～50°
	外展	坐位或立位，臂置于体侧，肘伸直	肩峰	与身体中线平行	与肱骨纵轴平行	外展0°～180° 内收0°～75°
	内旋、外旋	侧卧位，肩外展90°，肘屈90°	鹰嘴	与腋中线平行	与前臂纵轴平行	各0°～90°
肘	屈、伸	仰卧位或坐位或立位，臂取解剖位	肱骨外上髁	与肱骨纵轴平行	与桡骨纵轴平行	0°～160°
桡尺	旋前、旋后	立位，上臂置于体侧，肘屈90°，前臂中立位	尺骨茎突	与地面垂直	腕关节背面（测旋前）或掌面（测旋后）	各0°～90°
腕	屈、伸	坐位或立位，前臂完全旋前	尺骨茎突	与前臂纵轴平行	与第二掌骨纵轴平行	屈0°～90° 伸0°～70°

表 1-3-2　手部关节活动度量表

关节	运动	受检体位	测角计放置方法			正常值
			轴心	固定臂	移动臂	
掌指	屈、伸	坐位，腕中立位	近节指骨近端	与掌骨平行	与近节指骨平行	伸0°～20°，屈0°～90°（拇指0～30°）
指间	屈、伸	同上	远节指骨近端	与近节指骨平行	与远节指骨平行	近指间0°～100°，远指间0°～80°
拇指	内收	同上	腕掌关节	与示指平行	与拇指平行	0°～60°

表 1-3-3　下肢关节活动度量表

关节	运动	受检体位	测角计放置方法			正常值
			轴心	固定臂	移动臂	
髋	屈	仰卧位或侧卧位，对侧髋过伸	股骨大转子	与身体纵轴平行	与股骨纵轴平行	0°～125°
	伸	侧卧位，被测下肢在上	同上	同上	同上	0°～15°
	内收、外展	仰卧位	髂前上棘	左右髂前上棘连线的垂直线	髂前上棘至髌骨中心的连线	各0°～45°
	内旋、外旋	端坐位，两小腿于床缘外下垂	髌骨下端	与地面垂直	与胫骨纵轴平行	各0°～45°
膝	屈、伸	俯卧位、侧卧位或坐在椅子边缘	股骨外踝	与股骨纵轴平行	与胫骨纵轴平行	屈0°～135°
踝	背屈、跖屈	侧卧位，踝处于中立位	腓骨纵轴线与足外缘交叉处	与腓骨纵轴平行	与第五跖骨纵轴平行	背屈0°～20°
	内翻、外翻	俯卧位，足位床缘外	踝后方两踝中点	小腿后纵轴	轴心与足跟中点连线	内翻0°～30°，外翻0°～25°

表 1-3-4　脊柱关节活动度量表

关节	运动	受检体位	测角计放置方法			正常值
			轴心	固定臂	移动臂	
颈部	前屈	坐或立位，在侧方测量	肩峰	平行前额面中心线	头顶与耳孔连线	0°～60°
	后伸	同上	同上	同上	同上	0°～50°
	左、右旋	坐或仰卧，于头顶测量	头顶后方	头顶中心矢状面	鼻梁与枕骨结节的连线	0°～70°
	左、右侧屈	坐或立位，于后方测量	颈椎7，棘突	颈椎7与腰椎5棘突的连线	头顶中心与颈椎7棘突的连线	0°～50°
胸腰部	前屈	坐位或立位	腰椎5棘突	通过腰椎5棘突的垂线	颈椎7与腰椎5棘突连线	0°～45°
	后伸	同上	同上	同上	同上	0°～30°
	左、右旋	坐位，臀部固定	两肩连线与正坐位后背平面的交点	活动前的后背平面	两肩胛骨切线	0°～40°
	左、右侧屈	坐位或立位	腰椎5棘突	两侧髂嵴连线中点的垂线	颈椎7与腰椎5棘突的连线	各0°～50°

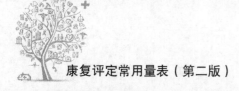

▼▲ 第四节　Brunnstrom 评定 ▲▼

一、Brunnstrom 评定介绍

1. 测评方式：由医师或康复师或有测试经验的人员施测；个体测试。

2. 量表功能：瑞典物理治疗师 Signe Brunnstrom 在 20 世纪 70 年代创立的一套脑损伤后运动障碍的治疗方法。

3. 适用人群：偏瘫患者。

4. 临床上常用评估部位：上下肢和手。

二、使用指南

1. 理论

一期：迟缓性瘫痪；

二期：联合反应明显，出现协同运动，肌张力开始增高，出现肌腱反射；

三期：以协同运动为主，联合反应减弱，肌张力增高达高峰，肌腱反射增高；

四期：随意协同运动减弱，出现部分分离运动，肌张力开始降低；

五期：随意分离运动明显，可做一般技巧运动，随意协同运动成分部分消失，肌张力继续降低，近正常；

六期：正常随意运动，可做精细技巧运动，肌张力正常或接近正常。

2. 评定（表 1-4-1）

表 1-4-1　Brunnstrom 评定

阶段	上肢	手	下肢
I	无任何运动	无任何运动	无任何运动
II	仅出现联合反应的模式	仅有极细微的屈曲	仅有极少的随意运动
III	可随意发起协同运动	可做钩状抓握，但不能伸指	在坐位和站位，有髋、膝、踝的协同性屈曲
IV	出现脱离协同运动的活动：①肩 0°，肘屈 90°，前臂可旋前旋后；②在肘伸直的情况下，肩可前屈 90°；③手背可触及腰骶部	能侧捏及伸开拇指，手指有半随意的小范围的伸展	在坐位，可屈膝 90° 以上，可使足后滑到椅子下方。在足跟不离地的情况下能背屈踝

续表

阶段	上肢	手	下肢
V	出现相对独立于协同运动的活动：①肘伸直的肩可外展90°；②在肘伸直、肩前屈30°～90°的情况下，前臂可旋前旋后；③肘伸直、前臂中立位，臂可上举过头	可做球状和圆柱状抓握，手指可集团伸展，但不能单独伸展	健腿站，患腿可先屈膝后伸髋；在伸直膝的情况下，可背屈踝，可将踵放在向前迈一小步的位置上
VI	运动协调近于正常，手指指鼻无明显辨距不良，但速度比健侧慢（5秒）	所有抓握均能完成，但速度和准确性比健侧差	在站立位，可使髋外展到超出抬起该侧骨盆所能达到的范围；在坐位，伸直膝的情况下可内外旋下肢，合并足的内外翻

▼▲ 第五节　Bobath 评定 ▲▼

根据 Bobath 理论，中风和成人其他类型的脑损伤都会导致异常的姿势和运动模式。由于这些异常的模式会阻碍患者的偏瘫侧重新获得正常的功能，因此必须对引起成年偏瘫患者运动障碍的四个主要因素进行评定，并通过治疗来消除它。

一、Bobath 评定介绍

1. 测评方式：由医师或康复师或有测试经验的人员施测；个体测试。

2. 量表功能：Bobath 的评定目的主要有 3 个方面。①判断影响正常运动产生的异常肌张力和异常运动模式是否存在，以及在肢体的分布情况；②确定正常运动反应是否有缺陷，包括躯干和四肢自动的姿势反应及有意识的运动模式；③分析患者完成功能性运动模式的能力，包括全身性运动任务和特定的自理、职业和娱乐活动。

3. 适用人群：偏瘫患者。

4. 临床上常用评估部位：上下肢和手。

二、使用指南

1. 理论：Bobath 理论是由英国的物理治疗师 Berta Bobath 和其丈夫神经学家 Karel Bobath 于 20 世纪 50 年代共同创立的，Bobath 理论的核心是控制关键点，以姿势控制、翻正反应、平衡反应和其他保护性反应，以及伸手、抓握和松开等基本模式为基础，运用反射性抑制模式诱发非随意反应从而达到调节肌张力或引出所需运动的目的。

2.评定：见表1-5-1至表1-5-6。

表1-5-1　上肢和肩胛带运动模式的质量检查表

上肢和肩胛带的运动模式质量检查	卧位		坐位		站位	
	是	否	是	否	是	否
一级						
1.在上肢摆放到伸展上举位时，患者是否能保持这个姿势						
是否伴有内旋						
是否伴有外旋						
2.患者是否能把伸展的上肢从上举位降到水平位，然后再上举						
从前方向下						
从侧方向下						
是否伴有内旋						
是否伴有外旋						
3.患者是否能把外展的上肢降到体侧，然后再复原位						
是否伴有内旋						
是否伴有外旋						
二级						
1.患者能否抬起患臂触摸健肩						
用手掌						
用手背						
2.患者能否在上举患臂时屈肘触摸头顶						
是否旋前						
是否旋后						
3.患者能否于双肩关节外展时，双手交叉于枕后						
是否屈腕						
是否伸腕						
三级						
1.患者前臂和腕是否能旋后						
不伴有患侧躯干侧屈						
同时伴有屈肘和屈指						
同时伴有伸肘和伸指						
2.患者能否在前臂旋前时肩关节不内收						
3.患者是否能外旋伸展上肢						
在水平外展位						
在体侧						
在上举位						
4.患者能否在前臂旋后时屈伸肘关节，去摸同侧肩部						
从上肢在体侧开始						
从上肢水平外展位开始						

表 1-5-2 腕和指运动模式的质量检查表

腕和指的运动模式质量检查	是	否
一级		
患者能否把手放在面前的桌子上		
坐在床上侧身将手放上		
伴有五指内收		
伴有五指外展		
二级		
患者能否张开手拿东西		
伴有屈腕		
伴有伸腕		
伴有旋前		
伴有旋后		
伴有五指内收		
伴有五指外展		
三级		
1.患者能否握拳然后再张开五指		
伴有屈肘		
伴有伸肘		
伴有旋后		
伴有旋前		
2.患者能否活动单个手指		
拇指		
示指		
中、环指		
小指		
3.患者能否做对指		
拇指与示指		
拇指与中指		
拇指与小指		

表 1-5-3 髋、下肢和足运动模式的质量检查表（一）

髋、下肢和足的运动模式质量检查	俯卧位检查	
	是	否
一级		
患者能否在屈膝时不伴屈髋		
伴有踝背伸		
伴有踝跖屈		
伴有足内翻		
伴有足外翻		
二级		
患者能否在两腿伸展、外旋、踝背伸外翻、足跟并拢时俯卧		
摆放这种姿势后能否保持		

续表

髋、下肢和足的运动模式质量检查	俯卧位检查	
	是	否
治疗师将患腿摆放于内旋位，患者能否外旋使双足并拢		
患腿能否在没有帮助下内外旋转		
三级		
1. 患者能否在屈双膝至 90° 过程中保持双足跟并拢、接触		
伴有患足内翻		
伴有患足外翻		
2. 患者能否在保持患膝屈曲 90° 时做背屈和跖屈		
伴有患足内翻		
伴有患足外翻		
不伴有膝关节运动		

表 1-5-4　髋、下肢和足运动模式的质量检查表（二）

髋、下肢和足的运动模式质量检查	俯卧位检查	
	是	否
一级		
1. 患者能否屈曲患腿		
伴有健腿屈曲、健足离开床面		
伴有健腿伸展		
不伴有患侧上肢屈曲		
2. 患者能否屈髋屈膝，同时在这个过程中保持足不离开床面		
能否逐渐伸展患腿、足不离开床面		
二级		
患者能否双足踏住床面做髋部抬起而不伸展患肢（桥式运动）		
能否在健腿不用力时仍保持上述姿势		
能否保持患髋不向下倾斜		
能否在双膝关节内收和外展时保持髋部上述姿势		
三级		
1. 能否踝背屈		
能否趾背屈		
伴有屈腿，脚不离开支撑面		
伴有伸腿		
伴有足内翻		
伴有足外翻		
2. 患者能否躺在治疗床边缘患腿向床下做屈髋（髋关节伸展）		

表 1-5-5　髋、下肢和足运动模式的质量检查表（三）

髋、下肢和足的运动模式质量检查	椅子坐位检查	
	是	否
一级 1. 脚着地时患腿能否内收、外展 2. 脚离地时患腿能否内收、外展 二级 1. 患者能否抬起患腿放在健侧膝上（不用手） 2. 患者能否脚跟着地把患足向后移到椅下 3. 患者把健足放到患足之前能否站起来（不用手扶）		

表 1-5-6　髋、下肢和足运动模式的质量检查表（四）

髋、下肢和足的运动模式质量检查	站位检查	
	是	否
一级 患者能否双足并拢站立 二级 1. 患者能否患腿站立，健腿抬起 2. 患者能否患腿站立，健腿抬起然后屈曲患腿 3. 能否患腿前迈，健腿后跟抬起重心前移 4. 能否健腿在前，患腿在后并屈膝，脚尖着地 三级 1. 患者能否健腿在前负重，患腿在后屈膝抬腿但不伴有屈髋 　伴有足内翻 　伴有足外翻 2. 患者能否患腿负重站立，健腿迈步 　向前 　向后 3. 患腿能否站立时健腿负重，患腿向前迈出不伴提髋 4. 患者能否站立时健腿负重，患腿向后迈出不伴提髋 5. 患者能否于站立时患足趾背屈		

▼▲ 第六节　上田敏评级法 ▲▼

一、上田敏评级法介绍

1. 测评方式：由医师或康复师或有测试经验的人员施测；个体测试。

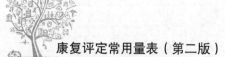
2. 量表功能：上田敏认为 Brunnstrom 评定法正确地把握了脑卒中偏瘫的恢复过程，判定标准基本正确，但是分级太粗，应将其细分以便更加敏感。为此，上田敏以 Brunnstrom 评定法为基础设计了十二级评定法，因此，上田敏十二级分级法和 Brunnstrom 评定法没有本质上的差别。

3. 适用人群：偏瘫患者。

4. 临床上常用评估部位：上下肢。

二、使用指南

Brunnstrom Ⅰ、Ⅱ、Ⅲ、Ⅳ、Ⅴ、Ⅵ级分别相当于上田敏十二级评定法的0级，1级、2级，3级，4级，5级，6级，7级，8级，9级，10级，11级和12级。

具体评估见表1-6-1、表1-6-2。偏瘫功能检查综合判定见表1-6-3。

表1-6-1　上田敏评级法（上肢）

序号	体位	项目	开始肢位及检查动作		判定
1	仰卧位	联合反应（胸大肌）	开始肢位：患肢的指尖放于近耳处（屈肌联带运动型）。检查动作：使健肢从屈肘位伸展，以对抗徒手阻力，此时，触知患侧胸大肌是否收缩		不充分（无）
					充分（有）
2		随意收缩（胸大肌）	开始肢位：同1。检查动作：令其"将患侧手伸到对侧腰部"，触知胸大肌收缩		不充分（无）
					充分（有）
3		伸肌联带运动	开始肢位：同1。检查动作：用与2相同的动作，观察手指尖移动到的部位（伸肌联带运动）		不可能
					不充分　耳-乳头
					乳头-脐
					可能　充分　脐以下
					完全伸展

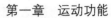

续表

序号	体位	项目	开始肢位及检查动作		判定	
4	坐位	屈肌联带运动	开始肢位：将手放于健侧腰部（使肘尽量伸展，前臂旋前，伸肌联带运动型）。检查动作：令其"将患侧手拿到耳边"，观察指尖到达的部位	 开始肢位	不可能	
					可能	不充分 0-脐
						脐-乳头
						充分 乳头以上
						与耳同高
5	坐位	部分分离运动	将手转于背后，观察手是否达到背部脊柱正中线附近 5cm 以内，注意躯干不要有大的移动		不可能	
					可能	不充分 达到体侧
						过体侧但不充分
						充分 距脊柱 5cm 以内
6	坐位	部分分离运动	上肢向前方水平上举（注意屈肘不超过 20° 肩关节的水平内收，外展保持在 ±10° 以内）	90° 充分 60° 不充分 开始肢位	不可能	
					可能	不充分 5° ～ 25°
						30° ～ 55°
						充分 60° ～ 90°
7	坐位	部分分离运动	屈肘，前臂旋前（手掌向下），将肘紧靠体侧不要离开（靠不上者不合格），肘屈曲保持在 90° ±10° 的范围内	开始肢位 0° 不充分 50° 充分 90°	不充分	肘不靠体侧
						靠体侧但前臂旋前
						前臂可保持中立位
						可旋前 5° ～ 45°
					充分	旋前 50° ～ 85°
						旋前 90°
8	坐位	分离运动	伸肘位，将上肢向侧方水平外展。注意上肢水平屈曲不得超出 20°，屈肘不超出 20°	90° 充分 不充分 50° 开始肢位	不可能	
					不充分	5° ～ 25°
						130° ～ 55°
					充分	60° ～ 85°
						90°

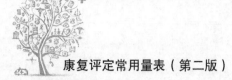

续表

序号	体位	项目	开始肢位及检查动作		判定	
9	坐位	分离运动	上肢上举，肘弯曲不超过20°，尽量从前方上举，上肢向侧方外展不超过30°		不充分	0°～85°
						90°～125°
					充分	130°～155°
						160°～175°
						180°
10	坐位	分离运动	肘伸展位，肩屈曲，前臂旋后（手掌向上），肘弯曲不超过20°，肩关节屈曲超过60°		不充分	不能向前方上提
						能上提但前臂旋前
						能保持中立位
						旋后5°～45°
					充分	旋后50°～85°
						旋后90°
11	坐位	速度检查	指尖触肩做快速上举动作，测量反复10次所需时间。上举时，屈肘不超过20°，肩关节屈曲130°以上（先测量健侧）。判定：患侧所需时间为健侧的1.5倍以下为充分		不充分	健侧2倍以上
						健侧1.5～2倍
					充分	健侧1.5倍以下

表 1-6-2　上田敏评级法（下肢）

序号	体位	项目	开始肢位及检查动作	判定
1	仰卧位	联合反应	将健侧下肢稍外展，对抗徒手阻力将使下肢内收。观察患侧下肢有无内收动作或内收肌群收缩（Raimiste现象）	不充分（无）
				充分（有）
2	仰卧位	随意收缩	令患侧下肢内收，触知内收肌群的收缩	不充分（无）
				充分（有）

序号	体位	项目	开始肢位及检查动作	判定		
3	仰卧位	伸肌联带	开始肢位：屈膝90°；检查动作：令其"伸患侧腿"，观察有无随意动作及伸膝程度 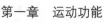	不可能		
				可能	不充分	90°～50°
						45°～25°
					充分	20°～5°
						0°
4	仰卧位	屈肌联带运动	开始肢位：髋伸展（0°～20°）；观察动作：令其"屈患侧腿"，观察有无随意动作及其程度	不可能		
				可能	不充分	5°～40°
						45°～85°
					充分	90°
5	仰卧位	部分分离运动	在膝关节伸展状态下髋屈曲，观察髋关节屈曲角度。膝关节屈曲不得超过20°	不可能		
				不充分	5°～25°	
					30°～45°	
				充分	50°	
6	坐位	部分分离运动	开始肢位：坐位屈膝90°；检查动作：使脚在地板上滑动，同时屈膝100°以上，要使髋关节保持屈曲60°～90°，足跟不得离开地面	不可能（不充分）		
				可能（充分）		

23

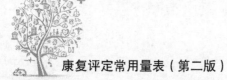

续表

序号	体位	项目	开始肢位及检查动作	判定	
7	坐位	部分分离运动	足跟着地使踝关节背屈，背屈曲5°以上为充分	不可能（不充分）	
				可能（充分）	
8	仰卧位	分离运动	取髋、膝伸展位做踝关节背屈的动作	不可能	
				不充分	可能，但在跖屈范围内
				充分	背屈5°以上
9	坐位	分离运动	观察踝关节有无背屈及其程度，髋关节屈曲60°～90°，膝屈曲不超过20°	不可能	
				不充分	可能，但在跖屈范围内
				充分	背屈5°以上
10	坐位	分离运动	取屈膝位，观察髋关节内旋角度，髋关节屈曲60°～90°，使大腿保持水平，屈膝90°±10°	不可能	
				不充分	内旋5°～15°
				充分	内旋20°
11	坐位	速度测定	检查同10的动作，取屈膝位，髋关节从中间位内旋10次，记录所需时间（内旋要在20°以上，其他条件与检查10相同），先测健侧	不充分	健侧的2倍以上
					健侧的1.5～2倍
				充分	健侧的1.5倍以下

表 1-6-3 偏瘫功能检查综合判定

检查序号	判定	综合判定（stage）	第一次 月 日
1（联合反应）	不充分（2、3、4也不充分）	I	0
2（联合反应）	充分	II-1	1
2（随意收缩）	充分	II-2	2
3、4（连带运动）	一项不能，另一项不充分	III-1	3
	一项不能，另一项充分或者两项都不充分	III-2	4
	一项充分，另一项不充分	III-3	5
	两项都充分	III-4	6
5、6、7（IV级的检查）	1项充分	IV-1	7
	2项充分	IV-2	8
8、9、10（V级的检查）	1项充分	V-1	9
	2项充分	V-2	10
	3项充分	V-3	11
11（速度检查）	V级的3项检查都充分且速度检查也充分	VI	12

▼▲ 第七节 Fugl-Meyer 评定法 ▲▼

一、Fugl-Meyer 评定法介绍

1. 测评方式：由医师或康复师或有测试经验的人员施测；个体测试。

2. 量表功能：瑞典学者 Fugl-Meyer 主要依据 Brunnstrom 的观点，设计了定量化的 Fugl-Meyer 评定法，并于 1975 年发表。Fugl-Meyer 评定法包括肢体运动、平衡、感觉、关节活动度和疼痛五项，共 113 个小项目，每个小项目分为三级，分别计 0 分、1 分、2 分，总分 226 分，其中运动功能积分为 100 分（上肢 66 分，下肢 34 分），平衡 14 分，感觉 24 分，关节活动度 44 分，疼痛 44 分。常用的简化 Fugl-Meyer 评定法（总分 100 分，上肢 66 分，下肢 34 分）只评定肢体运动功能，见表 1-7-1。

3. 适用人群：偏瘫患者。

4. 临床上常用评估部位：上下肢。

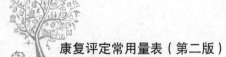

二、使用指南

＜ 50 分：Ⅰ级，严重运动障碍；

50 ～ 84 分：Ⅱ级，明显运动障碍；

85 ～ 95 分：Ⅲ级，中度运动障碍；

96 ～ 99 分：Ⅳ级，轻度运动障碍。

表 1-7-1　简化 Fugl-Meyer 运动功能评定法

项目	0分	1分	2分
上肢（坐位）			
1. 有无反射活动			
（1）肱二头肌	不引起反射活动		能引起反射活动
（2）肱三头肌	不引起反射活动		能引起反射活动
2. 屈肌协同运动			
（3）肩上提	完全不能进行	部分完成	无停顿地充分完成
（4）肩后缩	完全不能进行	部分完成	无停顿地充分完成
（5）肩外展≥ 90°	完全不能进行	部分完成	无停顿地充分完成
（6）肩外旋	完全不能进行	部分完成	无停顿地充分完成
（7）肘屈曲	完全不能进行	部分完成	无停顿地充分完成
（8）前臂旋后	完全不能进行	部分完成	无停顿地充分完成
3. 伸肌协同运动			
（9）肩内收、内旋	完全不能进行	部分完成	无停顿地充分完成
（10）肘伸展	完全不能进行	部分完成	无停顿地充分完成
（11）前臂旋前	完全不能进行	部分完成	无停顿地充分完成
4. 伴有协同运动的活动			
（12）手触腰椎	没有明显活动	手仅可向后越过髂前上棘	能顺利进行
（13）肩关节屈曲 90°，肘关节伸直	开始时手臂立即外展或肘关节屈曲	在接近规定位置时肩关节外展或肘关节屈曲	能顺利充分完成
（14）肩 0°，肘屈 90°，前臂旋前、旋后	不能屈肘或前臂不能旋前	肩、肘位正确，基本上能旋前、旋后	顺利完成
5. 脱离协同运动的活动			
（15）肩关节外展 90°，肘伸直，前臂旋前	开始时肘屈曲，前臂偏离方向，不能旋前	可部分完成此动作或在活动时肘关节屈曲或前臂不能旋前	顺利完成
（16）肩关节前屈举臂过头，肘伸直，前臂中立位	开始时肘关节屈曲或肩关节发生外展	肩屈曲中途、肘关节屈曲、肩关节外展	顺利完成

项目	0分	1分	2分
（17）肩屈曲30°～90°，肘伸直，前臂旋前旋后	前臂旋前旋后完全不能进行或肩肘位不正确	肩、肘位置正确，基本上能完成旋前旋后	顺利完成
6. 反射亢进			
（18）检查肱二头肌、肱三头肌和指屈肌三种反射	至少2～3个反射明显亢进	1个反射明显亢进或至少2个反射活跃	活跃反射≤1个，且无反射亢进
7. 腕稳定性			
（19）肩0°，肘屈90°时，腕背屈	不能背屈腕关节达15°	可完成腕背屈，但不能抗拒阻力	施加轻微阻力仍可保持腕背屈
（20）肩0°，肘屈90°时，腕屈伸	不能随意屈伸	不能在全关节范围内主动活动腕关节	能平滑地不停顿地进行
8. 肘伸直，肩前屈30°时			
（21）腕背屈	不能背屈腕关节达15°	可完成腕背屈，但不能抗拒阻力	施加轻微阻力仍可保持腕背屈
（22）腕屈伸	不能随意屈伸	不能在全关节范围内主动活动腕关节	能平滑地不停顿地进行
（23）腕环形运动	不能进行	活动费力或不完全	正常完成
9. 手指			
（24）集团屈曲	不能屈曲	能屈曲但不充分	能完全主动屈曲
（25）集团伸展	不能伸展	能放松主动屈曲的手指	能完全主动伸展
（26）钩状抓握	不能保持要求位置	握力微弱	能够抵抗相当大的阻力
（27）侧捏	不能进行	能用拇指捏住一张纸，但不能抵抗拉力	可牢牢捏住纸
（28）对捏（拇、示指可挟住一根铅笔）	完全不能	捏力微弱	能抵抗相当的阻力
（29）圆柱状抓握	不能保持要求位置	握力微弱	能够抵抗相当大的阻力
（30）球形抓握	不能保持要求位置	握力微弱	能够抵抗相当大的阻力
10. 协调能力与速度（手指指鼻试验连续5次）			
（31）震颤	明显震颤	轻度震颤	无震颤
（32）辨距障碍	明显的或不规则的辨距障碍	轻度的或规则的辨距障碍	无辨距障碍
（33）速度	较健侧长6秒	较健侧长2～5秒	两侧差别＜2秒
下肢			
仰卧位			
1. 有无反射活动			
（1）跟腱反射	无反射活动		有反射活动

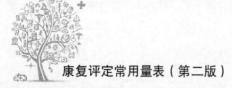
项目	0分	1分	2分
（2）膝腱反射	无反射活动		有反射活动
2. 屈肌协同运动			
（3）髋关节屈曲	不能进行	部分进行	充分进行
（4）膝关节屈曲	不能进行	部分进行	充分进行
（5）踝关节背屈	不能进行	部分进行	充分进行
3. 伸肌协同运动			
（6）髋关节伸展	没有运动	微弱运动	几乎与对侧相同
（7）髋关节内收	没有运动	微弱运动	几乎与对侧相同
（8）膝关节伸展	没有运动	微弱运动	几乎与对侧相同
（9）踝关节跖屈	没有运动	微弱运动	几乎与对侧相同
坐位			
4. 伴有协同运动的活动			
（10）膝关节屈曲	无主动运动	膝关节能从微伸位屈曲，但屈曲＜90°	屈曲＞90°
（11）踝关节背屈	不能主动背屈	主动背屈不完全	正常背屈
站位			
5. 脱离协同运动的活动			
（12）膝关节屈曲	在髋关节伸展位时不能屈膝	髋关节0°时，膝关节能屈曲；但＜90°或进行时，髋关节屈曲	能自如运动
（13）踝关节背屈	不能主动活动	能部分背屈	能充分背屈
仰卧			
6. 反射亢进			
（14）查跟腱、膝和膝屈肌三种反射	2～3个明显亢进	1个反射亢进或至少2个反射活跃	活跃的反射≤1个且无反射亢进
7. 协调能力和速度（跟 – 膝 – 胫试验，快速连续作5次）			
（15）震颤	明显震颤	轻度震颤	无震颤
（16）辨距障碍	明显不规则的辨距障碍	轻度规则的辨距障碍	无辨距障碍
（17）速度	比健侧长6秒	比健侧长2～5秒	比健侧长2秒

▼▲ 第八节　运动评定量表 ▲▼

一、运动评定量表评定法介绍

1.测评方式：由医师或康复师或有测试经验的人员施测；个体测试。

2.量表功能：1985 年澳大利亚的 Carr 等发表了卒中患者运动评估量表评定法，也是运动再学习治疗法的评定方法，主要用于评估患者功能活动能力，而不是单纯的协同运动模式。

3.适用人群：偏瘫患者。

4.临床上常用评估部位：上下肢。

二、使用指南

1.从仰卧到健侧卧

（1）自己牵拉侧卧（起始位必须仰卧，不屈膝，患者自己用健侧手牵拉向健侧卧，用健腿帮助患腿移动）。

（2）下肢主动横移，且下半身随之移动（起始位同上，上肢留在后面）。

（3）用健侧上肢将患侧上肢提过身体，下肢主动移动且身体随其运动（起始位同上）。

（4）患侧上肢主动移动到对侧，身体其他部位随之运动（起始位同上）。

（5）移动上下肢并翻身至侧位，但平衡差（起始位同上，肩前伸，上肢前屈）。

（6）在 3 秒内翻身侧卧（起始位同上，不用手）。

2.从仰卧到床边坐

（1）侧卧，头侧抬起，但不坐起（帮助患者侧卧）。

（2）从侧卧到床边坐（帮助患者移动，整个过程患者能控制头部姿势）。

（3）从侧卧到床边坐（准备随时帮助患者将下肢移至床边）。

（4）从侧卧到床边坐（不需帮助）。

（5）从仰卧到床边坐（不需帮助）。

（6）在 10 秒内从仰卧到床边坐（不需帮助）。

3. 坐位平衡

（1）必须有支持才能坐（帮助患者坐起）。

（2）无支持能坐 10 秒（不用扶持，双膝和双足靠拢，双足可着地支持）。

（3）无支持能坐，体重能很好地前移且分配均匀（体重在双髋处能很好地前移，头胸伸展，两侧均匀持重）。

（4）无支持能坐并可转动头及躯干向后看（双足着地支持，不让双腿外展或双足移动，双手放在大腿上，不要移到椅座上）。

（5）无支持能坐且向前触地面并返回原位（双足着地，不允许患者抓住东西，腿和双足不要移动，必要时支持患臂，手至少触到足前 10cm 的地面）。

（6）无支持坐在凳子上，触摸侧方地面，并回到原位（要求姿势同上，但患者必须向侧位而不是向前方触摸）。

4. 从坐到站

（1）需要别人帮助站起（任何方法）。

（2）可在别人准备随时帮助下站起（体重分布不均，用手扶持）。

（3）可站起（不允许体重分布不均和用手扶持）。

（4）可站起，并伸直髋和膝维持 5 秒（不允许体重分布不均）。

（5）坐 – 站 – 坐不需别人准备随时帮助（不允许体重分配不均，完全伸直髋和膝）。

（6）坐 – 站 – 坐不需别人准备随时帮助，并在 10 秒内重复 3 次（不允许体重分布不均）。

5. 步行

（1）能用患腿站，另一腿向前迈步（负重的髋关节必须伸展，可准备随时给予帮助）。

（2）在一个人准备随进给予帮助下能行走。

（3）不需帮助能独立行走（或借助任何辅助器具）3 米。

（4）不用辅助器具 15 秒内能独立行走 5 米。

（5）不用辅助器具 25 秒内能独立行走 10 米，然后转身，拾起地上一个小沙袋（可用任何一只手），并且走回原地。

（6）35 秒上下四级台阶 3 次（不用或用辅助装具，但不能扶栏杆）。

6. 上肢功能

（1）卧位，上举上肢以伸展肩带（帮助将臂置于所要求的位置并给予支持，使肘伸直）。

（2）卧位，保持上举伸直的上肢 2 秒（帮助将上肢置于所要求的位置，患者必须使上肢稍外旋，肘必须伸直在 20° 以内）。

（3）上肢位置同第（2）项，屈伸肘部使手掌及时离开前额（可以帮助前臂旋后）。

（4）坐位，使上肢伸直前屈90°（保持上肢稍外旋及伸肘，不允许过分耸肩）保持2秒。

（5）坐位，患者举臂同（4），前屈90°并维持10秒然后还原（患者必须维持上肢稍外旋，不允许内旋）。

（6）站立，手抵墙，当身体转向墙时要维持上肢的位置（上肢外展90°，手掌平压在墙上）。

7. 手的运动

（1）坐位，伸腕（让患者坐在桌旁，前臂置于桌上，把圆柱体放在患者掌中，要求患者伸腕，将手中的物体举离桌面，不允许屈肘）。

（2）坐位，腕部桡侧偏移（将患者前臂尺侧靠放，处在旋前旋后的中位，拇指与前臂成一直线，伸腕，手握圆柱体，然后要求患者将手抬离桌面，不允许肘关节屈曲或旋前）。

（3）坐位，肘置身旁，旋前和旋后（肘不要支持，并处直角位，3/4的范围即可）。

（4）手前伸，用双手捡起一直径14cm的大球，并把它放下（球应放于桌上距患者较远的位置，使患者完全伸直双臂才能拿到球，肩必须前伸，双肘伸直，腕中位或伸直，双掌要接触球）。

（5）从桌上拿起一个塑料杯，并把它放在身体另一侧的桌上（不能改变杯子的形态）。

（6）连续用拇指和每一个手指对指，10秒内做14次以上（从示指开始，每个手指依次碰拇指，不许拇指从一个手指滑向另一个手指或向回碰）。

8. 手的精细活动

（1）捡起一个钢笔帽，再放下（患者向前伸臂，捡起笔帽放在靠近身体的桌面上）。

（2）从杯子里捡出一颗糖豆，然后放在另一个杯子里（茶杯里有8颗糖豆，两个杯子必须放在上肢能伸到处，左手拿右侧杯里的豆放进左侧杯里）。

（3）画几条水平线止于垂直线上，20秒内画10次（至少要有5条线碰到及终止在垂直线上）。

（4）用一支铅笔在纸上连续快速地点点（患者每秒至少点两个点，连续5秒，患者不需要帮助能捡起及拿好铅笔，必须像写字一样拿笔，点点不是敲）。

（5）把一匙液体放入口中（不许低头去迎就匙，不许液体溢出）。

（6）用梳子梳头后部的头发。

9. 全身肌张力

（1）弛缓无力，移动身体部分时无阻力。

（2）移动身体部分时可感觉到一些反应。

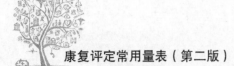

（3）变化不定，有时弛缓无力，有时肌张力正常，有时张力高。

（4）持续正常状态。

（5）50% 时间肌张力高。

（6）肌张力持续性增高。

三、评分标准

总分：9 项中全身肌张力不列入总分，只作参考，每项得分为 0 ~ 6 分，8 项总分为 48 分，分数越高，运动功能越好。> 33 分者，为轻度运动障碍；17 ~ 32 分者，为中度运动障碍；0 ~ 16 分者，为重度运动障碍。

▼▲ 第九节　中文版 GMFM 量表 88 项 ▲▼

一、量表介绍

1. 测评方式：由医师或康复师或有测试经验的人员施测。

2. 量表功能：GMFM（Gross Motor Function Measure）量表由 Russell 等人编制出版，主要用于测量脑瘫儿童的粗大运动功能状况随时间或由于干预而出现的运动功能改变，是目前脑瘫儿童粗大运动评估中使用最广泛的量表。发表于 1988 年的 GMFM 量表共计 88 个评估项目，每项采用 4 级评分法，GMFM 88 项分为 5 个能区：A 区躺和翻身（17 项），B 区坐（20 项），C 区爬和跪（14 项），D 区站（13 项），E 区走、跑和跳（24 项）。评估结果包括各个能区的原始分、百分比及总百分比。GMFM 88 项属于顺序量表，5 个能区可以独自或组合进行评估。评定儿童卧坐立、翻身、爬、跪、行走及跑跳能力。

3. 适用人群：儿童。

4. 测评时长：30 ~ 50 分钟。

二、使用指南

1. 该量表分 5 个能区：包括 88 项，分为卧位与翻身（51 分）、坐位（60 分）、爬与跪（42

分）、站立位（39分）、行走与跑跳（72分）。

2. 评分标准：0分，完全不能完成；1分，完成动作＜10%；2分，10%＜完成动作＜100%；3分，完成动作＜100%。

3. 评分包括以下几项：①原始分，5个能区的原始分；②总百分比，5个能区原始分占各自总分百分比之和再除以5；③月百分比，（本次总百分比－前次总百分比）/间隔月数；④月相对百分比，本次月百分比/前次总百分比×100%。

三、具体测评

A. 卧位与翻身

（1）仰卧位：头正中位，在四肢保持对称的情况下旋转头部。

0：头不能维持于中线；

1：头能维持于中线1～3秒；

2：头能维持在中线，转头时四肢不对称；

3：完成。

位置：头位于中线，有可能的话手臂放松且对称放置。

方法：引导儿童的头从一侧转向另一侧，或跟随物体从一侧转至另一侧。儿童能在引导下保持手臂不动，或者可以在较小儿童尽力去得到物体的时候，观察其上肢运动是否对称。

（2）仰卧位：双手纠正到中位，手指相接触。

0：双手没有向中线移动；

1：双手开始时向中线移动；

2：手能放在身体前面，但不能手指相对；

3：完成。

位置：头位于中线且手臂放松。

方法：引导儿童将手放在一起或模仿检查者的示范，较小的儿童常常会将手自发地放在一起，尤其是在关注玩具的时候。"手指相对"指儿童必须保持两手在一起足够长的时间，从而显示出有一只手或双手指尖的接触（可以是一个手指碰到另一个手指，但不能是两个拳头的短暂接触）。

（3）仰卧位：抬头45°。

0：颈部没有屈曲；

1：颈部有屈曲，但不抬头或抬不起来；

2：抬头＜45°；

3：完成。

位置：头位于中线。

方法：试用儿童感兴趣的玩具来吸引他们，当他们把注意力放在玩具上时，渐渐地将玩具朝他们脚的方向移动并离开他们的视线，希望他们为追逐玩具而抬头。也可以假装抱儿童，期望他能抬头。

（4）仰卧位：右侧髋、膝关节能在全关节范围内屈曲。

0：右侧髋、膝关节没有屈曲；

1：右侧髋、膝关节有屈曲；

2：局部屈曲右髋、膝关节；

3：完成。

位置：头位于中线，腿舒适地伸展。

方法：要求大年龄儿童将膝尽量靠近胸部。小年龄儿童在玩耍中自然地完成，指导者拿一个有趣的玩具放在一只脚或两只脚上从而诱导小年龄儿童屈髋或膝。全关节范围是指膝触及胸，大腿触及小腿。

（5）仰卧位：左侧髋、膝关节能在全关节范围内屈曲。

0：左侧髋、膝关节没有屈曲；

1：左侧髋、膝关节有屈曲；

2：局部屈曲右髋、膝关节；

3：完成。

位置、方法同（4）。

（6）仰卧位：右上肢过中线抓玩具。

0：没有向中线移动的迹象；

1：开始伸手向中线移动；

2：伸出右臂，但手不能过中线；

3：完成。

位置：头位于中线，手臂放松（只要双手不过中线，在中线上或任何位置都可以），玩具放置胸部水平使儿童容易得到且又离胸部足够远，引导儿童手伸向空中取物。

方法：要求儿童去拿放在中线位的一个小玩具，然后逐渐把玩具向儿童左侧移动以使儿童的右手越过中线，玩具的位置视儿童的能力而定。

（7）仰卧位：左上肢过中线抓玩具。

0：没有向中线移动的迹象；

1：开始伸手向中线移动；

2：伸出左臂，但手不能过中线；

3：完成。

位置、方法同（6）。

（8）仰卧位：向右翻身呈俯卧位。

0：没有翻身的迹象；

1：开始翻；

2：部分翻、不呈俯卧位；

3：完成。

位置：头位于中线，手臂和下肢舒适地放松。

方法：大年龄儿童简单地要求翻身至俯卧位，小年龄儿童经常会向玩具方向翻身。如果儿童完全翻身至俯卧位，但右手臂仍压在下面，可以给予3分。

（9）仰卧位：向左翻身呈俯卧位。

0：没有翻身的迹象；

1：开始翻；

2：部分翻、不呈俯卧位；

3：完成。

位置、方法同（8）。

（10）仰卧位：竖直抬头。

0：没有抬头的迹象；

1：开始抬头，但下巴不能离垫；

2：抬头、下巴能离垫、头不能竖起；

3：完成。

位置：头在垫子上，手臂、腿舒适地放置（腿部、骨盆必须与垫子接触），头可以面朝下或转向一边。

方法：大年龄儿童可要求其抬头并朝前看。小年龄儿童可以在他们面前放一些玩具或叫他们的名字来吸引他们。并不要求头位于正中线。

（11）肘支撑呈俯卧位：头抬高，肘部伸展，胸部离开床面。

0：没有抬头迹象；

1：抬头、下巴不能离垫；

2：抬头、没有竖起、前臂承重；

3：完成。

位置：俯卧位手臂放在前臂可以承重的位置上，如果觉得可能抬头有困难，就必须让儿童的头放在垫子上。腿舒适地伸展。

方法：鼓励儿童抬头于垂直位并伸手臂。大年龄儿童可以对言语的要求或示范有反应。小年龄儿童则更喜欢在他面前举起并逐渐抬高的玩具，看其有无反应。

（12）肘支撑俯卧位：右肘支撑躯体，朝前完全伸展左臂。

0：右前臂没有支撑体重的迹象；

1：右前臂承重、左臂不支撑，但没有向前伸展；

2：右前臂承重、左臂部分向前伸展；

3：完成。

位置：头可以处于任何位置，手臂放在前臂可以负重的位置，腿舒适地伸展。

方法：在儿童面前约一手臂长度的地方放一个玩具，大约在视线水平鼓励其伸出左臂离开垫子向前取玩具。完全伸展是指肘部完全伸展且肩向前臂屈曲。

（13）肘支撑俯卧位：左肘支撑躯体，朝前完全伸展左臂。

0：左前臂没有支撑体重的迹象；

1：左前臂承重、右臂不支撑，但没有向前伸展；

2：左前臂承重、右臂部分向前伸展；

3：完成。

位置、方法同（12）。

（14）俯卧位：向右翻身呈仰卧位。

0：没有翻身的迹象；

1：开始有翻身；

2：部分向仰卧位翻身；

3：完成。

位置：俯卧位，手臂舒适地放置，最好头向下；

方法：鼓励儿童在要求或示范下向右翻至仰卧位。小年龄儿童可能朝着玩具或照料者翻身。不可以通过摆放手臂使儿童不用抬头只需轻轻用力即可翻至仰卧位，如右臂屈曲在头下面。虽然下肢保持交叉但能完全翻身可以给3分。

（15）俯卧位：向左翻身呈仰卧位。

0：没有翻身的迹象；

1：开始有翻身；

2：部分向仰卧位翻身；

3：完成。

位置、方法同（14）。

（16）俯卧位：使用四肢向右侧旋转90°。

0：没有向右旋转的迹象；

1：开始用肢体向右旋转；

2：用四肢向右旋转＜90°；

3：完成。

位置：儿童舒适地俯卧位，头朝下。

方法：在儿童右面放一个玩具，鼓励其旋转。如果检查者期望儿童能转动90°，则玩具应放在90°以外处。玩具放在90°处的时候，一些儿童会部分旋转后伸右手来拿玩具，这种情况可以认为是已完成动作。如儿童通过爬或翻身来完成此测试的话，可以在开始阶段将玩具放在儿童的右边，通过逐渐移动玩具引导儿童完成。

（17）俯卧位：使用四肢向左侧旋转90°。

0：没有向左旋转的迹象；

1：开始用肢体向左旋转；

2：用四肢向左旋转＜90°；

3：完成。

位置、方法同（16）。

B.坐位

（18）仰卧位：检查者握儿童双手，拉到坐位，头部控制好（头与脊柱呈直线或稍向前倾）。

0：拉到坐位时，头不能控制；

1：拉到坐位时，头部有控制的迹象；

2：拉到坐位时，头能控制部分时间；

3：完成。

位置：仰卧位，头放于中线，手臂和腿自然伸展。

方法：检查者的位置应给予儿童坐起所需足够的空间，同时能安全地抓住儿童的手。测试儿童时，检查者可以位于其一边，但测试大年龄儿童时需要骑跨在他们的腿上方（小心不能固定他们的腿）。

（19）仰卧位：向右侧翻身，坐起。

0：没有向右翻身坐起的迹象（先呈俯卧然后坐起不给分）；

1：向右侧翻，开始有坐起的动作；

2：向右侧翻，部分坐起；

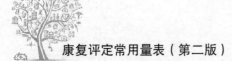

3：完成。

位置：仰卧位，头放置中线，手臂、腿舒适地伸展。

方法：指导儿童先翻至右侧然后坐起，对于那些已经用这种方法来坐起的儿童来说，这个很容易明白；但对于那些不用这种方法来坐起的儿童来说，需要更多的解释。

（20）仰卧位：向左侧翻身，坐起；

0：没有向左翻身坐起的迹象（先呈俯卧然后坐起不给分）；

1：向左侧翻，开始有坐起的动作；

2：向左侧翻，部分坐起；

3：完成。

位置、方法同（19）。

（21）坐于垫子上：检查者支撑儿童胸部，头部竖直保持3秒。

0：头部没有抬起的迹象；

1：开始有抬起的迹象；

2：抬头但不能竖直维持3秒；

3：完成（头部到垂直位并维持3秒）。

位置：儿童位于任何舒适的坐位，头屈曲向前。

方法：检查者位于儿童后面，将双手放于儿童胸部，另一人在儿童前面并在儿童眼睛水平位置举着一个玩具。如果只有一个人的话可以用一面镜子来帮助引起儿童的注意。

（22）坐于垫子上：检查者支撑儿童胸部，头正中位保持10秒。

0：没有抬起的迹象；

1：开始抬头，但不在中线；

2：头抬起位于中线，保持＜10秒；

3：完成。

位置：儿童位于任何舒适的坐位，头屈曲向前。

方法：指导儿童抬头向前看玩具，希望儿童抬头位于中线。"中线"是指"头位于中间"，也就是说矢状面和额状面都垂直。

（23）用上肢支撑坐于垫子上，保持5秒。

0：手臂不能支撑；

1：保持＜1秒；

2：保持1～4秒；

3：完成。

位置：儿童坐在垫子上，可以取任何舒适位，手臂放于最有力支撑的地方，包括前面、旁边或放在身体上，如大腿上。儿童也可以用一个手臂支撑或一只手放在另一手臂上。

方法：检查者位于能使儿童表现最好的地方，对于年龄较小的或较重的儿童，检查者可以站在儿童的后面，另一个人在前面鼓励儿童，让儿童面对一面镜子也是有所帮助的。对于大年龄儿童可以简单地要求其保持姿势以达到要求的时间。

（24）坐在垫子上：没有上肢支撑保持坐位 3 秒。

0：不能保持坐位，除非手臂支撑；

1：单个手臂支撑下保持坐位；

2：没有上臂支撑保持坐位＜3 秒；

3：完成。

位置：舒适地坐在垫子上，手臂任意放置。

方法：检查者可以位于儿童的前面或后面。许多儿童可以在开始时用手臂支撑，然后依据动作要求或示范抬起一只手或双手。小年龄儿童可以开始手臂支撑，然后诱导其为得到在他们前面举着的玩具而抬起一只手臂或双手臂，或通过游戏如拍手，来抬起双手。"手臂放松"是指手臂不会因为要达到或保持坐位而承重。

（25）坐在垫子上：前面放置小玩具，身体前倾触摸玩具，没有上肢支持返回直立坐位。

0：没有向前倾的迹象；

1：向前倾但不返回；

2：向前倾，触摸玩具，在手臂支持下回到直立坐位；

3：完成。

位置：舒适地坐在垫子上，手的位置可以根据儿童能力而变化，但儿童必须能稳定于坐位从而完成该测试。

方法：使玩具离开儿童足够远以至于必须前倾向前触摸，这将取决于许多因素（如最初坐的位置、伸臂的运动范围等）。可允许至少一次尝试来判断玩具是否在儿童前倾够得着的地方。对于较小的儿童，可用较大的玩具，使其双手均不承重。

（26）坐在垫子上：触摸右后方 45° 放置的玩具，返回开始姿势。

0：没有触摸玩具的迹象；

1：开始伸手，但不达到后面；

2：伸到后面，但没有触及玩具或没有回到原地（手伸到大转子外）；

3：完成。

位置：儿童舒适坐在垫子上（包括 W 坐），手臂的位置可以变化，但儿童必须能够坐稳尝试该测试。

方法：儿童右边后方 45° 处放置玩具，距离等于儿童伸出手臂触其臀部的长度。检查者尽量在他后面放置玩具来引起他注意，然后将其放于大概的位置，引诱儿童得到它，使儿童的注意力在玩具上是很重要的。

（27）坐在垫子上：触摸左后方 45° 放置的玩具，返回开始姿势。

0：没有触摸玩具的迹象；

1：开始伸手，但达不到后面；

2：伸到后面，但没有触及玩具或没有回到原地（手伸到大转子外）；

3：完成。

位置、方法同（26）。

（28）右侧横坐：没有上肢支持保持 5 秒。

0：不能保持右侧横坐；

1：右侧横坐、双手支撑 5 秒（肘部必须离开垫子）；

2：右侧横坐、右臂支撑 5 秒（肘部必须离开垫子）；

3：完成。

位置：儿童右侧横坐在垫子，开始时可以双臂支撑，然后右手臂支撑或双臂放松。

方法：指导儿童抬起左臂或双臂。一旦确定其达到了三种之一的姿势时计时 5 秒，如果儿童不能保持姿势 5 秒，则尝试在低一级水平记时 5 秒。

（29）左侧横坐：没有上肢支持保持 5 秒。

0：不能保持左侧横坐；

1：左侧横坐、双手支撑 5 秒（肘部必须离开垫子）；

2：左侧横坐、左臂支撑 5 秒（肘部必须离开垫子）；

3：完成。

位置、方法同（28）。

（30）坐于垫子上：有控制地降低身体呈俯卧位。

0：没有在控制下降低身体至俯卧位的迹象；

1：有在控制下降低身体至俯卧位的迹象；

2：降低身体至俯卧位，但有碰撞（失去控制的动作）；

3：完成。

位置：舒适地坐在垫子上。

方法：引诱儿童在控制下将他们的手臂放低。"控制下"暗示动作是规则的或有方向性的。可以简单地要求大年龄儿童趴着躺下。"碰撞"不包括突然摔下，然后翻到俯卧位。

（31）足向前坐在垫子上：身体向右侧旋转呈四点支撑位。

0：没有转成四点位的迹象；

1：开始有向右转成四点位的动作出现；

2：部分完成向右翻成四点位；

3：完成。

位置：坐在垫子上，腿舒适地放在前面（不允许 W 坐）。

方法：这些儿童通过不同的右侧横坐位转换到四点跪位，或者先向前移动然后向右转越过右腿变成四点跪位。希望他们可以通过上臂承重的方式来完成这项任务，他们是先用前臂承重后伸直肘部还是直接用双手承重并不重要，但不可以先转到俯卧位再转成四点位。

（32）足向前坐在垫子上：身体向左侧旋转呈四点支撑位。

0：没有转成四点位的迹象；

1：开始有向左转呈四点位的动作出现；

2：部分完成向左翻呈四点位；

3：完成。

位置、方法同（31）。

（33）坐在垫子上：不用上肢帮助旋转 90°。

0：没有开始旋转的迹象；

1：开始旋转；

2：靠手臂帮助旋转 90°；

3：完成。

位置：儿童可以以任何姿势坐在垫子上。

方法：指导儿童向左或向右旋转（任何方向都可以）。儿童可在追逐玩具中旋转，像在俯卧位旋转一样。将玩具置于 90° 以外但仍在他们的视线之中，不幸的是许多儿童将呈四点位而不是旋转。

（34）坐在凳子上：上肢及双足不支撑保持 10 秒。

0：不能在凳子上保持坐姿；

1：保持，手臂支撑，脚支撑 10 秒（坐在凳子上）；

2：保持，手臂放松，脚支撑 10 秒（坐在凳子上）；

3：完成。

位置：儿童位在凳子上，膝盖在边缘，脚悬空，手臂的姿势和脚的支撑视能力而定。

方法：放置儿童在大凳子上（脚悬着无支撑），如果达到坐稳则要求儿童抬起手臂而达到手臂放松的姿势，当儿童呈现（手臂放松）之前或之后，计时10秒。

（35）站立位：落座小凳子。

0：没有坐上小凳子的迹象；

1：开始坐凳子（有上凳子的企图）；

2：部分坐上凳子；

3：完成。

位置：儿童站在小凳前，面朝小凳或背朝或平行。可以无支撑或用一只手或两手抓住凳子，但躯体不能靠凳子。

方法：希望儿童以任何方式坐到凳子上，可以爬至凳子上并转身或可以下蹲至坐位，大年龄儿童可以在语言的指导下坐到凳子上，小年龄儿童可能对动作示范反应更好，或者用玩具鼓励小儿童坐到凳子上会更好。

（36）从地面：落座小凳子。

0：没有坐上小凳子的迹象；

1：开始坐凳子（有上凳子的企图）；

2：部分坐凳子（靠凳子站立或以凳子为支撑基本达到站立位）；

3：完成。

位置：儿童可以面朝凳子。开始的姿势可以包括在地板上卧、坐、四点位或跪位等任何姿势，但是站立位除外。

方法：和（35）不同，本项测试试图证明儿童是否能从地板上起来而坐到小凳子上。和（35）一样，儿童可以选择任何方式坐到小凳子上。

（37）从地面：落座大椅子。

0：没有坐上大凳子的迹象；

1：开始坐凳子（有上凳子的企图）；

2：部分坐凳子（靠凳子站立或以凳子为支撑基本达到站立位）；

3：完成。

位置：把儿童放置在大凳子前的地板上。"在地板上"指不包括站的任何姿势，它包括躺、坐、四点位或跪。

方法：儿童是否能从地板上起来而坐在大凳子上，与（35）、（36）一样，儿童可以选择任何方式，要求儿童爬到凳子上。在凳子上可以采取任何坐姿。

C.爬与跪

（38）俯卧位：向前方腹爬1.8m。

0：没有匍匐向前的迹象；

1：匍匐向前＜0.6m；

2：匍匐向前0.6～1.5m；

3：完成。

位置：儿童舒适地俯卧在一块长2.4m垫子的一头。

方法：指导儿童腹部贴地，靠手臂及腿向前移。在垫子上放置一件玩具，从而为儿童提供一个爬的目标，玩具应该放在1.8m以外以免使儿童没爬到1.8m就能抓到它，用儿童身体的某一部分来判断其移动的距离。建立一个低的通道可以阻止小年龄儿童使用四点爬来完成此项测试。

（39）点支持位：用手与膝支撑身体10秒。

0：手和膝不能持续承重；

1：手和膝能承重，维持＜3秒（有企图保持姿势现象）；

2：手和膝能承重，维持3～9秒；

3：完成。

位置：儿童舒适地在垫子上呈四点位，头、躯干和骨盆必须离开垫子，也不能放在小腿上。

方法：指导儿童保持姿势来达到所要求的时间。用玩具吸引他们的注意力，有助于完成测试。

（40）四点位：不用上肢支撑呈坐位。

0：没有坐的迹象；

1：开始尝试呈坐位；

2：呈坐位，但需手臂支撑（有一个或两个手臂支撑）；

3：完成。

位置：将儿童舒适地置于四点位，放在垫子上（儿童必须能够保持四点位）。

方法：指导儿童去坐。儿童在自己尝试前的过渡期中需要示范或身体的帮助。

（41）俯卧位：呈四点位，手和膝承重。

0：没有呈四点位的迹象；

1：开始有呈四点位的动作（＜10%）；

2：部分呈四点位（10%～90%）；

3：完成。

位置：儿童放在垫子上，舒适地俯卧。

方法：指导儿童摆出四点位，记住四点位的排列可能多种多样，小年龄儿童经常会自发地转成四点位，其他儿童可能需要用语言鼓励或用玩具逐步引导来转成四点位。

（42）四点位：右上肢向前伸出，手的位置高于肩部。

0：右手臂没有伸出向前的迹象；

1：右手臂开始向前伸出（＜10%）；

2：右手臂部分向前伸出（10%～90%）；

3：完成。

位置：儿童在垫子上，舒适地位于四点位，儿童必须保持四点位并尝试该项检测。

方法：可以简单要求大年龄儿童伸出右手向前在肩水平之上，许多儿童需要鼓励其向前伸向治疗者的手或玩具。当要求儿童伸展右臂向前达到肩水平之上时，必须在适当的高度放置玩具。

（43）四点位：左上肢向前伸出，手的位置高于肩部。

0：左手臂没有向前的迹象；

1：左手臂开始向前伸出（＜10%）；

2：左手臂部分向前伸出（10%～90%）；

3：完成。

位置、方法同（42）。

（44）四点位：向前四点爬或蛙跳1.8m。

0：没有向前四点爬或蛙跳的迹象；

1：向前四点爬或蛙跳＜0.6m；

2：向前四点爬或蛙跳0.6～1.5m；

3：完成。

位置：将儿童放在长2.4m的垫子一端，呈四点位，儿童至少能保持四点位片刻。

方法：指导儿童用手和膝朝前爬或移动至垫子的另一端。"爬"是指用手、膝移动可以不交替。"蛙跳"是指"突然地移动"，可以包括"兔子跳"。检查者可以用玩具逐步诱导儿童接近目标。

（45）四点位：向前四点交替性四点爬1.8m。

0：没有向前交替性四点爬的迹象；

1：向前交替性四点爬＜0.6m；

2：向前交替性四点爬0.6～1.5m；

3：完成。

位置：令儿童呈四点位放在长2.4m的垫子一端，儿童必须能够呈四点位。

方法：指导儿童向前交互爬至尽头。"交替爬"是指当手和膝向前移动时双手臂及腿交替运动。这些交替运动不需要很协调，但不能蛙跳。

（46）四点位：用手和膝或脚爬上四级台阶。

0：没有爬台阶的迹象；

1：用手和膝 / 脚爬 1 级；

2：用手和膝 / 脚爬 2 ～ 3 级；

3：完成。

位置：四点位。4 ～ 6 级标准尺寸（18cm 高）的台阶，也可以从站立位开始。

方法：指导儿童向上爬，儿童可通过示范或进一步用玩具来引发。检查者应该在儿童后面以减少摔下受伤的可能。向上移动时儿童向后坐下是不可以的。双手臂和腿必须达到第四级才能得 3 分。

（47）四点位：用手和膝或脚退着爬下 4 级台阶。

0：没有退着爬下台阶的迹象；

1：退着爬下 1 级；

2：退着爬下 2 ～ 3 级；

3：完成。

位置：儿童取四点位，放在 4 级楼梯的顶端。

方法：指导儿童一步一格向下爬，采用腹爬和四点爬的方式均可。

（48）坐在垫子上：先使用上肢帮助儿童呈高跪位，然后不用上肢支撑保持 10 秒。

0：当被放置在高跪位时，儿童不能抓着凳子维持该姿势；

1：当被放置在高跪位时，儿童能抓着凳子维持 10 秒（开始位置：把儿童放置在高跪位抓住凳子）；

2：儿童抓着凳子呈高跪位并维持 10 秒（开始位置：坐在垫子上，前面放凳子）；

3：完成（从垫子上的任何坐姿开始）。

位置：各级评分的开始位置不相同。

方法：需要先做几次测试来了解儿童是否能够从坐位到高跪，以及是否需要使用凳子。指导儿童通过手臂协助来完成高跪位。在凳子上放置玩具有助于达到测试要求的时间。臀部与小腿或垫子相接触是不标准的。

（49）高跪位：先使用上肢帮助呈右膝半跪位，然后不用上肢支撑保持 10 秒。

0：当被放置在半跪位置时，儿童不能抓着凳子维持该姿势；

1：当被放置在半跪位置时，儿童能抓着凳子维持 10 秒（开始位置：把儿童放置在左膝半跪位并抓住凳子）；

2：儿童抓着凳子呈半跪位置，并维持 10 秒（开始位置：跪在垫子上，前面放置凳子）；

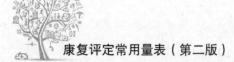

3：完成（开始位置：在垫子上呈高跪位）。

位置：各级评分的开始位置均不相同。

方法：需要先做几次测试来了解儿童是否能够从高跪位到右膝半跪，以及是否需要使用凳子。半跪是指重量位于一个膝和对面的脚上，若臀部接触小腿或垫子视为不标准。

（50）高跪位：先使用上肢帮助呈左膝半跪位，然后不用上肢支撑保持 10 秒。

0：当被放置在半跪位置时，儿童不能抓着凳子维持该姿势；

1：当被放置在半跪位置时，儿童能抓着凳子维持 10 秒（开始位置：把儿童放置在左膝半跪位，并抓住凳子）；

2：儿童抓着凳子呈半跪位置，并维持 10 秒（开始位置：跪在垫子上，前面放置凳子）；

3：完成（开始位置：在垫子上呈高跪位）。

位置、方法同（49）。

（51）高跪位：不用上肢支撑向前跪走 10 步。

0：没有跪着向前走的迹象；

1：需两手拉着向前跪走 10 步（可以使用本测试中任何器械用来抓握，如小凳子或者平行杆，但不可以拉着人跪走）；

2：需单手拉着向前跪走 10 步；

3：完成。

位置：令儿童跪在垫子上。

方法：指导儿童用膝盖向前至少走 10 步。向前一步是指一条腿从离开地板到与之接触的整个运动。

D. 站立位

（52）地面：抓着大凳子拉自己站起。

0：不能；

1：完成 10%；

2：完成 10% ～ 90%；

3：完成。

位置：儿童位于大凳子前的垫子上，可以是除了站立以外的任何姿势。

方法：指导儿童拉着凳子自己站起来，可以使用示范、言语鼓励、玩具诱导等方法。主要测试儿童拉着站起来的能力而不是站的质量。

（53）站立：不用上肢支持保持 3 秒。

0：不能抓着凳子等维持站立；

1：两只手抓着，维持站立位 3 秒（可以前臂靠器械或部分躯体碰到器械）；

2：一只手抓着，维持站立位 3 秒（除了单手以外躯体任何部分不能碰到器械）；

3：完成。

位置：儿童舒适地站立在地板上（不同姿势开始）。

方法：指导儿童脱离任何支撑保持站立，手臂放开达 3 秒即可得 3 分。

（54）站立：单手抓住大凳子，抬起右脚，保持 3 秒。

0：右脚没有抬起的迹象；

1：两只手支持，抬起右脚＜ 3 秒（开始位置：两只手拉着凳子）；

2：两只手支持，抬起右脚达 3 秒（开始位置：两只手拉着凳子）；

3：完成。

位置：儿童位于凳子的旁边，站在地上而不是垫子上，拉着大凳子。面对凳子（不同姿势开始）。

方法：儿童是否开始时能用一只手或两只手抓住凳子，抬起的腿必须完全靠近地板。儿童也可以通过站在凳子上穿裤子，使其抬腿。前臂可以靠器械。

（55）站立：单手抓住大凳子，抬起左脚，保持 3 秒。

0：右脚没有抬起的迹象；

1：两只手支持，抬起右脚＜ 3 秒（开始位置：两只手拉着凳子）；

2：两只手支持，抬起右脚达 3 秒（开始位置：两只手拉着凳子）；

3：完成。

位置、方法同（54）。

（56）站立：不用上肢支撑保持 20 秒。

0：手臂不支撑时不能保持站立；

1：手臂不支撑，维持站立位＜ 3 秒；

2：手臂不支撑，维持站立位 3 ～ 19 秒；

3：完成。

位置：儿童舒适地站立在地板而不是垫子上，可以有支持或没有支持。

方法：此项检测主要观察儿童站立的时间。儿童可以调节他们的姿势，但不可以向任何方向跨步。检查者可以使用言语鼓励或玩具诱导的方法使儿童维持站立位。

（57）站立：抬起左脚，不用上肢支撑保持 10 秒。

0：手臂不支撑时不抬左脚；

1：手臂不支撑，抬左脚＜ 3 秒；

2：手臂不支撑，抬左脚 3 ～ 9 秒；

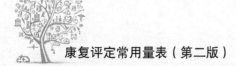

3：完成。

位置：儿童站立在地板上，手臂不支撑。

方法：指导儿童抬起左脚离开地面，用右腿站立保持 10 秒。可以使用垫子以减少摔伤的可能，但是这样会增加此项测试的难度。

（58）站立：抬起右脚，不用上肢支持保持 10 秒。

0：手臂不支撑时不抬右脚；

1：手臂不支撑时抬右脚＜ 3 秒；

2：手臂不支撑时抬右脚 3 ～ 9 秒；

3：完成。

位置、方法同（57）。

（59）坐在小凳子上：不用上肢帮助站起。

0：没有站起的迹象；

1：开始有站起的动作；

2：上肢支持在凳子上站起来（达到站立位时，手要放开）；

3：完成（在姿势转换过程中不能有手或手臂的帮助）。

位置：儿童坐在小凳子上，小凳子高度合适，儿童坐着时，脚可以平放在地板上，膝盖屈曲 90°。

方法：此项检测主要观察儿童站立的时间。儿童可以调节他们的姿势，但不可以向任何方向跨步。检查者可以使用言语鼓励或玩具诱导的方法使儿童维持站立位。

（60）高跪位：通过右侧半跪位站起，不用上肢帮助。

0：没有站起的迹象；

1：开始有站起的动作；

2：上肢支持下站起来（可以不使用半跪位）；

3：完成（手臂不能放在垫子或身体上进行协助，在从高跪位到站立的转换过程中必须使用半跪位）。

位置：使儿童舒适地跪在垫子上，手臂不承重。

方法：指导儿童从高跪位变成站位，不用任何外来支撑如家具或地板。可能需要示范。可以通过几次预试观察儿童是否需要使用半跪位。

（61）高跪位：通过左侧半跪位站起，不用上肢帮助。

0：没有站的迹象；

1：开始有站的动作；

2：上肢支持下站起来（可以不使用半跪位）；

3：完成（手臂不能放在垫子或身体上进行协助，在从高跪位到站立的转换过程中必须使用半跪位）。

位置、方法同（60）。

（62）站立位：有控制地降低身体坐到地面，不用上肢的帮助。

0：拉着器械不能降低身体到地面；

1：能够降低身体到地面，但是有撞击（中途失去控制）；

2：在手臂帮助下或者拉器械降低身体坐到地面（手臂可以用来维持平衡或者撑起在地面或身体上）；

3：完成（运动有规律，有方向性）。

位置：儿童舒适地站在地板或者垫子上，儿童必须能够在手臂不支撑情况下站立。

方法：指导儿童降低身体坐到地板上，可以包括任何坐的姿势。可能需要几次预试来判断儿童是否需要手臂的帮助或者抓着器械。儿童坐下后可以抓住任何器械。

（63）站立位：呈蹲位，不用上肢帮助。

0：没有蹲的迹象；

1：开始有蹲的动作（可以依靠手臂或器械帮助）；

2：在手臂帮助下或者拉着东西蹲（手臂可以用来维持平衡或者撑在地面或身体上）；

3：完成。

位置：站立在地板或者垫子上。儿童必须能够在手臂不支撑情况下站立。

方法：指导儿童降低身体蹲下来，"蹲"是指接近地面的蜷或弯膝坐在脚后跟上。可能需要几次预试来判断儿童是否需要手臂的帮助或者需要抓住器械。

（64）站立位：不用上肢的帮助，从地面拾物再返回呈站立位。

0：不从地面上拾物；

1：开始从地面上拾物（可以依靠器械的帮助）；

2：手臂支撑，从地面上拾物；

3：完成。

位置：站立，手臂不支撑。

方法：在儿童面前的地上放一个小玩具，指导儿童拾起玩具并重新站立。可以需要几次预试来判断儿童是否需要手臂的帮助或者需要抓着器械。

E. 行走、跑、跳

（65）站立：两只手扶大长凳，向右侧横走5步。

0：不走；

1：向右横走＜1步；

2：向右横走 1～4 步；

3：完成。

位置：儿童面对大凳子站立并用双手抓住。臂腿承重，可用栏杆替代。

方法：允许儿童稍转身但必须横向跨步。

（66）站立：双手扶大长凳，向左侧横走 5 步。

0：不走；

1：向左横走＜1 步；

2：向左横走 1～4 步；

3：完成。

位置、方法同（65）。

（67）站立：牵两手向前走 10 步。

0：不走；

1：向前走＜3 步；

2：向前走 3～9 步；

3：完成。

位置：面对面站着，儿童扶住检查者双手，检查者在前面提供支持，但绝大部分依靠儿童自己。

方法：指导儿童尽可能地向前走，直至 10 步。行走应连续，可以有 1～2 秒的停顿，但不可以更长。

（68）站立：牵单手向前走 10 步。

0：不走；

1：向前走＜3 步；

2：向前走 3～9 步；

3：完成。

位置：儿童站着，一只手扶住检查者，检查者在儿童前面或旁边。

方法：行走应连续，可有 1～2 秒的停顿，但不可以更长。

（69）站立：向前走 10 步。

0：不走；

1：向前走＜3 步；

2：向前走 3～9 步；

3：完成。

位置：儿童必须能独立站立。

方法：指导儿童尽可能向前走至 10 步。脚步必须连贯，可有 1 ～ 2 秒的停顿，但过长则考虑终止评估。

（70）站立：向前走 10 步，停止，转 180°，返回。

0：向前走 10 步，停止会摔倒；

1：向前走 10 步，停下，没有开始转身；

2：向前走 10 步，停下，转身＜ 180°；

3：完成。

位置：站立。

方法：强调顺序，儿童必须先停后转身。3 分强调转身 180° 和再开始返回，返回后不必计算步数。

（71）站立：后退 10 步。

0：不后退；

1：后退 3 步；

2：后退 3 ～ 9 步；

3：完成。

位置：站立。

方法：指导儿童尽可能向后退至 10 步。后退时步子的大小并不重要，但步子必须连贯，可有 1 ～ 2 秒的停顿，但过长则要考虑终止评估。

（72）站立：双手提大物向前走 10 步。

0：拿大物不走；

1：单手拿小物走 10 步；

2：双手拿小物走 10 步；

3：完成。

位置：站立。

方法：大物指必须用两只手才能搬运的东西，如足球或气球；小物指可用单手拿住的东西，如小娃娃或小卡车。可以让儿童拿东西给他人。

（73）站立：在间隔 20cm 的平行线之间连续向前走 10 步。

0：不走；

1：连续向前走＜ 3 步；

2：连续向前走 3 ～ 9 步；

3：完成。

位置：儿童站在两条平行线的起始端，宽 2cm、间隔 20cm、长 6m。

方法：儿童必须能朝前走，在两线之间走，脚可以碰到线，但不能越线，脚步必须连贯，停顿不超过 2 秒。一旦越线，重新开始测试。

（74）站立：在宽 2cm 的直线上连续向前走 10 步。

0：不走；

1：连续向前走＜ 3 步；

2：连续向前走 3 ～ 9 步；

3：完成。

位置：儿童站在一条宽 2cm、长 6m 的直线的起始端。

方法：儿童向前走，脚的一部分必须在线上，脚步连贯，停顿不超过 2 秒。一旦越线，重新开始测试。

（75）站立：右脚领先跨越膝盖高度的木棒。

0：不跨越；

1：右脚领先跨越 5 ～ 8cm 高度的木棒；

2：右脚领先跨越齐小腿中部高度的木棒；

3：完成。

位置：儿童站在地板上，检查者在儿童前面或旁边拿着木棍水平放置。

方法：指导儿童右脚起步跨越木棒，最初可以从较低的高度开始，儿童越过木棒不跌倒。

（76）站立：左脚领先跨越膝盖高度的木棒。

0：不跨越；

1：左脚领先跨越 5 ～ 8cm 高度的木棒；

2：左脚领先跨越齐小腿中部高度的木棒；

3：完成。

位置、方法同（75）。

（77）站立：跑 4.5m，停止，返回。

0：不启动；

1：快走启动跑；

2：跑＜ 4.5m；

3：完成。

位置：站在地板上。

方法：儿童必须能朝前走。指导儿童跑向一个 4.5m 远的目的地，停下并往回跑至起点。3 分必须全部完成，1 分必须快走至 4.5m。

（78）站立：右脚踢球。

0：不启动；

1：抬右脚，但不踢球；

2：用右脚踢球，但跌倒；

3：完成（踢球时不倒下）。

位置：站在地板上。

方法：球的位置只在儿童脚前至少 10cm 以外，指导儿童用右脚踢球。在球被接触时，足部必须离开地面，球必须移动。

（79）站立：左脚踢球。

0：不启动；

1：抬左脚，但不踢球；

2：用左脚踢球，但跌倒；

3：完成。

位置、方法同（78）。

（80）站立：两脚同时跳高 30cm。

0：不跳；

1：两脚同时跳高＜5cm；

2：两脚同时跳高 5～28cm；

3：完成。

位置：站在地板上。

方法：指导儿童两脚尽可能跳高。"两脚同时"的标准是指两脚同时离开地板，可以不必同时落地。儿童不能跌倒。

（81）站立：两脚同时跳远 30cm。

0：不跳；

1：两脚同时向前跳＜5cm；

2：两脚同时向前跳 5～28cm；

3：完成。

位置：儿童站在地板上，脚尖触及地板上一条看得见的线。

方法：可以放置两条间隔 30cm 的线，可以使儿童易于看到，指导儿童两脚一起尽可能朝前跳，跳的距离即两脚离开的距离。儿童不能跌倒。

（82）右脚单立：60cm 直径的圆内，右脚跳 10 次。

0：右脚不跳；

1：在 60cm 圈内右脚跳＜ 3 次；

2：在 60cm 圈内右脚跳 3 ～ 9 次；

3：完成。

位置：儿童站在一个标志清楚的直径为 60cm 的圈内。

方法：指导儿童站在圈子里时尽可能多跳（直至 10 次），部分右脚必须在圈内。必须连贯跳，停顿不超过 2 秒，不能到圈外，任何时候左脚不能触及地板，不能跌倒，手不能扶持。

（83）左脚单立：60cm 直径的圆内，左脚跳 10 次。

0：左脚不跳；

1：在 60cm 圈内左脚跳＜ 3 次；

2：在 60cm 圈内左脚跳 3 ～ 9 次；

3：完成。

位置、方法同（82）。

（84）扶一侧栏杆站立：上 4 级台阶，扶栏杆交替出步。

0：扶住栏杆，不向上跨步；

1：扶住栏杆，向上走 2 级，同一脚起步；

2：扶住栏杆，向上走 4 级，交替不稳定；

3：完成。

位置：儿童站在楼梯的底部，一只手或两只手扶住栏杆，梯级必须标准尺寸，检查者在身后注意保护。

方法：儿童用手扶栏杆，但通过腿部承重。

（85）站立，抓着扶手：下 4 级台阶，抓一侧扶手，交替出步。

0：抓住一侧扶手，没有向下跨步的迹象；

1：抓住一侧扶手，走下 2 级，持续用同一只脚下；

2：抓住一侧扶手，走下 4 级，不是一直两脚交替；

3：完成。

位置：儿童站立在标准尺寸楼梯的顶部，一只手或两只手抓着一侧扶手。儿童不需要能够在双手不支撑下站立。检查者站在儿童的面前以防意外。

方法：儿童每次移动一条腿，每走一步两腿都要向下移动，可以抓着一侧扶手，但要用下肢承受大部分体重。

（86）站立：上 4 级台阶，交替出步。

0：手臂不支撑，不往上走；

1：往上走 2 级，持续用一只脚先上；

2：往上走 4 级，不是一直两脚交替；

3：完成。

位置：儿童站在楼梯的底部。儿童必须能够在手臂不支撑下站和走。

方法：儿童不能用手触及扶手或台阶。儿童必须每次移动一条腿，每走一步两腿都要向上移动。

（87）站立：下 4 级台阶，交替出步。

0：手臂不支撑，不往下走；

1：往下走 2 级，持续用一只脚先下；

2：往下走 4 级，不是一直两脚交替；

3：完成。

位置：儿童站在楼梯的顶部，手臂放松。

方法：儿童不能用手触及扶手或台阶。儿童必须每次移动一条腿，每走一步两腿都要向下移动。

（88）站在 15cm 高的台阶上，两脚同时跳下。

0：双脚不同时往下跳；

1：双脚同时跳下，但跌倒；

2：双脚同时跳下不跌倒，但需用手撑在地上防止跌倒；

3：完成。

位置：儿童站在高 15cm 的台阶上或者楼梯的最后一级上。

方法：指导儿童双脚同时从台阶上跳下。

▼▲ 第十节　功能性步行分级 ▲▼

功能性步行分级量表是由 Holden 等人于 1986 年发表的，见表 1-10-1。

1. 测评方式：由医师或康复师或有测试经验的人员施测；个体测试。

2. 量表功能：通过观察评估，主观评定不同疾病患者的步行功能并对其分级。

3. 适用人群：运动障碍患者。

4. 临床上常用评估部位：下肢。

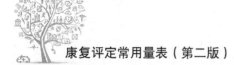
表 1-10-1　功能性步行分级

级别	表现
0 级：无功能	患者不能走，需要轮椅或 2 人协助才能走
Ⅰ级：需大量持续性的帮助	需使用双拐或需要 1 人连续不断地搀扶才能行走或保持平衡
Ⅱ级：需少量帮助	能行走但平衡不佳、不安全，需 1 人在旁给予持续或间断的接触身体的帮助或需使用膝 – 踝 – 足矫形器（KAFO）、踝 – 足矫形器（AFO）、单拐、手杖等，以保持平衡和保证安全
Ⅲ级：需监护或语言指导	能行走，但不正常或不够安全，需 1 人监护或用语言指导，但不接触身体
Ⅳ级：平地上独立	在平地上能独立行走，但在上下斜坡、不平的地面上行走或上下楼梯时仍有困难，需他人帮助或监护
Ⅴ级：完全独立	在任何地方都能独立行走
时间	
级别	
评定者	

▼▲ 第十一节　威斯康辛步态量表 ▲▼

威斯康辛步态量表（Wisconsin Gait Scale，WGS），由 Rodriquez A.A. 等人于 1996 年提出，可用于评定脑卒中后偏瘫所致的步态异常，不能预测跌倒的风险。WGS 可用于观察被测试者在整个步态周期中的站立相、足趾离地、迈步相的动作表现，见表 1-11-1。

一、WGS 量表介绍

1. 测评方式：由医师或康复师或有测试经验的人员施测；个体测试。
2. 量表功能：通过观察评估，主观评定步态异常，检测康复训练的疗效。
3. 适用人群：脑卒中后偏瘫患者。
4. 临床上常用评估部位：下肢。

二、评分标准

WGS 共 14 项，每项最低 1 分，部分项目最高 5 分，其余项目最高 4 分，总分为 45 分。分数越高，表明步态异常越严重。

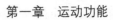

表 1-11-1　WGS 评定及评分标准

体位	评定项目	1分	2分	3分	4分	5分
患侧站立相	手持助行器	不使用助行器	最小限度使用助行器	最小限度使用底面加宽的助行器	大量使用助行器	大量使用底面加宽的助行器
	患侧站立相时间	单支撑期健患侧时间相等	不等	非常短		
	健侧步长（患侧支撑时）	健侧足跟超过患侧足尖	健侧足跟未超过患侧足尖	健足未超过患足		
	体重转移至患侧（使用或不使用助行器）	完全转移（头和躯干在单支撑期时转移至患侧）	部分转移	非常有限地转移		
	步宽（患侧足尖离地前两足间距离）	正常（两足间距为一只鞋子的宽度）	较宽（两足间距为两只鞋子的宽度）	宽阔（两足间距大于两只鞋子的宽度）		
足趾离地	停顿（患肢向前迈步之前）	无（无犹豫地向前迈步）	轻度犹豫	显而易见地犹豫		
	患侧髋关节伸展（从后方观察臀部皱褶）	足蹬离期患侧伸展度与健侧相同（在足尖离地过程中维持直立姿势）	轻度屈曲	显著伸展		
患侧迈步相	迈步相初期外旋	与健侧相同	外旋增加	外旋显著增加		
	迈步相中期环形运动（观察患侧足跟的路线）	无（患侧足内收）	中度环形运动	显著的环形运动		
	迈步相中期髋关节抬高	无（骨盆于迈步相轻度倾斜）	抬高	跳跃		
	足尖离地至迈步相中期膝关节屈曲	正常（患侧膝关节屈曲度与健侧相同）	部分屈曲	屈曲度极小	无屈曲	
	足廓清	正常（足趾在迈步相期间不接触地面）	轻度拖步	显著拖步		
	迈步相末期骨盆旋转	骨盆前倾（骨盆旋前以备足跟着地）	骨盆中立位			
患侧足跟着地	首次着地	足跟着地	全足底同时着地	足跟未接触地面		

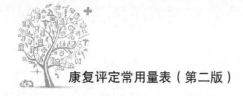

第十二节　行走能力

一、使用指南

1. 步行得分代表步行范围的描述和所需援助的类型。

2. 轮椅使用的得分可以记录在计分表。

3. 请在评分表适当的位置上标示出已报告的患者的距离和时间，其次是评估期间的帮助类型和行走距离。

4. 患者报告距离和时间没有休息或援助患者最大的独立步行距离（m）和患者行走最大距离所需的时间（分钟）。

二、测试流程

1. 无援助：观察患者无援助行走最小距离500m，如果可能的话，测量所需要的时间。

2. 援助：如果可能的话，观察患者在有辅助装置或由另一人帮助的情况下行走最小距离130m。

三、结果记录

结果记录见表1-12-1。

表1-12-1　结果记录

无援助	援助						
行走距离记录距离（米）：	能够行走的距离（无须休息和帮助） 根据测试员记录的距离与测试者动作完成时的情况，在相应的选项【　】中打"√"				无限制行走 无持续支持行走不足100m的受试者		
时间（分钟）：_____	【　】≥100m，但<200m	【　】≥200m，但<300m	【　】≥300m，但<500m	【　】≥500m，但仍有限制	单侧支持行走距离（m）：__	双侧支持行走距离（m）：__	其他人帮助行走距离（m）：__

注：支撑物，拐杖/支持器其他支持。

四、评分标准

1. 无限制。

2. 完全行走。

3. ≥ 300m，但＜ 500m，无须帮助或援助（EDSS 评分 4.5 或 5.0）。

4. ≥ 200m，但＜ 300m，无须帮助或援助（EDSS 5.0）。

5. ≥ 100m，但＜ 200m，无须帮助或援助（EDSS 5.5）。

6. 步行距离＜ 100m，无须帮助（EDSS 6.0）。

7. 单侧支持，≥ 50m（EDSS 6.0）。

8 双侧支持，≥ 120m（EDSS 6.0）。

9. 单侧支持，＜ 50m（EDSS 6.5）。

10 双侧支持，≥ 5m，但＜ 120m（EDSS 6.5）。

11. 使用轮椅，不需帮助；有辅助也无法行走 5m，基本上受限于轮椅；独立完成转动和移动；一天 12 小时坐在轮椅上（EDSS 7.0）。

12. 使用轮椅，需要帮助；只可行走几步，受限于轮椅；需要帮助完成转动和移动（EDSS 7.5）。

13. 基本上受限于床上或椅子上，或轮椅上，但大部分时间离床；保留许多自理功能；一般手臂功能无障碍（EDSS 8.0）。

五、解释

1. 不受限制的行走：与正常年龄和身体状况相似的健康人相比，患者可以在没有辅助的情况下行走，这被认为是正常的。在这种情况下，根据 FS 评分，EDSS 评估可以在 0 ～ 5.0。

2. 完全行走：没有援助步行至少 500m，但不是不限制的。根据 FS 评分，EDSS 评估可以在 2.0 ～ 5.0。在这种情况下，锥体和（或）小脑 FS 必须≥ 2，以反映这一"限制"活动。

如果行走＜ 500m，EDSS 评估必须≥ 4.5，取决于行走能力评分提供的步行范围和 FS 评分相结合。EDSS 评估为 5.5 ～ 8.0 是专门定义行走需要援助的能力，或使用轮椅的能力。

如果需要协助，EDSS 6.0 和 6.5 定义行走及行走距离需要援助。由另一人协助相当于双边援助。

3. 行走能力：0= 无，没有帮助或援助（允许使用踝足矫形器的使用，禁用其他类型的辅助设备）；1= 单侧支持，一支杆或拐杖或支撑；2= 双侧支持，两支杆或拐杖或支撑或其他人的援助；3= 轮椅。

▼▲ 第十三节　Hauser 步行指数 ▲▼

一、量表介绍

Hauser 步行指数由 Hauser S. L. 等人于 1983 年提出，评估患者步行能力。

二、量表内容

量表内容见表 1-13-1。

表 1-13-1　Hauser 步行指数

分数	步行状态
1	无症状；行动自如
2	正常行走，但做阻力运动或其他吃力的活动表现疲劳
3	步态异常或偶发性不平衡；家人和朋友注意到有步态障碍；行走 25 英尺（8m）时间≤ 1 秒
4	能够独立行走；行走 25 英尺（8m）时间≤ 20 秒
5	需要单侧支持（手杖或单支拐杖）行走；行走 25 英尺（8m）时间≤ 20 秒
6	需要双侧支持（手杖、双侧拐杖或步行辅助器）且行走 25 英尺（8m）时间≤ 25 秒
7	需要单侧支持行走 25 英尺（8m）时间＞ 20 秒
8	需要双侧支持且行走 25 英尺（8m）时间＞ 20 秒；偶尔使用轮椅 *
9	需要双侧支持且仅能步行几步；无法步行 25 英尺（8m）；大多数活动需要使用轮椅 *
10	受限于轮椅；能够独立地转移
11	受限于轮椅；不能够独立地转移
结果	得分：

注：* 指轮椅的使用可能与生活方式和行动目的有关。

三、解释

与 5 级、6 级的患者相比，7 级的患者将有可能更频繁地使用轮椅。然而，在 5～7级的范围内划分疾病的等级取决于患者行走一定距离的能力，而不是依据患者使用轮椅的程度。

▼▲ 第十四节　Hoehn-Yahr（H-Y）分期 ▲▼

一、量表介绍

1. 测评方式：由医师或康复师或有测试经验的人员施测；个体测试。
2. 量表功能：可用于对帕金森病患者的病情程度分级评定。
3. 适用人群：帕金森病患者。
4. 来源：此表于 1967 年发表于美国 Neurology 刊物上，作者为 Melvin Yahr 和 Margaret Hoehn。原表只有 1 期、2 期、3 期、4 期、5 期。近年来，医学家加入 0 期、1.5 期和 2.5 期。

二、量表内容

量表内容见表 1-14-1。

表 1-14-1　Hoehn-Yahr（H-Y）分期量表

分数	表现
0	无体征
1.0	单侧患病
1.5	单侧患病，并影响到躯干中轴的肌肉，或另一侧肢体可疑受累
2.0	双侧患病，未损害平衡
2.5	轻度双侧患病，姿势反射稍差，但仍能自己纠正
3.0	双侧患病，有姿势平衡障碍，后拉实验阳性
4.0	严重残疾，但可独自站立或行走
5.0	无帮助时只能坐轮椅或卧床

注：该表是目前此患者的 Hoehn-Yahr 分期。

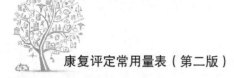

三、结果与解释

应用 Hoehn-Yahr (H-Y) 分期量表可对疾病严重程度进行粗略分期。该量表根据 PD 患者的症状和严重程度分为 1～5 期，1 期最轻，5 期最重。其中，帕金森病早期指 H-Y 1～2 期，中期指 H-Y 3～4 期，晚期指 H-Y 5 期。

▼▲ 第十五节　帕金森病统一评分量表 ▲▼

一、量表介绍

1. 测评方式：由医师或康复师或有测试经验的人员施测；个体测试。

2. 量表功能：可用于对帕金森病患者的病程发展程度和治疗后的状态、不良反应和并发症等方面做出客观评判，包括四部分，即精神状态、日常生活能力、运动指数和并发症。

3. 适用人群：帕金森病患者。

4. 来源：由 Fahn 等人在 1987 年制定的帕金森病量表，现已广泛应用于临床评估中。

二、量表内容

量表内容见 1-15-1。

表 1-15-1　帕金森病统一评定量表（UPDRS，3.0 版）

Ⅰ. 精神、行为和情绪
1. 智力损害
0 ＝无
1 ＝轻微智力损伤，持续健忘，能部分回忆过去的事件，无其他困难
2 ＝中等记忆损伤，有定向障碍，解决复杂问题有中等程度的困难，在家中生活功能有轻度但肯定的损伤，有时需要鼓励
3 ＝严重记忆损伤伴时间及（经常有）地点定向障碍，解决问题有严重困难
4 ＝严重记忆损伤，仅保留人物定向，不能做出判断或解决问题，生活需更多的人帮助
2. 思维障碍（由于痴呆或药物中毒）

0＝无
1＝生动的梦境
2＝"良性"幻觉，自知力良好
3＝偶然或经常的幻觉或妄想，无自知力，可能影响日常活动
4＝持续的幻觉、妄想或富于色彩的精神病，不能自我照料
3. 抑郁
0＝无
1＝悲观和内疚时间比正常多，持续时间不超过 1 周
2＝持续抑郁（1 周或 1 周以上）
3＝持续抑郁伴自主神经症状（失眠、食欲减退、体重下降、兴趣降低）
4＝持续抑郁伴自主神经症状和自杀念头或意愿
4. 动力或始动力
0＝正常
1＝比通常缺少决断力（assertive），较被动
2＝对选择性（非常规）活动无兴趣或无动力
3＝对每天的（常规）活动无兴趣或无动力
4＝退缩，完全无动力
Ⅱ. 日常生活活动（确定"开"或"关"）
5. 言语（接受）
0＝正常
1＝轻微受影响，无听懂困难
2＝中度受影响，有时要求重复才听懂
3＝严重受影响，经常要求重复才听懂
4＝经常不能理解
6. 唾液分泌
0＝正常
1＝口腔内唾液分泌轻微但肯定增多，可能有夜间流涎
2＝中等程度的唾液分泌过多，可能有轻微流涎
3＝明显过多的唾液伴流涎
4＝明显流涎，需持续用纸巾或手帕擦拭
7. 吞咽
0＝正常
1＝极少呛咳
2＝偶然呛咳

3＝需进软食
4＝需要鼻饲或胃造瘘进食

8. 书写

0＝正常
1＝轻微缓慢或字变小
2＝中度缓慢或字变小，所有字迹均清楚
3＝严重受影响，不是所有字迹均清楚
4＝大多数字迹不清楚

9. 切割食物和使用餐具

0＝正常
1＝稍慢和笨拙，但不需要帮助
2＝尽管慢和笨拙，但能切割多数食物，需要某种程度的帮助
3＝需要他人帮助切割食物，但能自己缓慢进食
4＝需要喂食

10. 着装

0＝正常
1＝略慢，不需帮助
2＝偶尔需要帮助扣扣子及将手臂放进袖里
3＝需要相当多的帮助，但还能独立做某些事情
4＝完全需要帮助

11. 个人卫生

0＝正常
1＝稍慢，但不需要帮助
2＝需要帮助淋浴或盆浴，或做个人卫生很慢
3＝洗脸、刷牙、梳头及洗澡均需帮助
4＝保留导尿或其他机械帮助

12. 翻身和整理床单

0＝正常
1＝稍慢且笨拙，但无须帮助
2＝能独立翻身或整理床单，但很困难
3＝能起始，但不能完成翻身或整理床单
4＝完全需要帮助

13. 跌跤（与冻结"freezing"无关者）

0＝无

1＝偶有
2＝有时有，少于每天 1 次
3＝平均每天 1 次
4＝多于每天 1 次
14. 行走中冻结
0＝无
1＝少见，可有启动困难
2＝有时有冻结
3＝经常有，偶有因冻结跌跤
4＝经常因冻结跌跤
15. 行走
0＝正常
1＝轻微困难，可能上肢不摆动或倾向于拖步
2＝中度困难，但稍需或不需帮助
3＝严重行走困难，需要帮助
4＝即使给予帮助也不能行走
16. 震颤
0＝无
1＝轻微，不常有
2＝中度，感觉烦恼
3＝严重，许多活动受影响
4＝明显，大多数活动受影响
17. 与帕金森病有关的感觉主诉
0＝无
1＝偶然有麻木、麻刺感或轻微疼痛
2＝经常有麻木、麻刺感或轻微疼痛，不痛苦
3＝经常的痛苦感
4＝极度的痛苦感
Ⅲ. 运动检查
18. 言语（表达）
0＝正常
1＝表达、理解和（或）音量轻度下降
2＝单音调，含糊但可听懂，中度受损
3＝明显损伤，难以听懂

4＝无法听懂
19. 面部表情
0＝正常
1＝略呆板，可能是正常的"面无表情"
2＝轻度但肯定是面部表情差
3＝中度表情呆板，有时张口
4＝面具脸，几乎完全没有表情，口张开在 0.6 cm 或 0.6cm 以上
20. 静止性震颤（面部、嘴唇、下颌、右上肢、左上肢、右下肢及左下肢分别评定）
0＝无
1＝轻度，有时出现
2＝幅度小而持续，或中等幅度间断出现
3＝幅度中等，多数时间出现
4＝幅度大，多数时间出现
21. 手部动作性或姿势性震颤（右上肢、左上肢分别评定）
0＝无
1＝轻度，活动时出现
2＝幅度中等，活动时出现
3＝幅度中等，持物或活动时出现
4＝幅度大，影响进食
22. 强直（患者取坐位，放松，以大关节的被动活动来判断，可以忽略"齿轮样"感觉；颈、右上肢、左上肢、右下肢及左下肢分别评定）
0＝无
1＝轻度，或仅在镜像运动及加强试验时可查出
2＝轻到中度
3＝明显，但活动范围不受限
4＝严重，活动范围受限
23. 手指拍打试验（拇、示指尽可能大幅度、快速地做连续对掌动作；右手、左手分别评定）
0＝正常（≥15 次 /5 秒）
1＝轻度减慢和 (或) 幅度减小（11 ～ 14 次 /5 秒）
2＝中等障碍，有肯定的早期疲劳现象，运动中可以有偶尔停顿（7 ～ 10 次 / 秒）
3＝严重障碍，动作起始困难或运动中有停顿（3 ～ 6 次 /5 秒）
4＝几乎不能执行动作（0 ～ 2 次 /5 秒）
24. 手运动（尽可能大幅度地做快速连续的伸掌握拳动作，两手分别做，分别评定）
0＝正常

1＝轻度减慢或幅度减小
2＝中度障碍，有肯定的早期疲劳现象，运动中可以有偶尔停顿
3＝严重障碍，动作起始时经常犹豫或运动中有停顿
4＝几乎不能执行动作
25.轮替动作（两手垂直或水平做最大幅度的旋前和旋后动作，双手同时动作，分别评定）
0＝正常
1＝轻度减慢或幅度减小
2＝中度障碍，有肯定的早期疲劳现象，偶尔在运动中出现停顿
3＝严重障碍，动作起始时经常犹豫或运动中有停顿
4＝几乎不能执行动作
26.腿部灵活性（连续快速地脚后跟踏地，腿完全抬高，幅度约为10cm，分别评定）
0＝正常
1＝轻度减慢或幅度减小
2＝中度障碍，有肯定的早期疲劳现象，偶尔在运动中出现停顿
3＝严重障碍，动作起始时经常犹豫或运动中有停顿
4＝几乎不能执行动作
27.起立（患者双手臂抱胸从直背木椅或金属椅子上站起）
0＝正常
1＝缓慢，或可能需要试1次以上
2＝需扶扶手站起
3＝向后倒的倾向，必须试几次才能站起，但不需要帮助
4＝没有帮助不能站起
28.姿势
0＝正常直立
1＝不很直，轻度前倾，可能是正常老年人的姿势
2＝中度前倾，肯定是不正常，可能有轻度的向一侧倾斜
3＝严重前倾伴脊柱后突，可能有中度的向一侧倾斜
4＝显著屈曲，姿势极度异常
29.步态
0＝正常
1＝行走缓慢，可有曳步，步距小，但无慌张步态或前冲步态
2＝行走困难，但还不需要帮助，可有某种程度的慌张步态、小步或前冲
3＝严重异常步态，行走需帮助
4＝即使给予帮助也不能行走

续表

30. 姿势的稳定性（突然向后拉双肩时所引起姿势反应，患者应睁眼直立，双脚略分开并做好准备）

0 ＝正常

1 ＝后倾，无须帮助可自行恢复

2 ＝无姿势反应，如果不扶可能摔倒

3 ＝非常不稳，有自发的失去平衡现象

4 ＝不借助外界帮助不能站立

31. 躯体少动（梳头缓慢，手臂摆动减少，幅度减小，整体活动减少）

0 ＝无

1 ＝略慢，似乎是故意的，在某些人可能是正常的，幅度可能减小

2 ＝运动呈轻度缓慢和减少，肯定不正常，或幅度减小

3 ＝中度缓慢，运动缺乏或幅度小

4 ＝明显缓慢，运动缺乏或幅度小

Ⅳ.治疗的并发症

A. 异动症

32. 持续时间（异动症存在时间所占一天觉醒状态时间的比例——病史信息）

0 ＝无

1 ＝ 1% ～ 25%

2 ＝ 26% ～ 50%

3 ＝ 51% ～ 75%

4 ＝ 76% ～ 100%

33. 残疾（异动症所致残疾的程度——病史信息，可经诊室检查修正）

0 ＝无残疾

1 ＝轻度残疾

2 ＝中度残疾

3 ＝严重残疾

4 ＝完全残疾

34. 痛性异动症所致疼痛的程度

0 ＝无痛性异动症

1 ＝轻微

2 ＝中度

3 ＝严重

4 ＝极度

35. 清晨肌张力不全

0 ＝无

续表

1 =有
B.临床波动
36. "关"是否能根据服药时间预测
0 =不能
1 =能
37. "关"是否不能根据服药时间预测
0 =不是
1 =是
38. "关"是否会突然出现（如持续数秒）
0 =不会
1 =会
39. "关"平均所占每天觉醒状态时间的比例
0 =无
1 = 1% ～ 25%
2 = 26% ～ 50%
3 = 51% ～ 75%
4 = 76% ～ 100%
C.其他并发症
40.患者有无食欲减退、恶心或呕吐
0 =无
1 =有
41.患者是否有睡眠障碍（如失眠或睡眠过多）
0 =无
1 =有
42.患者是否有症状性位置性障碍（orthostasis，记录患者的血压、脉搏和体重）
0 =无
1 =有

三、使用指南

帕金森病统一评分量表包括4个分量表，第1个分量表用于判断帕金森病患者的精神活动和情感障碍；第2个分量表用于判断帕金森病患者的日常生活能力；第3个分量表用于判断帕金森病患者的运动功能；第4个分量表用于判断帕金森病患者治疗的并发症。

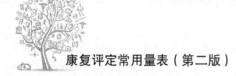

四、结果与解释

每一项目分为4级指数，即从0级到4级，0是正常，4是严重。统一分级指数，常用于评估患者的病情进展。

▼▲ 第十六节　九孔柱测试 ▲▼

一、测试介绍

1. 测评方式：由康复师或有测试经验的人员施测。

2. 测试功能：Sharpless等人于1982年研究的一种测试手指和手部肌肉灵巧度的试验。它能评价中风后连续的康复效果，特别当其他测试出现平台期的时候。九孔柱测试只要求简单的工具，容易被患者理解。这个测试具备很好的效度、信度及敏感性。

3. 适用人群：九孔柱测试（Nine-Hole Peg Test，NHPT）通常用于Frenchay上肢活动检查获得较高分或者满分的患者。

二、测试工具和方法

1. 器具：一块为121 mm×121 mm×43 mm大小的九孔插板，插板中排列有9个小孔，每排3个。每个小孔直径7 mm，深13 mm，中心距32 mm；另有小柱9个，直径4 mm，长30 mm，放置于20 cm×22 cm大小的方毛巾上。

2. 方法：要求尽可能快地从桌子上捡起小柱放置到插孔内，每次一根，先健手后患手，再依次拔出来，记录每例患者健手和患手分别完成任务所需的时间。

三、结果与解释

时间限定在50秒内，用时越少，表明手的灵巧性越好。

▼▲ 第十七节　简易上肢功能检查 ▲▼

一、测试介绍

1. 测评方式：由康复师或有测试经验的人员施测。

2. 测试功能：采用简易上肢功能检查（Simple Test For Evaluating Hand Function，STEF）来评价患者的上肢功能。STEF方法是日本金子翼先生为了对上肢功能障碍的程度做出评定，在特定的器具上通过手的取物过程，包括手指屈、伸，手抓、握，拇指对掌、捏、夹等各种动作来完成全套检查测试。此评价法侧重于上肢动作速度的评定。

二、使用指南

全套检测共分10项活动，依次为：拿大球、拿中球、拿大方块、拿中方块、拿木圆片、拿小方块、拿人造革片、拿金属片、拿小球、拿金属小棍。检查要采取标准动作，物品从一处拿起，经过标准距离，放在指定位置。记录从动作开始到结束的时间，根据完成动作的时间长短来获取评价分数，见表1-17-1、表1-17-2。

表1-17-1　手功能评分表

评价项目	被检手	限制时间（秒）	所需时间（秒）	得分										时间内个数	差的指标
				10	9	8	7	6	5	4	3	2	1		
检查1	右	30		5.9	7.7	9.5	11.3	13.1	149	16.7	18.5	20.3	30.0		1.2
（大球）	左	30		6.5	8.6	10.7	12.8	14.5	17.0	19.1	21.2	23.3	30.0		1.4
检查2	右	30		5.3	7.1	8.9	10.1	12.5	14.3	16.1	17.9	19.7	30.0		1.2
（中球）	左	30		5.6	7.4	9.2	11.0	12.8	14.6	16.4	18.2	20.0	30.0		1.2
检查3	右	40		8.7	11.4	14.1	16.8	19.5	22.2	24.9	27.6	30.0	40.0		1.8
（大木方）	左	40		9.5	12.5	15.5	18.5	21.5	24.5	27.5	30.5	33.58	40.0		2.0
检查4	右	30		8.3	10.7	13.1	15.5	17.9	20.3	22.7	25.1	275	30.0		1.6
（中木方）	左	30		8.7	11.1	13.5	15.9	18.3	20.7	23.1	25.5	27.9	30.0		1.6
检查5	右	30		6.3	8.4	10.5	12.6	14.7	16.8	18.9	21.0	23.1	30.0		1.4
（木圆片）	左	30		7.0	9.0	11.8	14.2	16.6	19.0	21.4	23.8	26.2	30.0		1.6

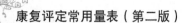
续表

评价项目	被检手	限制时间（秒）	所需时间（秒）	得分										时间内个数	差的指标
				10	9	8	7	6	5	4	3	2	1		
检查6	右	30		7.2	9.3	11.4	13.5	15.6	17.7	19.8	21.9	24.0	30.0		1.4
（小木方）	左	30		7.7	9.8	11.9	14.0	16.1	18.2	20.3	22.4	24.5	30.0		1.4
检查7	右	30		6.1	8.2	10.3	12.4	14.5	16.6	18.7	20.8	22.9	33.0		1.4
（人造革）	左	30		6.8	9.2	11.6	14.0	16.4	18.8	21.2	23.6	26.0	30.0		1.6
检查8	右	60		10.2	13.5	16.8	20.1	23.4	26.7	30.0	33.3	36.6	60.0		2.2
（金属圆片）	左	60		11.7	15.9	20.1	24.3	28.5	32.7	36.9	41.1	45.3	60.0		2.8
检查9	右	60		12.4	17.5	22.6	27.7	32.8	37.9	43.0	48.1	53.2	60.0		3.4
（小球）	左	60		13.1	18.5	23.9	29.3	34.7	40.1	45.5	50.9	56.3	60.0		3.6
检查10	右	70		15.4	21.1	26.8	32.5	38.2	43.9	49.6	55.3	61.0	70.0		3.8
（金属棍）	左	70		16.5	12.2	27.7	33.6	39.3	45.0	50.7	56.4	62.1	70.0		3.8

表1-17-2　各年龄组的分界线

年龄组	界限得分
18～39	99
40～54	96
55～64	94
65～74	83
75～84	75

三、结果与解释

最高分10分，最低分0分，用的时间越短，得分越高。完成该动作的时间超过每项限定的时间，得0分。

▼▲ 第十八节　改良的 Webster 评分量表 ▲▼

一、量表介绍

1.测评方式：由医师或康复师或有测试经验的人员施测；个体测试。

2. 量表功能：该量表由 Webster 于 1968 年首次提出来的，而后经过改良，现已被广泛应用于神经内科来判定帕金森患者的症状轻重，评价药物的治疗效果。改良 Webster 症状评分量表有利于判定手术疗效，便于随访观察。该量表操作简便，尤其适用于神经外科医生应用，是一种行之有效的评估方法。

3. 适用人群：帕金森病患者。

二、量表内容

量表内容见表 1-18-1。

表 1-18-1　改良的 Webster 评分量表

1. 双手动作减少（包括书写）
0分：无影响
1分：通过使用工具、扣纽扣或写字动作，发现旋前、旋后的动作速度稍变慢
2分：一侧或两侧的旋前、旋后的速度中度变慢，书写有明显障碍，有小字症，手功能有中等障碍
3分：旋前、旋后的速度严重变慢，不能书写和扣纽扣，使用工具极困难
2. 强直
0分：无
1分：颈、肩有强直，一只手臂或双手臂有轻度静止性强直
2分：颈、肩中度强直，有明显的静止性强直，用药后可以缓解
3分：颈、肩严重强直，用药后不能缓解
3. 姿势
0分：正常
1分：开始有僵直的姿势，头轻度俯屈
2分：头轻度的俯屈，站立时有臂肘关节屈曲，手仍处在腰以下位置
3分：头有严重俯屈，站立时肘关节屈曲明显，手仍处在腰以上位置，指间关节伸直，肩关节屈曲
4. 行走时上肢摆动
0分：行走时上肢摆动良好
1分：手臂摆动幅度有肯定的减小
2分：一只手臂没有摆动
3分：双手臂没有摆动
5. 步态
0分：跨步距离正常，能自由转身
1分：跨步距离轻度缩短，走路时有一脚拖地，转身缓慢

续表

2分：跨步距离中度缩短，走路时双脚底有明显的拖地现象
3分：步伐极小，拖曳步态，用脚趾走路，转身极慢

6. 震颤

0分：无震颤
1分：静止或行走时，在肢体或头部出现轻度震颤现象
2分：手、头部或其他部位有较严重但不持续的震颤
3分：有严重且持续的震颤，无法写字和吃饭

7. 面容

0分：正常
1分：口闭合，开始出现焦虑或忧郁面容
2分：表情呆板，口唇有时分开，有流涎，焦虑、忧郁表情明显
3分：明显假面具样面容，平时口张大，有严重的流涎

8. 坐起立运动

0分：正常
1分：坐、起立动作单独完成，比正常略差，或需用一只手略支撑协助
2分：坐、起立动作需用双手支持才能完成
3分：坐、起立动作双手支持也不能完成，或仅仅勉强完成

9. 语言

0分：清楚易懂
1分：开始出现讲话音量降低、走音、无共鸣，但能听懂
2分：声音明显降低，高低音不分，音节不变，开始出现构音障碍、口讷
3分：讲话声音极低，且难听懂

10. 自我照顾

0分：无障碍
1分：各种活动速度减慢，但尚能自我照料、独立生活、胜任工作
2分：活动明显缓慢，有些动作需要帮忙，如翻身、起坐等
3分：不能照顾自己，生活不能自理

三、使用指南

改良 Webster 症状评分量表共分 10 个项目，包括：上肢运动障碍、肌强直、姿势、上肢伴随运动、步态、震颤、起坐障碍、语言、面部表情、生活自理能力。每个项目记 0～3 分，1～10 分为轻度障碍，11～20 分为中度障碍，21～30 分为重度障碍。

四、疗效分析

若用于判断疗效，则可按照（治疗前分数 – 治疗后分数）/ 治疗前分数 ×100%：0 为无效，1% ～ 19% 为稍有进步，20% ～ 49% 为进步，50% ～ 90% 为明显进步，100% 为痊愈。

参考文献

[1] Kirshblum SC, Memmo P, Kim N, et al.Comparison of the revised 2000 American Spinal Injury Association classification standards with the 1996 guidellnes.Am J Phys Med Rehabil, 2002, 81（7）: 502-505.

[2] 关骅，陈学明 . 脊髓损伤 ASIA 神经功能分类标准（2000 年修订）. 中国脊柱脊髓杂志，2001，3（11）: 164.

[3] Adams MM, Hicks AL. Spasticity after spinal cord injury.Spinal Cord, 2005, 43（10）: 577–586.

[4] 孟新科 . 急危重症评分——评价、预计、处理 . 北京: 人民卫生出版社，2008.

[5] 王玉龙，郭铁成 . 康复功能评定学 . 北京: 人民卫生出版社，2008.

[6] 纪伊克昌 .Bobath 理论与历史的变迁 . 中国康复理论与实践，2011，17（9）: 801–804.

[7] Wrisley DM, Marchetti GF, Kuharsky DK, et al. Reliability. Internal consistency, and validity of data obtained with the Functional Gait Assessment.Phys Ther, 2004, 84（10）: 906–918.

[8] Legters K, Whitney SL, Porter R, et al. The relationship between the activities–specific balance confidence scale and The dynamic gait index in peripheral vestibular dysfunction.Physiother Res Int, 2005, 10（1）: 10–22.

[9] Tyson SF, De Souza LH. Development of the Brunel Balance Assessment: a new measure of balance disability post stroke.Clin Rehabil, 2004, 18（7）: 801–810.

[10] 肖灵君，摩丽贞，燕铁斌，等 . Brunel 平衡量表中文版的开发及信度研究 . 中国康复医学杂志，2009，25（2）: 145–148.

[11] 肖灵君，罗子芮，摩丽贞，等 .Brunel 平衡量表在脑卒中偏瘫患者中的效度和反应度研究 . 中国康复医学杂志，2009，24（1）: 26–29.

[12] 陈立典 . 康复评定学 . 北京: 科学出版社，2010: 298–299.

[13] 恽晓平 . 康复疗法评定学 .2 版 . 北京: 华夏出版社，2014.

[14] 倪朝民 . 神经康复学 . 北京: 人民卫生出版社，2008.

[15] 寇程 . 三种上肢运动功能评定量表的标准效度及其相关性研究 . 中国康复理论与实践，2013，19（4）: 372.

[16] 于兑生，恽晓平 . 运动疗法与作业疗法 . 北京: 华夏出版社，2002.

[17] 赵全军，田增民，李士月，等 . 改良 Webster 症状评分量表评估帕金森病的手术疗效 . 海军总医院学报，2001，14（4）: 204–208.

第二章 平衡功能

▼▲ 第一节 Berg 平衡量表 ▲▼

一、Berg 平衡量表介绍

1. 测评方式：由医师或康复师或有测试经验的人员施测；个体测试。

2. 量表功能：Berg 平衡量表（Berg Balance Scale，BBS）由 Katherine Berg 于 1989 年首先报告。该量表为综合性平衡功能检查量表，通过观察多种功能活动来评价患者重心主动转移的能力，对患者坐、站位下的动、静态平衡进行全面的检查。

3. 适用人群：常用于评定脑血管或者脑损伤的患者。

4. 测评时长：20 分钟内。

二、使用指南

Berg 平衡量表共 14 个分项目，每一评定项目分为 0、1、2、3、4 共 5 个功能等级并予以计分，4 分表示能够正常完成所检查的动作，0 分则表示不能完成或需要大量帮助才能完成。最低分为 0 分，最高分为 56 分。分数越高，表示平衡能力越好。

Berg 平衡量表的分析指标是总分，满分 56 分。总分＜ 40 分提示有跌倒风险，具体见表 2-1-1。

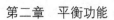

表 2-1-1　Berg 平衡量表（BBS）

测试项目	测试命令	评分标准	得分
1. 由坐到站	请站起来，尽量不要用手帮助	0 分：需要中度或较大的帮助才能够站起来 1 分：需要较小的帮助能够站起来或保持稳定 2 分：用手帮助经过几次努力后能够站起来 3 分：用手帮助能够自己站起来 4 分：不用手帮助能够站起来且能保持稳定	
2. 独立站立	请尽量站稳	0 分：没有帮助不能站立 30 秒 1 分：经过几次帮助能够独立站立 30 秒 2 分：能够独立站立 30 秒 3 分：能够在监护下站立 2 分钟 4 分：能够安全站 2 分钟	
3. 独立坐	请将上肢交叉放在胸前并尽量坐稳	0 分：没有支撑则不能坐 10 秒 1 分：能够坐 10 秒 2 分：能够坐 30 秒 3 分：能够在监护下坐 2 分钟 4 分：能够安全地坐 2 分钟	
4. 由站到坐	请坐下，尽量不要用手帮助	0 分：需要帮助才能坐下 1 分：能够独立坐在椅子上，但不能控制身体重心下移 2 分：需要用双腿后侧抵住椅子来控制身体重心下移 3 分：需要用手帮助来控制身体重心下移 4 分：用手稍微帮助即能够安全地坐下	
5. 床 – 椅转移	请坐到有扶手的椅子上来，然后再坐到无扶手的椅子上来	0 分：需要两人帮助或监护才能完成转移 1 分：需要一人帮助才能完成转移 2 分：需要监护或语言提示才能完成转移 3 分：必须用手帮助才能够安全转移 4 分：用手稍微帮助即能够安全转移	
6. 闭眼站立	请闭上眼，尽量站稳	0 分：需要帮助以避免跌倒 1 分：闭眼时不能站立 3 秒，但睁眼站立时能保持稳定 2 分：能够站立 3 秒 3 分：能够在监护下站立 10 秒 4 分：能够安全站立 10 秒	
7. 双足并拢站立	请将双脚并拢并尽量站稳	0 分：需要帮助才能将双脚并拢，且双脚并拢后不能站立 15 秒 1 分：需要帮助才能将双脚并拢，且双脚并拢后能够站立 15 秒 2 分：能够独立将双脚并拢，但不能站立 30 秒 3 分：能够独立将双脚并拢，并在监护下站立 2 分钟 4 分：能够将双脚并拢，并独立站立 1 分钟	

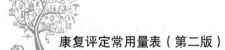

康复评定常用量表（第二版）

续表

测试项目	测试命令	评分标准	得分
8. 站立位上肢前伸	将双臂抬高 90°，伸直手指并尽力向前伸，请注意双脚不要移动	0 分：当试图前伸时失去平衡或需要外界支撑 1 分：能够前伸但需要监护 2 分：能够前伸＞5cm 的距离 3 分：能够前伸＞12cm 的距离 4 分：能够前伸＞25cm 的距离	
9. 站立位从地上拾物	请把你双脚前面的拖鞋捡起来	0 分：不能尝试此项活动或需要帮助以避免失去平衡或跌倒 1 分：不能捡起，当试图努力时需要监护 2 分：不能捡起，但能达到距离拖鞋 2～5cm 的位置，并且独立保持平衡 3 分：能够在监护下捡起拖鞋 4 分：能够安全而轻易地捡起拖鞋	
10. 转身向后看	双脚不要动，先向左侧转身向后看，然后再向右侧转身向后看	0 分：需要帮助以避免失去平衡或跌倒 1 分：转身时需要监护 2 分：只能向侧方转身，但能够保持平衡 3 分：只能从一侧向后看，另一侧重心转移较差 4 分：能够从两侧向后看，且重心转移良好	
11. 转身一周	请转一圈，暂停，然后再另一个方向转一圈	0 分：转身时需要帮助 1 分：转身需要密切监护或言语提示 2 分：能够安全的转一圈，但用时超过 4 秒 3 分：只能在一个方向用 4 秒或更短的时间转一周 4 分：两个方向能只用 4 秒或更短的时间安全地转一周	
12. 双足交替踏台阶	请将左右脚交替放到台阶上，每只脚都踏过 4 次台阶	0 分：需要帮助以避免跌倒或不能尝试此项活动 1 分：需要较小的帮助能够完成 2 个或者 2 个以上的动作 2 分：在监护下不需要帮助能够完成 4 个动作 3 分：能够独立站立，但完成 8 个动作的时间超过 20 秒 4 分：能够独立而安全地站立，且在 20 秒内完成 8 个动作	
13. 双足前后站立	将一只脚放在另一只脚的正前方，并尽量站稳。如果不行，就将一只脚放在另一只脚尽量远的地方，即前脚后跟就在后脚足趾之前	0 分：当迈步或站立时失去平衡 1 分：需要帮助才能向前迈步但能保持 15 秒 2 分：能够独立将一只脚向前迈一小步，且能保持 30 秒 3 分：能够独立将一只脚放在另一只脚的正前方且保持 3 秒 4 分：能够独立将一只脚放在另一只脚的正前方且保持 30 秒	

78

续表

测试项目	测试命令	评分标准	得分
14. 单腿站立	请单腿站立尽可能长的时间	0分：不能尝试此项活动或需要帮助以避免跌倒 1分：经过努力能够抬起一条腿，保持时间不足3秒，但能够保持站立平衡 2分：能够独立抬起一条腿，且保持3～5秒 3分：能够独立抬起一条腿，且保持5～10秒 4分：能够独立抬起一条腿，且保持10秒以上	
总分			

▼▲ 第二节 Brunel 平衡量表 ▲▼

一、 Brunel 平衡量表介绍

1. 测评方式：由医师或康复师或有测试经验的人员施测；个体测试。

2. 适用人群：脑卒中患者。

3. 来源：Brunel 平衡量表（Brunel Balance Assessment，BBA），是 2003 年布鲁内尔大学专门针对脑卒中患者平衡功能设计的量表。

二、使用指南

1. Brunel 平衡量表共三大领域，包括 12 个项目。三大领域由易到难分别为坐位平衡、站位平衡、行走功能，见表 2-2-1。

2. 每个项目给予受试者 3 次通过机会，每通过 1 个项目计 1 分，不通过计 0 分，满分 12 分。

3. 测试从受试者能力可能达到的项目开始。当受试者能通过某个项目时，则认为其能通过所有难度更小的项目；当受试者不能通过某一条目时，评估结束。

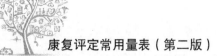
表 2-2-1　Brunel 平衡量表

项目	动作要领	评估标准	得分
1. 坐位计时	坐位，无他人帮助，无后背支持，上肢可扶支撑台	维持时间 ≥ 30 秒	
2. 独坐举臂	坐位，无他人帮助，无后背支持，健臂全范围上举、放下	15 秒内完成次数 ≥ 3 次	
3. 独坐取物	坐位，无他人帮助，无后背支持，伸手向前取物	取物距离 ≥ 7cm	
4. 站立计时	站立位，无人帮助，上肢可扶支撑台	维持时间 ≥ 30 秒	
5. 站立举臂	站立位，无上肢或他人帮助，健臂全范围上举、放下	15 秒内完成次数 ≥ 3 次	
6. 站立取物	站立位，无上肢或他人帮助，平举上臂，伸手向前取物	取物距离 ≥ 5cm	
7. 跨步站立	站立位，无上肢或他人帮助，健足前跨，使健足足跟超过患足足尖	维持时间 ≥ 30 秒	
8. 辅助步行	无他人帮助，仅在助行器帮助下步行 5m	完成时间 ≤ 1 分钟	
9. 跨步重心转移	站立位，无上肢或他人帮助，患足前跨，使足跟位于健足尖前，重心在患腿和健腿间充分转移	15 秒内完成次数 ≥ 3 次	
10. 无辅助步行	无辅助器或他人辅助，独立步行 5m	完成时间 ≤ 1 分钟	
11. 轻踏台阶	站立位，无上肢或他人帮助，患腿负重，健足踏上、踏下 10cm 台阶	15 秒内完成次数 ≥ 2 次	
12. 上、下台阶	站立位，无上肢或他人帮助，健足踏上 10cm 台阶，患足跟上，然后健足踏下台阶，患足收回	15 秒内完成次数 ≥ 1 次	
总分			

▼▲ 第三节　动态步态指数 ▲▼

一、动态步态指数介绍

1. 测评方式：由医师或康复师或有测试经验的人员施测；个体测试。

2. 为了评估老年人步行时其姿势的稳定性及跌倒风险，Shumway-Cook 等人设计研制了动态步态指数（Dynamic Gait Index，DGI），可通过评估受试者调整步态变化的能力，从而预测受试者发生跌倒的风险。

3. 动态步态指数为评价 60 岁以上老年人步行时其姿势的稳定性及跌倒风险而设计的量表。

4.动态步态指数在前庭功能障碍的患者中存在天花板效应，在一定程度上限制了其使用。

二、使用指南

动态步态指数包括 8 个项目，每个项目分为 0、1、2、3 共 4 个等级，满分为 24 分。分数越高，表示平衡及步行能力越好。得分＜19 分提示跌倒的危险性增高（注：准备一条有标记的长 6m、宽 30.48cm 的走道），见表 2-3-1。

表 2-3-1　动态步态指数

测试项目	指导语	评分标准	得分
1. 水平地面步行	以正常的速度从这里走到下一个标志点（6m）	3 分：可在 5 秒内步行 6m，不需要辅助器具，速度较快、无明显的步态失调，以正常的步行模式行走，偏斜不超过侧方标志线 15.24cm 2 分：在 7 秒内步行 6m，但＞5 秒，使用辅助器具，速度较慢，步态轻度偏斜，或偏斜超过侧方标志线 15.24～25.4cm 1 分：可步行 6m，速度慢，步行模式异常，有明显的步态失调，或偏斜超过侧方标志线 25.4～38.1cm 0 分：没有帮助不能完成 6m 步行，有严重的步态偏斜或步态失调，偏斜超过侧方标志线 38.1cm 或接触到墙	
2. 改变步行速度	开始以正常的速度行走（约 1.5m），当我说："加快走"时，以最快的速度行走（约 1.5m），当我说"慢走"时以最慢的速度行走（约 1.5m）	3 分：能够平稳的变换速度而不会出现平衡障碍或步态偏斜。在正常、快速、慢速时速度有明显变化。偏斜不超过侧方标志线 15.24cm 2 分：能够改变速度，但有轻度步态偏斜，偏斜超过侧方标志线 15.24～25.4cm，或无步态偏斜但速度无明显变化，或需辅助器具 1 分：步行速度仅有微小变化，或速度虽有变化但有明显的步态偏斜，偏斜超过侧方标志线 25.4～38.1cm，或虽有速度变化失去平衡但能自行恢复并继续行走 0 分：不能改变速度，偏斜超过侧方标志线 38.1cm，或失去平衡且不得不扶墙或扶住他人	
3. 步行时水平方向转头	从这里开始走 6m。开始以正常的速度行走。直走，走 3 步（单步）后，向右转头看右侧并继续直走。再走 3 步后向左转头看左侧并继续直走。每 3 步就交替向右侧和左侧，直到每个方向都完成 2 次	3 分：可平稳地转头而速度无变化，偏斜不超过侧方标志线 15.24cm 2 分：可平稳地转头而步行速度有轻微变化（如在平稳步行中有轻微的停顿），偏斜超过侧方标志线 15.24～25.4cm，或需辅助器具 1 分：转头时有较明显的速度变化，速度减慢，偏斜超过侧方标志线 25.4～38.1cm，但能恢复继续行走 0 分：完成任务时有严重的停顿（如步态蹒跚超过侧方标志线 38.1cm，失去平衡，停止或扶住墙）	

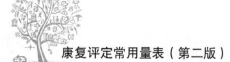

续表

测试项目	指导语	评分标准	得分
4. 步行时垂直转头	从这里开始走6m。开始以正常的速度行走。直走，走3步（单步）后，向上抬头并继续直走。再走3步低头向下看并继续直走。每3步就交替一次，直到完成2次循环	3分：可平稳地转头而速度无变化，偏斜不超过侧方标志线15.24cm 2分：可平稳地转头而步行速度有轻微变化（如在平稳步行中有轻微的停顿），偏斜超过侧方标志线15.24～25.4cm，或需辅助器具 1分：转头时有较明显的速度变化，速度减慢，偏斜超过侧方标志线25.4～38.1cm，但能恢复继续行走 0分：完成任务时有严重的停顿（如步态蹒跚超过侧方标志线38.1cm，失去平衡，停止或扶住墙）	
5. 步行和转身站住	以正常的速度行走，当我说"转身，站住"时，立即转身看向反方向并停住	3分：能在3秒内安全转身并立刻停住，能保持平衡 2分：转身站住＞3秒，并能保持平衡，或在3秒内转身站住，但有轻微的步态失调，需要有小的步态调整以保持平衡 1分：转身缓慢，需要给予口头指导，或转身站住后需要小步调整以保持平衡 0分：不能安全转身，需要帮助方能转身及站住	
6. 步行时跨越障碍物	以正常的速度行走遇到鞋盒时迈过去，不要绕开，并继续直行	3分：能跨过鞋盒而无速度变化；无步态失调 2分：能跨过鞋盒，必须减慢速度，甚至需调整步子，以便安全跨过鞋盒 1分：能跨过鞋盒，但必须停止步行，然后跨越，并需言语指导 0分：没有帮助不能完成任务	
7. 绕行障碍物	开始时以平常的步速行走，当遇到第一个障碍物时（约15.24cm处），从其右侧绕过当遇到第二个障碍物时（25.4cm处）从其左侧绕过，继续前进	3分：能绕过障碍物而无速度变化；无步态失调 2分：能绕过两个障碍物，但必须减慢步速甚至需调整步子 1分：能绕过两个障碍物，但必须显著减慢步速，并需要口头指导 0分：没有帮助不能完成任务	
8. 上下台阶	就像在家一样迈上台阶（如有必要可扶扶手），走到顶端再转身走下来	3分：交替迈步，不扶扶手 2分：交替迈步，必须扶扶手 1分：两脚迈一个台阶，必须扶扶手 0分：不能安全地完成该项目	
总分			

▼▲ 第四节 功能性步态评价 ▲▼

一、功能性步态评价介绍

1.测评方式：由医师或康复师或有测试经验的人员施测；个体测试。

2.适用人群：功能性步态评价用于评价帕金森病患者的平衡及步态障碍。

3.来源：2004 年 Wrisley 等学者对动态步态指数（DGI）量表进行改良，并对某些具体评价项目的实施进一步细化，提出了功能性步态评价（FGA）。功能性步态评价由原动态步态指数量表 8 项中的 7 项，再加上 3 项新项目，共 10 项组成，每个项目分为 0、1、2、3 级共 4 个等级，满分为 30 分，见表 2-4-1。

4.功能性步态评价对跌倒的预测在不同的人群中存在差异：在社区居住的老年人中总分 ≤ 20/30，提示高跌倒风险；在帕金森病患者中总分 ≤ 15/30，提示高跌倒风险。

二、使用指南

1.使用：功能性步态评价共 10 个分项目，每个项目有各自的测试说明，施测者应尽可能按照测试说明，同时以受试者容易理解的方式传达指导语。

2.设备准备：一条有标记的长 6m、宽 30.48cm 的走道。

表 2-4-1　功能性步态评价

测试项目	指导语	评分标准	得分
1.水平地面步行	以你正常的速度从这里走到下一个标志点（6m）	3分：可在 5 秒内步行 6m，不需要辅助器具，速度较快，无明显的步态失调，以正常的步行模式行走，偏斜不超过侧方标志线 15.24cm 2分：在 7 秒内步行 6m，但 > 5 秒，使用辅助器具，速度较慢，步态轻度偏斜，或偏斜超过侧方标志线 15.24～25.4cm 1分：可步行 6m，速度慢，步行模式异常，有明显的步态失调，或偏斜超过侧方标志线 25.4～38.1cm 0分：没有帮助不能完成 6m 步行，有严重的步态偏斜或步态失调，偏斜超过侧方标志线 38.1cm 或接触到墙	

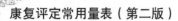
测试项目	指导语	评分标准	得分
2. 改变步行速度	开始以正常的速度行走（约1.5m），当我说"加快走"时，以最快的速度行走（约1.5m）；当我说"慢走"时，以最慢的速度行走（约1.5m）	3分：能够平稳地变换速度而不会出现平衡障碍或步态偏斜。在正常、快速、慢速时速度有明显变化。偏斜不超过侧方标志线15.24cm 2分：能够改变速度，但有轻度步态偏斜，偏斜超过侧方标志线15.24～25.4cm，或无步态偏斜但速度无明显变化，或需辅助器具 1分：步行速度仅有微小变化，或速度虽有变化但有明显的步态偏斜，偏斜超过侧方标志线25.4～38.1cm，或虽有速度变化，但失去平衡能自行恢复并继续行走 0分：不能改变速度，偏斜超过侧方标志线38.1cm，或失去平衡且不得不扶墙或扶住他人	
3. 步行时水平方向转头	从这里开始走6m。开始以正常的速度行走。直走，走3步（单步）后，向右转头看右侧并继续直走。再走3步后向左转头看左侧并继续直走。每3步就交替向右侧和左侧，直到每个方向都完成2次	3分：可平稳地转头而速度无变化，偏斜不超过侧方标志线15.24cm 2分：可平稳地转头而步行速度有轻微变化（如在平稳步行中有轻微的停顿），偏斜超过侧方标志线15.24～25.4cm，或需辅助器具 1分：转头时有较明显的速度变化，速度减慢，偏斜超过侧方标志线25.4～38.1cm，但能恢复继续行走 0分：完成任务时有严重的停顿（如步态蹒跚超过侧方标志线38.1cm，失去平衡，停止或扶住墙）	
4. 步行时垂直转头	从这里开始走6m。开始以正常的速度行走。直走，走3步（单步）后，向上抬头并继续直走。再走3步低头向下看并继续直走。每3步就交替1次，直到完成2次循环	3分：可平稳地转头而速度无变化，偏斜不超过侧方标志线15.24cm 2分：可平稳地转头而步行速度有轻微变化（如在平稳步行中有轻微的停顿），偏斜超过侧方标志线15.24～25.4cm，或需辅助器具 1分：转头时有较明显的速度变化，速度减慢，偏斜超过侧方标志线25.4～38.1cm，但能恢复继续行走 0分：完成任务时有严重的停顿（如步态蹒跚超过侧方标志线38.1cm，失去平衡，停止或扶住墙）	
5. 步行和转身站住	以正常的速度行走，当我说"转身，站住"时，立即转身看向反方向并停住	3分：能在3秒内安全转身并立刻停住，能保持平衡 2分：转身站住＞3秒，并能保持平衡，或在3秒内转身站住，但有轻微的步态失调，需要有小的步态调整以保持平衡 1分：转身缓慢，需要给予口头指导，或转身站住后需要小步调整以保持平衡 0分：不能安全转身，需要帮助方能转身及站住	

续表

测试项目	指导语	评分标准	得分
6. 步行时跨越障碍物	以正常的速度行走遇到鞋盒时迈过去，不要绕开，并继续直行	3 分：能跨过 2 个叠起的鞋盒（高 22.86cm），而无速度变化、无步态失调 2 分：能迈过一个鞋盒（高 11.43cm），而无速度变化、无步态失调 1 分：能迈过一个鞋盒（高 11.43cm），但必须减慢速度并调整步态以保证鞋盒无移动，可能需要口头指导 0 分：没有帮助不能完成任务	
7. 狭窄支撑而步行	步行时双臂抱于胸前，脚跟对脚尖走 3.6m。记录脚步数，最大走 10 步	3 分：可脚跟对脚尖走 10 步而无步态蹒跚 2 分：可走 7 ～ 9 步 1 分：可走 4 ～ 7 步 0 分：少于 4 步或没有帮助不能脚跟对脚尖行走	
8. 闭眼行走	闭上眼睛从这里走到下一个标识处（6m）	3 分：可走 6m，不需要辅助器具，速度较快，无明显的步态失调，以正常的步行模式行走，偏斜不超过侧方标志线 15.24cm，走完 6m 少于 7 秒 2 分：可走完 6m，但需辅助器具，速度较慢，步态轻度偏斜，或偏斜超过侧方标志线 15.24 ～ 25.4cm，走完 6m，在 7 ～ 9 秒之间 1 分：可步行 6m，速度慢，步行模式异常，有明显的步态失调，或偏斜超过侧方标志线 25.4 ～ 38.1cm，走完 6m，超过 9 秒 0 分：没有辅助不能走完 6m，速度慢，步行模式异常，有明显的步态失调，或偏斜超过侧方标志线 25.4 ～ 38.1cm，或不能完成任务	
9. 向后退	向后退，直到让你停止	3 分：可走 6m，不需要辅助器具，速度较快、无明显的步态失调，以正常的步行模式行走，偏斜不超过侧方标志线 15.24cm 2 分：可走完 6m，但需辅助器具，速度较慢，步态轻度偏斜，或偏斜超过侧方标志线 15.24 ～ 25.4cm 1 分：可步行 6m，速度慢，步行模式异常，有明显的步态失调，或偏斜超过侧方标志线 25.4 ～ 38.1cm，走完 6m，超过 9 秒 0 分：没有辅助不能走完 6m，速度慢，有明显的步态失调，或偏斜超过侧方标志线 25.4 ～ 38.1cm，或不能完成任务	
10. 上下台阶	就像在家一样迈上台阶（如有必要可扶扶手），走到顶端再转身走下来	3 分：交替迈步，不扶扶手 2 分：交替迈步，必须扶扶手 1 分：两脚迈一个台阶；必须扶扶手 0 分：不能安全地完成该项目	
总分			

▼▲ 第五节　特异性活动平衡自信量表 ▲▼

一、量表介绍

特异性活动平衡自信量表（Activities-specific Balance Confidence Scale，ABC），是平衡自信量表，主要评价完成量表中的活动并保持平衡的信心。该量表是由 Powell 和 Myers 于 1995 年发布的，对于跌倒的预测点为 67%，低于 67% 提示有高跌倒风险。

二、使用指南

特异性活动平衡自信量表共包括 16 项活动，每项以 0 ~ 100% 计分，得出总分之后再计算平均分。

三、量表内容

当你做下面的活动时有多少信心可以保持平衡和稳定（0、10%、20%、30%、40%、50%、60%、70%、80%、90%、100%），请在下列活动后方写下相应的数值，见表 2-5-1。

表 2-5-1　特异性活动平衡自信量表

活动	信心（%）										
	0	10	20	30	40	50	60	70	80	90	100
1. 在屋子周围行走											
2. 上下楼梯											
3. 弯腰从地下捡起一只拖鞋											
4. 从一个架子上取一个罐头（和眼睛一个高度）											
5. 踮起脚，去取和头一个高度的物品											
6. 站在椅子上取物品											

续表

活动	信心（%）										
	0	10	20	30	40	50	60	70	80	90	100
7. 扫地											
8. 走出家，去一个路边停车场											
9. 上下汽车（你习惯的交通工具）											
10. 穿过停车场去商场											
11. 上下一个坡道											
12. 在一个拥挤的、周围人快速穿行的商场里行走											
13. 在商场里行走被人撞到											
14. 扶住扶手，上、下楼梯											
15. 拎着东西，不扶扶手，上、下楼梯											
16. 在室外冰面行走											
总分											
平均分											

▼▲ 第六节　Lindmark 平衡量表 ▲▼

一、量表介绍

1. 测评方式：由医师或康复师或有测试经验的人员施测；个体测试。

2. 内容：Lindmark 平衡量表（Lindmark Balance Scale），是 1998 年瑞典学者 Birgitta Lindmark 在 Fugl Meyer 方法上修订而成，主要从 6 个方面进行测试，量表总分为 18 分，得分越高表示平衡能力越好。

二、使用指南

Lindmark 平衡量表主要从完成动作的情况分 0、1、2、3 级共 4 个等级进行评分，评价指标是总分，总分越高表示平衡能力越好，见表 2-6-1。

表 2-6-1　Lindmark 平衡量表

动作	评分标准	得分
1. 自己坐	0 分：不能坐 1 分：稍许帮助（如一只手）即可坐 2 分：独自坐超过 10 秒 3 分：独自坐超过 5 分钟	
2. 保护性反应（患者闭上眼睛，由左侧向右侧推，再由右侧向左侧推）	0 分：无反应 1 分：反应很小 2 分：反应缓慢，动作笨拙 3 分：正常反应	
3. 在帮助下站立	0 分：不能站立 1 分：在两个人全力帮助下才能站立 2 分：在一个人中度帮助下能够站立 3 分：稍许帮助（如一只手）即可站立	
4. 独自站立	0 分：不能站立 1 分：能站立 10 秒或重心明显偏向一侧下肢 2 分：能站立 1 分钟，或站立稍不对称 3 分：能站立 1 分钟以上，上肢能在肩水平以上活动	
5. 单腿站立（左腿）	0 分：能站立，不超过 5 秒 1 分：能站立，超过 5 秒 2 分：能站立，超过 10 秒 3 分：能站立，超过 10 秒	
6. 单腿站立（右腿）	0 分：能站立，不超过 5 秒 1 分：能站立，超过 5 秒 2 分：能站立，超过 10 秒 3 分：能站立，超过 10 秒	
得分（总分 18 分）		

▼▲ 第七节　计时起立 - 步行试验 ▲▼

一、计时起立 - 步行试验介绍

1. 测评方式：由医师或康复师或有测试经验的人员施测；个体测试。

2. 来源：计时起立 - 步行试验（Time Up and Go Test，TUGT）是 1986 年 Mathias 等人报道。

3. 临床意义：计时起立 - 步行试验对跌倒有预测作用，但在不同的研究中报道不同。Trueblood 的研究中计时起立 - 步行试验 ≥ 11.0 秒为跌倒预测点，而 Wrisley 的研究中计

时起立 – 步行试验≥ 12.3 秒为跌倒预测点。

二、使用指南

使用工具为一把有靠背及扶手的宽 46cm 的椅子、秒表。在距离起点椅子 3m 处粘贴红色胶带加以标记。测试的起始姿势为患者坐在椅子上，背部靠着椅背，双手分别放置于扶手上。听到开始口令后，患者由椅子站起，直线走 3m，再转身走回原来椅子处坐下。秒表记录从测试者口令开始，至行走 3m 折返再坐下时臀部刚刚碰到椅子为止的时间，记录单位为秒。

正式测试时，允许患者练习 1 ～ 2 次，以确保患者理解整个测试过程。

三、评分标准

1. ＜ 10 秒：可自由活动。

2. ＜ 20 秒：大部分可独立活动。

3. 20 ～ 29 秒：活动不稳定。

4. ＞ 30 秒 存在活动障碍。

四、解释

除了记录测试所用的时间，对测试过程中涉及可能会摔倒的危险性按以下标准打分：1 分，正常；2 分，轻度异常；3 分，中度异常；4 分，重度异常（注：使用助行工具评分标准：未使用，1 分；单脚拐，2 分；四脚拐，3 分；助行架 4 分）。

▼▲ 第八节 Fugl-Meyer 平衡量表 ▲▼

一、量表介绍

1. 测评方式：由医师或康复师或有测试经验的人员施测；个体测试。

2.适用人群：主要适用于偏瘫患者的平衡功能评定。

3.来源：Fugl-Meyer 平衡量表是 Fugl-Meyer 评定量表的组成部分，由 Fugl-Meyer A. R. 等人在 1975 年提出，见表 2-8-1。

4.内容：Fugl-Meyer 平衡量表对偏瘫患者进行 7 个项目的检查，每个检查项目都分为 0～2 共 3 个级别进行记分，最高分 14 分，最低分 0 分，分数越高，表示平衡功能越好。

二、使用指南

Fugl-Meyer 平衡量表的分析指标是总分，满分 28 分。少于 14 分，说明平衡功能有障碍，评分越低，表示平衡功能障碍越严重。

表 2-8-1　Fugl-Meyer 平衡量表

项目	评分标准	得分
1.无支撑坐位	0分：不能保持坐位 1分：能坐但少于 5 分钟 2分：能坚持坐位 5 分钟以上	
2.健侧"展翅"反应	0分：肩部无外展，肘关节无伸展 1分：反应减弱 2分：正常反应	
3.患侧"展翅"反应	0分：肩部无外展，肘关节无伸展 1分：反应减弱 2分：正常反应	
4.支撑站立	0分：不能站立 1分：他人完全支撑时可站立 2分：一个人稍给支撑能站立 1 分钟	
5.无支撑站立	0分：不能站立 1分：不能站立 1 分钟或身体摇晃 2分：能平衡站 1 分钟以上	
6.健侧站立	0分：不能维持 1～2 秒 1分：平衡站稳达 4～9 秒 2分：平衡站立超过 10 秒	
7.患侧站立	0分：不能维持 1～2 秒 1分：平衡站稳达 4～9 秒 2分：平衡站立超过 10 秒	
总分		

▼▲ 第九节 Tinetti 平衡与步态量表 ▲▼

一、量表介绍

1. 来源：Tinetti 平衡与步态量表（Tinetti Performance Oriented Mobility Assessment，Tinetti POMA），是由 Tinetti 在 1986 年首先报道的。该量表在国内应用较少。

2. 临床意义：得分越高，表示平衡及步行能力越好。有研究提示，得分在 19 ~ 24 分之间则预示有跌倒风险，低于 19 分提示有高跌倒风险。

二、使用指南

Tinetti 平衡与步态量表包括平衡和步态测试两个部分，分析指标是两个部分得分的总和，满分 28 分，得分在 19 ~ 24 分之间则预示有跌倒风险，低于 19 分提示有高跌倒风险，见表 2-9-1 和表 2-9-2。

表 2-9-1　Tinetti 平衡与步态量表平衡量表

项目	评分标准	得分
1. 坐位平衡	0 分：借助于上肢的帮助，或不是圆滑的动作 1 分：稳定，安全	
2. 站起	0 分：在没有帮助的情况下，不能站起来 1 分：使用上肢帮助下，能够站起来 2 分：不借助于上肢的帮助，就能够站起来	
3. 站起的尝试	0 分：在没有帮助的情况下，不能站起来 1 分：尝试的次数＞1 次，可以站起来 2 分：尝试 1 次就可以站起来	
4. 瞬间的站立平衡（前 5 秒）	0 分：不稳定（摇晃、移动了脚、躯干摇摆） 1 分：稳定，但借助于步行器或其他支持 2 分：稳定，不借助于步行器或其他支持	
5. 站立平衡	0 分：不稳定 1 分：稳定，但步距宽，需借助支撑物 2 分：窄步距站立，无须支持	

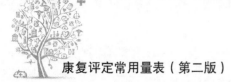

续表

项目	评分标准	得分
6. 用肘轻推	0分：开始跌倒 1分：摇晃、抓 2分：稳定	
7. 闭眼	0分：不稳定 1分：稳定	
8. 转 360°	0分：脚步不连续 1分：脚步连续	
9. 转 360°	0分：步态不稳定（抓物、摇晃） 1分：步态稳定	
10. 坐下	0分：不安全（距离判断错误，跌坐到椅子上） 1分：借助于上肢的帮助，或不是圆滑的动作 2分：安全圆滑的动作	
得分（a）		

表 2-9-2　Tinetti 平衡与步态量表步态量表

项目		评分标准	得分
1. 起步		0分：有迟疑，或须尝试多次方能启动 1分：正常启动	
2. 抬脚高度	a. 左脚跨步	0分：脚拖地，或抬高大于 2.5～5cm 1分：脚完全离地，但不超过 2.5～5cm	
	b. 右脚跨步		
3. 步长	a. 左脚跨步	0分：跨步的脚未超过站立的对侧脚 1分：有超过站立的对侧脚	
	b. 右脚跨步		
4. 步态对称性		0分：两脚步长不等 1分：两脚步长相等	
5. 步伐连续性		0分：步伐与步伐之间不连续或中断 1分：步伐连续	
6. 走路路径（行走大约 3 米长）		0分：明显偏移至某一边 1分：轻微或中度偏移或使用步行辅具 2分：走直线，且不需辅具	
7. 躯干稳定		0分：身体有明显摇晃或需使用步行辅具 1分：身体不晃，但需屈膝或有背痛或张开双臂以维持平衡 2分：身体不晃，无屈膝，不需张开双臂或使用辅具	
8. 步宽（脚跟距离）		0分：脚跟分开步宽大 1分：走路时两脚跟几乎靠在一起	
得分（b）			
总分（a+b）			

▼▲ 第十节　脑卒中患者姿势控制量表 ▲▼

一、量表介绍

1. 测评方式：由医师或康复师或有测试经验的人员施测；个体测试。

2. 来源：脑卒中患者姿势控制量表（PASS），是由 Benaim 和 Alain 等人在 1999 年发表于美国《中风》杂志上。

3. 适用人群：脑卒中患者。

4. 量表功能：脑卒中患者姿势控制量表专门用于评定脑卒中患者的平衡能力，临床上具有使用简单、快速，并且容易操作的特点，适用于不同程度的脑卒中患者。

5. 测试时长：1 ～ 10 分钟。

二、使用指南

1. 脑卒中患者姿势控制量表评定内容：包括评定脑卒中患者的卧、坐和站 3 种动作类型的平衡能力，分为姿势维持和姿势变换两个部分，共 21 个评定项目。

2. 脑卒中患者姿势控制量表分析指标：是姿势维持和姿势变换两个部分得分的总和，分值越低，表示平衡能力越差，见表 2-10-1 和表 2-10-2。

表 2-10-1　脑卒中患者姿势控制量表 – 姿势维持

项目	评分标准	得分
1. 无支持状态下保持坐位	0 分：不能保持坐位 1 分：能在轻微的支持下（如用一只手）保持坐位 2 分：能在没有支持下保持坐位 > 10 秒 3 分：能在没有支持下保持坐位 5 分钟（坐在一张高约 50cm 检查台的边上，或坐在椅子上，双脚触地）	
2. 支持状态下保持站位（脚的位置随意，没有任何限制）	0 分：不能保持站立，甚至在支持下也不能保持站立 1 分：能在两个人强有力的支持下保持站立 2 分：能在一个人中等强度的支持下保持站立 3 分：能在仅一只手的支持下就可保持站立	

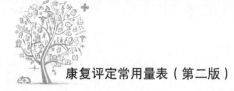

康复评定常用量表（第二版）

项目	评分标准	得分
3. 无支持状态下保持站位（脚的位置随意，没有任何限制）	0分：没有支持不能站立 1分：能在没有支持下保持站立10秒 2分：能在没有支持下保持站立1分钟 3分：能在没有支持下保持站立＞1分钟	
4. 用非瘫痪侧下肢站立（没有任何限制）	0分：不能用非瘫痪侧下肢站立 1分：能用非瘫痪侧下肢站立几秒 2分：能用非瘫痪侧下肢站立＞5秒 3分：能用非瘫痪侧下肢站立＞10秒	
5. 用瘫痪侧下肢站立（没有任何限制）	0分：不能用非瘫痪侧下肢站立 1分：能用非瘫痪侧下肢站立几秒 2分：能用非瘫痪侧下肢站立＞5秒 3分：能用非瘫痪侧下肢站立＞10秒	
得分（a）		

表 2-10-2　脑卒中患者姿势控制量表 – 姿势变换

项目	评分标准	得分
1. 从仰卧位翻身到瘫痪侧 2. 从仰卧位翻身到非瘫痪侧 3. 从仰卧位到床边坐位 4. 从床边坐位回到仰卧 5. 从坐位站起 6. 从站位回到坐位 7. 站位从地板上拾起铅笔	0分：不能完成该项活动 1分：在较多帮助下能完成该项活动 2分：在较少帮助下能完成该项活动 3分：在没有帮助下能完成该项活动	
得分（b）		
总分（a+b）		

第十一节　Semans 平衡功能评定

一、Semans 平衡功能评定介绍

1. 属性：Semans 平衡功能评定属于观察评定法。

2. 适用人群：脑卒中偏瘫和小儿脑瘫。

二、使用指南

测试者指导受试者做以下动作，根据受试者的动作完成情况进行分级。

三、分级标准

0：伸直下肢时不能坐；

Ⅰ：能在伸直下肢的情况下坐着；

Ⅱ-1：手膝位站立；

Ⅱ-2：能双膝跪立；

Ⅱ-3：能双足站立；

Ⅲ：一腿前一腿后地站立时能将身体重心从后腿移向前腿；

Ⅳ：能单膝跪立；

Ⅴ：能单腿站立。

四、解释

Semans 平衡功能评定内容摘自王耀山、牛平发表的《脑卒中后感觉功能、反射和平衡功能评估》。

▼▲ 第十二节　简易平衡评定系统测试 ▲▼

一、量表介绍

1. 测评方式：自评或由医师或康复师或有测试经验的人员施测。

2. 量表功能：简易平衡评定系统测试（mini-Balance Evaluation Systems Test，mini-BESTest）在平衡评定系统测试（Balance Evaluation Systems Test，BESTest）基础上研制而成，克服了 BESTest 测试时间较长的缺点，同时补充了平衡量表动态平衡方面的测试，如加入了斜坡站立、边走边执行认知任务测试等，更能反映日常生活中的平衡能力。

3. 来源：量表的汉化获得原量表开发人的授权同意，引进 mini-BESTest。遵循目前国际通行的翻译、逆向翻译、文化调适、预试验的程序译制及修订。由两名英语水平较高的康复专业人员分别对量表进行初译，形成译稿 A1 和 A2，再由第三人将两人的译稿合并和记录，形成译稿 B。邀请两名物理治疗师阅读译稿 B，对量表缺乏代表性的项目提出意见，进行文化调适，修改后形成译稿 C。请一名不了解原版量表且英文较好的康复专业人员将译稿 C 回译成英文，并请一名康复专家对回译的量表和原量表进行审查，指出与原文不一致的地方，进行修改形成译稿 D。最后将经专家校对后的中文版量表由 10 例脑卒中肢体障碍患者进行预试验，做最后修改，最终定稿。

二、量表内容

量表内容见表 2-12-1。

表 2-12-1　mini-BESTest 中文版

条目	指导语	动作要领	评分	评分标准
1. 坐-站测试	两臂胸前交叉，请站起来	身体保持中立位，独立站起，尽量双手不接触椅子，双腿不倚靠椅子	2 1 0	独立站起、稳定站立 双手借助椅子一次站起，无停顿 辅助下站起，或需多次双手支撑椅子站起
2. 踝背屈	足跟着地，请将足尖抬至最高	两脚分开与肩同宽，双手放于臀部，目视前方，足尖抬至最高后尽量保持稳定，维持 3 秒以上	2 1 0	最大高度保持稳定 3 秒 足尖抬起，但不能达到最高，或 3 秒内明显不稳定 站立＜3 秒
3. 单脚站立	请单脚站立尽可能长的时间	站立时双手叉腰，目视前方，离地腿不能接触站立腿	2 1 0	20 秒 ＜20 秒 不能做
4. 向前迈步反应	身体直立前倾至不能保持身体平衡，通过向前迈步恢复平衡	患者两脚分开与肩同宽，双手自然下垂；治疗师把手放在患者胸骨前方，引导躯干前倾并保护；然后治疗师的手撤离，告诉患者不能维持时向前迈步	2 1 0	通过独立迈一大步恢复稳定 1 步以上 无迈步反应；需保护
5. 向后迈步反应	请身体直立后倾至不能保持身体平衡，通过向后迈步恢复平衡	患者两脚分开与肩同宽，双手自然下垂；治疗师把手放在患者两个肩胛骨之间，引导和保护后倾；然后治疗师的手撤离，告诉患者不能维持时向后迈步	2 1 0	通过独立迈一大步恢复稳定 1 步以上 无迈步反应；需保护

条目	指导语	动作要领	评分	评分标准
6. 侧方迈步反应	请身体直立侧倾直至不能保持身体平衡,通过侧方迈步恢复平衡	患者两脚分开与肩同宽,双手自然下垂;治疗师把手放在患者肩部,引导和保护侧倾;然后治疗师的手撤离,告诉患者不能维持时向侧方迈步	2 1 0	通过独立迈一大步恢复稳定 1步以上 无迈步反应;需保护
7. 睁眼双足站立	双脚并拢站立,尽量站稳	在硬地面上进行。双手放于臀部,双脚并拢,目视前方,尽可能保持稳定,直到治疗师说停止在记忆海绵上进行。双手放于臀部,双脚并拢,目视前方,闭眼,尽可能保持稳定,直到治疗师说停止。在患者闭眼时开始计时	2 1 0	30秒 < 30秒 不能做
8. 闭眼双足站立	请将双脚并拢站立并闭眼,尽量站稳	在记忆海绵上进行。双手放于臀部,双脚并拢,目视前方,闭眼,尽可能保持稳定,直到治疗师说停止。在患者闭眼时开始计时	2 1 0	30秒 < 30秒 不能做
9. 闭眼斜坡站立	双脚并拢站立、闭眼,尽量站稳	患者走上斜坡,足尖向上。双臂置于体侧,双脚分开,治疗师在患者闭眼时开始计时	2 1 0	30秒 < 30秒 不能做
10. 变速走	请开始行走,并听我的指令加速或减速	患者以平常的速度开始行走,当治疗师说"快"时尽可能走到最快,当治疗师说"慢"时走得很慢	2 1 0	显著改变步行速度时不会失去平衡 变速时失去平衡 不能变速且失去平衡
11. 行走时左右转头	请开始行走,并听我的指令向左转头或向右转头	患者以平常的速度行走,尽量走直线。当治疗师说"右"时,患者头转向右侧;当治疗师说"左"时,患者头转向左侧。	2 1 0	转头时行走速度不变,且身体保持平衡 转头时行走速度变慢 转头时失去平衡
12. 行走时向后转身	请开始行走,并听我的指令向后转立定	患者以平常的速度行走,当治疗师说"向后转,立定"时,迅速向后转,并停止行走,转身后双脚并拢	2 1 0	转身时脚步停止迅速(≤3步),且身体平衡 转身时脚步停止迅速(≥4步),且身体平衡 无法平稳地在行走中转身
13. 跨越障碍	请开始行走,并跨越前方障碍物	患者以平常的速度开始行走,当遇到一个箱子时,迈过它,不降低步速且保持身体平衡。	2 1 0	迈过箱子时步速稍稍改变,并且身体保持平衡 能迈过箱子,但是碰到箱子,或迈过时降低步速 不能迈过箱子,或绕箱子而行

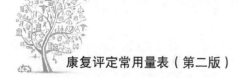
续表

条目	指导语	动作要领	评分	评分标准
14. 定时起立–走（TUG）	①请站起行走3米并转身返回坐下 ②请站起行走3米并转身返回坐下，在行走时一直倒数3个数字直至坐下	①TUG：当听到"走"的口令时，从椅子上站起来，以正常速度开始行走，走到地板上的3m线，转身走来，坐到椅子上 ②干扰TUG：从任意数开始，倒数3个数，当听到"走"的口令时，从椅子上站起来，以平时的速度开始行走，走到地板上的3m线，转身走回来，坐到椅子上。整个过程一直倒数那3个数	2 1 0	两个测试在坐、站、行走中无明显差异 与TUG相比，干扰TUG影响了数数或行走 行走时不能数数或数数时停止行走

三、使用指南

测试注意事项：

①患者测试时应穿平底鞋或光脚。

②测试工具：记忆海绵垫（10cm×60cm×60cm，中等密度）、无扶手和轮子的椅子、倾斜斜坡、秒表、高23cm的箱子，测量出距离椅子3m的位置，并用胶带记出来。

③如果测试时需要使用辅助设备，则该项评分降一个级别。

④如果测试时需要外界帮助，则评分为0分。

⑤第3项（单脚站立）和第6项（侧方迈步反应）取分数较差的一侧成绩。

⑥第3项（单脚站立）每侧均测2次，取被测量侧的最好成绩。

⑦第14项(TUG)如果在干扰TUG行走中步速较TUG减慢10%，则减掉1分。

⑧第8项（闭眼双足站立）改为先站在平地上，若在平地上站立不稳发生跌倒，直接记0分，不再闭眼站立在海绵垫上，以保证患者安全，防止发生跌倒。

⑨在评估过程中注意保护患者安全。

四、结果与解释

mini-BESTest包括预订姿势调整、姿势反应、方位觉和步态稳定4个维度，每个维度各有3、3、3、5个条目，共计14个条目。每个条目0~2分，0分代表差，1分代表中等，2分代表正常，满分28分，得分越高表示平衡功能越好。根据受试者的完成质量记分。

参考文献

[1] 杨雅琴，王拥军，冯涛，等．平衡评价量表在临床中的应用．中国康复理论与实践，2011，8，17（8）：709-711.

[2] 瓮长水．脑卒中患者姿势控制量表（PASS）介绍．中国康复理论与实践，2003，9（12）：724-725.

[3] 王耀山，牛平．脑卒中后感觉功能、反射和平衡功能评估．中国临床康复，2002，6（9）：1238-1240.

[4] 王云龙．简易平衡评定系统测试平衡量表应用于脑卒中患者的因子分析．中国康复医学杂志，2015，30（5）：497-500.

第三章　认知损伤的神经心理测验

▼▲ 第一节　简易智力状态量表 ▲▼

一、量表介绍

1.测评方式：由医师或康复师或有测试经验的人员施测；个体测试。

2.量表功能：用于评估认知功能的简易工具，可筛查痴呆患者、判断认知损伤的严重程度。

3.来源：简易智力状态量表（Mini-Mental State Examination，MMSE），由 Folstein 等编制，目前已有 100 多种语言版本，国内多参考张明园修订版本。

二、量表内容

量表内容见表 3-1-1。

表 3-1-1　简易智力状态量表

项目	内容		得分
I.定向力（10分）	1. 现在是哪一年？	年	
	2. 现在是什么季节？	季节	
	3. 现在是几月？	月	
	4. 今天是几号？	日	
	5. 今天是星期几？	星期	
	6. 现在我们在哪个省、市？	省（市）	
	7. 您住在什么区（县）？	区（县）	
	8. 您住在什么街道？	街道（乡）	
	9. 我们现在是第几层楼？	楼层	
	10. 这是什么地方？	地址（名称）	

续表

项目		内容	得分
Ⅱ．记忆力（3分）		11.请仔细听，现在我要说三样东西的名称，在我讲完之后，请您重复说一遍，请您记住这三样东西，因为等一卜要再问您（请仔细说清楚，每样东西1秒）："皮球、国旗、树木"（以第一次答案记分） 皮球＿＿＿国旗＿＿＿树木＿＿＿	
Ⅲ．注意力和计算力（5分）		12.现在请您从100减去7，然后从所得的数目再减去7，如此一直计算下去，把每个答案都告诉我，直到我说"停"为止（若错了，但下一个答案都是对的，那么只记一次错误） 93＿＿＿86＿＿＿79＿＿＿72＿＿＿65＿＿＿	
Ⅳ．回忆能力（3分）		13.现在请您告诉我，刚才我要您记住的三样东西是什么？ 皮球＿＿＿国旗＿＿＿树木＿＿＿	
Ⅴ．语言能力（9分）	命名能力	14.（访问员拿出手表）请问这是什么？手表＿＿＿ （拿出铅笔）请问这是什么？笔＿＿＿	
	复述能力	15.现在我要说一句话，请清楚地重复一遍，这句话是"四十四只石狮子"（只说一遍，只有正确、咬字清楚的才记1分）	
	阅读能力	16.（访问员把写有"请闭上您的眼睛"大字的卡片交给受访者）请照着这卡片所写的去做（如果他闭上眼睛，记1分）	
	三步命令	17.（访问员给他一张空白纸，并说下面一段话，不要重复说明，也不要示范）用右手拿这张纸＿＿＿再用双手把纸对折＿＿＿将纸放在大腿上＿＿＿	
	书写能力	18.请您说一句完整的、有意义的句子（句子必须有主语、动词） 记下所叙述句子的全文＿＿＿＿＿＿＿＿＿＿＿＿＿＿＿＿	
	结构能力	19.给一张图，请您在同一张纸上照样把它画出来（对：两个五边形的图案，交叉处形成个小四边形） 	
总分		＿＿＿/30	

三、使用指南

1. MMSE 每个项目有各自的测试说明，施测者应尽可能按照测试说明，同时以受试者容易理解的方式传达指导语。

2. MMSE 总分 30 分，部分项目受教育水平影响较大，分数解释要结合受测者的受教育程度。

四、操作步骤

1. 问题 1 ～ 10：定向。

测试流程：施测者清晰慢速地向受测人朗读一下问题，需以受测人的母语进行单独测试。

问题：

现在是哪一年？

现在是什么季节？

现在是几月？

今天是几号？

今天是星期几？

现在我们在哪个省（市）？

您住在什么区（县）？

您住在什么街道（乡）？

我们现在在第几层楼？

这是什么地方？

记录与评分规则：每答对 1 题计 1 分。

结果：选项【 】正确【 】错误。

2. 问题 11：即时回忆。

测试流程：不让受测人看到题目。

（1）阐述指导语："请仔细听，现在我要说三样东西的名称，在我讲完之后，请您重复说一遍，请您记住这三样东西，因为等一下要再问您。"

（2）施测者以每秒 1 个词的速度读词。

词表："皮球""国旗""树木"。

（3）阐述指导语"请你把刚才三样东西说一遍"。

记录与评分规则：每说对 1 个词计 1 分，总 2 分。

结果：选项【 】皮球正确【 】国旗正确【 】树木正确【 】全部错误。

3. 问题 12：连续减 7。

测试流程：不要让患者看到题目和记录。

阐述指导语："现在，请您做一个计算题。从 100 减去 7，得到的数再减去 7，这样一直减下去，直到我说停止。"如果需要，可以再向患者讲一遍。

受试者报告 5 个数字后停止。

记录与评分规则：每次计算结果需要单独计分，如果某次的减法结果是一个错误数字，但由此数字再减去 7 的结果是正确的，则正确的这一次可以计分。

每计算正确 1 次计 1 分，总 5 分。

结果：选项【 】第一次正确【 】第二次正确【 】第三次正确【 】第四次正确【 】第五次正确【 】全部错误。

4. 问题 13：延迟回忆。

测试流程：不要让受试者看到词表。

阐明指导语："刚才我曾经给您读过几个词，让您记住。现在把您还能想起来的词都告诉我，如果您不记得了，也不要紧张。"注意不要给出任何提示。

记录与评分规则：每个词 1 分，总 3 分。

结果：选项【 】皮球正确【 】国旗正确【 】树木正确【 】全部错误。

5. 问题 14：物体命名。

测试流程：

给受试者看"手表"卡牌，询问"请问这是什么?"

再拿出"铅笔或圆珠笔"卡牌，询问"请问这是什么?"

记录与评分规则：每答对 1 个计 1 分。

结果：选项手表：【 】正确【 】错误；铅笔或圆珠笔：【 】正确【 】错误。

6. 问题 15：句子复述。

测试流程：阐明指导语："现在我要说一句话，请清楚地重复一遍。这句话是：四十四只石狮子。"

记录与评分规则：允许说一遍，只有正确、咬字清楚的才计 1 分。

结果：选项【 】正确【 】错误。

7. 问题 16：阅读能力。

测试流程：把写有"闭上您的眼睛"大字的卡片交给受测人。阐述指导语"请照着这卡片所写的去做"。

记录与评分规则：如果受测人闭上眼睛，计 1 分。

结果：选项【 】正确【 】错误。

8. 问题 17：三步命令。

测试流程：给受试者一张白纸，然后向受试者传递如下指令："请用右手拿这张纸，再用双手把纸对折，然后将纸放在您的大腿上。"不要重复指令，也不要示范。

记录与评分规则：受试者每正确执行一项计 1 分。

结果：选项【 】用右手拿纸正确【 】把纸对折正确【 】放在大腿上正确【 】全部错误。

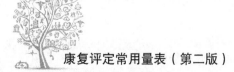

9. 问题 18：书写。

测试流程：给被试者一张白纸。阐明指导语"请写出一句完整的、有意义的句子，句子必须有"，测试者不能给予任何提示。

记录与评分规则：有主语、动词，句子有意义。语法和标点的错误可以忽略。

结果：选项【 】正确【 】错误。

10. 问题 19：结构能力。

测试流程：把上面画有两个相交五边形图案的纸交给受试者。阐明指导语："这是一张图，请您在纸上照样把它画出来。"

记录与评分规则：评分标准：两个五边形的图案；交叉处形成一个小四边形，满足以上标准得 1 分。

结果：选项【 】正确【 】错误。

五、结果与解释

MMSE 的分析指标是总分，最高得分为 30 分，分数在 27 分～ 30 分为正常。

认知功能障碍划分标准：

（1）高中以上（受教育年限＞ 12 年）分数＜ 27 为认知功能障碍；

（2）中学以上（受教育年限＞ 6 年）分数≤ 24 分为认知功能障碍；

（3）小学（受教育年限≤ 6 年）分数≤ 20 分为认知功能障碍；

（4）文盲（未受教育）分数≤ 17 分为认知功能障碍。

痴呆划分标准：轻度痴呆，21 分＜分数≤ 27 分；中度痴呆，10 分≤分数≤ 20 分；重度痴呆，分数≤ 9 分。

▼▲ 第二节 蒙特利尔认知评估量表 ▲▼

一、量表介绍

1. 测评方式：由医师或康复师或有测试经验的人员施测；个体测试。

2. 量表功能：可用于对轻度认知功能异常进行快速筛查。该量表涉及不同认知领域的评定，包括：注意与集中、执行功能、记忆、语言、视觉空间技能、抽象思维、计算和定向力。

3.适用人群：量表中许多项目受教育程度的影响较大，主要适用于教育年限≥7年的老年人，文盲和低教育水平的老人得分过低，无法用+1分的方式进行矫正。

4.来源：蒙特利尔认知评估量表（Montreal Cognitive Assessment，MoCA），由加拿大Charles LeMoye医院神经科临床研究中心Nasreddine等编制。本章介绍的中文版为北京解放军总医院解恒革翻译版。

二、量表内容

量表内容见表3-2-1。

表 3-2-1　蒙特利尔认知评估量表（中文版）

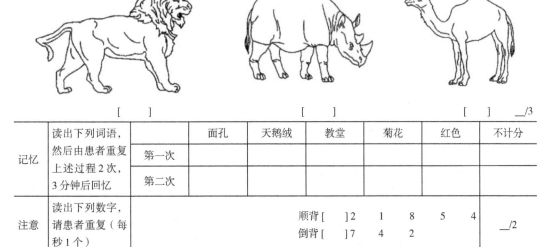

续表

读出下列数字，每当数字 1 出现时，患者必须用手敲打一下桌面，错误大于或等于 2 个不给分 [ ] 5 2 1 3 9 4 1 1 8 0 6 2 1 5 1 9 4 5 1 1 1 4 1 9 0 5 1 1 2	__/1
100 连续减 7 　　　　　　　　　　[ ] 93 [ ] 86 [ ] 79 [ ] 72 [ ] 65 　　　　　　　　　4～5 个正确给 3 分，2～3 个正确给 2 分，1 个正确给 1 分，全部错误给 0 分	__/3
语言　　重复：我只知道今天张亮是来帮过忙的人 [ ] 　　　　　　狗在房间的时候，猫总是躲在沙发下面 [ ]	__/2
流畅性/固定开头词语：请您尽可能多地说出动物的名称，您说得越多越好，越快越好，尽量不要重复　　　　[ ]_____(N ≥ 11 个名称)	__/1
抽象　　词语相似性　　如：香蕉–橘子 = 水果 [ ] 火车–自行车 [ ] 手表–尺子	__/2

延迟 回忆	回忆时不能提示	面孔 [ ]	天鹅绒 [ ]	教堂 [ ]	菊花 [ ]	红色 [ ]	仅 根 据 非 提 示 回 忆 计分	__/5
选项	分类提示							
	多选提示							

定向	[ ] 日期 [ ] 月份 [ ] 年代 [ ] 星期几 [ ] 地点 [ ] 城市	__/6

三、使用指南

1. MoCA 量表共 11 个分项目，每个项目有各自的测试说明，施测者应尽可能按照测试说明，同时以受试者容易理解的方式传达指导语。

2. 除非有特殊要求，每个项目的测试指导语只能重复一遍。

3. MoCA 量表的分析指标为总分，满分为 30 分。总分 ≥ 26 分为正常。如果受教育年限 ≤ 12 年，总分则加 1 分，但最高分仍为 30 分。

四、操作步骤

1. 连线测验

测试流程：

（1）指导语："我们有时会用 '1、2、3……' 或者汉语的 '甲、乙、丙……' 来表示顺序。请您按照从数字到汉字交替并逐渐升高的顺序画一条连线。如图 3-2-1 所示，从这里开始（主试指向作答纸中的数字 1），从 1 连向甲，再连向 2，并一直交替着连下去，直到结束（指向汉字戊）。"

（2）解释完成后无论受试者有没有听明白，都要求其开始执行任务。一旦开始测试则不能再提示。测试员说"开始"的同时计时，受试者完成时停止计时。

记录与评分规则：①次序正确；②连线之间无交叉。符合上述标准算"正确"，计1分；出现错误而没有马上自我纠正算"错误"，不得分。勾选上符合的标准。

结果：选项【　】正确【　】错误。

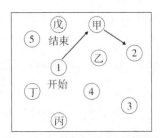

图 3-2-1　连线测验测试流程

2. 复制立方体

测试流程：阐述指导语："（指着作答纸上的图）请把这个图案画下来，要尽量画得一模一样，画在下方空白处。"

记录与评分规则：评分标准：①画出三维图形；②画出所有的线；③没有额外的线；④线基本平行，长度相似（长方体和棱柱体可给分），见图 3-2-2。符合上述标准算"正确"，计1分；只要违反其中任何一条算"错误"，不得分。保留好原始图，勾选上符合的标准。

结果：选项【　】正确【　】错误。

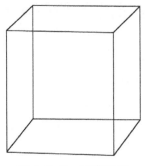

图 3-2-2　三维图形

3. 画钟

测试流程：阐述指导语："（指着作答纸上的空白作图区）请您在这里画一个时钟，填上所有的数字，时钟显示的时间是 11 点 10 分。"（不要让受试者看到时间）。

记录与评分规则：①轮廓，画出圆形表盘，微小缺陷不扣分，有数字无表盘不得

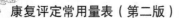

分。②数字，必须填上所有数字，无多余数字；数字次序、所处象限正确；可以是罗马数字；数字可在时钟之外。③指针，必须用时针和分针指出正确时间；时针短于分针；二者交点在表盘中心。每符合 1 条标准得 1 分，总 3 分。保留好画图，勾选上符合的标准。

结果：选项【　】轮廓（表盘）正确【　】数字正确【　】指针正确【　】全部错误。

4. 图片命名

测试流程：（指着作答纸上的相应图片）指着每一张图片对受试者说："请告诉我这个动物的名字。"注意不给予提示。

记录与评分规则：没有提示的情况下完全正确才计分，给出描述不计分。每个图片计 1 分，总 3 分。勾选正确命名的项目，答错时在横线上填写受试者的报告，见图 3-2-3。

结果：选项狮子【　】正确【　】错误；

犀牛【　】正确【　】错误；

骆驼【　】正确【　】错误。

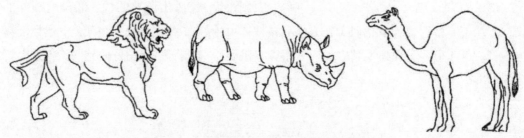

图 3-2-3　题目样本，请在作答纸上完成

5. 即时回忆

测试流程：不要让患者看到词表。

（1）阐述指导语："现在做一个记忆力检查。我会念出几个词，请您认真听，要记住。等我念完后，把您记住的词告诉我，说出来的越多越好。不一定要按我念的顺序说。"

（2）读词：测试者以每秒 1 个词的速度读出 5 个词。词表：面孔、天鹅绒、教堂、菊花、红色。

（3）受试者第 1 次回忆，测试者不要提示，把受试者正确回忆的词在答题纸"第 1 次"的空栏里标出。

（4）当受试者表示已经说完所有的词，或不能回忆出更多的词时，阐述指导语"现在我会把同样的词再念一遍。努力记住，然后把这些词告诉我。说出来得越多越好，包括上一次您说出来的词"。测试者开始再次读词，依然是每秒 1 个词的速度。

（5）受试者第 2 次回忆，把受试者正确回忆的词在答题纸"第 2 次"的空栏里标出。

（6）阐述指导语："过一会儿，检查快结束的时候，我还会请您再把这些词想出来。"

记录与评分规则：这两次回忆不计分。正确回忆时在相应词上打标记。

结果：见表 3-2-2。

表 3-2-2　即时回忆词表

次数	面孔	天鹅绒	教堂	菊花	红色
第 1 次					
第 2 次					

6. 数字顺背

测试流程：不要让患者看到数字。

阐述指导语："我会念出一些数字。当我念完后，请您重复一遍。尽量和我说的一模一样。"按照每秒 1 个数字的速度读出。在记录纸上记录受试者报告。数字：2-1-8-5-4。

记录与评分规则：完全正确计 1 分。

结果：选项【　】正确【　】错误。

7. 数字倒背

测试流程：不要让患者看到数字。

阐述指导语："现在我会再念出一些数字。当我念完后，请您按倒着的顺序重复一遍。"按照每秒 1 个数字的速度读出。在记录纸上记录受试者报告。数字：7-4-2。

记录与评分规则：倒背，完全正确计 1 分。

结果：选项【　】正确【　】错误。

8. 警觉性

测试流程：

（1）不要让受试者看到题目。阐述指导语："我会念出一串数字。每次念到 1 的时候，您就用手敲一下桌子。念其他数字的时候，不要敲。"如果患者没听懂可重复说明至其理解为止。

（2）检查者以每秒 1 个数字的速度读数字，同时注意受试者是否敲击桌面，在记录纸上做标记敲错的位置。

数字：5 2 1 3 9 4 1 1 8 0 6 2 1 5 1 9 4 5 1 1 1 4 1 9 0 5 1 1 2。

记录与评分规则：出错 ≤ 1 次，得 1 分（出错定义为没读"1"时敲击或读"1"时不敲击）。出错 > 1 次，不得分。

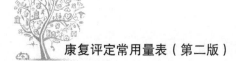

结果：选项【 】最多出错 1 次【 】出错 1 次以上。

9. 连续减 7

测试流程：不要让患者看到题目和记录。

阐述指导语："现在，请您做一个计算题。从 100 减去 7，得到的数再减去 7，这样一直减下去，直到我说停止。"如果需要，可以再向患者讲一遍。受试者报告 5 个数字后停止。

记录与评分规则：每次计算结果需要单独计分，如果某次的减法结果是一个错误数字，但由此数字再减去 7 的结果是正确的，则正确的这一次可以计分。对 4～5 个计 3 分；对 2～3 个计 2 分；对 1 个计 1 分；全错 0 分。记录受测者报告的数字。

结果：选项【 】正确 4～5 个【 】正确 2～3 个【 】正确 1 个【 】正确 0 个。

10. 句子复述

测试流程：不要让受试者看到题目，阐明指导语："我会读一句话。等我读完以后，请您把这句话重复一遍。要和我读出来的这句话一模一样（稍作停顿），现在我开始读了……"注意断句停顿。句子：我丨只知道丨今天丨张亮是来丨帮过忙的人。

记录与评分规则：复述必须与原句完全相同得 1 分。注意遗漏、替换、增加等错误。

结果：选项【 】正确【 】错误。

11. 句子复述

测试流程：不要让受试者看到题目，阐明指导语："我会读一句话。等我读完以后，请您把这句话重复一遍。要和我读出来的这句话一模一样（稍作停顿），现在我开始读了……"注意断句停顿。句子：狗丨在房间丨的时候，猫丨总是丨躲在丨沙发下面。

记录与评分规则：复述必须与原句完全相同得 1 分。注意遗漏、替换、增加等错误。

结果：选项【 】正确【 】错误。

12. 词语流畅性（范畴）

测试流程：

（1）阐明指导语："接下来，请您尽量多地说出动物的名字。时间是 1 分钟，您说得越多越好，越快越好，尽量不要重复。请准备好（稍作停顿）。现在，请开始（同时计时 1 分钟）。"

（2）受试者报告名称，此时测试者要集中注意力听受试者的报告，记录下在每个 15 秒的时间段内，受试者正确报告的词和数量。如果检查者需要，可以借助录音设备，现将报告录音，再后期查算数量。

记录与评分规则：1 分钟内说出至少 11 个词得 1 分，如患者在 1 分钟之内停下来，可提示如"加油，还有时间，要快"。建议按照受试者报告的顺序记录词。

结果：选项【　】≥11个【　】<11个。

13. 抽象

测试流程：

（1）先举例，阐明指导语："橘子和香蕉有什么相似的地方。"如果受试者给出的回答体现的是具体特征（如都有皮，都能吃），则给一次提示："请再换一种说法，它们有什么类似的地方。"如果受试者仍然没有给出正确答案（水果），则说："您说得不错，但也可以说它们都是水果。"如果受试者回答正确，则说"是的，它们都是水果"。不要再做出其他任何解释和说明。

（2）阐明指导语："您再说说火车和自行车有什么类似的地方。"不要做出其他解释。

（3）阐明指导语："手表和尺子有什么类似的地方。"不要做出其他解释。

记录与评分规则：仅对后两个问题评分，各计1分，总2分。勾选正确命名的项目，答错时在横线上填写受试者的报告。正确作答举例：火车和自行车：运输工具/交通工具/旅行用的。手表和尺子：测量仪器/测量用的。

结果：选项【　】火车/自行车回答正确【　】尺子/手表回答正确【　】全部错误。

14. 延迟回忆

测试流程：

（1）阐明指导语："之前我曾经给您读过几个词，让您记住。现在把您还能想起来的词都告诉我，如果您不记得了，也不要紧张。"注意不要给出任何提示。无提示下答对的词，在记录纸"无提示"栏打钩。

（2）没有自由回忆出的词语先按类别线索提示受试者，如能回忆正确则在相应空格处打钩。比如，指导语"有一个词是身体的一部分，它是……"。此时报告出的词，在"类别提示"栏打钩。

（3）如果仍然不能回忆起来，再进行多选提示，如"您觉得这些词里，哪一个是我刚才读过的？（清晰读出：）鼻子，手掌，面孔"。此时报告出的词，在"多选提示"栏打钩。

提示信息见表3-2-3。

表3-2-3　延迟回忆词表

目标词语	类别提示	多选提示
面孔	身体的一部分	鼻子、面孔、手掌
天鹅绒	一种纺织品	棉布、天鹅绒、丝绸
教堂	一座建筑	教堂、学校、医院
菊花	一种花	玫瑰、菊花、牡丹
红色	一种颜色	红色、蓝色、绿色

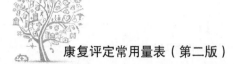

记录与评分规则：只有在无提示下回忆出的词语才计分。每个 1 分，总 5 分；提示后回忆出的词不能得分。打钩标出回忆出的项目。

结果：选项无提示：【　】面孔【　】天鹅绒【　】教堂【　】菊花【　】红色；类别提示：【　】面孔【　】天鹅绒【　】教堂【　】菊花【　】红色；多选提示：【　】面孔【　】天鹅绒【　】教堂【　】菊花【　】红色。

15. 定向

测试流程：阐明指导语"告诉我今天的日期"。如果受试者没有说出完整的答案，则提示说："告诉我今天是哪年，哪月，几号，星期几。"然后说："现在，告诉我这个地方的名字，和这个城市的名字。"

记录与评分规则：每正确 1 项计 1 分，总 6 分。必须说出正确的日期（当天）和地点（所在的医院 / 诊所 / 办公室的名称）。

结果：选项【　】年份正确【　】月份正确【　】日期正确【　】星期正确【　】地方正确【　】城市正确【　】全部错误。

五、结果与解释

结果为总得分和分项目分数。

解释：MoCA 的分析指标是总分，如果受教育年限≤ 12 年则在测试结果上加 1 分，最高分为 30 分。≥ 26 分属于正常，得分越高认知功能越好。总得分＜ 26 提示认知功能出现减退，建议做进一步认知评估，检查受损的认知领域，同时在医师指导下进行专业认知训练，减缓和扭转认知功能衰退。正常范围内的分数提示认知功能没有明显衰退，但不排除处于疾病前期，也建议做进一步认知评估，实现更客观全面的评价。

▼▲ 第三节　简易智力状态评估量表（Mini-cog）▲▼

一、量表介绍

1. 测评方式：由医师或康复师或有测试经验的人员施测；个体测试。

2. 量表功能：本量表整合画钟试验（CDT）和词语回忆测试两项认知评估。

3.适用人群：受教育程度的影响较大，主要适用于教育年限 ≥ 7 年的老年人，文盲和低教育老人得分过低，无法用 +1 分的方式矫正。

4.来源：简易智力状态评估量表由 Scanlan 编制。

二、使用指南

指导语："现在我会念出 3 个词，您要记住。请认真听。等我念完后，把您记住的词说出来，不一定要按我念的顺序说。"（然后测试者按照每秒一词的速度读出 3 个词：皮球、国旗、树木）然后继续："一会儿检查快结束的时候，我还会请您把这些词说出来。"

"请您在一张空白纸上画出圆形的钟面，标好时钟数，给受试者一个时间(11 点 10 分)让其在钟面上标出来"。

标准：能正确标明时钟数字位置顺序，正确显示所给定的时间（备注：此项测验被试者在记录本上完成）。

受试者完成画钟试验后，测试者继续"请您将刚刚我读的 3 个词说出来"。

三、评估建议

0 分：3 个词中 1 个也记不住，定为痴呆。

1 ~ 2 分：能记住 3 个词中的 1 ~ 2 个。画钟试验正确，认知功能正常；画钟试验不正确，认知功能缺损。

3 分：能记住 3 个词，不定为痴呆。

▼▲ 第四节 智能筛查测验 ▲▼

一、量表介绍

1.测评方式：由医师或康复师或有测试经验的人员施测；个体测试。

2.量表功能：该量表主要包括注意、心算、类聚流畅性、概念判断等 9 个因子，可用于不同文化背景的比较。

3. 适用人群：老年人及认知功能障碍者，且适用于受教育水平偏低或未受过正式教育的受试者。

4. 测评时长：15～20分钟。

5. 来源：老年人认知功能筛查量表是由美国南加州大学 E. L. Teng 等编制的一套筛查痴呆的认知检查量表，中文版本由 Liu Hc 等根据我国文化背景编制。

二、使用指南

测验（Cognitive Abilities Screening Instrument，CASI）量表包括以下 30 项内容，对注意、计算、定向、旧记忆、新记忆、抽象能力、概念判断等做出定量评价。

三、量表内容

量表内容见表 3-4-1。

表 3-4-1 老年人认知功能筛查量表

编号	测试内容	评分	得分
1	今天是星期几	1	
2	现在是哪个月	1	
3	今天是几号	1	
4	今年是哪一年	1	
5	这是什么地方	1	
6	请说出 8、7、2 这 3 个数字	1	
7	请倒过来说刚才这 3 个数字	1	
8	请说出 6、3、7、1 这 4 个数字	1	
9	请听清 6、9、4 这 3 个数字，然后数 1～10，再重复说出 6、9、4	1	
10	请听清 8、1、4、3 这 4 个数字，然后数 1～10，再重复说出 8、1、4、3	1	
11	从星期日倒数到星期一	1	
12	9 加 3 等于几	1	
13	再加 6 等于几（在 9 加 3 的基础上）	1	
14	18 减 5 等于几？请记住这几个词，等一会儿我会问您：帽子、汽车、树、26	1	
15	快的反义词是慢，上的反义词是什么	1	
16	大的反义词是什么？硬的反义词是什么	1	
17	橘子和香蕉是水果类，红和蓝属于哪一类	1	

续表

编号	测试内容	评分	得分
18	这是多少钱？　角　分	1	
19	我刚才让您记住的第一个词是什么？（帽子）	1	
20	第二词呢？（汽车）	1	
21	第三个词呢？（树）	1	
22	第四个词呢？（26）	1	
23	110减7等于几？（103）	1	
24	再减7等于几？（96）	1	
25	再减7等于几？（89）	1	
26	再减7等于几？（82）	1	
27	再减7等于几？（75）	1	
28	再减7等于几？（68）	1	
29	再减7等于几？（61）	1	
30	再减7等于几？（54）	1	

四、结果与解释

答对1题得1分，总分30分，≤20分为异常。

第五节　AD8记忆障碍自评量表

一、量表介绍

1. 测评方式：自评或他评；个体测试。

2. 量表功能：用于评估患者因认知问题导致的改变，能非常敏感地检测出很多常见痴呆疾病的早期认知改变，但不能用来诊断患者是否存在疾病。

3. 适用人群：主要用于老年人，如果自评，需要日常生活活动能力正常并认识字。

4. 测评时长：3～5分钟。

5. 来源：AD8记忆障碍自评量表由华盛顿大学Galvin归纳并出版。中文版本由北京大学精神卫生研究所李涛等修订。

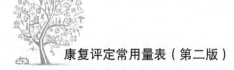

二、AD8 使用指南

对所有的回答，自发的更正都是允许的，且不记录为错误。

（1）如果可能，AD8 问卷最好由了解受试者的知情者来回答。但如果没有合适的知情者，AD8 问卷也可以由患者自己回答。

（2）当知情者回答问卷时，需要特别向他 / 她说明的是评价受试者的变化。

（3）当知情者回答问卷时，需要特别向他 / 她说明的是评价选项相关的自身能力的改变，不需要考虑病因。

（4）如果是念给受试者听，很重要的一点是医护人员要仔细地逐字逐句地朗读，并强调变化是基于认知障碍（而非躯体障碍）。在每单项间需要停顿 1 秒以上。

（5）对变化发生的时间范围没有要求。

（6）本量表共 8 道题目，总得分为患者回答"是，有变化"的题目数量。

三、量表内容

量表内容见表 3-5-1。

表 3-5-1　AD8 记忆障碍自评量表

项目	是，有变化（1）	无，没变化（0）	不知道（0）
1. 判断力出现问题（例如，做决定存在困难，错误的财务决定，思考障碍等）			
2. 兴趣减退，爱好改变，活动减少			
3. 不断重复同一件事（例如，总是问相同的问题，重复讲同一个故事或者同一句话等）			
4. 学习使用某些简单的日常工具或家用电器、器械有困难（如 VCD、电脑、遥控器、微波炉等）			
5. 记不清当前月份或年份等			
6. 处理复杂的个人经济事务有困难（例如，忘了如何对账，忘了如何交付水、电、煤气账单等）			
7. 记不住和别人的约定			
8. 日常记忆和思考能力出现问题			
总分		－	－

注：第一栏中的"是，有变化"表示在过去的几年中存在认知能力方面（记忆或者思考）出现问题；总得分为患者回答"是，有变化"的题目数量。

四、结果解释

0～1 分，认知功能正常；2 分及 2 分以上，可能存在认知障碍。

▼▲ 第六节 老年认知功能减退知情者问卷（短版）▲▼

一、问卷介绍

1. 测评方式：自评或他评；个体测试。

2. 问卷功能：评价老年人日常认知功能的记忆和智能。

3. 适用人群：主要用于老年人，如果自评，需要日常生活活动能力正常并认识字。

4. 测评时长：10 分钟。

5. 来源：老年认知功能减退知情者问卷（Informant Questionnaire on Cognitive Decline in the Elderly，IQCODE）由澳大利亚学者 Jorm 和 Jacomb 编制，已被翻译为多种语言版本。国内北京宣武医院王姐等曾翻译修订，郭起浩等曾对其效度进行研究。

二、问卷使用指南

（1）对所有的回答，自发的更正都是允许的，且不记录为错误。

（2）如果可能，问卷最好由了解受试者的知情者来回答。但如果没有合适的知情者，问卷也可以由受试者自己回答。

（3）当知情者回答问卷时，需要特别向他/她说明的是评价受试者的变化。

（4）当知情者回答问卷时，需要特别向他/她说明的是评价选项相关的自身能力的改变，不需要考虑病因。

（5）如果是念给受试者听，很重要的一点是，医护人员要仔细地逐字逐句地朗读，并强调变化是基于认知障碍（而非躯体障碍）。在每单项间需要停顿 1 秒以上。

（6）变化发生的时间范围是与 10 年前相比的变化情况。

（7）本问卷共 16 道题目，将受试者认知功能水平改变程度分为 5 个等级：1，"好多了"；2，"好一点"；3，"没变化"；4，"差一点"；5，"差多了"。知情者根据问卷中 16 项问题内容对患者进行评分，问卷的最终得分为 16 项得分的平均分。

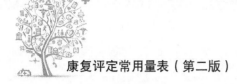

三、问卷内容

请大声地读给受试者听：我希望您能记起您的家属（朋友）十年前的情形，来和他现在的情形相比较。

首先我要请教您家属（朋友）记忆力方面的情形，包括他对现在的日常生活和以前所发生的事情的记忆力。请记住，我们主要是比较您家属（朋友）现在和他十年前的情况。所以，假如他在十年前就常常忘记东西放在哪里，而现在仍然如此，就请您回答"没有什么变化"。具体内容见表3-6-1。

表 3-6-1　IQCODE（短版）

项目	好多了	好一点	没变化	差一点	差多了	不知道（拒答）
1. 记得家人和熟人的职业、生日和住址						
2. 记得最近发生的事情						
3. 记得几天前谈话的内容						
4. 记得自己的住址和电话号码						
5. 记得今天是星期几、几月份						
6. 记得东西经常是放在什么地方						
7. 东西未放回原位，仍能找得到						
8. 使用日常用具的能力（如电视机、铁锤等）						
9. 学习使用新的家用工具与电器的能力						
10. 学习新事物的能力						
11. 看懂电视或书本中讲的故事						
12. 对日常生活事物自己会做决定						
13. 会用钱买东西						
14. 处理财务的能力（如退休金、到银行）						
15. 处理日常生活上的计算问题（如知道要买多少食物，知道朋友或家人上一次来访有多久了）						
16. 了解正在发生什么事件及其原因						

四、选项与得分

好多了，1分；好一点，2分；没变化，3分；差一点，4分；差多了，5分；不知道（拒答），9分。

五、得分解释

问卷的最终得分为 16 项得分的平均分，分值越高提示认知功能受损越严重。平均得分＜ 3.19 可除外轻度认知障碍可能，平均得分＞ 3.31 则提示轻度阿尔茨海默病的可能，这两个分值之间的范围为轻度认知障碍，且平均得分＞ 3.25 则提示日常生活活动能力受损。

▼▲ 第七节 临床记忆量表 ▲▼

一、量表介绍

1. 测评方式：由医师或康复师或有测试经验的人员施测；个体测试。
2. 量表功能：测验记忆或学习能力，主要包括回忆和再认两种记忆活动，以及语文记忆和非语文记忆两方面的内容，同时注意选择受文化因素影响较小的测验项目。
3. 适用人群：临床上记忆障碍为近事记忆障碍或学习新事物困难的患者。
4. 来源：临床记忆量表由中国科学院心理研究所许淑莲等编制。

二、使用指南

量表分甲、乙两套，每套均包括五项分测验，即指向记忆、联想学习、图像自由回忆、无意义图形再认和人像特点联系回忆。其中前两项为听觉记忆，指导语和刺激词均录制在磁带上，由录音机放送；中间两项为视觉记忆，由测试者按规定时间呈现图片刺激；最后一项为听觉和视觉结合的记忆，主要在呈现图片刺激的同时，说出图片的特点。

三、量表内容

1. 指向记忆：包括两组内容，每组有 24 个词，其中有 12 个词属于同一类别（如水果），要求受试者识记，另外有 12 个词混杂在其中，是与需识记的词较接近的词类，如水果类中混入食品类名词。24 个词随机排列，用录音机放送，每组词全部放送完毕

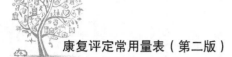

后，要求受试者立即回忆，说出要求识记的词。成绩以正确识记词的数量记分，满分为24分。

2.联想学习：包括12对词，每词由两个字组成，其中有容易（有逻辑联系）和困难（无逻辑联系）成对词各6对。12对词随机排列，用录音机放送，以不同顺序放送3遍。每次完毕后，测试者按另一顺序念出成对词的前一个词，要求受试者立即说出后一个词。成绩以正确回答反应词的数量记分，满分为27分。

3.图像自由回忆：包括两组黑白色画图片材料，每组15张，内容都是人们常见的、熟悉的和容易辨认的东西，如日常用品、交通工具等。每组刺激图片随机排列，以序列方式呈现。15张图片呈现完毕后，要求受试者立即回忆，说出所有记得的图片内容。成绩以正确回忆图片的数量记分，满分为30分。

4.无意义图形再认：包括呈现用的一组无意义目标刺激图片20张和再认用的一组无意义图片40张，其中再认用的40张图片包括20张与呈现用的无意义图片相同的目标刺激。施测时，先给受试者呈现目标刺激，然后以随机顺序呈现再认用的40张图片，要求受试者再认，即在呈现每张图片时辨认出是先前看过的目标图片，还是没有看过的混入刺激。成绩根据公式计算：再认分（正确再认数 – 错误再认数）×2，满分为40分。

5.人像特点联系回忆：内容包括呈现用的黑白人面像各6张，两者仅排序不同。测试者在呈现每张人面像的同时，说出人像的姓氏、职业和爱好，重复2遍，要求受试者记住人像和他的3个特点的联系。6张图片依此呈现完毕后，按另一顺序再次分别呈现，要求受试者立即说出每张图片人像的姓名、职业和爱好。

四、得分解释

成绩以正确回答的数量记分，满分为24分。

将以上5项分测验所得的原始分，根据等值量表分换算表分别换算成量表分，其和为总量表分。再按不同年龄组总量表分的等值记忆商换算表求得记忆商数（MQ），来衡量人的记忆等级水平。

▼▲ 第八节　临床总体印象－变化量表和临床医师访谈时对病情变化的印象补充量表 ▲▼

一、量表介绍

1. 测评方式：由医师或康复师或有测试经验的人员施测；个体测试。

2. 量表功能：广泛用于临床和抗痴呆药物试验。

3. 适用人群：临床上记忆障碍为近事记忆障碍或学习新事物困难的患者。

4. 来源：临床总体印象－变化量表（Clinical Global Impression of Change Scale，CGI-C），最早由 Guy 编制，后来演变出多种版本。目前广泛使用的 CGI-C 即 AD 合作研究 –CGI-C 由 Schneider 等编制，对患者认知、行为、社会和日常功能等领域 15 个方面的变化进行评估。

二、使用指南

该类量表虽然简单、易操作，但其分析建立在调查者理解其所给评分意义的基础上，因此，这些量表都没有对具体使用方法给出详细的指导和解释，也没有对调查者进行培训。

三、量表内容

量表内容见表 3-8-1。

表 3-8-1　临床总体印象－变化量表

测试领域	测试目的	评分（0分，1～7分）	
		患者	知情者
病史	与患者对记忆的担心有关的简要病史，如家族史，记录导致患者发现记忆变化的情形或事件		
观察或评估	外观 访谈中的行为 反应的延迟		

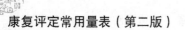

测试领域	测试目的	评分（0分，1～7分）	
		患者	知情者
心理或认知状态			
注意力或注意集中	保持和集中注意力的能力，注意力分散的情况		
定向	时间感：遵守约定的情况，对时间框架的估计 位置感：空间定位，地理定位		
记忆	回忆：新近发生事件的细节、重要的数字 学习能力的新变化，如重复、错误放置、遗漏 约定，阅读		
语言或说话能力	流畅性 　表达语言 　接受语言 言语错乱，找词困难 舌尖现象 语言蹒跚 命名 重复 理解		
实践	装配和使用机械的能力 使用工具、设备和用品的能力		
判断或解决问题或 观察问题	在需要判断、探究原因时的表现 难以做出决定，决定经常出错，难以纠正		
行为			
思想内容 幻觉或妄想或错觉	组织 恰当性 偏执性观念		
行为或心境	情绪化或不稳定 不能控制 动机 鼓动性或精力旺盛或淡漠 激越 易激惹 挫折感 抑郁 焦虑 退缩		
睡眠或食欲	睡眠异常 失眠（类型?） 嗜睡或睡眠减少 食欲或体重改变 昼夜节律改变		

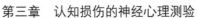

续表

测试领域	测试目的	评分（0分，1～7分）	
		患者	知情者
神经或精神运动	总体活动能力增加或下降 体位或步态 运动异常 罕见运动行为 日常模式		
功能			
基础与复杂的功能 执行能力	主动性 打扮 穿着，挑选衣服 准备食物 购物 家务杂事 财务控制 驾驶习惯 爱好 操作仪器设备		
社会功能	参加、积极参与还是避免：与社会的交流、社区活动 独立性 社会自信心 适应能力		

四、结果与解释

采用8级记分法（0～7分），根据该患者病情与最初情况的比较：0，未评；1，显著进步；2，进步；3，稍进步；4，无变化；5，稍恶化；6，恶化；7，严重恶化。

▼▲ 第九节　听觉词语学习测验（华山版）▲▼

一、测验介绍

1. 测评方式：他评；个体测试。

2. 测验功能：其测验用于评估个体的即刻回忆和延迟回忆能力，用于识别轻度认知

123

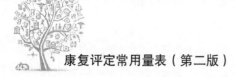

障碍。

    3. 适用人群：主要用于可能存在认知障碍的个体。

    4. 测评时长：25 ～ 30 分钟。

    5. 来源：听觉词语学习测验（华山版）（Auditory Verbal Learning Test-Huashan Version，AVLT-H），由华山医院编制，主要用于识别轻度认知损伤。

二、使用指南

    （1）本测验共包含 12 个词语，花朵类、职业类、服饰类各 4 个。

    （2）让被测试者进行 5 次回忆，前 3 次为即刻回忆、第四次为短延迟回忆、第五次为长延迟回忆。

三、测试内容

    1. 第一题

    操作说明：空。

    标题：告诉被测试者："下面我要读一些词语给您听，请您注意听清楚并尽可能记住。读完后请您进行回忆，并告诉我，您可以不按我说的顺序回忆，我会反复读几遍，每次我都要请您回忆一下，看您学会了多少。开始时可能有点难，多学几遍就容易了，说错了没有关系。准备好了吗？我们开始。"被测试者准备好后，将"大衣、长裤、头巾、手套、司机、木工、士兵、律师、海棠、百合、蜡梅、玉兰"依次以每秒 1 个词的速度读给被测试者。读完后，让被测试者立刻进行回忆。

    题目：被测试者的正确回忆词语为：大衣、长裤、头巾、手套、司机、木工、士兵、律师、海棠、百合、蜡梅、玉兰（每正确一个得 1 分，完全回忆不出来得 0 分）。

    2. 第二题

    操作说明：空。

    标题：告诉被测试者："刚才您说得很好，我现在再读一遍，请尽量记住这些词，读完后告诉我，包括您刚才记住的词。准备好了吗？"被测试者准备好后，将"大衣、长裤、头巾、手套、司机、木工、士兵、律师、海棠、百合、蜡梅、玉兰"依次以每秒 1 个词的速度读给被测试者。读完后，让被测试者立刻进行回忆。

    题目：被测试者的正确回忆词语为：大衣、长裤、头巾、手套、司机、木工、士兵、律师、海棠、百合、蜡梅、玉兰（每正确一个得 1 分，完全回忆不出来得 0 分）。

3. 第三题

操作说明：本题结束后，告诉被测试者继续记住这些词语，过 5 分钟还要请他回忆。

标题：告诉被测试者"非常好，我再读一遍，请仔细听并尽可能记住。准备好了吗?"被测试者准备好后，将"大衣、长裤、头巾、手套、司机、木工、士兵、律师、海棠、百合、蜡梅、玉兰"依次以每秒 1 个词的速度读给被测试者。读完后，让被测试者立刻进行回忆。

题目：被测试者的正确回忆词语为：大衣、长裤、头巾、手套、司机、木工、士兵、律师、海棠、百合、蜡梅、玉兰（每正确一个得 1 分，完全回忆不出来得 0 分）。

4. 第四题

操作说明：本题结束后，告诉被测试者继续记住这些词语，过 15 分钟还要请他回忆。

标题：告诉被测试者"刚刚学习过的词语，您还记得吗，现在请您尽可能回忆一下。"

题目：被测试者的正确回忆词语为：大衣、长裤、头巾、手套、司机、木工、士兵、律师、海棠、百合、蜡梅、玉兰（每正确一个得 1 分，完全回忆不出来得 0 分）。

5. 第五题

操作说明：本题为最后一次回忆。

标题：告诉被测试者"刚刚学习过的词语，您还记得吗，现在请您尽可能回忆一下。"

题目：被测试者的正确回忆词语为：大衣、长裤、头巾、手套、司机、木工、士兵、律师、海棠、百合、蜡梅、玉兰（每正确一个得 1 分，完全回忆不出来得 0 分）。

四、结果与解释

如果 50～59 岁在长延迟回忆数＜4 个，60～69 岁在长延迟回忆数＜3 个，70 岁以上在长延迟回忆数＜2 个，则可能存在轻度认知损伤。

▼▲ 第十节　Rivermead 行为记忆测验 ▲▼

一、量表介绍

1. 测评方式：他评；个体测试。

2. 量表功能：用于评定患者的行为记忆功能。

3. 适用人群：主要用于认知功能受损的个体。

4. 测评时长：约 60 分钟。

5. 来源：Rivermead 行为记忆测验（Rivermead Behavioural Memory Test，RBMT）功能评定量表由 Wilson 等编制。

二、使用指南

评定内容包括 11 个项目，包括记姓和名、所藏物品、约定、图片再认、故事回忆（即时和延迟）、面孔再认、路线回忆（即时和延迟）、信件回忆（即时和延迟）、定向和日期。

三、量表内容

量表内容见表 3-10-1。

表 3-10-1　Rivermead 行为记忆功能评定表

检查项目	操作方法	评分标准	评分
1. 记住姓和名	让患者看一张人像照片，并告知他照片上人的姓和名。延迟一段时间后让他回答照片上人的姓和名，延迟期间让他看一些其他东西	姓和名均答对，2分；仅答出姓或名1分；否则0分	
2. 记住藏起的物品	向患者借一些属于他个人的梳子、铅笔、手帕、治疗时间表等不贵重的物品，当着他的面藏在抽屉或柜橱内，然后让他进行一些与此无关的活动，结束前问患者上述物品放于何处	正确指出所藏的地点，1分；否则0分	

续表

检查项目	操作方法	评分标准	评分
3. 记住预约的申请	告诉患者，医生将闹钟定于 20 分钟后闹响，让他 20 分钟后听到闹钟响时提出一次预约的申请，如向医生问："您能告诉我什么时候再来就诊吗？"	钟响当时能提出正确问题，1 分；否则 0 分	
4. 记住一段短的路线	让患者看着医生手拿一信封在屋内走一条分 5 段的路线：椅子→门→窗前→书桌，并在书桌上放下信封→椅子→从书桌上拿信封放到患者前面。让患者照样做	5 段全记住，1 分；否则 0 分	
5. 延迟后记住一段短路线	方法同 4，但不立刻让患者重复，而是延迟一段时间再让他重复，延迟期间和他谈一些其他事	评分：全记住，1 分；否则 0 分	
6. 记住一项任务	即观察方法 4 中放信封的地点是否对	立即和延迟后都对，1 分；否则 0 分	
7. 学一种新技能	找一个可设定时间、月、日的计算器或大一些的电子表，让患者学习确定月、日、时和分（操作顺序可依所用工具的要求而定）。①按下设定钮（set）；②输入月份，如为 3 月，输入 3；③输入日，如为 16，输入 16；④按仪器上的日期（date）钮，通知仪器这是日期；⑤输入时间，如为 1 时 54 分，输入 1–5–4；按下时刻（time）钮，告诉仪器这是时刻。然后按复位钮，消除一切输入，让患者尝试 3 次	3 次内成功，1 分；否则 0 分	
8. 定向	问患者下列问题：①今年是哪一年？②本月是哪个月？③今日是星期几？④今日是本月的几号？⑤现在我们在哪里？⑥现在我们在哪个城市？⑦您多大年纪？⑧您何年出生？⑨现在总理的名字是什么？⑩谁是现届的国家主席	①②③④⑤⑥⑦全对，1 分；否则 0 分	
9. 日期	问 8 中的第④题时记下错、对	正确给 1 分，否则 0 分	
10. 辨认面孔	让患者细看一些面部照片，每张看 5 秒，一共看 5 张。然后逐张问他这是男的还是女的？是不到 40 岁，还是 > 40 岁？然后给他 10 张面部照片，其中 5 张是刚看过的，让他挑出来	全对 1 分；否则 0 分	
11. 认识图画	让患者看 10 张用线条图绘的物体画，每次一张，每张看 5 秒，让他叫出每张图中的物体的名字。在延迟后让患者从 20 张图画中找出刚看过的 10 张	全对 1 分；否则 0 分	
总分			

四、结果与解释

以上 11 题除第一题最高分为 2 分外，其余各项最高分均为 1 分，故满分为 12 分。正常人总分 9 ～ 12 分，平均 10.12 分，标准差为 1.16。脑损伤时至少 3 项不能完成，总

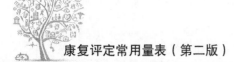

分 0 ～ 9 分，平均 3.76 分，标准差为 2.84。对脑损伤患者最难的是第 1、2、3、10 题，对第 2 题尤感困难。

<h1 style="text-align:center">▼▲ 第十一节　Benton 视觉保持测验 ▲▼</h1>

一、测验介绍

1. 测评方式：由医师或康复师或有测试经验的人员施测；个体测试。

2. 测验功能：评估受试者的视觉记忆、视知觉和视觉构造能力。

3. 适用人群：儿童、成人及老人均可。

4. 测评时长：5 ～ 10 分钟。

5. 来源：Benton 视觉保持测验（Benton Visual Retention Test，BVRT）由 Benton 编制，Sivan 修订。

二、使用指南

有两种测试模式，需要受试者通过画图或选择做出回答。

测验说明：给受试者看上面那张图，10 秒后让受试者在下面 4 幅图中找出和上面那张图最匹配的一张。

三、测试内容

测试内容见图 3-11-1。

四、结果与解释

分为：正确分和错误分。

1. 正确分：每张图根据全或无来判断，分别记 1 分或 0 分，最高分 10 分。

2. 错误分：每张图可有多个错误，每出现一次错误记 1 分。

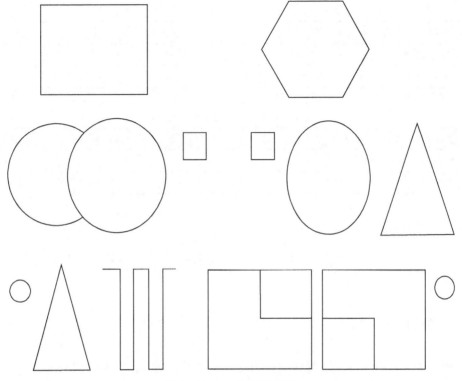

图 3-11-1　视觉测验图

错误类型有 6 种：遗漏、变形、持续、旋转、位置错误、大小错误。

评判：如实际得分比预期正确分低 2 分或比错误分高 3 分，则考虑该受试者存在视觉保持缺陷。见表 3-11-1 至表 3-11-3。

表 3-11-1　成人正确分标准

教育	16 ～ 49 岁	50 ～ 59 岁	＞ 60 岁
1 ～ 6 年	5	5	4
7 ～ 9 年	6	5	5
10 ～ 12 年	7	6	5
＞ 12 年	8	7	6

表 3-11-2　成人错误分标准

教育	16 ～ 49 岁	50 ～ 59 岁	＞ 60 岁
1 ～ 6 年	7	8	9
7 ～ 9 年	5	6	7

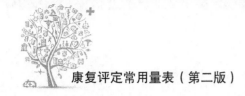

续表

教育	16～49岁	50～59岁	＞60岁
10～12年	4	5	7
＞12年	3	4	6

表3-11-3　儿童测评标准

预期分	8岁	9～10岁	11～12岁	13～15岁
预期正确分	4	5	6	7
预期错误分	9	6	5	3

第十二节　画钟测验

一、测验介绍

1. 测评方式：由医师或康复师或有测试经验的人员施测；个体测试。

2. 测验功能：画钟测验（Clock Drawing Test，CDT），是一种非常实用的筛查工具，对顶叶和额叶损伤敏感，常用于筛查视空间觉和视构造觉的功能障碍；还可以反映语言理解、短时记忆、数字理解、执行能力。

3. 来源：方法非常多，至今尚无统一评分标准。此处介绍的是4分评分法由Pfizer Inc.和Eisai Inc.编制。

二、使用指南

请患者画一个钟面并把数字标在正确的位置上。画好后，请他把指针标于11点10分或8点20分的位置。

指导语："请画一个钟表的表盘，将所有的数字标在正确的位置上，再把指针标于11点10分（或8点20分）。"

评分方法：CDT有多种评分方法，此处介绍的是4分评分法，该方法较为简单、敏感、易于操作。①画好一个封闭的圆，1分；②数字的位置及顺序准确，1分；③12个数字均没有漏掉，1分；④将指针置于正确位置，1分。

三、结果与解释

评分<4分表明存在认知功能下降。

▼▲ 第十三节　数字广度测验 ▲▼

一、量表介绍

1. 测评方式：由医师或康复师或有测试经验的人员施测；个体测试。

2. 量表功能：用于检测受试者以正确顺序顺背、倒背一系列数字的能力，为常用的短时记忆和注意力的测验。顺背数字可以测量听觉注意和听觉记忆广度，而倒背数字除了记忆广度以外，还要求短时间内储存几个数字，并同时在头脑中将它们的顺序翻转过来。

3. 来源：数字广度测验由 Wechsler 编制，为韦氏记忆测验的一部分。

二、使用指南

1. 数字广度顺背

指导语："下面我读一些数字，每个数字只读一遍，您仔细听，我说完后您照样重复一遍。"按照每秒1个数字的速度读出这5个数字：21854（正确回答2–1–8–5–4）。

评分：复述正确记相应分值。按顺序依次进行。每个分数对应两个数字串，受试者只要正确复述其中一个数字串即在"对"的方框画"√"，并进入下一分数测试，两个都复述错误则在"错"的方框画"√"，并终止。得分为最后一个复述正确的数字串对应的分数。最高分为12分。如受试者对应3分的两个数字串都不能正确复述，则记0分。

举例：受试者对应3分、4分和5分的数字分别有一个数字串复述正确，但6分的两个数字串均不能正确复述，则得分为5分。

2. 数字广度倒背

指导语："下面我再说一些数字，每个只读一遍，您仔细听，我说完后请您倒着重复一遍。"按照每秒1个数字的速度读出这3个数字：742（正确回答2–4–7）。

评分：倒背正确记相应分值。按顺序依次进行。每个分数对应两个数字串，受试者只要正确复述其中一个数字串即在"对"的方框画"√"，并进入下一分数测试，两个都复述错误则在"错"的方框画"√"，并终止。得分为最后一个倒背正确的数字串对应的分数。最高分为 10 分。如受试者对应 2 分的两个数字串都不能正确倒背，则记 0 分。

举例：受试者对应 2 分、3 分和 4 分的数字分别有一个数字串倒背正确，但 5 分的两个数字串均不能正确倒背，则得分为 4 分。

三、量表内容

量表内容见表 3-13-1 和表 3-13-2。

表 3-13-1　数字广度顺背量表

分数	数字	对	错
3 分	5-8-2 6-9-4		
4 分	6-4-3-9 7-2-8-6		
5 分	4-2-7-3-1 7-5-8-3-6		
6 分	6-1-9-4-7-3 3-9-2-4-8-7		
7 分	5-9-1-7-4-2-8 4-1-7-9-3-8-6		
8 分	5-8-1-9-2-6-4-7 3-8-2-9-5-1-7-4		
9 分	2-7-5-8-6-2-5-8-4 7-1-3-9-4-2-5-6-8		
10 分	5-2-7-4-9-1-3-7-4-6 4-7-2-5-9-1-6-2-5-3		
11 分	4-1-6-3-8-2-4-6-3-5-9 3-6-1-4-9-7-5-1-4-2-7		
12 分	7-4-9-6-1-3-5-9-6-8-2-5 6-9-4-7-1-9-7-4-2-5-9-2		

表 3-13-2　数字广度倒背量表

分数	数字	对	错
2 分	2-4 5-8		

分数	数字	对	错
3分	6-2-9 4-1-5		
4分	3-2-7-9 4-9-6-8		
5分	1-5-2-8-6 6-1-8-4-3		
6分	5-3-9-4-1-8 7-2-4-8-5-6		
7分	8-1-2-9-3-6-5 4-7-3-9-1-2-8		
8分	9-4-3-7-6-2-5-8 7-2-8-1-9-6-5-3		
9分	6-3-1-9-4-3-6-5-8 9-4-1-5-3-8-5-7-2		
10分	6-4-5-2-6-7-9-3-8-6 5-1-6-2-7-4-3-8-5-9		

四、结果与解释

每回答正确一串数字计 1 分，总分：顺背_____+ 倒背_____=_____。这是最常用的分析方法；也可以分析倒背与顺背的比例。

总分正常值受教育程度影响，文盲组＞5 分，属于正常；小学文化程度组＞6 分，属于正常；初中及以上文化程度组＞7 分，属于正常。

▼▲ 第十四节　数字符号转换测验 ▲▼

一、量表介绍

1. 测评方式：由医师或康复师或有测试经验的人员施测；个体测试。

2. 量表功能：主要用于评估注意分割、视觉扫描、跟踪和运动速度。

3. 来源：数字符号转换测验(Symbol Digit Modalities Test，SDMT)，由 Aaron Smith 编制。

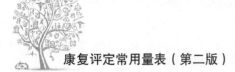
二、使用指南

测试者将测验放在受试者前面，指着键对受试者说："看这些格子，在上面有一数目，下面有一符号，每个数字有不同的符号。现在您再看这里（指着样本），这里上面有数字，下面无符号，要您在每个空格里填一个符号，填的符号要使它同这里（指键）的一样。"又指着样本第一个数字对受试者说："这里是 2，所以您应该填上这个符号（指键并填上符号，以下均同）。这里是 1，您应该填上这个符号（指键并填）。这里是 1，你应该填上这个符号（指键并填）。"做完这 3 个演示后，将铅笔给受试者，让他试填样本中的其余 7 个，到分界线时叫他停止，问他是否知道应如何做，如确实已知道做的方法，受试者要他从分界线后面的数字开始，说："您从这里开始（指着），要尽量快，又要正确，不要跳格，从左到右依顺序进行，做完第一排再做第二排，又从左到右。预备开始！"同时开始记时间，在受试者第一次出现跳格（留下一格或一些格不填）时便说："要按顺序进行，不得跳格。"

三、量表内容

量表内容见表 3-14-1。

表 3-14-1　数字符号转换测验量表

1	2	3	4	5	6	7	8	9	1	2	3	4	5	6
−	⊥	∩	⌐	∪	O	∧	×	=	−	⊥	∩	⌐	∪	O
2	1	3	7	2	4	8	1	5	4	2	1	3	2	1
4	2	3	5	2	3	1	4	6	3	1	5	4	2	7
6	3	5	7	2	8	5	4	6	3	7	2	8	1	9
5	8	4	7	3	6	2	5	1	9	2	8	3	7	4

续表

6	9	8	2	6	7	9	1	2	5	8	2	4	1	8

3	1	4	1	5	7	2	9	4	2	3	7	9	1	3

四、结果与解释

在 90 秒内，以最快的速度，按顺序填写相应的符号，时间到停止。每正确填写一个符号记 1 分，倒转符号记 0.5 分，最高 90 分。最大分值为 110 分。正确数＞21 个为正常。

▼▲ 第十五节　Rey-Osterrieth 复杂图形测验 ▲▼

一、量表介绍

1. 测评方式：由医师或康复师或有测试经验的人员施测；个体测试。
2. 量表功能：评定视觉空间结构能力和非语言记忆。
3. 测评时长：40～60 分钟。
4. 来源：复杂图形测验由 Rey 编制，由 Osterrieth 标化。

二、使用指南

Rey 于 1964 年设计用于视觉记忆测验的一种复杂图形，见图 3-15-1。

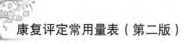

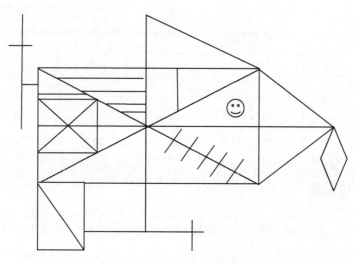

图 3-15-1　Taylor 于 1979 年设计了相匹配的复测图形

（注：该测验先要求受试者复制此图，复制过程伴有学习，复制方式可作为视觉空间能力指标。）

三、量表内容

指导语："请看下面的图案（测试者指向下方的图案）。我想请您将这个图案抄在空白页上（测试者指向空白页）。请仔细对照图案，尽您的全力完成。如果准备好了，就请开始。"备注：此项测验受试者在被试记录本上完成。

注意：受试者在抄写过程中可以擦掉图案；测试者请不要向被受者透露这是一个记忆测试。

1. 即刻回忆

指导语："较早之前，我请您抄写了一个图案。现在我想请您凭借你的记忆再次画出那个图案。（测试者指向空白处）请您在下面空白处画出那个图案。如果准备好了，就请开始。"备注：此项测验受试者在被试记录本上完成。

2. 延迟回忆

指导语："较早之前，我请您抄写了一个图案，现在我想请您凭借记忆再次画出那个图案。（测试者指向空白处）请您在下面空白处画出那个图案。如果准备好了，就请开始。"备注：此项测验受试者在被试记录本上完成。

3. 图案识别

指导语："这里有一些图案（测试者指向刺激卡），是较早之前请您抄写的那个大图案其中的一部分。请圈出您认为是属于那个大图案的部分。这些图案每一个方向都和之前抄写的大图案一样。刺激卡总共有 4 页图案，由 1 到 24。如果您认为其中的图案是属于之前大图案的，请直接将其序号圈出即可。如果准备好了，就请开始。"

量表内容见表 3-15-1。

表 3-15-1　Rey-Osterrieth 复杂图形测验

图形	位置	得分
正确	正确	2
	不正确	1
歪曲或不完全	正确	1
但尚可认出	不正确	0.5
遗漏或无法辨认		0

四、结果与解释

① 长方形外面左上角的十字形；② 大的长方形；③ 交叉的对角线；④ 长方形的水平中线；⑤ 长方形的垂直中线；⑥ 在大长方形内左侧的小长方形；⑦ 在小长方形上的一条线段；⑧ 在大长方形内左上方的四条平行线；⑨ 在大长方形外右上方的三角形；⑩ 大长方形内；⑪ 下面的小垂直线；⑫ 大长方形内的圆圈及三点；⑬ 大长方形内右下方对角线上的 5 条平行线；⑭ 与大长方形右侧相连的三角形；⑮ 与 ⑭ 三角形相连的菱形；⑯ 在三角形 ⑭ 内的垂直线 , 与大长方形垂直线平行；⑰ 在 ⑭ 内的水平线 , 也是大长方形内的水平线中线的延续；⑱ 大长方形下面的十字形；⑲ 大长方形左下方的方形。

每个单位可得 0 ~ 2 分，根据所画图形和相对位置是否正确评分，最高为 36 分。

▼▲ 第十六节　斯特鲁色词测验 ▲▼

一、测验介绍

1. 测评方式：由医师或康复师或有测试经验的人员施测；个体测试。

2. 测验功能：用于评估选择性注意及认知灵活性；不能单独用于诊断执行功能，需与其他测验相结合。

3. 适用人群：不适合于高龄老年人。

4.测评时长：15 分钟。

5.来源：斯特鲁色词测验（Stroop Color-Word Test，Stroop 色词测验），由 Stroop 编制，目前已发展出 10 多个版本。

二、使用指南

Stroop 色词测验反映受试者选择注意力及认知灵活性。Stroop 色词测验共有 3 张卡片，每张 50 个项目，分三步。第一步呈现卡片 A：由黑色印刷的汉字（红、黄、蓝、绿）组成，要求受试者尽量快，并且正确地读出汉字；第二步呈现卡片 B：由四种颜色的圆点（红、黄、蓝、绿）组成，要求尽量快，并且正确地读出颜色名称；第三步呈现卡片 C，由文字颜色和意义不一致的汉字组成，要求尽量快且正确地读出字的颜色，而不是文字的意义，记录完成每张卡片的正确阅读数和耗时数。

三、测验内容

测验内容见图 3-16-1 至图 3-16-4。

黄	红	蓝	黄	绿	红	蓝	红	蓝	黄
蓝	黄	黄	蓝	红	蓝	黄	绿	绿	红
红	绿	绿	红	绿	绿	绿	黄	红	绿
绿	蓝	蓝	黄	黄	黄	红	红	黄	绿
黄	红	绿	黄	蓝	绿	红	绿	绿	蓝

图 3-16-1　卡片 A

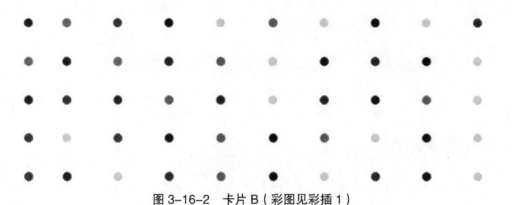

图 3-16-2　卡片 B（彩图见彩插 1）

红　黄　蓝　绿　黄

图 3-16-3　卡片 C 练习题（彩图见彩插 2）

蓝　绿　红　蓝　黄　绿　黄　蓝　黄　红

绿　蓝　绿　红　绿　黄　蓝　红　蓝　黄

蓝　红　蓝　绿　红　黄　红　蓝　绿　黄

红　黄　红　蓝　绿　蓝　绿　黄　蓝　黄

蓝　黄　红　绿　蓝　黄　红　蓝　黄

图 3-16-4　卡片 C（彩图见彩插 3）

四、结果与解释

由测试者记录完成所需的时间及错误数量，受试者自发更正的也算正确。

本测验可以测查注意集中能力、选择性注意、反应抑制能力和执行功能。评价指标包括完成每个任务的时间和准确数。干扰耗时数 = 完成卡片 C 的耗时数 – 完成卡片 B 的耗时数，干扰准确数 = 完成 C 卡片的正确数 – 完成 B 卡片的正确数。有研究显示，评分＞ 39 分为正常。

▼▲ 第十七节　威斯康辛卡片分类测验 ▲▼

一、量表介绍

1. 测评方式：由医师或康复师或有测试经验的人员施测；个体测试。

2. 量表功能：用于检测正常人的抽象思维能力。反映的认知功能包括：抽象概括、认知转移、注意、工作记忆、信息提取、分类维持、分类转换、刺激再识和加工、感觉输入和运动输出等。

3. 适用人群：正常成人、儿童（6 岁以上）、精神疾患者、脑损伤者、非色盲者。

4. 测评时长：15 分钟。

5. 来源：威斯康辛卡片分类测验由 Berg 和 Grant 编制，Heaton 将测试工具和打分流程标准化。

二、使用指南

威斯康辛卡片分类测验共有 4 张刺激卡片和 128 张反应卡片，每张卡片的大小为 8cm×8cm，卡片上分别以红、绿、蓝、黄 4 种颜色画有 1～4 个三角形、星形、十字形或圆形。其中，4 张刺激卡片分别画有 1 个红三角、2 个绿星、3 个黄十字、4 个蓝圆的图片，按上述顺序放于卡片盒上方。

三、测验步骤

刺激卡片置于前方。受试者将反应卡片依次放在刺激卡片下方。测试者掌握分类原则（颜色→形状→数量），并告诉受试者"对"或者"错误"。每个原则 10 张正确卡片。完成正确分类 6 次或用完 128 张反应卡结束。

操作指导语："请将手中的反应卡放在您认为与之相匹配的刺激卡片下方，我会告诉您放对了还是放错了。如果放错了请您不要更改，争取把下一张卡片放对就是了。好，听明白了我们就开始。"

卡片模式："请找出您认为与应答卡片图案相匹配的刺激卡片，并用手指点中，我会告诉您选对了还是选错了。如果选错了请您不要更改，争取把下一张选对就是了。好，听明白了我们就开始。"

四、结果与解释

1. 完成测查总应答数（RA）：为 128 或是完成 6 个分类所用的应答数。正常值 60 ～ 128，提示认知功能。

2. 完成分类数（CC）：测查结束后所完成的归类数。其值范围为 0 ～ 6，提示认知功能，用来测量被试者掌握分类到不同类别的概念的程度。

3. 正确应答数（RC）：测查过程中，正确的应答数目，即符合所要求应对原则的所有应答。

4. 错误应答数（RE）：测查过程中，错误的应答数目，即不符合所要求应对原则的所有应答。正常值 ≤ 45，提示被试者的认知转移能力。

5. 正确应答百分比（RCP）：正确应答数所占总应答数的百分比。反映抽象概括能力。

6. 完成第一个分类所需应答数（RF）：完成第一个分类所需要的应答数。正常值 10 ～ 20，高分提示抽象概括能力差，特别是最初概念形成能力差。

7. 概念化水平百分数（RFP）：整个测查过程中，连续完成 3 ～ 10 个正确应答的总数，占总应答数的百分比。正常值 ≥ 60%，低分提示概念形成的洞察力较差。

8. 持续性应答数（RP）：指明根据某一属性来分类是错误的，但是还是继续用这一属性来分类，它是威斯康辛卡片分类测验所有指标中提示有无脑损伤，以及是否有额叶局灶性损伤的一项最好指标。正常值 ≤ 27，反映认知转移能力。

9. 持续性错误数（RPE）：指在分类原则改变后，受试者不能放弃旧的分类原则，固执地继续按原来的分类原则进行分类；它可反映概念形成，校正的利用和概念的可塑性等方面的问题。提示脑额叶功能损伤。

10. 持续性错误的百分数（RPEP）：持续性错误占总应答数的百分比。正常值 ≤ 19%，高分提示脑额叶功能损伤。

11. 非持续性错误（NRPE）：总错误数与持续性错误数之差。正常值 ≤ 24，高分提示注意力不集中或思维混乱。

12. 不能维持完整分类数（规则坚持失败）：指测试过程中，连续完成 5 ～ 9 个正确应答的次数，即已发现分类规则但不能坚持完成分类的次数。正常值 ≤ 2，高分指有一

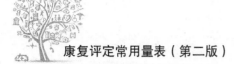

定的概念形成能力，但不能成功运用已经形成的概念进行操作。

13.学习到学会（L–L）：只有完成 3 个或 3 个以上的分类才能计算，即相邻两个分类阶段错误应答百分数差值的平均数。正常值 ≥ –10，低分表示不能有效应用以往经验，提示学习能力有一定的障碍。

▼▲ 第十八节　神经精神科问卷量表 ▲▼

一、量表介绍

1. 测评方式：由医师或康复师或有测试经验的人员施测；个体测试。

2. 量表功能：评定痴呆患者 10 种常见的行为障碍，常被用于评价药物对精神症状的疗效，同时对痴呆的病因鉴别有帮助。

3. 适用人群：照料者。

4. 测评时长：7 ～ 10 分钟。

5. 来源：神经精神科问卷（Neuropsychiatric Inventory，NPI）由 Cummings 等编制。

二、使用指南

由照料者回答，需时少，包括 10 个神经精神症状和 2 个自主神经症状，每个亚项有 1 个反映其核心症状的筛检问题。

三、量表内容

指导语：（面对照料者）对于以下筛检问题的回答为"否"，则进行下一筛检问题。如果回答"是"，则需评定过去 4 周内的症状严重程度（1 ～ 3）和发生频率（1 ～ 4），两者乘积为患者的该项得分。再给您的痛苦程度评分（0 ～ 5），见表 3-18-1。

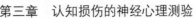

表 3-18-1　神经精神科问卷量表

项目	有　无	严重程度	发生频率	苦恼程度
妄想：患者是否一直都有不真实的想法？比如说，一直坚持认为有人要害他／她，或偷他／她的东西	☐ ☐	1 2 3	1 2 3 4	0 1 2 3 4 5
幻觉：患者是否有幻觉，比如虚幻的声音或影像？他／她是否看到或听到并不存在的事情	☐ ☐	1 2 3	1 2 3 4	0 1 2 3 4 5
激惹／攻击行为：患者是否有一段时间不愿意和家人配合或不愿别人帮助他／她？他／她是否很难处理	☐ ☐	1 2 3	1 2 3 4	0 1 2 3 4 5
抑郁／心境不悦：患者是否显得悲伤或忧郁？他／她是否曾说过他／她的心情悲伤或忧郁	☐ ☐	1 2 3	1 2 3 4	0 1 2 3 4 5
焦虑：患者是否害怕和你分开？患者是否会有其他神经质的症状，比如：喘不过气、叹气、难以放松或过分紧张	☐ ☐	1 2 3	1 2 3 4	0 1 2 3 4 5
过度兴奋／情绪高昂：患者是否感觉过分的好或者超乎寻常的高兴	☐ ☐	1 2 3	1 2 3 4	0 1 2 3 4 5
淡漠／态度冷淡：患者是否对他／她常做的事情和别人的计划、事情不感兴趣	☐ ☐	1 2 3	1 2 3 4	0 1 2 3 4 5
行为失控：患者是否显得做事欠考虑？例如，对陌生人夸夸其谈，或者出口伤人	☐ ☐	1 2 3	1 2 3 4	0 1 2 3 4 5
易怒／情绪不稳：患者是否不耐烦和胡思乱想？是否无法忍受延误或等待已经计划好的活动	☐ ☐	1 2 3	1 2 3 4	0 1 2 3 4 5
异常举动：患者是否有不断地重复行为，如在房子里走来走去、不停地扣扣子、把绳子绕来绕去或者重复地做其他事情	☐ ☐	1 2 3	1 2 3 4	0 1 2 3 4 5
总分：				
自主神经功能				
夜间行为：患者是否半夜会吵醒您？是否起来太早？或者在白天睡的太多	☐ ☐	1 2 3	1 2 3 4	0 1 2 3 4 5
食欲／饮食变化：患者的体重有没有增加或减轻？他／她喜欢的食物种类有没有变化	☐ ☐	1 2 3	1 2 3 4	0 1 2 3 4 5

四、结果与解释

（1）频率：1，偶尔（每周＜1次）；2，经常（每周约1次）；3，频繁（每周数次，但不是每天都有）；4，非常频繁（每天1次或数次）。

（2）严重度：1，轻度，对患者几乎没有造成困扰；2，中度，对患者造成较多困扰，但照顾者能改变患者行为；3，非常严重，患者的障碍大，行为难以改变。

（3）苦恼程度：该症状带给照顾者的苦恼程度。0，一点不苦恼；1，有一点苦恼；2，轻度苦恼；3，中度苦恼；4，重度苦恼；5，非常严重的苦恼。

▼▲ 第十九节　阿尔茨海默病评定量表 – 认知 ▲▼

一、量表介绍

1. 测评方式：由医师或康复师或有测试经验的人员施测；个体测试。

2. 量表功能：该量表用于评定国内外抗痴呆药物改善认知功能的标准预后指标，能有效区分轻、中度阿尔茨海默病。

3. 适用人群：临床试验和科研工作。

4. 测评时长：15 ～ 30 分钟。

5. 来源：阿尔茨海默病评定量表 – 认知（Alzheimer's Disease Assessment Scale-Cognitive section，ADAS–Cog），由 Rosen 和 Mohs 等编制。

二、使用指南

该量表包括定向力、语言、结构、观念的运用、词语即刻回忆与词语再认，满分70 分。

1. 词语回忆

（1）指导语："我将给您出示一些印白色卡片上的词语，请大声地朗读出每个词语，并努力记住它，因为，稍后我会要您努力回忆出我给您出示过的所有词语。准备好了吗？我们开始，请读出词语并努力记住它。"

受试者读完词语列表后，说："好了，现在告诉我您能记住的列表中的所有词语。"必要时，可以提示"还有吗"，在进行第二次和第三次尝试时，说："现在我要再次给您出示刚才出示过的词语列表。大声读出每个词语并努力记住它。"

（2）评分：对每个被正确回忆的词语，测试者应当勾选"是"。计算每次尝试中"否"的方格总数。求尝试 1、2 和 3 的评分总和，然后除以 3。

2. 命名物体或手指

（1）指导语："现在我将给您出示一些物品。我想要您告诉我它们的名称。这被称为什么？"如果受试者说出的是物品的用途，则说："是的，那是这个东西的用途，但是它的名称是什么？"如果受试者不回答，可以给出物品的语义进行提示。

要求受试者给出他的优势手的手指名称。

"请将您的右（左）手放在桌子上。现在我将指出您手上的一个部分，我想让您说出它的名称。这是什么？"

（2）评分：1～2 项不正确为 0 分；3～5 项不正确为 1 分；6～8 项不正确为 2 分；9～11 项不正确为 3 分；12～14 项不正确为 4 分；15～17 项不正确为 5 分。

3. 命令

（1）指导语："现在我要让您做几件事。首先，握拳；指向天花板，然后指地板；把铅笔放在卡片上，然后再把它放回原处；把手表放在铅笔的另一边，然后把卡片翻过来；闭上您的双眼，然后用两根手指轻拍您的每侧肩膀两次。"

（2）评分：记录不正确操作的步骤数。

4. 结构性练习

（1）指导语："在这张纸上有一个图形，试着在同一张纸上的另一个地方另外画出一个与它非常相似的图形。"

（2）评分：0=4 幅图全部正确；1=1 幅图错误；2=2 幅图错误；3=3 幅图错误；4=4 幅图均错误；5= 未作图；刻写；只有一部分图形；用文字代替图形。

5. 意向性练习

（1）指导语："我要您假装给您自己写了一封信。把这张纸拿起来折好，使它与信封的大小相符，然后把它放进信封里。再封好信封，然后在信封上收信人的位置写上您自己的姓名和地址，并且告诉我邮票贴在哪儿。"给予一次完整的说明后，每项任务只能给予一次额外的提醒。

（2）评分：不正确操作的步骤数。

6. 定向力

（1）指导语：询问受试者下表中定向力部分的信息。

（2）评分：错误部分的总数。

7. 单词辨认任务

（1）指导语："我将给您出示一些印白色卡片上的词语，请大声地朗读出每个词语，并努力记住它。"在辨认部分，指导语为："现在我要给您出示另外一组词语。有些词语在我刚才给您出示的词语列表中出现过，而其他词语则是新的。对于每个词语，我要您告诉我这个词语是否在我刚才给您出示的词语列表中出现过。"

（2）评分：得分是 3 次再认中错误数的平均数（最高 =12 分）。

8. 回忆测验指令：数一数词语辨认任务中所给予的提醒次数。

9. 口头语言能力：根据受试者在测试环节中说过的话进行评定。

10. 找词困难：根据受试者在测试环节中自发性说话时，找到恰当的词语是否有困难。

11. 口头语言理解能力：根据受试者在测试环节中对测试者所说的话的理解程度。

12. 注意力：根据患者对无关刺激和（或）由于缺乏训练而需要在测验时重新领会指导语时表现出来的分心情况进行评分。

三、量表内容

量表内容见表 3-19-1 至表 3-19-3。

表 3-19-1　ADAS-cog 量表

1. 单词回忆任务：	2. 命名物体或手指：
受试者阅读 10 个单词，每个单词出示 2 秒。然后，让受试者大声回忆这些单词。核对每个正确回忆的单词。共进行 3 次阅读和回忆试验。该项评分等于 3 次试验中未能正确回忆的单词平均数。 三次试验平均错误分_____	__花　__沙发　__哨子　__铅笔　__毽子　__假面具 __剪刀　__梳子　__钱夹　__口琴　__听诊器　__钳子 __拇指　__小手指　__示指　__中指　__环指 0=0 ～ 2 件物品命名不正确 1=3 ～ 5 件物品不正确 2=6 ～ 8 件物品不正确 3=9 ～ 11 件物品不正确 4=12 ～ 14 件物品不正确 5=15 ～ 17 件物品不正确
3. 命令： 评分 = 不正确操作的步骤数 握拳 指天花板，然后指向地面 将铅笔放在卡片的上面，然后将其放回去 把手表放在铅笔的另一边，并且把卡片翻过来 用两个手指在每一边肩膀上拍两下，同时要一直闭着眼睛	4. 结构性练习： 0=4 幅图全部正确 环绕？是 否 1=1 幅图错误 2=2 幅图错误 3=3 幅图错误 4=4 幅图均错误 5= 未作图；刻写；只有一部分图形；用文字代替图形

5. 意象性练习： 评分 = 不正确操作的步骤数 叠信 将信放进信封内 将信封封口 在信封上写地址 在贴邮票处作标记	6. 定向力： 评分 = 错误部分的总数 人物 星期 日期（±1 天） 月份 年份 季节（季节变换前 1 周或后 2 周） 一天中的钟点（误差在 1 小时以内） 地点（部分命名也可接受）
7. 单词辨认任务： 让患者大声阅读 12 个高度形象性的单词，然后将这些单词随机混入 12 个没有看过的单词中，要求患者指出那个单词是刚才读过的，重复阅读与再认 2 次，得分是 3 次再认中错误数的平均数（最高 = 12 分）　3 次试验平均错误分_____	8. 回忆测验指令 *： 0= 无 1= 很轻；忘记 1 次 2= 轻度；必须提醒 2 次 3= 中度；必须提醒 3 次或 4 次 4= 中重度；必须提醒 5 次或 6 次 5= 重度；必须提醒 7 次或 7 次以上 * 评分结果来自单词辨认任务
9. 口头语言能力： 0= 无 1= 很轻；有一次缺乏可理解性的情况 2= 轻度；＜ 25% 的时间内存在言语可理解性困难 3= 中度；受试者在 25% ～ 50% 的时间内存在言语可理解性困难 4= 中重度；受试者在 50% 以上的时间内存在言语可理解性困难 5= 重度；说一两个词即中断；说话虽流利，但内容空洞；缄默	10. 找词困难： 0= 无 1= 很轻；出现一两次，不具临床意义 2= 轻度；明显的赘述或用同义词替代 3= 中度；偶尔缺词，且无替代词 4= 中重度；频繁缺词，且无替代词 5= 重度；几乎完全缺有内容的单词；言语听起来空洞；说一两个词即中断
11. 口头语言理解能力： 0= 无；患者能理解 1= 很轻；有一次理解错误的情况 2= 轻度；3 ～ 5 次理解错误的情况 3= 中度；需要多次重复和改述 4= 中重度；仅偶尔正确回答；也就是说，只回答"是"或"否" 5= 重度；受试者者极少对问题做出恰当反应；而且并非因言语贫乏所致	12. 注意力： 0= 无 1= 很轻；有 1 次注意力不集中 2= 轻度；有 2 ～ 3 次注意力不集中；出现坐立不安或心不在焉的表现 3= 中度；访谈过程中 4 ～ 5 次注意力不集中 4= 中重度；访谈过程中很多时候注意力不集中和（或）经常注意力涣散 5= 重度；极其难以集中注意力和注意力极其易转移；无法完成任务

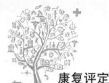

表 3-19-2　单词回忆任务

□ 第一套

家庭			皮肤			铁路	
硬币			儿童			儿童	
铁路			家庭			硬币	
儿童			军队			旗子	
军队			硬币			皮肤	
旗子			铁路			图书馆	
皮肤			麦子			海洋	
图书馆			旗子			麦子	
麦子			图书馆			家庭	
海洋			海洋			军队	

未能回忆的单词数：_____　　未能回忆的单词数：_____　　未能回忆的单词数：_____

□ 第二套

血液			植物			棉花	
帐篷			火			火	
棉花			血液			帐篷	
火			大厅			实验室	
大厅			帐篷			植物	
实验室			棉花			河流	
植物			蒸汽			玩具	
河流			实验室			蒸汽	
蒸汽			河流			血液	
玩具			玩具			大厅	

未能回忆的单词数：_____　　未能回忆的单词数：_____　　未能回忆的单词数：_____

评分 = 未能回忆的单词平均数：_____

表 3-19-3　单词辨认任务

□ 第一套

	是	否
寂静		
肘		
女儿		
粉末		
运河		

	是	否
气泡		
角落		
珠宝		
淋浴器		
村庄		

	是	否
猴子		
寂静		
岛屿		
季节		
黎明		

续表

	是	否
前额		■
老虎		■
黎明		■
龙	■	
卧室		
姐姐		
乞丐		■
回声		
侄子		
义务	■	
村庄		■
角落	■	
橄榄树	■	
音乐	■	
勇气		■
容器	■	
丝带	■	
物体		■
项链		

错误数：_____

	是	否
前额		■
寂静		■
老虎		■
会议	■	
容器	■	
汽车		
洋葱		
乞丐		■
警报		
回声		■
勇气		
女儿		■
物体	■	
器官	■	
饮料		
水盆	■	
夹克	■	
黎明		■
市长		

错误数：_____

	是	否
针	■	
回声		■
牛		
角落	■	
王国		
老虎		
物体		■
乞丐		■
喷泉		
村庄		■
人民		
猎人		
前额		
投手		■
容器		
女儿		
勇气	■	
贝壳		
百合		

错误数：_____

□ 第二套

	是	否
天空		■
森林		■
实质		■
责任		
机器	■	
救护车	■	
事实	■	
坟墓		
优点	■	
足踝	■	
背景		

	是	否
母亲	■	
香烟		■
公民权		
快艇	■	
趋势	■	
救护车	■	
天空	■	
事实		■
奇迹	■	
海报		
岩石	■	

	是	否
男孩	■	
天空		■
思想		
城市		
坟墓	■	
答案		
花束		■
草地		
香烟	■	
单位		
事实		■

续表

	是	否
机会		■
花束		■
爪子	■	
微笑	■	
趋势	■	
香烟	■	
竖琴	■	
事件		
资质	■	
海报		
爬行动物		
树木	■	■
慎重	■	

错误数：_____

	是	否
办法	■	
机会		■
困难		
花束		■
资质		
实质		
树木		
结果		
骡子		
自我		
手肘		
坟墓		
民主政治		

错误数：_____

	是	否
树木		
机会		■
酒精	■	
趋势		■
征服		
菠菜	■	
救护车		■
等级		
海报		■
实质	■	
资质		■
头盖骨	■	
讽刺		

错误数：_____

四、结果与解释

本量表包括 11 题，满分 70 分。通常将改善 4 分作为治疗显效的判定标准。

▼▲ 第二十节　临床痴呆评定量表 ▲▼

一、量表介绍

1. 测评方式：由医师或康复师或有测试经验的人员施测；个体测试。

2. 量表功能：临床痴呆评定（Clinical Dementia Rating，CDR），可用来描述痴呆的严重程度，也可用于痴呆的诊断。

3. 适用人群：知情者和受试者。

4. 测评时长：40 分钟。

5. 来源：该量表由 Charles Hughes 等提出并修订。

二、使用指南

该量表包括记忆、定向、判断和解决问题、工作及社交能力、家庭生活和爱好、独立生活能力6个项目。

分别对知情者和受试者本人进行访谈，对知情者进行访谈时，受试者不应在现场，这期间请研究者指定人员看护受试者；对受试者进行访谈时，知情者不应在场。询问以下内容及必要的附加问题，并进行记录，根据二者提供的信息对受试者的认知功能做出评价。注意，只有当能力的减退是由于认知障碍引起时才计分，其他因素（躯体或抑郁等）不影响评分。

三、量表内容

量表内容包括询问知情者和询问受试者，见表3-20-1至表3-20-9。

表3-20-1 询问知情者有关受试者记忆的问题

1. 他/她有记忆或思维的问题吗
   1：否　　　　2：是

1a. 假如是，这个问题是经常的吗（而不是偶尔出现）
   1：否　　　　2：是

2. 他/她能回忆起最近发生的事情吗
   1：通常　　　2：有时　　　3：很少

3. 他/她能记住短的购物清单吗
   1：通常　　　2：有时　　　3：很少

4. 在过去的一年中他/她记忆力有减退吗
   1：否　　　　2：是

5. 从目前他/她的记忆状况来看，是否几年前他/她已经有了日常活动能力（或退休前的活动）障碍（知情者的看法）
   1：否　　　　2：是

6. 他/她会完全忘记几周内的大事吗（如来访、出行、聚会、婚礼等）
   1：很少　　　2：有时　　　3：通常

7. 他/她经常忘记这些事情确切的细节吗
   1：很少　　　2：有时　　　3：通常

8. 他/她经常完全忘记很早以前的重要事情吗（如生日、结婚日期、就业单位）
   1：很少　　　2：有时　　　3：通常

9. 告诉我最近生活中他/她应该记得的一些事情，请详细描述事件发生的地点、开始、持续和结束时间，他们（包括受试者）是如何到达现场的
请详细记录：
一周以内的事件：
一个月以内的事件：

续表

10. 他 / 她是什么时候出生的：	年	月	日
11. 他 / 她在什么地方出生的：	省	市	

12. 他 / 她最后就读的学校

名称：

地点：

年级：

13. 他 / 她主要的工作是什么？假如没有，配偶的工作是什么

14. 他 / 她最后的主要工作是什么？假如没有，配偶最后的工作是什么

15. 他 / 她（或配偶）何时退休的？为什么

表 3-20-2　询问知情者有关受试者定向的问题

问题	他 / 她是否经常准确知道
1. 当月的日期	1：通常　2：有时　3：很少　4：不祥
2. 月份	1：通常　2：有时　3：很少　4：不祥
3. 年份	1：通常　2：有时　3：很少　4：不祥
4. 星期几	1：通常　2：有时　3：很少　4：不祥
5. 他 / 她判断时间关系有困难吗（如发生在过去互相关联的事情）	1：很少　2：有时　3：通常　4：不祥
6. 在熟悉的街区，他 / 她是否能找到自己想去的地方	1：通常　2：有时　3：很少　4：不祥
7. 在居住区以外的地方，他 / 她是否能从一个地方到另一个地方	1：通常　2：有时　3：很少　4：不祥
8. 在室内，他 / 她是否能找到自己想去的地方	1：通常　2：有时　3：很少　4：不祥

表 3-20-3　询问知情者有关受试者判断和解决问题的能力

问题	评价
1. 总的来说，假如您现在必须评定他 / 她解决问题的能力，请您考虑以下答案哪种最合适	1：和以前一样好 2：不如以前好 3：一般 4：差 5：根本没有能力
2. 评定他 / 她处理少量钱财的能力（比如换零钱、找零钱）	1：没有丧失 2：有些丧失 3：严重丧失
3. 评定他 / 她处理复杂财务或生意交易的能力（比如收支平衡、付费）	1：没有丧失 2：有些丧失 3：严重丧失

问题	评价
4. 他 / 她是否能处理家中发生的紧急情况（如水管渗漏、着火）	1：和以前一样好 2：因为思维障碍不如以前好 3：严重丧失 4：由于其他原因不如以前好（具体）
5. 他 / 她能理解所处境况或别人对某一问题的解释吗	1：通常 2：有时 3：很少 4：不详
6. 在社交场合与他人交往时，他 / 她的行为适当吗？（和他 / 她平常的风格一样吗？）这个题目是评定行为，不是外表	1：通常 2：有时 3：很少 4：不详

表 3-20-4 询问知情者有关受试者社会活动问题

问题	评价
1. 他 / 她仍在工作吗	1：是（跳至问题 3） 2：否 3：不适用（跳至问题 4）
2. 记忆或思维障碍是他 / 她决定退休的原因吗	1：否 2：是（跳至问题 4）
3. 因为记忆或思维障碍，他 / 她在工作中有明显的障碍吗	1：无或很少 2：有时 3：通常
4. 他 / 她过去骑自行车吗	1：是 2：否
5. 他 / 她现在骑自行车吗	1：是 2：否
6. 如果没有，是否是因为记忆力或思维问题	1：是 2：否
7. 假如他 / 她仍坚持骑自行车，是否会因为思维能力不佳而出现问题或危险	1：是 2：否
8. 他 / 她能独立购买需要的东西吗	1：总是 2：有时（购买有限数量的物品：重复购买或忘记所需要购买的物品） 3：很少或从来不（每次购物均需要别人陪同） 4：不详

问题	评价
9. 他 / 她在家庭以外能独立地进行活动吗	1：总是（有意义的参加活动，如发表意见、选举） 2：有时（有限的或进行常规的活动，比如看上去能开会、能去理发） 3：很少或从来不（没有帮助一般不能进行活动） 4：不详
10. 他 / 她能否经常被带出去参加家庭以外的社会活动？假如是，为什么	1：是 2：否
11. 不经意的观察会觉得他 / 她的行为会觉得异常吗	1：否 2：是
12. 假如在养老院里，他 / 她能很好地参加社交活动吗	1：否 2：是
以上是否能够得到足够的信息来评定受试者的社会活动	1：是 2：否
假如需要澄清受试者的功能水平，请在下面加上注释：	

注：社会活动包括探亲访友、政治活动、行业组织如各种协会、社会俱乐部、服务机构、教育项目等。

表 3-20-5　询问知情者有关受试者家务与爱好的问题

1a. 他 / 她做家务的能力出现了什么变化

1b. 他 / 她还能把哪些事情做好

2a. 他 / 她从事业余爱好的能力有什么变化

2b. 他 / 她还能把哪些爱好的事情做好

3. 假如在养老院，哪些家务和爱好他 / 她再也无法做好了

4. 日常活动能力

5. 他 / 她做家务的能力以下哪个答案最合适（检查者根据以上信息判断，不需要直接询问知情者）

1：在日常活动中功能正常

2：能进行日常活动，但达不到既往水平

3：能独立完成某些活动（操作家务用具，如吸尘器，做简单的饭）

4：仅能从事有限的活动（在一些指导下，洗盘子尚干净、能摆碗筷）

5：缺乏有意义的功能（只有简单的活动，如在严格的指导下可铺床）

以上是否能够得到足够的信息来评定受试者的家务与爱好损害的程度

1：是

2：否（进一步探讨以下问题）

注：家务如做饭、洗衣、打扫卫生、购买食品杂货、倒垃圾、整理院子、家庭用具简单维护和基本维修。爱好如缝纫、绘画、手工艺、读书、娱乐、摄影、园艺、看电影或音乐会、做木活、参与体育活动。

表 3-20-6 询问知情者有关受试者个人生活自理能力的问题

评定项目				得分
穿衣	独立完成	有时系错扣子等	顺序错误，常忘记某一件	不能穿衣	
清洁与修饰	无须帮助	需要督促	有时需要帮助	总是或几乎总是需要帮助	
吃饭	干净，餐具适当	凌乱，只用汤勺	只能吃简单的固体食物	完全依赖他人喂食	
括约肌控制	控制正常	有时尿床	经常尿床	大小便失禁	

注：请您评估他/她在以上各个方面心智能力如何（假如受试者的自理能力比以前退步，即使达不到"1"的程度，也应该考虑"1分"）。

表 3-20-7 询问受试者的记忆问题

1. 您在记忆或思维方面有问题吗
    1：否   2：是

2. 刚才您的配偶（或子女）告诉我一些您最近经历的事，您能告诉我有关这些事情的一些情况吗？督促他/她描述事件的细节，如地点、发生、持续和结束时间，参加者及他们（包括受试者）如何到达现场

一周内的事件	0：大部分正确
	0.5：部分正确
	1：大部分不正确
一个月以内的事件	0：大部分正确
	0.5：部分正确
	1：大部分不正确

3. 我现在说一个姓名和地址，请您记住，现在请跟我重复这个姓名和地址（重复到受试者能够正确重复但最多三遍，每一遍重复正确的成分对应地画"×"）

1：张	2：丹	3：北京市	4：王府井	5：42 号
1：张	2：丹	3：北京市	4：王府井	5：42 号
1：张	2：丹	3：北京市	4：王府井	5：42 号

4. 您是什么时候出生的：	年	月	日

5. 您是什么地方出生的：	省	市

6. 您最后就读的学校是：
名称：
地点：
年级：

7. 您主要的工作是什么？假如没有，配偶的主要工作是什么

8. 您最后的主要工作是什么？假如没有，配偶最后的主要工作是什么

9. 您（或配偶）何时退休？为什么

10. 请重复我刚才让您记住的名称和地址（每一个重复正确的成分大对应地方画"×"）

1：张	2：丹	3：北京市	4：王府井	5：42 号

表 3-20-8　询问受试者的定向问题（详细记录受试者的答案）

问题	评价
今天是几号	1：正确　2：不正确
今天是星期几	1：正确　2：不正确
现在是几月份	1：正确　2：不正确
今年是哪一年	1：正确　2：不正确
这个地方的名称是什么	1：正确　2：不正确
我们住在哪个城市或城镇	1：正确　2：不正确
现在几点了	1：正确　2：不正确
受试者知道陪他/她来的人是谁吗	1：正确　2：不正确

表 3-20-9　询问受试者对有关判断和解决问题的能力

相似性

例子："铅笔和钢笔有什么相似之处?"（书写工具）

1. 萝卜—菜花

    0：蔬菜

    1：吃的东西、生长的东西、能做饭的东西等

    2：回答不切题：不一样；买来的

2. 书桌—书架

    0：家具，办公家具，都是放书用的

    1：木头的，有腿

    2：回答不切题：不一样

区别

例子："糖和醋有什么区别?"（一个甜，一个酸）

这些东西有什么不同之处？

3. 谎言—错误

    0：一个故意，一个无意

    1：一个不好，一个好；或只解释一个

    2：回答不切题：差不多

4. 河流—运河

    0：一个天然，一个人工

    1：其他答案，或只解释一个

    2：回答不切题：差不多

计算

5. 一元等于多少个 5 分

    1：正确　　　2：不正确

6. 六元七角五分等于多少个二角五分

    1：正确　　　2：不正确

续表

7. 从 20 减去 3，再从每一个得数连续减三，一直减下去（至少减两次）20-3=17；17-3=14
1：正确   2：不正确

判断

8. 当您到达一个陌生的城市，您如何找到您想要到达的一个地方
    0：问路边的行人或警察，查地图，打 114 查询
    1：其他不佳的答案
    2：没有明确的反应

9. 受试者对自身生活能力减退和处境以及对他 / 她为什么到这儿来做检查的理解程度
    1：自知力好
    2：有部分自知力
    3：无自知力

注：假如受试者对以上问题的最初反应不是 0 分，需要进一步询问，以便确定其对该题的最佳理解，最接近的答案画"×"。

四、结果与解释

利用获得的所有信息做出最恰当的判断。对 6 个功能域分别进行评定，在相应处填写分数，注意只有当能力的减退是由认知障碍引起时才记分。如果功能障碍的严重程度介于两级之间，原则上按严重的级进行评定。最后，综合 6 个功能域的得分，根据以下原则总结出 CDR 总体得分。

（1）记忆（M）为主要项目，其他 5 项为次要项目。

（2）当 M=0.5，CDR ≠ 0，只能 =0.5 或 1。

（3）CDR=M（记忆分）

①当至少 3 个次要项目与记忆分数相同时；

②当 1 个或 2 个次要项目分数 =M，不多于 2 个次要项目分数在 M 的任一侧时；

③当 3 个次要项目分数在记忆分的一侧，另 2 个次要项目分数在记忆分的另一侧；

④当 M=0.5，至少 3 个次要项目均为 0 时，CDR=0.5；

⑤当 M=0，只有 1 个次要项目≥ 0.5 时，CDR=0；

（4）CDR ≠ M（记忆分）

①当 3 个或多个次要项目分＞ M 或＜ M 时，CDR= 大多数次要项目分数；

②当 M=0.5，至少 3 个次要项目分≥ 1 时，CDR=1；

③当 M=0，2 个或多个次要项目≥ 0.5 时，CDR=0.5；

④当 M=1 时，CDR ≠ 0，此时如果其他人多数次要项目 =0，CDR=0.5。

就近联合原则：当不符合以上原则时，CDR 为与 M 最接近的次要项目的分数（例

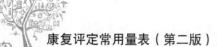

如，M 和一个次要项目的分数 =3，2 个次要项目的分数 =2，1 个次要项目的分数 =1，CDR=2）。见表 3-20-10。

表 3-20-10　CDR 记分表

内容	健康 CDR=0	可疑痴呆 CDR=0.5	轻度痴呆 CDR=1	中度痴呆 CDR=2	重度痴呆 CDR=3	得分
1. 记忆力	无记忆缺损或只有轻微的、偶尔的健忘	经常性的轻度健忘，对事情能部分回忆："良性"健忘	中度记忆缺损，对近事遗忘突出，记忆缺损妨碍正常活动	严重记忆缺损；能记住过去非常熟悉的事情，新近发生的事件很快遗忘	严重记忆丧失，仅存片段的记忆	（　）
2. 定向力	能完全正确定向	对时间关联性有轻微的困难，其余能完全正确定向	对时间关联性有中度困难，检查时对地点仍有定向能力；但在某些场合可能有地理定向能力障碍	对时间关联性有严重困难；通常对时间不能定向，常对地点失定向	仅对患者自己有定向力	（　）
3. 判断与解决问题的能力	能很好地解决正常问题，处理事务和财务，判断力良好	在解决问题、辨别事物间的异同点方面有轻微缺损	在解决问题、辨别事物间的异同点方面有中度困难；通常还能维持社交事务判断力	在解决问题、辨别事物间的异同点方面有严重损害；社会判断力通常受损	不能判断，或不能解决问题	（　）
4. 社会事务	和平常一样能独立处理工作、购物、义务劳动及社会群体劳动	在这些活动方面仅有轻微损害	已不能独立进行这些活动；可以从事其中部分活动，不经意的观察似乎正常	不能独立进行室外活动，但可被带到家庭以外的场所参加活动	不能独立进行室外活动，病重得不能被带到家庭以外的场所参加活动	（　）
5. 家务与业余爱好	家庭生活、业余爱好和需用智力的兴趣均很好保持	家庭生活、业余爱好和需用智力的兴趣有轻微损害	家庭活动有肯定的轻度障碍，放弃难度大的家务，放弃复杂的爱好和兴趣	仅能做简单家务，兴趣明显受限，而且维持的差	丧失有意义的家庭活动	（　）
6. 个人自理能力	完全自理	完全自理	须旁人督促或提醒	穿衣、个人卫生及个人事务料理都需要帮助	个人自理方面依赖别人给予很大帮助，经常大小便失禁	（　）
7. 总体得分	0	0.5	1	2	3	（　）

▼▲ 第二十一节 总体衰退量表 ▲▼

一、量表介绍

1. 测评方式：由医师或康复师或有测试经验的人员施测；个体测试。

2. 量表功能：总体衰退量表（Gobal Deterioration Scale，GDS），可用于全面评估老年人和痴呆患者的认知功能减退，也用于临床试验时对痴呆自然病程的分级评定。量表内容包括：记忆功能、工具性日常生活活动能力、人格和情绪变化、日常生活活动能力和定向力。

3. 适用人群：老年人和痴呆患者。

4. 来源：GDS 由 Reisberg 编制。

二、使用指南

该量表通过对患者和护理者进行访谈，进行评分分期，为非客观量表。

第一级：无认知减退。

无主观叙述记忆不好，临床检查无记忆缺陷的证据。

第二级：非常轻微的认知功能减退。

自己抱怨记忆不好，通常表现为以下几个方面：①忘记熟悉的东西放在什么地方；②忘记熟人的名字，但临床检查无记忆缺陷的客观证据。就业和社交场合无客观的功能缺陷，对症状的关心恰当。

第三级：轻度认知功能减退。

最早而明确的认知缺陷。存在下述两项或两项以上的表现：①患者到不熟悉的地方迷路；②同事注意到患者的工作能力相对减退；③家人发现患者回忆词汇的名字困难；④阅读一篇文章或一本书后记住的东西甚少；⑤记忆新认识的人名能力减退；⑥可能遗失贵重物品或放错地方；⑦临床检查有注意力减退的证据。只有深入检查才有可能获得记忆减退的客观证据。可有所从事的工作和社交能力的减退。

第四级：中度认知功能减退。

明显的认知缺陷表现在以下几个方面：①对目前和最近的事件知识了解减少；②对

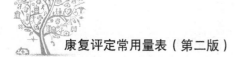

个人经历的记忆缺陷；③从做连续减法可以发现注意力不能集中；④旅行、管理钱财等的能力减退。

但常无以下3个方面的损害：①时间和人物定向；②识别熟人和熟悉的面孔；③到熟悉的地方旅行的能力。不能完成复杂的工作。心理防御机制中的否认显得突出，情感平淡，回避竞争。

第五级：重度认知功能减退。

患者的生活需要照顾，检查时半天不能回忆与以前生活密切相关的事情。例如，地址、使用了多年的电话号码、亲属的名字（如孙子的名字）、本人毕业的高中或大学的名称或地点定向障碍。受过教育的人，做40连续减4或20连续减2也有困难。在此阶段，患者尚保留一些与自己或他人有关的重要事件的知识。知道自己的名字，通常也知道配偶和独生子女的名字。进食及大小便无须帮助，但不少患者不知道挑选合适的衣服穿。

第六级：严重认知功能减退。

忘记配偶的名字、最近的经历和事件大部分忘记。保留一些过去经历的知识，但为数甚少。通常不能认识周围环境、不知道年份、季节等。做10以内的加减法可能有困难。日常生活需要照顾，可有大小便失禁，外出需要帮助，偶尔能到熟悉的地方去。日夜节律紊乱。几乎总能记起自己的名字。常常能区分周围的熟人与生人。出现人格和情绪改变，这些变化颇不稳定，包括：①妄想性行为，如责备自己的配偶是骗子，与想象中的人物谈话，可与镜子中的自我谈话；②强迫症状，如可能不断重复简单的清洗动作；③焦虑症状，激越，甚至出现以往从未有过的暴力行为；④认知性意志减退，如因不能长久保持一种想法以决定有的行为，致使意志能力丧失。

第七级：极严重认知功能减退。

丧失言语功能。常常不能说话，只有咕哝声。小便失禁，饮食及大小便需要帮助料理。丧失基本的精神性运动技能，如不能走路，大脑似乎再也不能指挥躯体。常出现广泛的皮层性神经系统症状和体征。

三、结果与解释

将认知功能分为7期：1，无认知减退；2，极轻度认知减退；3，轻度认知减退；4，中度认知减退；5，较重度认知减退；6，重度认知减退；7，极重度认知减退。

▼▲ 第二十二节　严重损伤量表 ▲▼

一、量表介绍

1. 测评方式：由医师或康复师或有测试经验的人员施测；个体测试。

2. 量表功能：用于测评认知和行为特征，适用于严重痴呆的患者。也可作为痴呆患者长期随访的评定工具。

3. 适用人群：严重痴呆的患者。

4. 测评时长：15 分钟。

5. 来源：严重损伤量表（Severe Impairment Battery，SIB）由 Saxton 编制。

二、使用指南

量表有 51 个项目，包括定向力、语言、记忆力、视空间觉和视构造觉，另外，还包括详细的行为评估。

三、量表内容

量表内容见表 3-22-1。

表 3-22-1　严重损伤量表

社会交际

1.（SI）

A. 接近受试者并做出要和对方握手的表示，同时口中说"您好，我叫_____。"

　○ 2 自发握手

　○ 1 起立，有与测试者握手的倾向，但未接触到测试者的手

B. 随我来……备选：您能坐起来吗……（如果被试者不能行走）

　○ 2 按照指令自动向相应的方向移动或者自动地坐下

　○ 1 在测试者以搀扶示意后才做动作

C. 伸出手臂并指示一张椅子，同时说"请坐在这儿……"。备选：过来，坐在这张桌子边。

　○ 2 自动坐在椅子上或者自动将自己的轮椅转到桌子旁，或者自动把桌子推到椅子旁

○1 在测试者以搀扶示意后才做动作

记忆力

2.（M）说："我的名字是_____。"重复名字说："我希望您能记住我的名字，因为我待会儿还要问您。"（暂停）再说"我叫什么名字？"然后，不论答案正确与否都说："是的，我的名字是_____。"

　　○2 自动说出正确答案

　　○1 所说答案比较接近正确答案（如以朱莉代替朱蒂）

定向力

3.（O）说："您叫什么名字？"

如果受试者只说出自己的姓或名，则再问其未说出的部分，如"约翰什么？"

　　○2 说出全名，其间可提醒一次

　　○1 只能说出姓或名，或原用名

语言

4.（L）A. 写下您的名字……

　　○2 自动写下正确的名字

　　○1 部分正确，如签名中只有姓或名，或者为受试者的原用名

B. 能把这个复写一遍吗？

如果受试者在回答4A题时已得到2分，则跳过此题，并给予满分（2分）

在黑色的纸上打印受试者的姓名，并说："您能将这些抄写下来吗？"

　　○2 自动正确抄写

　　○1 部分正确

定向力

5.（O）现在几月份？

　　○2 自动说出正确答案

　　○1 在给出多选提示后才给出正确答案

语言能力

6.（L）一年中的月份……？

　　○2 自动说出正确答案

　　○1 在给出多选提示后才给出正确答案

定向力

7.（O）城市的名字？

　　○2 自动说出正确答案

　　○1 在给出多选提示后才给出正确答案

语言能力

8.（L）A. 您把这（杯子／马克杯）叫什么？

　　○2 答"杯子"或"茶杯"

　　○1 说出某些与正确答案相关的词汇，如"玻璃杯"或"咖啡壶"，或在提示下说出正确答案

　　○0 说出某些和正确答案不相关的词汇，如"盘子"

B. 您把这（汤匙）叫什么？

　　○2 勺子

　　○1 说出某些与正确答案相关的词汇，如"汤碗"，或在提示下说出正确答案

　　○0 说出某些和正确答案不相关的词汇，如"小刀"

9.（L）A. 请读这张卡片（把您的手给我）

　　○2 受试者自动给出自己的手

　　○1 受试者做出较接近题目要求的动作或在提示后做出正确的动作

○ 0 当测试者不得不自己阅读卡片上的内容时

B. 把您的另一只手给我……

　○ 2 受试者自动给出自己的另一只手

　○ 1 受试者做出较接近题目要求的动作或在提示后做出正确的动作

C. 这上面说什么?

　○ 2 自动阅读卡片上的内容

　○ 1 部分正确或者在提示后做出了正确反应

记忆力

10.（M）对不起,请再说一遍,您刚才说什么?

　○ 2 受试者自动正确地重复自己 9 秒中说过的话

　○ 1 部分正确地重复自己先前的话

语言能力

11.（L）现在说这个

A. 说:"人们花钱"

　○ 2 受试者正确地重复

　○ 1 部分正确地重复

B. 说:"婴儿"

　○ 2 受试者正确地重复

　○ 1 部分正确地重复

注意力

12.（ATT）说:"现在说数字"

"2" "5" "87" "41"

"582" "694" "6439" "7286" "42731" "75836"

　○ 2 受试者正确地重复含有 3 个、4 个或 5 个数字的数字串

　○ 1 部分正确地重复含有 1 个或 2 个数字的数字串

语言能力

13.（L）说:"告诉我所有您喜欢吃的东西",和（或）"告诉我您喜欢在早饭 / 晚饭 / 午饭时做 / 吃的东西",在 1 分钟内记录。

　○ 2 说出 4 样或更多的东西

　○ 1 说出 1 样、2 样或 3 样东西

记忆力

14.（M）说:"您还记得我的名字吗?"

说:"是的,我的名字是_____。"

　○ 2 自动说出正确的答案

　○ 1 说出接近正确的答案

语言能力

15.（L）受试者展示茶杯的照片,并说:"这是什么?"

　○ 2 "茶杯"

　○ 1 说出某些与正确答案相关的词汇,如"玻璃杯"或"杯子"

应用能力

16. PR 说:"告诉我您是怎样使用这样东西的?"

　○ 2 向测试者清楚地示范该物品的使用方法

　○ 1 做出接近正确的表示

语言能力

17.（L）如果受试者在第15个问题中得了2分，则此题可给2分，但前提是必须完成此题，以便于以后测试其回忆能力。

说："拿住这样东西。"（把杯子给受试者）再问"这是什么？"

　　○2 自动说出正确的答案，或者患者已经正确地回答了第15个问题

　　○1 说出接近正确的答案

应用能力

18.（PR）让受试者拿住杯子，同时说："再向我演示你是如何使用这样东西的？"

　　○2 向测试者清楚地示范该物品的使用方法

　　○1 做出接近正确的表示

语言能力

19.（L）如果受试者在第15题或第17题回答正确，则可跳过此题，并给予满分（1分）。

说："这是一顶帽子还是一个茶杯？"

　　○1 "茶杯"或受试者已经正确地回答了第15题或第17题

　　○0 "帽子"

20.（L）向受试者展示勺子的照片，说"这是什么？"

　　○2 "勺子"

　　○1 说出与之接近的答案，如"银器/铜器"

应用能力

21.（PR）说"告诉我您是怎样使用这样东西的？"

　　○2 向测试者清楚地示范该物品的使用方法

　　○1 做出接近正确的表示

语言能力

22.（L）如果受试者在第20题中已经得到了2分，则此题可改2分，但前提是必须完成此题，以便于以后测试其回忆能力。

说"拿住这样东西"（把勺子给受试者）"（再问）这是什么？"

　　○2 自动说出正确的答案，或者已经正确的说出了第20个问题

　　○1 说出接近正确的答案，如"银器/铜器"

应用能力

23.（PR）让受试者拿住勺子，同时说"再向我演示你是如何使用这样东西的"。

　　○2 向测试者清楚地演示该物品的使用方法

　　○1 做出接近正确的表示

语言能力

24.（L）如果受试者在第22题或第20题回答正确，则可跳过此题，并给予满分（1分）。

说"这是一只靴子还是一个勺子？"

　　○1 "勺子"，或受试者已经正确的回答了第20题或第22题

　　○0 "靴子"

（此题没有得2分的答案）

再次向受试者展示茶杯或勺子，并说"我希望您记住这把勺子（拿起勺子），还有茶杯（拿起茶杯），因为我将要在几分钟后向您提出与此有关的问题"，仔细看一下并尽量记住。

记忆力

25.（M）把茶杯放在白板上，同时按照下面的顺序在放上两样其他的东西：

　　检查者的左侧　　中央　　检查者的右侧

　　塑料容器　　　　盘子　　茶杯

说："这里面哪个（项目／物品／东西）是我刚才请您记住的？"

把勺子放在白板上，同时按照下面的顺序再放上两样其他的东西

　　检查者的左侧　　中央　　检查者的右侧

　　勺子　　　　　　铲子　　叉子

说："这里面哪个（项目／物品／东西）是我刚才请您记住的？"

　○ 1 说出"茶杯"和"勺子"

　○ 0 要么说出了"茶杯"，要么说出了"勺子"

再次向受试者展示茶杯和勺子，并说："我希望您记住这把勺子（拿起勺子），还有这个茶杯（拿起茶杯），因为我将要在几分钟后向您提出与此有关的问题"，仔细看一下并尽量记住。

语言能力

26.（L）向受试者展示一个蓝色的木块说："这是什么颜色？"

如果受试者没有反应，则可提示说："这是蓝色的还是红色的？"

　○ 2 自动说出正确的答案

　○ 1 说出一种接近正确的颜色，如紫色、海蓝色等，或者受试者从给定的选择答案中选出了正确的颜色

视空间能力

27.（VS）把蓝色、绿色和红色的木块按照下面的顺序分别放在白板上：

　　检查者的左侧　　中央　　检查者的右侧

　　黄色　　　　　　绿色　　红色

拿着一个蓝色木块在受试者面前来回移动，以引导受试者看这个木块，说："哪个木块（手指着白板或轻拍桌子）和我的颜色相同？"

如果受试者没有反应，则可提示说："这是我的蓝色的木块，出示您的蓝色木块（手指着受试者手里的蓝色木块和白色木块）。"

如果受试者的回答不正确或没有反应，则拿起蓝色的木块，则说："是这个，就是这个木块。"

　○ 2 自动说出正确的答案

　○ 1 提示后说出正确答案

　○ 0 由检测者说出正确的木块

记忆力

28.（M）改变木块摆放顺序如下：

　　检查者的左侧　　中央　　检查者的右侧

　　绿色　　　　　　蓝色　　红色

说："把那个木块还给我——也就是你刚才给过我的同一个木块（我给您看过的）。"如果受试者没有反应，则可提示说："哪一个是您刚才给过我的木块（也就是我给您看过的木块）？是这一块吗？是这块吗？还是这一块？（手指着白板）？"

如果受试者的回答不正确或没有反应，则拿起蓝色的木块，说："是这个，就是这个木块。"

　○ 2 自动说出正确的答案

　○ 1 提示后说出正确答案

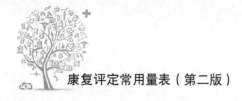

○ 0 由检测者说出正确的木块

视空间能力

29.（VS）说："现在给我一个不同的木块，要不同于刚才我给您看的那个木块。"

如果受试者没有反应，则提示说"这是一个蓝色的木块（拿起蓝色的木块）"，再说："再给我一个不同颜色的木块。"

○ 2 自动说出正确的答案

○ 1 提示后说出正确答案

语言能力

30.（L）A. 向受试者展示红色的木块说："这个木块是什么颜色的？"

如果受试者没有反应，则提示说："这是蓝色的还是红色的？"

○ 2 自动说出正确的答案

○ 1 说出一种接近正确的颜色，如粉色或橘黄色等，或者受试者从给定的选择答案中选出了正确的颜色

B. 向受试者展示绿色的木块说："这个木块是什么颜色的？"

如果受试者没有反应，则提示说："这是蓝色的还是绿色的？"

○ 2 自动说出正确的答案

○ 1 说出一种接近正确的颜色，如橄榄色或柠檬色等，或者受试者从给定的选择答案中选出了正确的颜色

C. 向受试者展示黑色的方形木块说："这是什么形状的？"

如果受试者没有反应，则提示说："这是方形的还是圆形的？"

○ 2 自动说出正确的答案

○ 1 提示后说出正确答案

视空间能力

31.（VS）把黑色的各种形状的木块按照下面的顺序分别放在白板上：

　　检查者的左侧　　中央　　检查者的右侧

　　三角形　　　　　圆形　　方形

拿着一个形状类似的黑色方形木块在受试者面前来回移动，以引导受试者看这个木块，说："这些木块中哪一块的形状与这个木块相同（说时以手势示意白板或者用手轻轻拍打桌面）？"

如果受试者没有反应，则提示说："这是一个方形的木块，请您也向我展示一个方形的木块。"（可辅以清楚的手势示意）

如果受试者仍然没有反应或者没有拿起正确的木块，则说："是这个，这就是方形的木块。"

○ 2 自动说出正确的答案

○ 1 提示后说出正确答案

○ 0 回答不正确或者由检测者自己拿起了正确的木块

记忆力

32.（M）按照下面的顺序重新摆放白板上的木块：

　　检查者的左侧　　中央　　检查者的右侧

　　圆形　　　　　方形　　三角形

说："把那个木块还给我——和您刚给我的木块相同（我给你看过的）。"如果受试者没有反应，则可提示说："哪一个是您刚才给过我的木块（也就是我给您看过的木块）？是这一块吗？是这块吗？还是这一块？（手指着白板）"

如果受试者的回答不正确或没有反应，则拿起蓝色的木块，说："是这个，就是这个木块。"

○ 2 自动说出正确的答案

○ 1 在提示后说出正确答案

○ 0 回答不正确或者由检测者自己拿起了正确的木块

视空间能力

33.（VS）说："现在给我一个不同形状的木块，要和我刚才给您的木块形状不同。"

如果受试者没有反应，则提示说"这是一个方形的木块（拿起方形的木块）"，再说："再给我一个不同形状的木块。"

○ 2 自动说出正确的答案

○ 1 在提示后说出正确答案

语言能力

34.（L）A. 向受试者展示一个圆形的木块说："这个木块是什么形状的?"

如果受试者没有反应，则提示说："这是方形的还是圆形的?"

○ 2 自动说出正确的答案

○ 1 在提示后说出正确答案

B. 向受试者展示三角形的木块说："这个木块是什么形状的?"

如果受试者没有反应，则提示说："这是方形的还是三角形的?"

○ 2 自动说出正确的答案

○ 1 在提示后说出正确答案，或者答道"锥形"

结构能力

35.（C）A. 说："画一个圆圈。"

如果受试者没有反应，可为其先画一个圆圈作为示范，说："照着这个画。"

○ 2 自动画出圆形、椭圆形或者卵圆形或者长方形（允许因小的疏忽而画得形状不规范）

○ 1 受试者画出接近正确的图案，如一个至少含有半圆的形状，或者在测试者的提示下画出正确的图案，或者在测试者画出的圆圈上描画

○ 0 直线、点等

B. 说："画一个正方形。"

如果受试者没有反应，可为其先画一个正方形作为示范，说："照着这个画。"

○ 2 自动画出正方形、四边形或者长方形（允许因小的疏忽而画得形状不规范）

○ 1 受试者画出接近正确的图案，如图形的一个角没有闭合，但是若闭合就可构成一个正方形（但不能是三角形），或者在测试者的提示下面画出正确的图案，或者在测试者画出的正方形上描画

○ 0 直线、点等

注意力

36.（ATT）说"我要拍打这个桌子，请计数我拍打桌子的次数。现在开始，仔细听"

拍三下桌子，每次拍打时间应比 1 秒稍短些，同时口中数着"1–2–3"，说"现在请您数数我拍桌子的数，请您一直跟着数下去，不要中断"，拍 5 下桌子，本题只能提示一次

○ 2 受试者无须提示即可自己数出测试者的 5 次拍击桌子

○ 1 在测试者的提醒下，受试者数出 5 次

○ 0 受试者在测试者提醒 1 次以上的情况下数出 5 次，或者根本没有数出 5 次

37.（ATT）勾起你的手指，以引起受试者的注意。

说"看着我的手指，我竖起了 3 个手指"，测试者竖起第一、二个和第三个手指。然后，板起大拇指，说"现在，我竖起了一个手指"。然后，板起大拇指和环指说"现在，请您数数我的手指"——"（对），是 2 个手指"。然后，只竖起大拇指，如果受试者没有自发地数测试者的手指，测试者就要说"我希望您来数数我的手指，就这样一直数下去，不要停"，在整个测试过程中，测试者只能提醒受试者一次。按照下面的顺序板起相应的手指：大拇指和环指、大拇指、大拇指、示指和中指、环指、所有上述 4 个手指

○ 2 如果受试者在测试者 5 次展示自己的手指时都能正确地数出来，且不中途停顿

○ 1 如果受试者在测试者 5 次展示自己的手指时都能正确地数出来，但中途曾停顿过 1 次且受到了测试者的 1 次提醒

○ 0 如果数得不对或者受试者需要接受 1 次以上的提醒才能继续下去，完成计数

记忆力

38.（M）把茶杯放在白板上，同时按照下面的顺序再放上两样其他东西：

检查者的左侧　　　　中央　　检查者的右侧

量杯　　　　　　　茶杯　碗

说："这里面哪样东西也是我刚才请您记住的？"

○1 说出"茶杯"和"勺子"

○0 要么说出了"茶杯"，要么说出了"勺子"

到此为止，正式的"面对面"测试已经结束了，而测试者应该告诉受试者，他们可以准备离开了

对名字的定向力

39.（ON）在受试者走回诊室的过程中或在其准备离开的过程中，测试者站在受试者的正后方，并呼唤他/她的名字。

○2 自发地做出正常反应，即受试者转过身来

○1 有一定反应（受试者做出语言的或非语言的反应，但其似乎对声音传来的方向不甚确定）

○0 没有反应

语言能力

40.（L）如果受试者对第39题有反应，则测试者可吸引受试者与自己对话，说："你觉得怎么样？"如果受试者只回答一个字或词（如"字""不错"），则鼓励其再做更多的反应，说："您这个周末有什么计划？""今天有人会来拜访您吗？"或者当受试者对第39题没有反应时，测试者即可在受试者离开前的任何时间向其询问上述（那些）问题。

○2 受试者连贯而恰当地回答了测试者所提出的1个或更多个问题，所回答的内容必须为完整的句子

○1 受试者对测试者的问题给予恰当的回答，但所答内容并非完整的句子，如"好"，或只有2～3个词，如"我还不错"，或"对，我还行"

四、结果与解释

总分范围为0～100，评分越低，说明痴呆程度越重。

▼▲ 第二十三节　主观认知下降自测表 ▲▼

一、量表介绍

1.测评方式：由医师或康复师或有测试经验的人员施测；个体测试。

2.量表功能：该量表是一种通过快速、经济、有效的筛查老年人主观认知功能下降的初筛方式，包括9个题目。

3.来源：德国精神病学家Frank Jessen首先提出了主观认知下降自测表（Subjective Cognitive Decline，SCD）的概念，美国学者Rami L.设计了SCD-9，中文版由北京宣武医院韩璎团队汉化。

二、使用指南

SCD-9 是从一系列心理测量模型中关于主观认知下降的问题库中筛选出包括 9 个题目的 SCD 筛查量表，具有一定的临床有效性。

三、量表内容

1. 您认为自己有记忆问题吗？

（1）是　　　　（2）否

2. 您回忆 3～5 天前的对话有困难吗？

（1）是　　　　（2）否

3. 您觉得自己近 2 年有记忆问题吗？

（1）是　　　　（2）否

4. 下列问题经常发生吗：忘记对个人来说重要的日期（如生日等）。

（1）经常　　　（2）偶尔　　　　（3）从未

5. 下列问题经常发生吗：忘记常用号码。

（1）经常　　　（2）偶尔　　　　（3）从未

6. 总的来说，您是否认为自己对要做的事或要说的话容易忘记？

（1）是　　　　（2）否

7. 下列问题经常发生吗：到了商店忘记要买什么。

（1）经常　　　（2）偶尔　　　　（3）从未

8. 您认为自己的记忆力比 5 年前要差吗？

（1）是　　　　（2）否

9. 您认为自己越来越记不住东西放哪儿了吗？

（1）是　　　　（2）否

四、结果与解释

回答"是"记 1 分；回答"否"记 0 分；回答"经常"记 1 分；回答"偶尔"记 0.5 分；回答"否"记 0 分。

最后得分 = 总分 /9。60～80 岁的人，如果最后得分是 5/9 或以上，即可能存在认知下降，需要进一步认知测评。

▼▲ 第二十四节　长谷川痴呆量表 ▲▼

一、量表介绍

1.测评方式：由医师或康复师或有测试经验的人员施测；个体测试。

2.量表功能：该量表为对老年痴呆进行快速筛查的评定工具。它评定了许多不同的认知领域，包括：定向力（2题）、记忆功能（4题）、常识（2题）、计算（1题）、物体铭记命名回忆（2题）。主要用于群体的老年人调查。

3.适用人群：群体的老年人。

4.测评时长：15分钟。

5.来源：长谷川痴呆量表（Hastgawa Dementia Scale，HDS），由日本学者长谷川和夫创制。

二、使用指南

总计11个问题，其中包括定向力（2题）、记忆功能（4题）、常识（2题）、计算（1题）、物体铭记命名回忆（2题）。

三、量表内容

对以下问题进行提问，见表3-24-1。

表3-24-1　HDS量表

项目内容	评分
1.今天是几月？几日？星期几	
2.这是什么地方	
3.您多大年龄	
4.最近发生的事情 [如早（午）饭吃的什么]	
5.您是什么地方出生的	

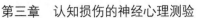

续表

项目内容	评分
6. 中华人民共和国何时成立的（年、月、日）	
7. 一年有多少天（或一小时有多少分钟）	
8. 中华人民共和国总理是谁	
9. 100-7=？ 93-7=？	
10. 倒说数字 6-8-2，3-5-2-9	
11. 五个物品（如硬币、钥匙、手机、手表、笔、矿泉水、扑克牌、手电筒等），让其一个个看过后，收起，问都有什么东西	

四、结果与解释

国内按教育程度来分：文盲＜ 16 分，小学＜ 20 分，中学或中学以上＜ 24 分。

▼▲ 第二十五节 改良长谷川式简易智能量表 ▲▼

一、量表介绍

1. 测评方式：他评；个体测试。

2. 量表功能：改良长谷川式简易智能量表（Hastgawa Dementia Scale-revision, HDS-R），是长谷川痴呆量表改良修订版，可用于快速初步筛查痴呆。

3. 适用人群：主要用于老年人。

4. 测评时长：10 分钟左右。

5. 来源：由长谷川式改良修订。

二、HDS-R 使用指南

测验过程中，需要 5 件无关的物品，物品最好比较小，可以随意挪动隐藏。因而测验之前需准备 5 件无关的小物品。

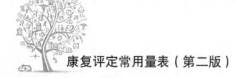

三、量表内容

量表内容见表 3-25-1。

表 3-25-1　改良长谷川式简易智能量表

分量表	问题
定向力（7）	1. 您今年几岁
	2. 今天是何年何月何日？星期几
	3. 我们现在在什么地方
即时回忆（3）	4. 请说出我所述的3个名称，以后我还要问您的，请您记住
计算能力（2）	5. 请100-7-7，顺序减下去，共减2次（100-7=？再减7=？）（最初回答错误，中止检查）
近记忆力（13）	6. 请您把我说的数字倒背过来
	7. 请把前面记住的名词再说一遍
	8. 下面给您看5件物品，因为要取走的，请记住，并要回忆出来（如钟表、钥匙、香烟、钢笔、硬币等互相无关的东西）
言语流畅性（5）	9. 请尽可能多地说出蔬菜的名称

四、操作与计分说明

问题1：年龄，能正确答出自己实际年龄的得1分，允许有2年以内的误差。

问题2：日期的定向年、月、日、星期答对的分别各得1分。

问题3：被检者自发答出地点的，得2分。即使不能答出医院名称、单位名称或具体地址等，而能抓住现在所在地的场所本质进行回答的，也算答对，得2分。如果被检者不能正确作答，检查者提问："这里是医院呢，还是家里，还是单位呢？"能正确选择的，得1分。提示后均未正确得0分。

问题4：有两个系列的名词，系列a：樱花—猫—电车；系列b：梅花—狗—汽车。请选择任一系列进行检查。以每秒1个词的速度，匀速读给被检查者，读完后，立即请被检查者进行回忆。被检查者正确回忆几个，就得几分。如果被检查者未正确回忆全部词语，请告诉其正确的答案，并告诉其稍后会让他再进行一次回忆（第7题时需要进行回忆，所以，本题和第7题中间不要停留太久的时间）。

问题5：让检查者进行100-7，再减7的计算。其中值得注意的是，当被检查者给出100-7的答案是93后，不得进行93-7的描述，应直接描述再减7。如果被检查者在100-7出现计算错误，则不进行再减7，本题直接得0分。连续两次减7均正确得2分，只有第一次正确得1分。

问题 6：数字倒背，检查者以从容的速度念数字，述毕令被检查者倒背该数。答对给 1 分。如不能完成 3 位数的倒背，中止检查，进入下题。

问题 7：请被检查者回忆第 4 题中的 3 个词语，每自发地回忆出来 1 个，就加 2 分；对于不能自发回忆的，稍微停顿后可逐个进行类别提示，如植物、动物、交通工具，被提示后每答对 1 个加 1 分；提示后仍不正确，得 0 分。

问题 8：将预先准备好的 5 件物品摆放至桌面，让被检查者看着，并依次告诉被检查者这些物品的名称，然后将物品隐藏，请被检查者回忆那 5 件物品的名称，每答对 1 个加 1 分。

问题 9：请被检查者尽可能多地说出蔬菜名称。在叙述过程中，如发现言语阻抑，过 10 秒后仍不能说出其他的蔬菜名称时，中止检查。所述的蔬菜名称在 5 种以内的得 0 分，6 种得 1 分，7 种得 2 分，8 种得 3 分，9 种得 4 分，10 种及 10 种以上得 5 分。

五、计分

1. 分量表的得分为归属于该分量表的题目得分之和。

2. 总量表的得分为所有题目的得分之和，最高得分为 30 分。

六、结果与解释

1. 分数评价标准：① 21 分及 21 分以上，认知功能正常；② 20 分及 20 分以下，可能存在痴呆。

2. 指导建议：某一认知功能的得分低于该项认知功能得分的 1/3，建议针对该项认知功能选择更加精细的量表进行评测。

▼▲ 第二十六节 痴呆风险评分量表 ▲▼

一、量表介绍

1. 测评方式：他评；个体测试。

2. 量表功能：预测社区人群远期痴呆的发生风险；还可预测中年人群 10 年后认知功能障碍的发生，包括预测推理、词语回忆等认知领域及整体认知功能下降。

3. 来源：痴呆风险评分量表由 Kibipelto 等编制，以血管性危险因素为主要评分点。

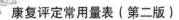

二、使用指南及具体内容

①年龄＜47岁，加0分；年龄47～53岁，加3分；年龄＞53岁，加4分。②接受文化教育时间在10年以上，加0分；7～9年，加2分；0～6年，加3分。③男性，加1分；女性，0分。④收缩压＞140mmHg，加2分；收缩压≤140mmHg，加0分；身体质量指数（BMI）＜30kg/m^2，加0分。⑤总胆固醇＞6.5mmol/L（251mg/dl），加2分；如总胆固醇＜6.5mmol/L，加0分。⑥如每周至少运动2次，每次30分钟，加0分；如不经常运动，加1分。见表3-26-1。

表 3-26-1　痴呆风险评分量表

评分内容	分值
年龄	
＜47岁	0分
47～53岁	3分
＞53岁	4分
文化教育时间	
≥10年	0分
7～9年	2分
0～6年	3分
性别	
男性	1分
女性	0分
收缩压	
＞140mmHg	2分
≤140mmHg	0分
身体质量指数（BMI）	
＜30kg/m^2	0分
总胆固醇	
＞6.5mmol/L（251mg/dl）	2分
≤6.5mmol/L	0分
运动	
每周至少运动2次，每次30分钟	0分
不经常运动	1分

三、得分与解释

总分为 0～5 分的个体在未来 20 年里发生痴呆的风险为 1%；6～7 分，风险为 1.9%；8～9 分，风险为 4.2%；10～11 分，风险为 7.4%；12～15 分，风险为 16.4%。

▼▲ 第二十七节　伦敦塔测验 ▲▼

一、测验介绍

1. 测评方式：他评；个体测试。
2. 量表功能：考察被试者解决问题的能力。。
3. 来源：最初由学者 Shallice 设计提出。

二、使用指南

受试者会同时看到两幅图片（图 3-27-1）。每幅图片上有三种不同颜色的球摆放在三个桩上，球的排列在两幅图中各不相同。一幅图中的球移动后，就可以使其排列与另一幅相同，让患者说出至少需要移动几次才能让两幅图变得一样。注意每次只能移动一个球。完成整个测验大约需要 10 分钟。

每道题目开始前，测试者应重申指导语，并指出上边的图片和下面的图片，然后说："要把上面的图变成下面的图最少需要移动多少次？"这样可以保证受试者以正确的顺序看图片。如果反复重申指导语显得冗赘的话，主试者用正确的顺序指示图片即可。

如果作答时间截止，受试者尚未回答，要询问他的答案并记录。如果受试者无法作答，测试者即点击"其他"键进入下一题，直至符合终止标准停止。测试中，测试者不能给任何提示，也不允许受试者使用外界的提示（比如辅以自己手指的比画）。

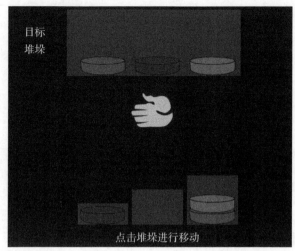

目标
堆垛

点击堆垛进行移动

图 3-27-1　伦敦塔测验示意图（彩图见彩插 4）

三、指导语

"下面，给你看两张图片。每张图片上有三根柱子，柱子上串着彩球。左边第一根柱子可以串三个彩球，第二根可以串两个，第三根只能串一个。现在，请您好好考虑一下，如果让您把上面图中彩球的排放顺序改成下图那样的，最少需要移动彩球多少次？注意，一次只能挪动一个球，要尽量快。"

"有时，为了拿到下面的球，您必须把压在它上面的球移到其他柱子上。您有 20 秒的时间，然后告诉我，完成这个任务最少需要多少步，听明白了吗？"

"还有什么问题吗？"回答测试者提出的问题，然后进行示例 1。"好，现在我们来做几个练习，请您注意看。在上图（指出）中球的摆放与下图（指出）不同。如果我们在上图中把第三根柱子上的绿球直接挪到第二根柱上，它就和下图一样了。我们只挪动了一个球，所以答案是一步。您明白了吗？"

然后进行示例 2，"好，我们再试一次。你看，上图中球的摆放与下图是不同的，要把上图变成下图最少需要多少步？"受试者回答后，对他说："能解释一下你是怎么做的吗？"如果受试者还不理解具体过程，就再给他们解释一次（示例 2 需要两次移动来完成）。

然后进行示例 3，"好，我们再试试下一个。上图中球的摆放与下图是不同的，要把上图变成下图最少需要多少步？"在受试者回答之后，说："告诉我，您是怎么做的？"如被试者仍然不理解，就再解释给他们听（示例 3 需要三次移动来完成）。完成了所有示范后，问受试者是否还有什么问题，如果没有，即可进行测试。

对受试者说："现在开始。"

终止标准：如果受试者连续五次不正确，则停止测试。

四、结果与解释

如果受试者所有题目都答对，则可以给出附加题 21 和 22。如果受试者得不到满分，就无须给出附加题目。最高分 22 分。

<h1 style="text-align:center">▼▲ 第二十八节　迷宫测验 ▲▼</h1>

一、测验介绍

1. 测评方式：由医师或康复师或有测试经验的人员施测；个体测试。

2. 测验功能：评估被试者的预见能力、计划能力及对冲动的控制能力，这些都是推理和问题解决能力的组成部分。

3. 适用人群：量表中许多项目受教育程度的影响较大，主要适用于教育年限 ≥ 7 年的老年人。

4. 测评时长：10 分钟。

5. 来源：由 Barnes 最初研究设计。

二、使用指南

该测验要求受试者画出迷宫中从入口到出口的通路。所画的线要符合要求，不能与迷宫原有的线段交叉，也不能在拐角上抄近路。一般受试者大约需要 10 分钟可完成。

如果受试者所画的线不符合要求（如穿越原有线段的长度超过 6.4mm，或是抄近路穿越了某个拐角，且距离拐角顶点的距离超过 6.4mm），要立即让他停止，在错误处用斜线做标记，并引导受试者回到他开始画错的位置，让他从这里重新开始。如果受试者迅速地完成了迷宫测验，而测试者还没来得及纠正他（这种情况大多发生在简单的迷宫测验中），就不要再让他们停止或是回头去改正自己的错误，只要在错误点上做出标记就可

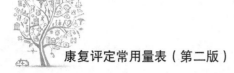

以了。

测验中，不允许对迷宫进行旋转。受试者可以使用手指比画或者凭想象找到走出迷宫的通路后再开始画，但测试者在宣布"开始"后就要计时。

如果受被试者没有从"入口"位置开始画，要立刻让他停止，并指给他"入口"的位置。如果受试者询问是否可以原路返回，说："是的，您可以从刚才画的路线上返回，但注意笔尖不要离开纸面。"注意：走回头路不算错误。当受试者走向死胡同时，不要给他们提示。但如果受试者走到死胡同后不愿意继续完成迷宫测验，主测试者要说："再试一次，看您能否走得出来。"如果受试者依然拒绝尝试，就记录他走到这里所用的时间，给他的答案记 0 分，然后开始下一张迷宫图。

测验指导语：

迷宫 A："下面，请您从迷宫的'起点'开始，画一条线走到'终点'。画得越快越好，尽量不要走到死胡同里。您要沿着迷宫的路径画，不要压线，特别是在拐角处。一旦开始画了，您的笔就不能再离开纸面。听明白了吗？"确保受试者理解题意后，开始计时。如果受试者在完成过程中多次画错，测试者要用不同颜色的笔画出正确的路线作为示范。然后要求受试者再次完成迷宫 A，如能完成给 1 分，否则给 0 分。

迷宫 B ～ G：对迷宫 B 到 G，说："再给您一个迷宫，从这里开始（指着'起点'），画一条线走到那里（指着'终点'）。记住，一旦开始画了，您的笔就不能再离开纸面。准备好了吗？现在开始。"开始计时。

时限：各迷宫时间限制为：迷宫 A、B、C 均为 30 秒，迷宫 D 为 120 秒，迷宫 E、F、G 均为 240 秒。

评分标准：如果受试者没有在规定时间内走出迷宫，给 0 分。如果受试者在规定时间内走出迷宫，按他实际完成时间给他评分。将所有迷宫得分相加，得到原始分。

终止标准：连续 3 次得 0 分，终止测验。

最高分：26 分。

▼▲ 第二十九节　单侧忽略的评价 ▲▼

一、量表介绍

1. 测评方式：由医师或康复师或有测试经验的人员施测；个体测试。

2. 量表功能：评估受试者单侧忽略。

3. 适用人群：脑损伤急性期患者。

4. 来源：由 Holmes 最先提出概念。

二、量表内容

对单侧忽略的评价有书面评价及日常行为观察，以下进行分开介绍。

（一）书面评价

一般可以在受试者坐位进行。针对单侧忽略的书面评价方法很多，常用的有删除试验、直线平分试验、图形临摹、绘画等。

1. 线段平分和删除试验。

（1）Albert 画线检查（图 3-29-1）：该测验是由 40 条 2.5cm 长的短线在不同方向有规律地分布在一张 16 开白纸的左、中、右，让患者将线条全部划掉。无忽略，漏划 1 条或 2 条；可能忽略，漏划 3 ～ 23 条；单侧忽略，漏划＞ 23 条。

（2）字母删除法：见图 3-29-2。

（3）星星删除法：见图 3-29-3。

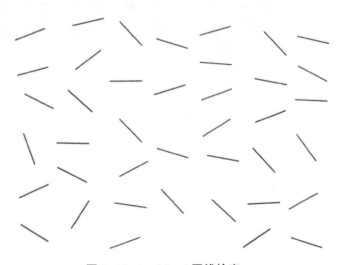

图 3-29-1　Albert 画线检查

AEIKNRUNPOEFBDHRSCOXRPGEAEIKNRUNPB

BDHEUWSTRFHEAFRTOLRJEMOEBDHEUWSTR

NOSRVXTPEBDHPTSIJFLRFENWONOSRVXTPE

GLPTYTRIBEDMRGKEDLPQFZRXGLPTYTRIBSJ

图 3-29-2　字母删除法

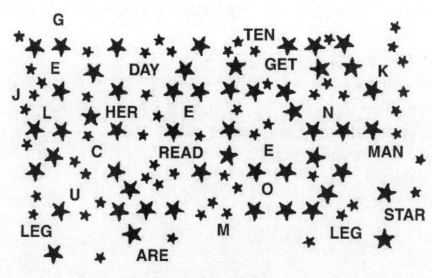

图 3-29-3　星星删除法

2.直线评分试验：是广泛应用的筛查方法。在标准 A4 纸的左、中、右分别有长 10cm、宽 1cm 的平行线。受试者坐于桌边，身体正中轴线与 A4 纸中线垂直，保持躯干固定，头可以向左右转动，以排除偏盲对试验结果的影响。受试者要求健手持笔，在他们认为的线段中点处画一短线做标记。在作业过程中，A4 纸的位置必须固定，作业时间不加限制，如受试者感到疲劳，可适当休息以保证其在注意力集中的情况下完成作业。用于统计的数据是受试者进行平分后，分割线右边的线段长度占整条线段长度的百分比。见图 3-29-4。

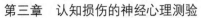

图 3-29-4　直线评分试验

3. 图形临摹：常用的有花、立方体或几何图形等。评分等级为 5 级，从 0 分（没有忽略）到 5 分（忽略左边的图形），得分越高者表示偏侧忽略的可能性越大，见图 3-29-5。

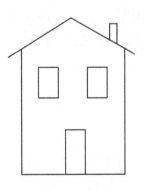

图 3-29-5　图形临摹

4. 绘画：要求受试者在一个已经画好的圆圈中标注上钟表的 12 个时段，评分为 3 个等级：0 分为正常表现；1 分为忽略左边 5 个时段中的一部分或将左边 5 个时段标注得偏右；2 分为完全忽略左边的 5 个时段或将左边的 5 个时段全标在右边，见图 3-29-6。

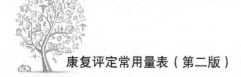
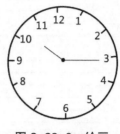

图 3-29-6　绘画

5.阅读和书写测试：要求受试者阅读标准 A4 纸上的一篇小短文，记录总的漏读字数，并且比较左右侧各漏读的字数。

书写测试是要求受试者者在 A4 纸上分 3 行写下姓名、地址、职业或当天日期，忽略受试者会在纸的损伤半球对侧方向上留下较大的空白，以最大的页边空白厘米数计分。

6.物体寻找测试：将 20 个普通物体（铅笔、纽扣、剪刀等）放置于 42cm×59cm 大小的纸上，以纸的中线为界一边放 10 件，要求受试者指出这些物品并说出物品的名称。

7.声源定位测试：要求受试者指出自由声场（非可见声源）的发声位置，或者采用听觉中线任务（Auditory Midline Task），要求受试者判定声源相对于头或躯干中线的位置，可通过受试者对声源感知的整体右向偏移现象判断听觉忽略。

8.马甲测试：Glocker 等人设计马甲测试评估个体忽略。将 50 名卒中患者（左脑、右脑各 25 名）蒙眼，穿一件 24 个兜的马甲（均在躯干前部，左右各 12 个），要求其尽快以健手拿出兜内物体。

（二）行为学评估

由 6 个项目的"普通检查"和 9 个项目的"行动检查"组成，"普通检查"包括删除线段试验、删除文字试验、删除星星试验、临摹试验、二等分线段试验和绘画试验；"行动检查"包括图画阅览、拨电话号码、看菜单、阅读文章、钟表报时和定时、硬币分类、抄写地址和句子、查找地图、卡片分类。

凯瑟琳 - 伯哥量表（Catherine Bergego Scale，CBS），又名偏侧忽略的行为学评估量表（CBS），是可信度高的行为学评估量表，见表 3-29-1。该量表有 10 个项目，每一项评分等级为 0、1、2、3 分，总分为 30 分。

具体评分标准为：0 分，没有忽略；1 分，轻度忽略，表现为受试者总是先注意右侧空间，向左侧的动作较向右缓慢，偶尔有左侧的遗漏情况；2 分，中度忽略，表现为受试者有明显、经常性的左侧遗漏或与左侧障碍物碰撞；3 分，重度忽略，表现为受试者完全忽略左侧空间。

表 3-29-1 凯瑟琳 – 伯哥量表

问题	0	1	2	3
1. 忘记修饰自己的左侧面部				
2. 调整自己左侧的袖子和拖鞋时感到困难				
3. 忘记吃左侧盘子中的食物				
4. 吃完饭擦嘴时忘记擦左边				
5. 向左侧注视时感到困难				
6. 对左侧的事物难以集中注意力				
7. 忘记自己左侧身体的一部分				
8. 活动时易与左侧的人或物体发生碰撞				
9. 在自己熟悉的环境中找向左的路感到困难				
10. 找放在房间里左侧的东西感到困难				
总分				

（三）使用轮椅的测试

轮椅碰撞试验（Wheelchair Collision Test，WCT），也可评估卒中患者是否存在单侧行为忽略。指示 19 名右脑卒中患者自行驱动轮椅通过两排错位排列的圆凳，圆凳间距离为 120cm 或 140cm，由测试者记录患者驱动轮椅时碰撞圆凳的次数。

参考文献

[1] Kurlowicz L，Wallace M. The Mini–Mental State Examination（MMSE）. Aust J Physiother，2005，51（3）：689–692.

[2] 张明园 . 老年期痴呆防治指南 . 北京：北京大学医学出版社，2008.

[3] Nasreddine ZS，Phillips NA，B é dirian V，et al. The Montreal Cognitive Assessment，MoCA： a brief screening tool for mild cognitive impairment. J Am Geriatr Soc，2005，53（4）：695–699.

[4] 侯小兵，张允岭，高芳，等 . 以蒙特利尔认知评估量表（MoCA）分析血管源性轻度认知障碍的神经心理学特征 . 世界中西医结合杂志，2010，5（8）：681–684.

[5] Costa D，Severo M，Fraga S，et al. Mini–Cog and Mini–Mental State Examination： agreement in a cross–sectional study with an elderly sample. Dement Geriatr Cogn Disord，2012，33（2–3）：118–124.

[6] 张津津，逯志杰，高艳杰，等 . 临床记忆量表的应用 . 医学理论与实践，2017，30（17）：2543–2546.

[7] 田金洲，时晶 . 血管性痴呆的诊断标准和评价工具介绍——兼回答《血管性痴呆诊断、辨证及疗效判定标准》一文的读者提问 . 北京中医药大学学报，2002，25（3）：17–22.

[8] 郭起浩，洪震 . 神经心理评估 .2 版 . 上海：上海科学技术出版社，2016.

[9] Sheridan LK, Fitzgerald HE, Adams KM, et al. Normative symbol digit modalities test performance in a community-based sample. Arch Clin Neuropsychol, 2006, 21（1）：23-28.

[10] Shin MS, Park SY, Park SR, et al. Clinial and empirical applications of the Rey-Oserrieth Complex Figure Test. Nature Protocols, 2006, 1（2）：892-899.

[11] Schiehser DM, Bondi MW. Stroop Color-Word Test. New Jersey：John Wiley & Sons, Inc., 2010.

[12] 郭起浩，洪震，吕传真，等. Stroop 色词测验在早期识别阿尔茨海默病中的作用. 中华神经医学杂志，2005，4（7）：701-704.

[13] 贾建平. 中国痴呆与认知障碍诊治指南. 北京：人民卫生出版社，2010.

[14] 杨丽丽，耿志伟，贾红娟，等. 临床痴呆评定在临床神经心理学研究中的应用. 临床荟萃，2013，28（4）：471-474.

[15] 陈晓春，潘晓东. 神经科查体及常用量表速查手册. 北京：化学工业出版社，2013.

[16] Galvin JE, Sadowsky CH, NINCDS-ADRDA. Practical guidelines for the recognition and diagnosis of dementia. J Am Board Fam Med, 2012, 25（3）：367-382.

[17] Kivipelto M, Ngandu T, Laatikainen T, et al. Risk score for the prediction of dementia risk in 20 years among middle aged people：a longitudinal, population-based study. Lancet Neurol, 2006, 5（9）：735-741.

[18] Phillips LH, Wynn VE, Mcpherson S, et al. Mental planning and the Tower of London task. Q J Exp Psychol A, 2001, 54（2）：579.

[19] 李踔，曾进胜. 卒中后单侧忽略的评估. 中国卒中杂志，2009，4（3）：250-254.

[20] Glocker D, Bittl P, Kerkhoff G. Construction and psychometric properties of a novel test for body representational neglect（Vest Test）. Restor Neurol Neurosci, 2006, 24（4-6）：303-317.

[21] 刘萍，肖计划，贾艳滨. 韦氏成人智力测验用于神经症认知功能评估. 中国心理卫生杂志，2001，15（4）：235-236.

[22] Ehreke L, Luppa M, König HH, et al. Is the Clock Drawing Test a screening tool for the diagnosis of mild cognitive impairment？ A systematic review. Int Psychogeriatr, 2010, 22（1）：56-63.

[23] 董艳娟，江涛. 画钟测验在认知功能测评中的作用. 神经疾病与精神卫生，2012，12（3）：319-321.

[24] Wilson BA, Cockburn J, Baddeley A.The Rivermead Behavioural Memory Test Second Edition MI. London：Thames Valley Test Company, 2003.

第四章　言语

▼▲ 第一节　西部失语成套测验 ▲▼

一、量表介绍

西部失语成套（Western Aphasia Battery，WAB）测验是 Kertesz 参考波士顿诊断性失语症检查法于 1982 年制定的。此检查法可看作是波士顿诊断性失语症检查修改后的短缩版，它克服了波士顿诊断性失语症检查冗长的缺点，在 1 小时内检查可以完成，比较实用，而且可单独检查口语部分。

根据检查结果可做出失语症的分类，此检查法的内容除了检查失语症之外，还包含运用视空间功能、非言语性智能、结构能力、计算能力等内容的检查。因此，与波士顿诊断性失语症检查一样，尚可做出失语症以外的神经心理学方面的评价。这是一个定量的失语症检查法，除可测试大脑的语言功能外，还可测试大脑的非语言功能。

此检查法有以下 4 个显著的优点。

（1）可以从失语检查结果计算出失语指数（Aphasia Quotient，AQ）、操作指数（Performance Quotient，PQ）和大脑皮质指数（Cortical Quotient，CQ），以最高 100% 来表示。

（2）根据此检查方法的言语功能部分（口语检查）的亚项（如自发谈话、听理解、复述和命名）的分数可以做出失语症的分类，此分类结果经多因素分析统计学处理证明是有效的。

此检查法评分标准、项目构成、内部一致性、复查的可信度、检查不同患者之间的可信度、不同检查者之间的可信度等标准化检查的条件全部满足，是一个好的失语症检查法。

（3）此检查法也适用于非失语症脑损伤者，尤其适用于对智能测验（the Intelligence Quotient Test，IQ Test）不适宜的重症患者。

（4）左、右大脑皮质指数（CQ）——失语症患者左、右大脑半球的全认知功能可分别计算。

二、量表内容

1. 自发性言语：用纸记录或用录音机记录下患者的言语，必要时可用更简单的问题提问，流畅度和信息内容按下面的标准评分，见表 4-1-1。

表 4-1-1   西部失语成套测验自发性言语测试

（1）问题

1）您今天好吗

2）您以前来过这里吗

3）您叫什么名字

4）您住在哪里

5）您做什么工作

6）您为什么到这里来

7）请您告诉我，您在这画中看见什么（图 4-1-1）？试试用句子说

（2）自发言语评分标准

0分：完全无信息

1分：只有不完全的反应，如仅说出姓和名等

2分：前6题中，仅有1题回答正确

3分：前6题中，仅有2题回答正确

4分：前6题中，有3题回答正确

5分：前6题中，有3题回答正确，并对画有一些反应

6分：前6题中，有4题回答正确，并对画有一些反应

7分：前6题中，有4题回答正确，对画至少有6项说明

8分：前6题中，有5题回答正确，对画有不够完整的描述

9分：前6题中，全部回答正确，对画几乎能完全地描述，即至少能命名人、物、动作共10项，可能有迂回说法

10分：前6题回答完全正确，有正常长度和复杂的描述图画的句子，对画有合情合理的描述

（3）流畅度、文法能力和错语评分标准

0分：完全无词或短而无意义的言语

1分：以不同的音调反复刻板的言语，有一些意义

2分：单词句，可有错语，费力，停滞

3分：流畅反复的咕哝，有极少量奇特语

4分：踌躇、电报式的言语，大多数为一些单个的词，常有错语，但偶有动词和介词短语，仅有"哦，我不知道"等自发语言

5分：电报式的、有一些文法结构较为流畅的言语，仍可能有明显错语，有少数陈述性句子

6分：有较完整的陈述句，可出现正常的句型，仍有错语

7分：流畅，可能滔滔不绝，在6分的基础上可有句法和节律与汉语相似的音素奇特语，伴有不同的音素错语和新造语

8分：流畅，句子常完整，但可能与主题无关，有明显的找词困难和迂回说法，有语义错语，可有语义奇特语

9分：大多数是完整的与主题有关的句子，偶有踌躇或错语，找词有些困难，可有一些发音错误

10分：句子有正常的长度和复杂性，无确定的缓慢、踌躇或发音困难，无错语

最高分20分

患者分_____

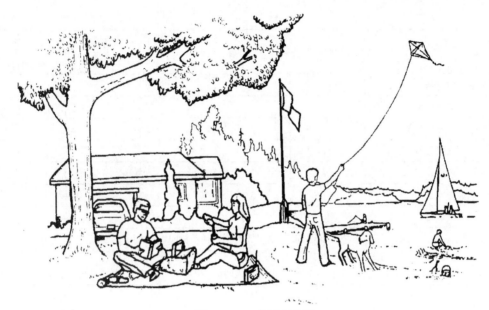

图 4-1-1 郊游风景画

2. 听语理解

（1）是 / 否题：见表 4-1-2。

表 4-1-2 西部失语成套测验听语理解测试（是 / 否题）

问题	正确答案	评分	表达方式		
			言语	手势	闭眼
1. 您叫张明华吗?	否	3			
2. 您叫李飞翔吗?	否	3			
3. 您叫（患者真实姓名）吗?	是	3			
4. 您住在乌鲁木齐吗?	否	3			
5. 您住在（患者所在住址）吗?	是	3			
6. 您住在郑州吗?	否	3			
7. 您是男（女）人吗?	是	3			
8. 您是医生吗?	否	3			
9. 我是男（女）人吗?	是	3			
10. 这房间有灯吗?	是	3			
11. 门是关着的吗?	是	3			
12. 这是旅馆吗?	否	3			
13. 这是医院吗?	是	3			

续表

问题	正确答案	评分	表达方式		
			言语	手势	闭眼
14. 您穿着红睡衣吗?	否	3			
15. 纸在火中能燃烧吗?	是	3			
16. 3月比6月先来到吗?	是	3			
17. 香蕉不剥皮能吃吗?	否	3			
18. 7月份下雪吗?	否	3			
19. 马比狗大吗?	是	3			
20. 您用斧子割草吗?	否	3			

说明：告诉患者他需要用"是"或"否"回答问题，若难以用言语或手势回答，可用闭眼表示"是"，在测验时如有必要可重申此说明，将患者实际回答的方式在相应项下打"√"。

评分方法：答对3分；经自我修正后正确亦3分；如回答模棱两可，可再问一次，如仍模棱两可，给0分。

最高分60分

患者分_____

（2）听词辨认：将实物随机地放在患者面前，若患者有偏盲要确保物品放在他完好的视野之内，向患者出示给出的实物、绘出的物体（图4-1-2）、形状（图4-1-3）、字母（图4-1-4）、数字（图4-1-5）和颜色（图4-1-6）的卡片，让他指向相应的客体，可重复出示一次，如患者指向一项以上的物体，给0分，自我修正后正确仍给1分，每项正确给1分，共60分，见表4-1-3。

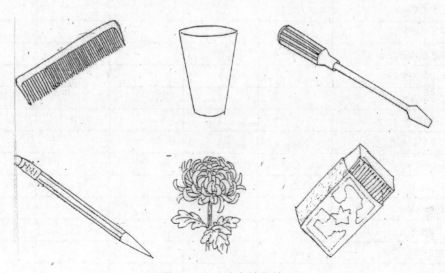

图4-1-2　绘出的物体

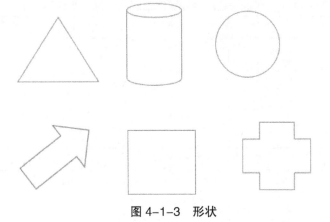

图 4-1-3 形状

J   F   B
K   M   D

图 4-1-4 字母

61   5   1867

5000 32 500

图 4-1-5 数字

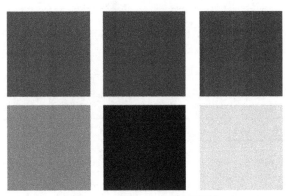

图 4-1-6 颜色（彩图见彩插 5）

表4-1-3　西部失语成套测验听语理解测试（听词辨认）

1. 实物	2. 绘出的物体	3. 形状	4. 汉语拼音字母	5. 数字
杯子	火柴	正方形	J	5
火柴	杯子	杯子	F	61
铅笔	梳子	圆形	D	500
花螺丝	刀	箭头	K	1867
梳子	花	圆柱体	D	5000
6. 颜色	7. 家具	8. 身体部位	9. 手指	10. 身体左右部
紫	窗	耳	拇指	右耳
棕	椅子	鼻	环指	左肩
红	写字台	眼	示指	右膝
绿	电灯	胸	小指	左踝
黄	门	颈	中指	左腕
黑	天花板（房顶）	颊	右肘	右颊

最高分60分

患者分 ____

（3）连续指令：部分执行指令的根据正确执行的每一个动作上方的数字给分。假如患者要求重复或看起来没懂，可用完整的句子重复指令。患者面前的桌子上依次分别摆好钢笔、梳子和书，并口头说明："看到钢笔、梳子和书了吗？请您按我说的指出来并用这些物品做动作，准备好了吗？"假如患者好像不明白让他干什么，可用梳子指钢笔一下示范后再重新开始（连续的动作分别记分，如用钢笔指一下书一共8分，则4个划横线部分各记2分），见表4-1-4。

表4-1-4　西部失语成套测验听语理解测试（连续指令）

指令	分数
1. 举起你的手	2
2. 闭上你的眼睛	2
3. 指一下椅子	2
4. 指一下 / 窗户，/ 然后 / 指门	4
5. 指一下 / 钢笔 / 和 / 书	4
6. 用 / 钢笔 / 指一下 / 书	8
7. 用 / 书 / 指一下 / 钢笔	8
8. 用 / 钢笔 / 指一下 / 梳子	8
9. 用 / 书 / 指一下 / 梳子	8

续表

指令	分数
10. 把 / 钢笔 / 放在 / 书 / 上，然后 / 给我	14
11. 把 / 梳子 / 放在 / 钢笔的 / 另一边，然后 / 把 / 书 / 翻 / 过来	20
	最高分 80 分 患者分 ＿＿

3. 复述：让患者复述下面词和句，然后记录答案。假如患者要求重复或患者似乎未听到的话可重复一次。按照"/"所划分的音节分别记分，如百 / 分 / 之 / 九 / 十 / 五一共6个音节，总分为6分，则每个音节1分（由于语言翻译问题，第7、15题分别可划分为3、9个音节，但总分为4分、20分，每个音节分别按1分、2分扣分），假如复述不完全，每个可辨认的词给2分。较轻的构音错误或口语发音可算正确给2分。词序错误或每个语音错误减1分，见表4-1-5。

表 4-1-5　西部失语成套测验复述测试

词和句	分数
1. 床	2
2. 鼻子	2
3. 烟斗	2
4. 窗户	2
5. 香蕉	2
6. 雪球	4
7. 四 / 十 / 五	4
8. 百 / 分 / 之 / 九 / 十 / 五	6
9. 六 / 十 / 二 / 点 / 五	10
10. 电话 / 响 / 着 / 呢	8
11. 他 / 不 / 回 / 来 / 了	10
12. 做 / 糕点 / 令 / 人 / 兴高采烈	10
13. 八路军 / 第 / 一门 / 野战炮	8
14. 没有 / 假如，但是 / 只有 / 成功	10
15. 把 / 那 / 5 箱 / 饮料 / 全部 / 放进 / 我的 / 盒子 / 里	20
	最高分 100 分 患者分 ＿＿

4. 命名

（1）物品命名：将下列物品依次摆好，可给提示，每题最长20秒。假如命名正确但

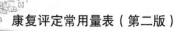

有较轻发音错误给3分，每一个可辨别的错语给2分，需要语音或触觉提示的给1分，见表4-1-6。

表4-1-6 西部失语成套测验命名测试（物品命名）

物品	反应	触觉提示	音素提示	分数
1. 枪				
2. 球				
3. 刀				
4. 杯				
5. 别针				
6. 锤子				
7. 牙刷				
8. 橡皮				
9. 挂锁				
10. 铅笔				
11. 螺丝刀				
12. 钥匙				
13. 纸夹子				
14. 烟斗				
15. 梳子				
16. 松紧带（或橡皮筋）				
17. 汤勺				
18. 胶带				
19. 叉				
20. 火柴				

最高分60分
患者分____

（2）词的频度：让患者在1分钟内说出尽量多的动物名字，假如患者不知所措就提示他："想想驯养的动物，比如马；或野生动物，比如虎。"到30秒时可催促患者。除例子外，每说出1个动物给1分，即使因语音错误而变调也给1分。最高分20分，患者分_____。

（3）完成句子：让患者完成你说的话，举个例子，如"冰是（冷的）"。每个正确答案给2分，每个发音不准给1分。合理的改变可以，如"糖是（养胖的），草是（黄的）"，见表4-1-7。

表 4-1-7 西部失语成套测验命名测试（完成句子）

医生的话（患者的话）	分数
1. 草是（绿的）	
2. 糖是（甜的或白的）	
3. 玫瑰花是红色的，紫罗兰是（蓝色的）	
4. 他们像狗一样（打架）	
5. 腊八在农历（国庆节是在）（十二月）	

最高分 10 分

患者分 ＿＿＿

（4）反应性命名：每一个可接受的答案给 2 分，每一个发音不准给 1 分，见表 4-1-8。

表 4-1-8 西部失语成套测验命名测试（反应性命名）

医生的话（患者的话）	分数
1. 您用什么写字？（钢笔，铅笔）	
2. 雪是什么颜色的？（白色）	
3. 一星期有几天（七天）	
4. 护士在哪儿（什么地方）工作？（医院）	
5. 您在什么地方可以买到邮票？（邮局，各种商店）	

最高分 10 分

患者分 ＿＿＿

5. 阅读

（1）句子的阅读理解：依次摆出要检查的句子（表 4-1-9），要求患者："读出这些句子并将缺的词从给出的词中选一个最好的填进去。"如患者好像不明白可重复举例，让患者做例句。如患者做得不对，指出正确的答案并说："举例来说吧，这里缺词，树有……车轮、叶子、草或火。"见表 4-1-10。

表 4-1-9 要检查的句子

医生的话	患者的话
雨是＿＿＿＿＿＿＿	（蓝色的、湿的、金属、海）
士兵拿着＿＿＿＿＿＿＿	（枪、射击、玩笑、食品）
老王（史密斯先生）修理汽车和卡车，他是一个＿＿＿＿＿＿＿	（裁缝、机器、机械师、公共汽车）
教师每年秋季返回学校，他们教＿＿＿＿＿＿＿	（树叶、孩子们、春天、书）
铁锹和锯是常用的工具，他们有的部分是用＿＿＿＿＿＿＿做的	（农民、森林、金属、剪）

续表

医生的话	患者的话
农民常种小麦、棉花和其他粮食，他们也生产_____	（煤、拖拉机、蔬菜）
可利用的能量是比较多的，由于石油缺乏，许多国家开始改变能源，如_____	（开水、银行、太阳能、经济）
泰坦尼克号是一个海洋班船，被认为不会沉没，但它与冰山碰撞并于1912年沉没，死了一千多人。假如没有_____，它就不会沉没	（失去动力、严重损坏、载旅客、往西航行）

表4-1-10　西部失语成套测验阅读测试（句子的阅读理解）

句子	分数
1.雨是_____（蓝色的、湿的、金属、海）	2
2.士兵拿着_____（枪、射击、玩笑、食品）	2
3.老王（史密斯先生）修理汽车和卡车，他是一个_____（裁缝、机器、机械师、公共汽车）	4
4.教师每年秋季返回学校，他们教_____（树叶、孩子们、春天、书）	4
5.铁锹和锯是常用的工具，他们有的部分是用_____（农民、森林、金属、剪）做的	6
6.农民常种小麦、棉花和其他粮食，他们也生产_____（煤、拖拉机、蔬菜）	6
7.可利用的能量是比较多的，由于石油缺乏，许多国家开始改变能源，如_____（开水、银行、太阳能、经济）	8
8.泰坦尼克号是一个海洋班船，被认为不会沉没，但它与冰山碰撞并于1912年沉没，死了一千多人。假如没有_____（失去动力、严重损坏、载旅客、往西航行），它就不会沉没	8
	最高分40分 患者分____

（2）阅读指令：依次将每张卡片（图4-1-7）摆出并说："请您读出声，然后照着要求做。"如果患者只做检查的这部分或那部分时，可重复要求。如只读指令的一部分或含有错语或只执行部分命令者给一部分分数，见表4-1-11。

闭上眼睛 A	举起你的手 B	挥手再见 C
用脚划一个十字 E	指椅子，然后指门 D	拿起铅笔点三下，然后放回原处 F

图4-1-7　阅读指令卡片

表 4-1-11　西部失语成套测验阅读测试（阅读指令）

句子	朗读	执行
1. 举起您的手	1	1
2. 挥手再见	1	1
3. 闭上眼睛	1	1
4. 用脚划一个十字	1	1
5. 指椅子，然后指门	2	2
6. 拿起铅笔，点三下，然后放回原处	3	3

最高分 18 分

患者分 ____

假如句子的阅读理解和阅读指令这两项总和是 50 分或 > 50 分，停止阅读检查，并用 100 － 2×（60 － 患者分）。假如这两项的和 < 50 分则继续检查。按比例分配分 _____。

（3）书面单词与物品搭配：将物体（茶杯、梳子、铅笔、花、火柴、螺丝刀）无一定顺序地摆在患者面前，让患者指出与卡片（图 4-1-2）上的词对应的物品，每一个正确答案给 1 分。最高分 6 分。

（4）书面单词与画搭配：将上面有画的卡片（图 4-1-2）（茶杯、梳子、铅笔、花、火柴、螺丝刀）放在患者面前，让患者指出与写的词相应的画，将卡片（图 4-1-8）上的字一个一个地摆出，每一个答案给 1 分。最高分 6 分。

| 铅笔 | 螺丝刀 | 火柴 | 花 | 茶杯 | 梳子 |

图 4-1-8　文字卡片

（5）画与书面单词搭配：将卡片（图 4-1-9）摆在患者面前，让他从 5 个中选出与说的词同样的词，如"花是哪个词"，每 1 个正确答案给 1 分，见表 4-1-12。

表 4-1-12　西部失语成套测验阅读测试（画与书面单词搭配）

问题	得分
1. 花是哪个词	
2. 椅子是哪个词	
3. 钱包是哪个词	
4. 窗户是哪个词	

最高分 20 分

患者分 ____

塔	花	树	力量	花园
缆	寓言	桌子	椅子	衣服
钱	保姆	钱包	皮革	护士
柳树	窗户	草	门	冬季

图 4-1-9　书面单词卡

（6）口语单词与书面单词搭配：JFBKMD，使用听词理解中字母辨别的得分，如分数为 3 分或＜3 分，用单个字母的配对检查，让患者从图 4-1-4 中选出相应的字母。最高分 6 分。

6. 书写

（1）按要求书写：让患者写出他的姓名和地址，每一个可认出的字或数字给 1 分，有书写错误或语序错误扣半分。最高分 6 分。

（2）书写表达：摆出郊游风景画（图 4-1-1），指导患者"就画中进行的事写一个故事"，时限 3 分钟。假如患者只列单词，鼓励其书写句子。完整的描写给 34 分，有 6 个或 6 个以上单词的，每个完整的句子给 8 分，不完整的句子或短句中的每个正确单词给一分，每个书写或语序错误扣半分；孤立的单词给 1 分，最多给 10 分，标点符号不记分。最高分 34 分。

（3）听写：让患者写出听到的句子："把那 5 箱饮料全部放进我的盒子。"假如患者记不住而句子中断时，该部分可重复一次。完整句子给 10 分，每个正确单词给 1 分，每个书写或语序错误扣半分。最高分 10 分。

假如按要求书写、书写表达及听写这三项的分数达 40 分或 40 分以上，终止书写检查，写上 2×患者分。按比例分配分_____。

（4）听写或看实物后写出：由检查者口述，让患者写出下列单词，假如患者不明白，向患者出示真实物品，用手势让患者写出它的名字。假如患者不能完成（不知道单词或根本不写）的话，用初始笔画或偏旁部首提示。听写正确或看实物后书写正确均给满分，经提示后书写正确给一半分。枪 1 分、手表 2 分、鼻子 1 分、锤子 2 分、电话 2 分、螺丝刀 2 分，最高分 10 分。

（5）字母表和数字：让患者写出拼音字母表，然后写出数字 0～20，即使顺序不对，每一个字母或数字给半分。字母表总分 12.5 分，数字（0～20）总分 10 分。

（6）听写字母和数字：让患者写出以下每个听写字母和数字，每个正确字母给 0.5 分，每个完整数字给 1 分。听写 D、M、J、B、F，总分 2.5 分；听写 5、61、32、700、1867，总分 5 分。

（7）抄写一个句子的单词：摆出印着检查句子的卡片（图 4-1-10），并让患者抄写。假如患者可以用印刷体或手写体写出，则每个正确的单词给 1 分，完整的句子给 10 分。最高分 10 分。

把那五箱饮料全部放进我的箱子里

图 4-1-10 检查句子卡片

三、失语症的 WAB 评分

主要类型失语症的 WAB 评分见表 4-1-13。

表 4-1-13 主要类型失语症的 WAB 评分

项目	流畅	理解	复述	命名
完全性	0～4	0～3.9	0～4.9	0～6
运动性	0～4	4～10	0～4.9	0～8
经皮质混合性	0～4	0～3.9	5～10	0～6
经皮质运动性	0～4	4～10	8～10	0～9
感觉性	5～10	0～6.9	0～7.9	0～9
经皮质感觉性	5～10	0～6.9	8～10	0～9
传导性	5～10	7～10	0～6.9	0～9
命名性	5～10	7～10	7～10	0～9

患者失语类型_____

▼▲ 第二节 波士顿诊断性失语症严重程度分级 ▲▼

一、量表介绍

波士顿诊断性失语症检查（The Boston Diagnostic Aphasia Examination，BDAE），是由美国波士顿退伍军人管理局医院、波士顿大学失语症研究中心、波士顿大学医学院的 Harold Goolglass 和 Edith Kaplan 在 1972 年编制发表的，此检查既可对患者语言交流水平进行定量分析，又可对语言特征进行定性分析，此为其中确定患者失语症严重程度的部分。

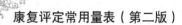
二、量表内容

量表内容见表4-2-1。

表 4-2-1　BDAE 严重程度分级

分级	语言表现
0 级	无有意义的言语，无听觉理解能力
1 级	言语交流中有不连续的言语表达，但大部分需要听者去推测、询问和猜测；可交流的信息范围有限，听者在言语交流中感到困难
2 级	在听者的帮助下，可能进行熟悉话题的交谈。但对陌生话题常常不能表达出自己的思想，使患者与检查者都感到言语交流有困难
3 级	在仅需要少量帮助或无帮助下，患者可以讨论几乎所有的日常问题。但由于言语和（或）理解能力的减弱，使某些谈话出现困难或不大可能
4 级	言语流利，但可观察到有理解障碍，但思想和言语表达尚无明显限制
5 级	有极少的可分辨得出的言语障碍，患者主观上感到有点儿困难，但听者不一定能明显觉察到

▼▲ 第三节　汉语失语症检查表（ABC 法）▲▼

一、量表介绍

1. 拟定背景：1985 年，高素荣教授在美国洛杉矶加州大学瑞德（Reed）神经病学研究所访问学习期间，与著名临床失语学家 D. Frank Benson 教授探讨了汉语失语症问题，并将他们的简易临床失语检查法修改为简易的汉语失语检查法。回国试用后参考了 WAB及 BDAE，并结合我们的临床经验进一步修改，于 1988 年正式拟订了本量表。失语检查法的制定遵循了以下原则。

（1）检查法内容包括语言各方面，即说、听、读和写，能查出所有潜在障碍；

（2）利用检查法的亚项可区别有临床意义的不同失语类型；

（3）能评出测试的等级，便于观察严重度；

（4）有足够项目以消除不同天测试的变异性；

（5）长度上适用，可一次查完；

（6）测试语言内容尽可能简单，以减少智能和文化水平的影响；

（7）计分和操作标准化，有统一指导语、统一评分标准、统一图片和文字卡片（详见高素荣《失语症》，限于版权问题，本书只收录部分图片及字卡），使不同检查者能得到相同的结果；

（8）能区别被检查者的语言正常和失语。

2. 量表功能：该表可区别语言正常和失语症；亦可检测出某些语言功能的轻度缺陷，通过其亚项测试可进行失语症类型诊断。

3. 测评方式：由医师或康复师或有测试经验的人员施测。

4. 使用说明：此检查法需按规范化要求使用统一指导语、统一评分标准、统一图片和文字卡片及统一失语症分类标准。要求全程录音，以供后续打分分析及前后对照使用。其内容以国内常见词句为主，适量选择使用频率较少的词句，无罕见词句。不同文化水平者均可完成至少 91% 以上口语理解和听力理解各亚项测试。

二、量表内容

1. 谈话（流畅度 9 ~ 27 分、信息量 0 ~ 6 分）

（1）问答

测试流程：请患者回答以下问题，记录其回答并录音，对第 7、8 个问题应鼓励患者尽量多说，录音至少 5 ~ 10 分钟，患者连续说时不要打断。1 分钟内无或偶有文法结构词为无文法结构，1 分钟内一半以下语句有文法结构词为少。分析其回答时的语言表达特点，并记录过程中患者的其他表现。

测试问题：

1）您好些吗？

2）您以前来过这吗？

3）您叫什么名字？

4）您多大岁数了？

5）您家住在什么地方？

6）您做什么工作（或退休前做什么工作）？

7）简单说说您的病是怎么得起来的？或您怎么不好？

8）让患者看图（受版权限制，本书暂不提供，可于高素荣教授主编的《失语症》一书中查找），叙述。

信息量评分标准：

0 分：无声音，哑；

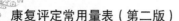
1分：刻板言语，或难以听懂的声音，不表达任何信息；

2分：部分表达信息，少量实质词，偶有短句，或混有大量错语；

3分：能简单表达思想，电报式，或有较多错语，找词明显困难；

4分：能表达，大多语句完整，有轻度找词困难，少量错语，或难以扩展；

5分：正常，或偶有主观困难，仍判为正常。

流利性评分标准：见表4-3-1。

表4-3-1　流利性评分标准

语言特征	1	2	3
语量	＜50字/分钟	51～99字/分钟	＞100字/分钟
语调	不正常	不完全正常	正常
发音	不正常	不完全正常	正常
短语长短	短（1～2字）	不完全正常	正常
用力程度	明显费力	中度费力	不费力
强迫言语	无	有强迫倾向	有
实质词	少量实质词	无	缺少
语法	无	有部分语法词	有
错语	无	偶有，少量有	大量

特别说明：对于问题1、2，患者可利用问话中个别词回答肯定或否定。如"您好些了吗"，患者可回答"好些"或"不好"。对其后的"您做什么工作"等患者需独自构造回答，但均为患者熟知的内容，如"姓名""年龄""住址"和"工作"。要求患者叙述病情或谈工作或家庭情况。要求是希望患者尽可能连续说话，便于检查者判断其语言是否正常、流畅，能否明确表达意思。看图说则是要求患者限于图的内容叙述。原版量表设计了两张图，选任一张叙述即可，如对一张图叙述有困难，则改用另一张图，鼓励患者像讲故事似的叙述，不要只就图说"这是一个人，这是什么，什么……"从以上谈话判断口语信息量和流利性。

患者在回答问题和叙述语句时，无或偶有语法词为无语法词，一半以下语句有语法词为有部分语法词。同样偶有实质词为无实质词，一半语句中有实质词为少数实质词。向患者提问后，患者不停地说，必须制止"不说了"才能停，为强迫言语。

流利性则根据谈话语句中语量、语调、发音、短语长短、说话是否费力、有无强迫语言、有无语法结构、有无实质词和错语9项语言特征评分。各项均评为"1"代表非流利型口语特点，9项各评为"3"代表流利型失语的特点。如患者无声音（哑），则记0；

刻板语言则按刻板语言的音节记 1～3 分, 如刻板言语为"嗯", 或"高八", 或"不知道", 可分别记为 1、2、3 分; 哑和刻板语言不按 9 项评分。正常谈话也不按 9 项评分而人为地拟定为 30 分, 便于统计时比较。

流利型评分表中各项记分 1、2、3 只是代表非流利型流利型失语口语的特点, 并不一定代表成绩。例如, 有错语是流利型失语症患者口语表达的特点, 记"3", 非流利型失语患者虽说话费力, 语量少, 但常有关键实质词, 因此分别记"3"和"1"。最终按总分归纳流利型特点: 9～13 分为非流利型, 14～20 分为中间型, 21～27 分为流利型。

结果记录与评分规则: 流畅度____/27 分 (9～13, 非流利; 14～20, 中间型; 21～27 分, 流利)。信息量_____/6 分。

(2) 系列语言

测试流程: 请患者从 1 数到 21, 记录患者可以完成到哪个数字并记录过程中的特殊表现。可以用手指提示, 如检查者伸出 1、2、3 个手指时, 同时说 1、2、3, 让患者跟着说, 并鼓励患者接着数到 23, 即要求患者自主连续数 20 个数, 如数到中间停顿, 可提示停顿的数, 鼓励患者继续数。按正确连续数的数字记分, 每数对一个数 0.5 分。

结果记录与评分规则: 总分: _____/21 分 (数到几记几分)。

2. 理解

(1) 是 / 否问题 (共 60 分)

测试流程: 指导语: 现在我向您提一些问题, 请用"是"或"不是"(对或不对) 回答。如口语表达有困难, 可告诉患者用"举手"或"摆手"分别表示"是"或"不是"。

说明: 开始对熟悉的事以简单陈述句提问, 然后以包括语法的句子提问。患者只需回答"是"或"不是"("对"或"不对")。此项检查是为了当患者四肢瘫痪或有失用而不能做"指"的动作或不能执行指令时了解患者有无听力理解障碍。有些提问的问题"否"为正确答案, 是指该问题应该回答"不", 因此如实际情况会回答"对", 则需修改一下提问。例如, 患者的名字正好是"张小红", 则这个名字就需要改。其他"否"为正确答案的提问也需按实际情况在检查时临时修改。如需要, 提问可重复一次, 但需全句重复。在患者回答时, 不要以任何表示让患者觉出其回答对或不对, 如患者明确表示错了而改正, 以后一次回答为准。

结果记录及评分标准: 提问后 5 秒未回答记为 0 分 (回答错为 0 分且记"×"), 5 秒后回答正确给一半分。第 1～14 题回答正确记 2 分, 第 15～22 题正确回答记 4 分。检查中如必要可重复说明要求, 见表 4-3-2。

表 4-3-2　是否问题计分表（问题、答案、表达方式与评分）

问题	正确答案	表达方式				评分		言语特征
		言语	手	头	闭眼			
1. 你的名字是<u>张小红</u>吗?	否					2		
2. 你的名字是<u>李华明</u>吗?	否					2		
3. 你的名字是（<u>真名</u>）吗?	是					2		
4. 你家住在<u>前门 / 鼓楼</u>吗?	否					2		
5. 你家住在（<u>正确地名</u>）吗?	是					2		
6. 你住在<u>通州区 / 延庆</u>吗?	否					2		
7. 你是<u>大夫</u>吗?	否					2		
8. 我是<u>大夫</u>吗?	是					2		
9. 我是<u>男的 / 女的</u>吗?	否					2		
10. 这个房间的<u>灯亮</u>着吗?	是					2		
11. 这个房间的<u>门</u>是关着的吗?	否					2		
12. 这儿是<u>旅馆</u>吗?	否					2		
13. 这儿是<u>医院</u>吗?	是					2		
14. 你穿的衣服是<u>红 / 蓝</u>色的吗?	否					2		
15. <u>纸</u>在<u>火</u>中燃烧吗?	是					4		
16. 每年<u>中秋节</u>在<u>端午节</u>前先过吗?	否					4		
17. 您吃<u>香蕉</u>时先<u>剥皮</u>吗?	是					4		
18. 在本地<u>七月下雪</u>吗?	否					4		
19. <u>马</u>比<u>狗</u>大吗?	是					4		
20. 农民用<u>斧头割草</u>吗?	否					4		
21. <u>一斤面</u>比<u>二斤面</u>重吗?	否					4		
22. <u>冰</u>在水里会<u>沉</u>吗?	否					4		
总分						_____/60		

（2）听辨认（共 90 分，45 项，每项 2 分）

测试流程：将实物和图片不规则地放在患者面前，注意放在视野内。检查者说名称后，要求患者从图中或身体部位选出正确名称。注意说数字时，除对个位数如"7"可问"哪个数是 7"外，不要按字面念，如"15"应问"哪个是十五"，"195"应问"哪个是一百九十五"等，对文盲此项不查。含身体左或右的提问，必须指的侧向和部位都对才能记分。

指导语：这儿有些东西（或图），请您指一下哪个是_____。

结果记录及评分规则：5秒内无反应记"0"分，指错则在"0"分下记"×"，均为0分。如患者指两项以上亦为0分，记"×"。患者明确表示改正时，以后一次为准。身体左右指令必须左、右和部位均对才记分，否则记"0"分，并在错的字上划"×"，见表4-3-3、表4-3-4、表4-3-5，听辨认总分：_____ /90分。

表4-3-3　听辨认（实物）计分表

实物	<5秒 2分	>5秒 1分	0分	图形	<5秒 2分	>5秒 1分	0分	图画	<5秒 2分	>5秒 1分	0分
梳子				圆				钥匙			
铅笔				方				火柴			
钥匙				三角				梳子			
火柴				螺旋				铅笔			
花				五星				花			

表4-3-4　听辨认（动作）计分表

动作	<5秒 2分	>5秒 1分	0分	颜色	<5秒 2分	>5秒 1分	0分	家具	<5秒 2分	>5秒 1分	0分
吸烟				红				窗户			
喝水				黄				椅子			
跑步				蓝				电灯			
睡觉				绿				桌子			
摔倒				黑				床			

表4-3-5　听辨认（身体部位）计分表

身体	<5秒 2分	>5秒 1分	0分	身体	<5秒 2分	>5秒 1分	0分	身体	<5秒 2分	>5秒 1分	0分
耳朵				中指				右耳			
鼻子				胳膊肘				左眼			
肩膀				眉毛				左拇指			
眼睛				小指				右手腕			
手腕				拇指				右中指			

（3）口头指令（共80分）

测试流程：从简单到有多步骤的和有语法的指令，让患者听到后执行。

指导语：请您照着我说的做。

说明：要求患者按口头指令执行。注意对复杂指令必须说完全句后，再让患者执

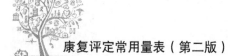

行；不能先说半句，等患者执行后再说后半句，这样指令中"再""然后"等语法词就不起作用了，必要时可重复全句一次。第4题结束后，在患者面前按顺序放钥匙、铅笔、纸、梳子，告诉患者"看清这些东西了吗？请您照着我说的做"。给指令前可以示范："如我说用钥匙指铅笔就这样做。"做给患者看，注意每项做完，按原序放好。

结果记录及评分标准：见表4-3-6。

表4-3-6　口头指令计分表

指令和评分	总分	评分	备注
1.把手举起来	2		
2.闭上眼睛	2		
3.指一下房顶	2		
4.指一下门，<u>2</u>　<u>2</u>　<u>2</u> 然后再指窗户	6		
5.摸一下铅笔，<u>2</u>　<u>2</u>　<u>2</u> 然后再摸一下钥匙	6		
6.把纸翻过来，<u>4</u>　<u>2</u>　<u>4</u> 再把梳子放在纸上边	10		
7.用钥匙指梳子，<u>5</u>　<u>5</u> 然后放回原处	10		
8.用梳子指铅笔，<u>5</u>　<u>7</u> 然后交叉放在一起	12		
9.用铅笔指纸一角，<u>2</u>　<u>4</u>　<u>2</u>　<u>4</u> 然后放在另一角处	12		
10.把钥匙放在铅笔和梳子中间，<u>2</u>　<u>10</u>　<u>6</u> 再用纸盖上	18		
总分	____/80分		

3.复述（共100分）

（1）词复述（共24分）

测试流程：指导语：请您跟我学，我说什么您也说什么。

说明及评分标准：本项目包括常用和不常用词、实质词和抽象词、短句、长句、超长复合句和无意义言语。如患者未听清，可以全句（词）重复。如有构音障碍，与自发语言相似且可听出复述内容按正确记，每字一分，错语扣分。注意患者复述时有无错语，复述结果时间缩短还是延长，有困难时要分辨是听理解还是表达障碍引起。复述长句子前可再提醒患者，"下面的句子比较长，请注意听"。要求说完全句以后再复述。复述无意义词组前可以说："下面我说几个词，没什么意思，您跟我学就行了。"

结果记录：见表 4-3-7。

表 4-3-7 词复述计分表

题号	问题	满分	评分	言语特征	备注
1	门	1			
2	床	1			
3	尺	1			
4	哥	1			
5	窗户	2			
6	汽车	2			
7	八十	2			
8	新鲜	2			
9	天安门	3			
10	四十七	3			
11	拖拉机	3			
12	活蛤蟆	3			
总分					

（2）句复述（共76分）

测试流程：指导语"请您跟我复述下面的句子，我说什么您就说什么"。

评分标准：每字一分，见表 4-3-8。

结果记录：复述总分_____/76分。

表 4-3-8 句复述计分表

题号	问题	满分	评分	言语特征
1	听说过	3		
2	别告诉他	4		
3	掉到水里啦	5		
4	吃完饭就去遛弯	7		
5	办公室电话铃响着吧	9		
6	他出去以后还没有回来	10		
7	吃葡萄不吐葡萄皮	8		
8	所机全微他合（每秒2字）	12		
9	当他回到家的时候，发现屋子里坐满了朋友	18		
总分				

4.命名

内容包括指物(或身体部分或图)命名、反应命名和列名。指物命名为在视觉依托(看物或图)下命名，如患者看物或看图后说不出名称，可让患者触摸物品或身体部分后命名，触摸后仍说不出名称时，可向患者提示"这是铅……"或"这是头……"，即双字词提醒第一个字，单字提示第一个音素。依旧说不出可以给予选词提示，由检查者说包括正确答案在内的3个词供患者选择。如患者说不出"牙刷"，可以问"是筷子吗"，患者如称"不"，再问"这是杯子吗"，患者说"不是"，再问"是牙刷吗"，患者说"对，是牙刷"。如患者仍然回答"对"而不包括"牙刷"这一名称，还不能记分。如在视物命名时已说出名称，无论说出的名称对或者错均按对或者错记分即可，不再提示；反应命名是要求患者以名称回答提问，提问时不要对问题另加解释，患者回答后即按其正确或错误记分。患者只能回答一个名称，除非患者认为第一次回答"错"了，改为第2个回答。不管第2个回答是对还是错，按患者认为"对"的回答记分。

（1）词命名（共40分，20项）

测试流程：按次序出示实物，问患者"这是什么?"（或"这个人在干什么?"）。

评分规则：正确回答记2分，触摸后才回答正确记1分。触摸后5秒内仍不能说出正确答案，说包括正确名称的3个词，让患者选，选对记0.5分。如仍说不出，提示第一个音后才回答正确记0.5分。回答错记"×"，0分。无反应记0分。

结果记录：见表4-3-9。

表4-3-9 词命名计分表

实物	反应 2	触摸 1	提示 0.5	实物	反应 2	触摸 1	提示 0.5	身体	反应 2	触摸 1	提示 0.5	图片	反应 2	触摸 1	提示 0.5
铅笔				皮尺				头发				跑步			
纽扣				别针				耳朵				睡觉			
牙刷				橡皮				手腕				吸烟			
火柴				表带				拇指				摔跤			
钥匙				发卡				中指				喝水			

词命名总分 _____/40分

（2）列名

测试流程：指导语，"请您在1分钟内尽量多的说出蔬菜的名字，能说多少说多少，比如白菜是蔬菜，还有什么菜呢?"（列名为无视觉依托下在1分钟内能说出蔬菜名称的数量，在国内外常用的失语检查法中，列名多要求患者说动物名称。在ABC试用阶段，高素荣教授发现有些老年人说动物名称有困难。经过几次改换，最后确定说蔬菜名。在实际应用时，也可以视检查对象改为说动物名称。）

说明：记录前半分钟和后半分钟说出的蔬菜名，重复举例的词不算。

（3）颜色命名（共 12 分）

测试流程：本项目分两部分，第一部分向患者出示不同颜色的卡片，并询问是什么颜色。第二部分询问表 4-3-10 列出的问题并记录答案。

指导语：请告诉我，这是什么颜色？（图 4-3-1）

红 __ 黄 __ 黑 __ 蓝 __ 白 __ 绿 __

结果记录 1：评分 ____/6。

结果记录 2：颜色命名总分 ____/6 分。

图 4-3-1 不同颜色（彩图见彩插 6）

表 4-3-10 颜色命名计分表

问题	答案	评分 1 分	言语特征
1.晴天的天空是_____的?	蓝		
2.春天的草是_____的?	绿		
3.煤是_____的?	黑		
4.稻谷熟了是_____的?	黄		
5.牛奶是_____的?	白		
6.少先队员的领巾是_____的?	红		
总分	_____/6 分		

（4）反应命名（共10分）

测试流程：询问患者以下问题并记录答案，见表4-3-11。

表4-3-11　反应命名计分表

问题	答案	评分2	言语特征
1. 您切菜用什么？	刀		
2. 看什么可以知道几点了？	钟、表		
3. 用什么点烟？	火柴、打火机		
4. 天黑了什么可以使房间亮？	电灯、蜡烛		
5. 到哪儿能买到药？	医院、药店		
总分	_____/10分		

5. 阅读

（1）视 – 读（共10分，每项1分）

视 – 读为视感知朗读。10个字均为合字，即每个字都由两个独立的汉字组成，朗读时注意是否只读了一半或是以错语朗读。只要患者读了即可按其正确或错误记分，而不要因读错而要求患者重读。如果患者本来有构音障碍，可以听出朗读是正确的则按正确记分。

测试流程：请患者阅读字词，并记录答案。

指导语：请您念一下这些字（明、肚、动、和、睛）。

结果记录：见表4-3-12。

表4-3-12　视 – 读计分表

内容	评分1	言语特征	内容	评分1	言语特征
明			妹		
肚			鸭		
动			村		
和			砂		
睛			转		
总分	_____/10分				

（2）听字 – 辨认（共10分，每字1分）

检查者可以指出一行字让患者从中选词，如检查者可以指着"由、甲、申、电、田"一行字说"请指出这行字中哪个是水田的田"。每次只能指一个字，除非患者认为第一个字指错了要求改，无论改对，还是改错，均以患者认为对的答案记分。

测试流程：从一组形似、音似、意似字中选出听到的字（图4-3-2）。

指导语：请您指出每行字中，我念的是哪一个？并指出该行。每次只限一个，指对的画"√"，指出两个以上无分，除非患者明确表示更正。

结果记录：见表4-3-13。

17	**74**	**14**	**47**	**407**
由	甲	申	电	田
永	水	本	木	术
戊	成	戍	咸	威
倡	昌	唱	畅	常
背	被	披	杯	倍
币	必	笔	比	毕
登	灯	邓	瞪	等
佳	良	棒	冠	好
次	差	坏	下	未

图4-3-2 形似、音似、意似字卡片

表4-3-13 听字辨认计分表

目标词	备选词					得分	备注
（第）47	17	74	14	47	407		
（水）田	由	甲	申	电	田		
（喝）水	永	水	本	木	术		
成（功）	戊	成	戍	咸	威		
唱（歌）	倡	昌	唱	畅	常		
（棉）被	背	被	披	杯	倍		
（铅）笔	币	必	笔	比	毕		
（电）灯	登	灯	邓	瞪	等		
（您）好	佳	良	棒	冠	好		
坏（人）	次	差	坏	下	未		
总分	_____/10分						

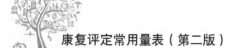

（3）字–画匹配（共40分，共20项，朗读、配画各1分）

要求患者先朗读所示的一个词，无论朗读是否正确均要求从相应的一组图中指出相应的画。注意：如果患者正确朗读了"钥匙"，说出名称后要求配画时应该说"哪个图是您刚才读的词"，而不能说"哪个是钥匙"。如果读错了或者读不出，也只能说"哪个图是这个词"。有些患者朗读不出，但不仅配画正确，且将图和字联系并正确读出，可按正确记分，但应将具体情况如实记录。

测试流程：指导语：请您念一下每个词，再指出图（图4-3-2）上是哪一个。

说明：如果读不出，亦要求指。每正确反应给1分。朗读、配画分别记分。

结果记录：见表4-3-14。

表4-3-14　字画匹配计分表

图画	朗读	配画	图形	朗读	配画	动作	朗读	配画	颜色	朗读	配画
钥匙			圆形			喝水			黑		
铅笔			方块			跑步			红		
火柴			三角			睡觉			黄		
梳子			螺旋			吸烟			绿		
菊花			五星			摔倒			蓝		
总分			朗读_____/20分			配画_____/20分					

（4）读指令，并执行（共30分）

要求患者先朗读所示字卡上的句子，无论朗读是否正确均要求在读后照着句子的意思做，注意事项与字–画匹配相同。在朗读完句子后，或者读不出，或者读错，检查者均说"请照着句子的意思做"，而不能说出句子的意思要求患者做，因为这里查的是患者对文字的理解，如果检查者将词或句子读（说）给患者听，就成了检查听理解了。

测试流程：指导语：请您读这些句子（图4-3-3），然后照着做。

说明：如果读不出或朗读错误，仍要求按照句子的意思做。

结果记录：见表4-3-15。

> 闭眼
> 摸右耳
> 指门，再指窗户
> 先摸铅笔，后摸钥匙
> 用梳子指铅笔，然后交叉放在一起

图4-3-3　朗读字或句子卡片

表 4-3-15 朗读指令并执行计分表

内容	朗读	执行	言语特征
1. 闭眼	1	1	
2. 摸右耳	1	1	
3. 指门，再指窗户 （1 2）	3	3	
4. 先摸铅笔，后摸钥匙 （2 2）	4	4	
5. 用梳子指铅笔，然后交叉放在一起 （3 3）	6	6	
总分	___/15分	___/15分	

（5）读句选答案填空（共30分）

让患者先看留有空档的句子，可以朗读，也可以默读（朗读不记分）。从每个句子下四个备选词中选出适当的词，使全句成为一个完整的句子。操作可以先示范，操作时提醒患者要将四个备选的词看全了，必要时可以一个个指出来，甚至需要执患者的手指指出四个词。这是为了避免患者有偏盲或偏侧疏忽时未将四个词看全而选不出适当的词。同样，每句只能选一个词，除非患者认为第一次选错而更改。无论改对，还是改错，以患者认为"对"的词记分。

测试流程：指导语：请您从每句下（图4-3-4）四个词中选一个正确的填空。

说明：对留有空档的句子朗读或默读后从备选词中选出正确的填空，此时朗读不记分。

评分标准：在患者指出的词上画"√"，正确者记分，错误则"0"分。举例1："树上有 _____（针 叶 革 味）""正确的应选哪一个呢？"如患者选错可指出正确的。举例2："小张在学校里教书，他是 _____（学生 电工 老师 朋友）。"

结果记录：见表4-3-16。

```
1.苹果是……的    原的、圆的、圆圈、方的
2.解放军带……    呛、枪、强、仓
3.老王修理汽车和卡车，他是……    清洁工、司机、机
器、修理工
4.孙悟空本领高强，会七十二变，若不是……，唐僧怎管得
住他    想取经、紧箍咒、如来佛、猪八戒
5.中国地大物博，人口众多，但是人均可耕地少，因此，应
该珍惜……    经济、水源、承包、土地
```

图 4-3-4 句子填空卡

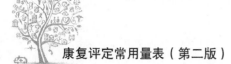

表 4-3-16 读句子选答案填空计分表

句子	答案	评分	备注
1. 苹果是……的	原的、圆的、圆圈、方的	2	
2. 解放军带……	呛、枪、强、仓	2	
3. 老王修理汽车和卡车，他是……	清洁工、司机、机器、修理工	6	
4. 孙悟空本领高强，会七十二变，若不是……，唐僧怎管得住他	想取经、紧箍咒、如来佛、猪八戒	10	
5. 中国地大物博，人口众多，但是人均可耕地少，因此，应该珍惜……	经济、水源、承包、土地	10	
总分			___/30分

6. 书写

（1）写姓名、地址（共10分，姓名3分，地址7分）

测试流程：指导语：请您写下您的名字、地址。

记录文字：_____。

结果记录：_____/10分。

（2）抄写（共10分，每字1分）

测试流程：指导语：请您照着这句话（北京是世界文明的都市）抄下来。

记录文字：_____。

结果记录：_____/10分。

（3）系列书写 1～24（最高20分）

测试流程：指导语：请您从1写到24。

评分标准：检查者写1、2、3示范，连续正确每字1分，漏、颠倒均无分。必要时检查者可以先示范，如写1、2、3然后要求患者接着写到23，按正确连续写出的数记分，数字次序颠倒或写错均无分。检查者示范写的数字不记分。

结果记录：_____/20分。

（4）听写（共34分）

听写包括写偏旁、数、字、词和句，注意要求听写数字时，可以写出阿拉伯数字，也可以写汉字。听写中，如患者不知如何写，检查者可以重复再说1～2遍，如说"写火柴的火，写火"，或者"写钥匙，钥、匙"。要求写句子时，先念出全句。写的过程中，检查者可以有2～3个字的提醒。如检查者可断续地说"春风""吹绿了""树叶"。

测试流程：请患者听写偏旁、数字、字、词及短句。

指导语：请您注意听我念的偏旁/数字/字/词/短句，并写下来。

结果记录：见表 4-3-17 至表 4-3-20。听写短句计分表（共7分，每字1分）：春风吹绿了树叶，评分：_____ 分。听写总分：_____ /34 分。

表 4-3-17 听写偏旁计分表（共 5 分，每个 1 分）

立人 1	言 1	提手 1	走之 1	土 1	总分

表 4-3-18 听写数字计分表（共 7 分）

各 1 分			各 2 分		总分
7	15	42	193	1860	

表 4-3-19 听写字计分表（共 5 分，每字 1 分）

火柴	铅笔	嘴的口	方块	黄颜色	总分

表 4-3-20 听写词计分表（共 10 分，每字 1 分）

梳子	钥匙	睡觉	跑步	五星	总分

（5）看图写字（共 20 分，每图 2 分）

测试流程：指导语：这个图上是什么，请写下来。

说明：写到红、黄时提示是什么色，如因对图误解，但按误解的意思能写出正确字，仍给分。

得分：____ /20 分。

（6）写病情（最高 5 分）

测试流程：指导语：请您写一下您现在怎么不好，要按句子写，就好像给别人写信时说您现在的情况一样。

备注：记分要求意思、笔画和句法正确。

评分：

0 分：无反应；

1 分：近似的单个字、构字障碍，不能表达信息；

2 分：有正确关键词；

3 分：有短语，可表达信息；

4 分：偶有构字障碍或语法不当，但有能表达信息的完整句；

5 分：正常。

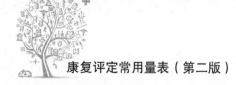

结果记录：____/5 分。

7.结构与空间（共 19 分）

虽然有些学者认为失语症检查不必包括其他认知功能的检测，但大多失语检查法仍包括除语言外的其他方面的检查。失语仅指语言障碍，但大脑病变后，常会引起各种认知功能障碍，本检查法包括简单的其他认知功能检查，以便分析其是否对语言造成了影响。如临床工作者常注意患者的意识水平，却忽略其注意力。注意力不集中常会影响神经心理学的检查，简单的注意力检查包括数字距和对时间、地点、人物的定向。此外，失语症检查不光要求注意力集中，而且要求无明显的记忆障碍，尤其是近事记忆，简单的检查方法是说 4 个无关的词（如紫颜色、图书馆、足球场、大白菜）。在说 4 个词以前，先提醒患者"我说 4 个词，看您记性好不好，请注意听"。说完 4 个词后问患者"我刚刚说了什么"，立即说出 4 个词其实反映的是注意力，无论患者能否立即说出四个词，检查者都可以重复 2～3 遍，要求患者跟着重复，并告诉患者"请记住了，我等会还要考您"。有严重语言障碍者，注意力及近事记忆能力检查较为困难，可以通过日常生活行为排除意识障碍和严重痴呆。

（1）照图画（共 10 分）

测试流程：让患者照图画二维、三维的图形，观察是否能完成。

结果记录：见表 4-3-21。

（2）摆方块（共 9 分）：见表 4-3-22。

表 4-3-21　画图计分表

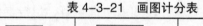

				总分
				____/10 分

表 4-3-22　摆方块计分表

方块一 1.5	方块二 3	方块三 4.5	总分
			____/9 分

8.运用（最高 30 分）

测试流程：指导语：我现在让您做些动作，如招手叫人应这么做(示范)，跟着我做。

说明：然后让患者做下述动作，观察完成情况。

结果记录：①面部（共 8 分）：见表 4-3-23。②上肢（共 8 分）：见表 4-3-24。

③复杂（共14分）：见表4-3-25。

表 4-3-23 面部动作计分表

面部动作	执行 2	模仿 1	用实物 0.5	未完成 0	备注
咳嗽					
吹灭火柴					
鼓腮					
用吸管吸水					
总分					

表 4-3-24 上肢动作计分表

上肢动作	执行 2	模仿 1	用实物 0.5	未完成 0	备注
挥手再见					
致礼					
刷牙					
梳头					
总分					

表 4-3-25 复杂动作计分表

复杂动作	得分	备注
假装划火柴（3），点烟（3）		
假装把信纸叠起来（3），放进信封（3），封好（2）		
总分	＿＿＿14分	

9.计算（每题2分，共24分）

测试流程：指导语：根据左方的算式，请您指出右方哪个是正确得数。

说明：如果患者看不清或看错，可以念算式给他听。如未指对，说对也记分，只能指1次，患者明确表示改正时，按后一次记分。

结果记录：见表4-3-26。

表 4-3-26 计算计分表

加法			减法			备注
5+4=9，20，1，8	6+7=12，13，52，14	9＋3＝6，17，12，21	6-2=8，4，12，3	8－3＝5，11，24，16	11－7=18，4，8，17	
乘法			除法			

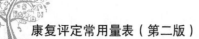

续表

加法			减法			备注
4×2=6, 2, 8, 1	6×7=13, 21, 2, 42	8×3=5, 11, 24, 40	9÷3=12, 3, 6, 27	64÷8=40, 56, 8, 32	35÷7=5, 28, 12, 21	
总分	___/24分					

10. 总评

全部测验完毕后，分别以言语正常对照组的均值作为100%，计算出患者信息量、流畅度、复述等23项的得分相当于言语正常组的百分率，填在下面的总表（表4-3-27）中。

说明：仅评定失语时，结构与视空间及其后的各项可不查。小学文化水平及以上者可测查阅读和书写。依据患者语言功能和非语言功能的测验结果，将患者听、说、读、写各分测验的得分除以各分测验最高分，得出患者各种功能占正常人的百分数，将百分数在总结表坐标上的点连线即可绘出该患者语言功能测验结果的曲线，依据ABC诊断流程图，结合患者头颅CT或MRI病灶部位，可做出失语症类型诊断（图4-3-5）。

表4-3-27　ABC法评定结果总结表

口语表达				命名			听理解			阅读		字画匹配		读指令执行			书写				系列书写	看图书写	自发书写	
信息量	流利性	系列语言	复述	词命名	反应命名	颜色命名	是/否题	听辨认	口头指令	视读	听字辨认	朗读	理解	朗读	理解	填空	姓名地址	抄写	听写	系列书写	看图书写	自发书写		
																								%
																								100
																								90
																								80
																								70
																								60
																								50
																								40
																								30
																								20
																								10

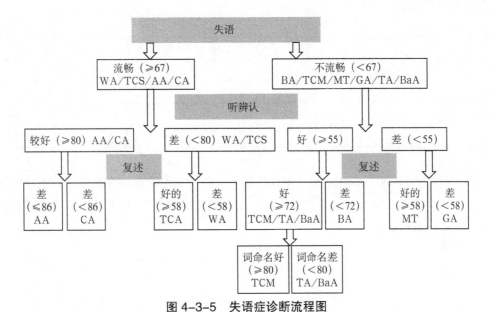

图 4-3-5　失语症诊断流程图

三、利手评定

说明：利手评定时在提供提问的 12 个动作中至少要问 10 个（若患者未进行过该项活动，如"切菜"可改为用刀切东西，有些人习惯双手洗脸可以改为问用哪只手拿毛巾，判断后还应该补问患者"是左撇子吗"。因为有人回答 10 项均用右手，但实际其先天是用左手的，只是因为后天受到了训练纠正，这种情况要加以备注，详见高素荣主编的《失语症》）。如果研究重点是利手、病灶侧向与语言障碍的关系，还应了解有无左利手家族史。见表 4-3-28。

表 4-3-28　北京医科大学汉语失语成套测验利手判定

动作	左手	右手
写字		
拿筷子		
剪纸		
切菜		
穿针		
洗脸		
划火柴		
炒菜		

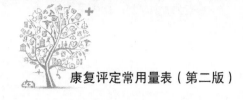

续表

动作	左手	右手
刷牙		
提物		
持钉锤		
扫地		

结论：如果 12 项全部或者前 7 项习惯用左手或者右手，而后 5 项中任何 1 项至 5 项习惯用另外一只手，则为左利手或右利手；如果前 7 项中 1 至 6 项习惯用一只手，其余用另一只手，则为混合利手。

▼▲ 第四节　中国康复研究中心失语症检查法 ▲▼

一、量表介绍

1. 制定背景：亦称汉语标准失语症检查表，此失语检查是中国康复中心语言治疗科参考了日本的标准失语症检查，按照汉语的语言特点于 1990 年编制完成。由 30 个分测验组成，分为 9 个大项，包括听理解、复述、说、出声读、阅读理解、抄写、描写、听写和计算。此检查是通过不同语言模式来观察患者的反应，为避免检查太繁琐，在一些项目中使用相同的词语，为尽量减少由此造成的对内容的熟悉，在图位置的安排上有一些变化，并设立了终止标准。

2. 测评人员：测评需由经过专业训练并熟悉检查内容的人员实施，不要自行对患者的反应进行解释。

3. 适用人群：只适合成人失语症患者，尽量使患者在自然状态下接受检查，不要过于死板，要在整个过程注意此点。

4. 测评场所：选择能使患者情绪稳定并接受检查的场所，避开噪音及人多的地方。

5. 陪同人员：失语症患者通常不愿让人知道自己的语言缺陷，所以应尽量采取一对一的检查方式。

6. 测试时间：失语症检查中，若时间超过 30 分钟以上，患者常出现疲劳，使测试不能反映真实情况，可以暂停并改时间进行；有时出现失败或拒绝局面，此时也可暂时终止，待患者安静下来再继续检查；一般从开始到结束宜在两周内完成。

7. 检查过程注意事项：检查者与患者接触时，说话不要零乱和死板，要充分考虑到患者患病前的生活环境和文化背景，态度要亲切，以求得患者放松安心检查。要提前对患者进行有关检查方面的说明，向患者说明检查的目的，求得理解，否则会使患者反感，完成检查后，对关心自己结果的患者及其家属，要进行适当的说明；当患者回答错误时，不要使用患者能推测出回答错误的言语，也不要有此种表情的流露。

8. 用具：本量表的全套测试用具包括记录用表（包括计算用纸）、图片、词卡、实物（手帕、牙刷、硬币、钢笔、梳子、钥匙、剪子、镜子、牙膏）、铅笔（在文字检查时提示用）。

9. 记录：如实记录患者的反应，如身体姿势、表情的变化，这对以后的判断和训练有帮助，尽量使其他医务人员能看明白。为便于记录最好给提示和自我修正制定一个符号，而且要明确符号的意思，要记录提示前患者的反应，在什么地方给提示及提示后的反应。

10. 测试顺序：检查一般从项目 1 听开始，但从 9 计算、1 听、2 说、3 阅读这四大项目的哪一项开始都可以。

11. 打分：患者的反应多种多样，尽量避免机械的打分方式。在难以选择规定的等级时，给予注释。一般有两种打分方式，一种是采用 6 等级（6、5、4、3、2、1 级）评价，也可以采用两级评价，正答（6 级和 5 级）和误答（4、3、2、1 级）。

6 级评价如下所述。

（1）6 级（完全正答）：很流利答出。

（2）5 级（延迟正答）：慢，正确。

（3）4 级（不完全正答）：规定时间内答出，稍有错误。

（4）3 级（提示后正答）：没有得到像 6、5、4 那样的反应，提示后回答正确。

（5）2 级（提示后不完全正答）：给予提示仍不能回答正确，经提示后部分正确反应。

（6）1 级（误答）：提示后仍没有达到 2 级水平。

6 级评级中未达到 4 级时进行提示，提示后回答正确记 3 级。

12. 自我修正的评价：①在等待时间内，患者可能会做各种各样的尝试，应注意患者在此期间的反应；②正确回答但缺乏自信心的情况算正答。

13. 等待时间：每项检查都有规定的等待时间。检查者最好用秒表，有经验和可以自如掌握时间者，才可以不用秒表。

14. 终止标准：为避免重症患者的心理负担及缩短患者检查所用时间，此检查设定了项目间的终止标准，项目内的问题被终止，要在记录纸上记 A，整个项目被中止时，要在记录纸上记 B。

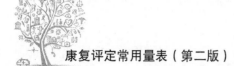

15. 其他检查者要了解的事项

（1）有无视力障碍：确认患者能否看清图片和文字。

（2）有无视野障碍：有无偏盲，如有，要考虑卡片的摆放位置。

（3）有无听力障碍：如有影响检查结果的听力障碍，就要考虑对患者的说话方式、声音大小及室内的杂音情况。

（4）有无假牙，有无牙齿缺损：如果由于假牙不合适，或由于缺损而引起音的变化，不减分。

（5）构音器官的运动障碍：由于运动性构音障碍引起的变化不减分。

（6）利手：使用非利手及麻痹侧手时，反应时间延长不减分。

（7）方言：当患者发音错误与方言有关时不减分。

二、言语症状总结

有些表现（如下列举）用 6 等级评价比较困难，但又是患者症状的重要方面，也应注意观察，这些项目的记录并不统一，记录方法可由检查者自己来决定。评价困难表现列举：运动性构音障碍；言语失用；探索行动；错语；无意义语；韵律；语法障碍；说话量；镜像文字；自己更正；持续记忆；愿望；易疲劳性；注意力。

言语症状的一般情况见表 4-4-1。

表 4-4-1 言语症状的一般情况

检查前，通过问患者以下问题，了解患者的一般言语状况。

1. 姓名： _____	7. 学历： _____
2. 住址： _____	8. 爱好： _____
3. 出生日期（年、月） _____	9. 主诉： _____
4. 年龄： _____	10. 发病前后语言状况： _____
5. 家庭成员： _____	11. 发病时状况： _____
6. 职业史： _____	12. 方言： _____

三、量表内容

1. 听

（1）名词的理解

测试流程：

方法：将检查图册翻到需要的页，检查者说："我说出一个词，请指出来是哪个图。"

同时注意反应的时间及如何回答，回答的时间限制为 15 秒，15 秒内答错或大于 15 秒无反应就要提示。提示方法为重复提问一次，要观察及记录反应。

评分标准：

6 分：3 秒内回答正确；

5 分：15 秒内回答正确；

3 分：提示后回答正确；

1 分：提示后回答不正确。

中止 A：3 分以下，连续错两题。

结果记录：见表 4-4-2。

中止 B：全检。

表 4-4-2　名词的理解计分表

问题	得分
1. 西瓜	
2. 鱼	
3. 自行车	
4. 月亮	
5. 椅子	
6. 电灯	
7. 火	
8. 钟表	
9. 牙刷	
10. 楼房	

（2）动词的理解：说明和打分同上，见表 4-4-3。中止 B：全检。

表 4-4-3　动词的理解计分表

问题	得分
1. 飞	
2. 睡	
3. 喝水	
4. 跳舞	
5. 穿衣	
6. 敲	

问题	得分
7. 坐	
8. 游泳	
9. 哭	
10. 写	

（3）句子的理解

测试流程：

方法：向患者说："请按我说的指图。"回答的时间限定为15秒，＞15秒无反应或者15秒内回答错误需提示，提示方法为再重复提问一遍。

指导语：请指出来是哪个图？

说明：误答或15秒后无反应重复提问一次。

评分规则：

6分：3秒内回答正确；

5分：15秒内回答正确；

3分：提示后回答正确；

1分：提示后回答不正确。

中止A：3分以下，连续错5题。

结果记录：见表4-4-4。

中止B：分项目1或2中6分和5分在5题以下。

表4-4-4　句子的理解计分表

问题	得分
1. 水开了	
2. 孩子们堆了一个大雪人	
3. 男孩洗脸	
4. 男孩付钱买药	
5. 老人拄着拐杖独自过人行横道	
6. 两个孩子在讨论书上的图画	
7. 男孩子在湖上划船	
8. 小男孩的左臂被车门夹住了	
9. 一个男演员边弹边唱	
10. 护士准备给男孩打针	

（4）执行口头命令

测试流程：

方法：把事先备好的小物品 [钢笔、剪子、牙刷、镜子、盘子、手帕、牙膏、钱（硬币）、梳子、钥匙]，按评价表上的图（图4-4-1）摆放好，告诉患者要注意听，只说一遍，患者每做完一个题目后，由治疗师把物品放回原位，在评价表上已用斜线把听说的句子分成数个小单位，每个斜线隔开的词或字为一个单位，在患者移动物品时，按单位计算错误。

（患者）

钢笔	剪子	牙刷	镜子	盘子
手帕	牙膏	钱（硬币）	梳子	钥匙

（检查者）

图 4-4-1 口头指令物品摆放

指导语：请按我说的移动物品，请注意听。

评分标准：① 1 个单位错为不完全反应（有错误）；② > 2 个单位错误或 > 15 秒无反应需进行提示；③提示后仍 > 2 个单位错误为答错；④打分。

6 分（完全正答）：患者在检查者提出问题后 3 秒内开始反应，且回答正确；患者用非利手或麻痹侧手，可适当延长时间不减分；

5 分（延迟完全正答）：患者在 3 秒内开始反应，15 秒反应正确；

4 分（不完全反应）：15 秒答出，但有 1 个单位错误（关系的颠倒，附加动作也包括在内）；

3 分：提示后正答；

2 分：提示后不完全反应（提示后同 4 分结果）；

1 分（错答）：提示后回答在 2 分以下。

打分举例：把 / 钢笔 / 放在 / 盘子 / 旁边。

1）在规定的时间内反应（患者拿起剪子，放在盘子里）这种情况判定为 1 个单位错误，初次给 4 分，提示后给 2 分。

2）剪子放在了梳子旁边，> 2 个单位错误，需提示，提示后正答给 3 分，提示后错答给 1 分。

中止 A：4 分以下连续答错 5 题。

结果记录：见表 4-4-5。

中止 B：分项目动词理解中得分为 6 分和 5 分在 6 题以下或 3 题中在 5 题以下。

表 4-4-5 执行口头命令计分表

问题	得分
1. 把 / 梳子 / 和 / 剪子 / 拿起来	
2. 把 / 钢笔 / 放在 / 盘子 / 旁边	
3. 用 / 牙刷 / 碰 / 三下 / 盘子	
4. 把 / 牙刷 / 放在 / 镜子 / 上	
5. 把 / 钥匙 / 和 / 钱放在 / 手帕 / 上	
6. 把 / 盘子 / 扣过来 / 再把 / 钥匙 / 拿起来	
7. 摸 / 一下 / 镜子 / 然后 / 拿起 / 梳子	
8. 把 / 钱 / 放在 / 牙膏 / 前面	
9. 把 / 剪子 / 和 / 牙刷 / 换个 / 位置，再把 / 镜子 / 翻过来	
10. 把 / 钢笔 / 放在 / 盘子里 / 再 / 拿出来 / 放在 / 牙膏 / 和 / 钱 / 之间	

2. 复述

测试流程：

方法：检查者用正常的说话速度讲话，让患者重复，事先要告诉患者注意听，只说一遍，提示方法为再说一遍。等待时间 15 秒。

指导语：请模仿我说的话，我只说一遍，请注意听。

（1）复述（词语）

评分标准：

6 分：3 秒内复述正确；

5 分：15 秒内复述正确；

4 分：15 秒复述出，不完全反应；

3 分：提示后复述正确；

2 分：提示后回答同 4 分结果；

1 分：提示后反应在 2 分以下；

中止 A：4 分以下，连续错 3 题。

结果记录：①见表 4-4-6。中止 B：全检。②见表 4-4-7。中止 B：全检。

表 4-4-6 复述（名词）计分表

问题	得分
1. 自行车	
2. 楼房	

问题	得分
3. 西瓜	
4. 月亮	
5. 电灯	
6. 牙刷	
7. 钟表	
8. 鱼	
9. 椅子	
10. 火	

表 4-4-7 复述（动词）计分表

问题	得分
1. 坐	
2. 哭	
3. 睡	
4. 游泳	
5. 穿衣	
6. 喝水	
7. 写	
8. 飞	
9. 敲	
10. 跳舞	

（2）复述（句子）

句子复述：基本同前，只是把句子用斜线分成数个单位，1 个单位错误为不完全反应，大于 2 个单位错误需提示。等待时间 30 秒。

评分标准：

6 分：10 秒内复述正确；

5 分：30 秒内复述正确；

4 分：30 秒内复述出，不完全反应；

3 分：经提示后复述正确；

2 分：经提示后不完全反应；

1 分：提示后低于 2 分结果。

中止 A：4 分以下，连续错 3 题。

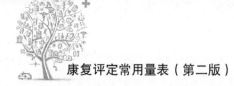

结果记录：见表 4-4-8。

中止 B：分项目 5 或 6 中 6 分和 5 分在 6 题以下。

表 4-4-8 复述（句子）计分表

问题	得分
1. 护士 / 准备 / 给男孩 / 打针	
2. 男孩 / 洗 / 脸	
3. 一个 / 男演员 / 边弹 / 边唱	
4. 孩子们 / 堆了 / 一个 / 大雪人	
5. 水 / 开 / 了	
6. 小男孩 / 的左臂 / 被 / 车门 / 夹住了	
7. 男孩子 / 在湖上 / 划船	
8. 两个 / 孩子 / 在讨论 / 书上的 / 图画	
9. 男孩 / 付钱 / 买药	
10. 老人 / 拄着 / 拐杖 / 独自过 / 人行横道	

3. 说

（1）名词

测试流程：

方法：向患者出示名词图片，检查者指着图片，同时问"这个是什么"。提示要按规定的提示音节或音素进行。等待回答时间：15 秒。

指导语：这个是什么？

评分标准：

6 分（完全正答）：3 秒回答，正确反应；

5 分（延迟正答）：3～15 秒内正答；

4 分：15 秒内正答，不完全反应；

3 分：15 秒后提示正答；

2 分（提示后不完全反应）：经提示同 4 分；

1 分：提示后答错（多于 2 分错误）。

不完全反应：三音节词的一音节错，两音节词和单音节词一音素错。

提示：大于以上错误时需提示。

有时需推测判断，如哭（ku）说成姑，呼（gu、hu）可推测为正确，特别是在合并构音障碍时。但当所说的词既无辅音又无元音项时，同时又有四声错误时，不应记为正确。

中止 A：4 分以下，连续错 3 题。

结果记录：见表4-4-9。

中止B：全检。

表4-4-9 命名（名词）计分表

问题	提示	得分
1. 月亮	月	
2. 电灯	电	
3. 鱼	Y	
4. 火	H	
5. 椅子	椅	
6. 牙刷	牙	
7. 楼房	楼	
8. 自行车	自	
9. 钟表	钟	
10. 西瓜	西	

（2）动作说明

测试流程：指导语：这个人（他、它）在干什么？注意要告诉患者用动词来说明（其他同上），见表4-4-10，中止B：全检。

表4-4-10 命名（动词）计分表

问题	提示	得分
1. 喝水	喝	
2. 跳舞	跳	
3. 敲	Q	
4. 穿衣	穿	
5. 哭	K	
6. 写	X	
7. 睡	S	
8. 飞	F	
9. 坐	Z	
10. 游泳	游	

（3）画面说明

测试流程：

方法：同上。

等待时间：30秒。

打分说明：此项选定一些关键词如下，如患者说出关键词，算正答。

6分：关键词全部在10秒内说出；

5分：关键词全部在30秒内说出；

4分：主语、宾语之一错误为不完全反应；

3分：动词错误，或主宾全错需提示，提示后，回答正确为3分；

2分：提示后同4分结果；

1分：提示后在2分之下。

指导语：这幅画描写的是什么？

评分标准：

6分：10秒内回答正确；

5分：30秒内回答正确；

4分：30秒内回答，不完全反应；

3分：提示后回答正确；

2分：提示后不完全反应；

1分：提示后回答不正确。

中止A：4分以下，连续错4题。

结果记录：见表4-4-11。中止B：分项目8或9中6分和5分在5题以下。

表4-4-11 命名（图画）计分表

问题	提示	得分
1.男孩付钱买药	1.男孩（孩子）买，药	
2.孩子们堆了一个大雪人	2.孩子们，堆，雪人	
3.水开了	3.水（壶）开了	
4.男孩洗脸	4.男孩（孩子）洗脸	
5.老人拄着拐杖独自过人行横道	5.老人，过，人行横道	
6.一个男演员边弹边唱	6.一个人，弹，唱	
7.护士准备给男孩打针	7.护士，打针	
8.小男孩的左臂被车门夹住了	8.小男孩左臂（胳膊，手）被，夹住了	
9.男孩子在湖上划船	9.男孩（孩子）划船	
10.两个孩子在讨论书上的图画	10.两个孩子（孩子们），讨论（看，商量）图画（书）	

（4）漫画说明

测试流程：

方法：出示漫画图，让患者描述，同时检查者需在图边记录下患者说的词语。限时5分钟。

指导语：请把这个漫画描述出来，限时5分钟。

评分标准：

6分：基本含义包括（撞、起包、锯、高兴等），语言流利、无语法错误；

5分：基本含义包括，有少许语法错误，如形容词、副词等；

4分：3个图基本含义正确，有一些语法错误；

3分：2个图基本含义正确，有一些语法错误；

2分：1个图基本含义正确，只用单词表示；

1分：完全错，或无反应。相关词均无。

中止A：1分钟未说出有意义的词语。

结果记录：见表4-4-12。中止B：分项目8或9中6分和5分在6题以下，分项目10在2题以下。

表4-4-12　画面说明计分表

问题	反应
1	
2	
3	
4	

（5）水果列举

测试流程：

指导语：请在1分钟内尽可能多的说出水果的名字，例如：苹果、香蕉……

评分标准：每说出一个水果名字1分，限时：1分钟。

中止B：分项目8或9中6分和5分在3题以下，分项目10在2题以下。

4.出声读

（1）名词

测试流程：

方法：向患者出示词卡。

工具：词卡。

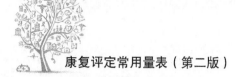

提示条件：一字词错（正确比画不足 50%），两字词全错，提示方法为再看一遍。

不完全反应：一字词书写笔画正确大于 50%，两字词一个字错误。

等待时间：15 秒。

指导语：请读出声（图 4-4-2）。

> 楼房 牙刷 钟表 火 电灯
> 椅子 月亮 自行车 鱼 西瓜

图 4-4-2　出声读卡片

评分标准：

6 分：3 秒内读正确；

5 分：15 秒内读正确；

4 分：15 秒内读，不完全反应；

3 分：提示后读正确；

2 分：提示后不完全反应；

1 分：提示后读错。

中止 A：4 分以下，连续错两题。

结果记录：见表 4-4-13。中止 B：全检。

表 4-4-13　阅读（名词）计分表

问题	得分
1. 楼房	
2. 牙刷	
3. 钟表	
4. 火	
5. 电灯	
6. 椅子	
7. 月亮	
8. 自行车	
9. 鱼	
10. 西瓜	

（2）动词

说明和打分同上，卡片见图 4-4-3。计分见表 4-4-14。中止 B：全检。

写 哭 游泳 坐 敲
穿衣 跳舞 喝水 睡 飞

图 4-4-3　动词卡片

表 4-4-14　阅读（动词）计分表

问题	得分
1. 写	
2. 哭	
3. 游泳	
4. 坐	
5. 敲	
6. 穿衣	
7. 跳舞	
8. 喝水	
9. 睡	
10. 飞	

（3）句子

测试流程：

方法：向患者出示词卡，读出声，30 秒内无反应或两个单位错需提示，提示方法为字头提示。

工具：词卡（句子）。

等待时间：30 秒。

指导语：请读出声（图 4-4-4）。

水开了
男孩洗脸
男孩付钱买药
孩子们堆了一个大雪人
老人拄着拐杖独自过人行横道

图 4-4-4　句子卡片

评分标准：

6 分：10 秒内读正确；

5分：30秒内读正确；

4分：30秒内读，不完全反应；

3分：提示后读正确；

2分：提示后不完全反应；

1分：提示后错读。

中止A：4分以下，连续错2题。

阅读（句子）计分表见表4-4-15。

中止B：分项目13或14中6分和5分在5题以下。

表4-4-15　阅读（句子）计分表

问题	得分
1. 水 / 开 / 了	
2. 男孩 / 洗 / 脸	
3. 男孩 / 付钱 / 买药	
4. 孩子们 / 堆了 / 一个 / 大雪人	
5. 老人 / 拄着 / 拐杖 / 独自过 / 人行横道	

5. 阅读

（1）名词

测试流程：

方法：向患者出示词卡和图片，让患者先看词卡，再指出相应的图。

工具：词卡，图片。

等待时间：15秒。

指导语：这个卡片上写的是哪个图？

评分标准：

6分：3秒内正确指出；

5分：15秒内正确指出；

4分：15秒内指出，不完全反应；

3分：提示后正确指出；

1分：提示后指错。

中止A：3分以下，连续错2题。

结果记录：见表4-4-16。中止B：全检。

表 4-4-16　词图匹配（名词）计分表

问题	得分
1. 鱼	
2. 西瓜	
3. 电灯	
4. 月亮	
5. 火	
6. 钟表	
7. 自行车	
8. 椅子	
9. 楼房	
10. 牙刷	

（2）动词

说明和打分同上。

结果记录：见表 4-4-17。中止 B：全检。

表 4-4-17　词图匹配（动词）计分表

问题	得分
1. 敲	
2. 游泳	
3. 跳舞	
4. 喝水	
5. 穿衣	
6. 坐	
7. 飞	
8. 哭	
9. 睡	
10. 写	

（3）句子

测试流程：

方法：向患者出示词卡及图片，并让患者指出相应的图。

工具：词卡，图片。

等待时间：20 秒。

指导语：这个卡片上写的是哪个图？

评分标准：

6 分：10 秒内正确指出；

5 分：20 秒内正确指出；

4 分：20 秒内指出，不完全反应；

3 分：提示后正确指出；

1 分：提示后指错。

中止 A：3 分以下，连续错 5 题。

结果记录：见表 4-4-18。中止 B：分项目 16 或 17 中 6 分和 5 分在 5 题以下。

表 4-4-18　词图匹配（句子）计分表

问题	得分
1. 水开了	
2. 两个孩子在讨论书上的图画	
3. 孩子们堆了一个大雪人	
4. 男孩付钱买药	
5. 男孩洗脸	
6. 男孩在湖上划船	
7. 小男孩的左臂被车门夹住了	
8. 老人拄着拐杖独自过人行横道	
9. 护士准备给男孩打针	
10. 一个男演员边弹边唱	

6. 执行文字命令

测试流程：

方法：向患者出示词卡，按词卡的文字指示移动物品，首先要把物品按规定的位置放好，然后再向患者出示词卡。

工具：词卡及 10 种物品。

指导语：请按文字命令移动物品。

评分标准：

6 分：10 秒内移动物品正确；

5 分：20 秒内移动正确；

4 分：20 秒内移动，不完全反应；

3 分：提示后移动正确；

2 分：提示后不完全反应；

1 分：提示后移动错误。

中止 A：4 分以下，连续错 5 题。

结果记录：见表 4-4-19。中止 B：分项目 17 中 6 分和 5 分在 6 题以下；分项目 18 中 5 题以下。

表 4-4-19 执行文字命令计分表

问题	得分
1. 把 / 梳子 / 和 / 剪子 / 拿起来	
2. 把 / 钢笔 / 放在 / 盘子 / 旁边	
3. 把 / 镜子 / 扣过来 / 再把 / 钥匙 / 拿起来	
4. 用 / 牙刷 / 碰 / 三下 / 盘子	
5. 把 / 牙膏 / 和 / 钱 / 放在 / 手帕 / 上	
6. 把 / 牙膏 / 放在 / 镜子 / 上	
7. 摸 / 一下 / 镜子 / 然后 / 拿起 / 梳子	
8. 把 / 剪子 / 和 / 牙刷 / 换个位置，再把 / 镜子 / 翻过来	
9. 把 / 钱 / 放在 / 牙膏 / 前面	
10. 把 / 钢笔 / 放在 / 盘子里 / 再 / 拿出来 / 放在 / 牙膏 / 和 / 钱 / 之间	

7. 抄写

（1）名词

测试流程：

方法：向患者出示词卡，嘱患者看好并记住，然后把词卡拿走。

工具：词卡。

等待时间：15 秒。

指导语：请看好这些词并记住，然后写下来。

评分标准：

6 分：3 秒内抄写正确（非利手可延长时间）；

5 分：15 秒内抄写正确；

4 分：15 秒内抄写不完全正确；

3 分：提示后抄写正确；

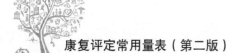

2分：提示后不完全反应；

1分：提示后抄写错误。

中止A：4分以下，连续错2题。

结果记录：见表4-4-20。中止B：全检。

表4-4-20　书写（名词）计分表

问题	得分
1. 西瓜	
2. 自行车	
3. 楼房	
4. 牙刷	
5. 月亮	

（2）动词

说明和打分同上。

结果记录：见表4-4-21。中止B：全检。

表4-4-21　书写（动词）计分表

问题	得分
1. 游泳	
2. 飞	
3. 睡	
4. 写	
5. 喝水	

（3）句子

说明：指导语同上，只是评分标准中的反应时间延长为10秒（6分）和30秒（5分）。

结果记录：见表4-4-22。中止B：分项目21或22中6分和5分在3题以下。

表4-4-22　书写（句子）计分表

问题	得分
1. 男孩/洗/脸	
2. 水/开/了	
3. 孩子们/堆了/一个/大雪人	
4. 男孩/在湖上/划船	
5. 老人/拄着/拐杖/独自过/人行道	

8. 描写

（1）命名书写

测试流程：

方法：向患者出示原图片并给患者一张白纸，检查者说："这是什么，用文字写出来。"

提示条件：1 字词所书写部分不足提示部分、2 字词错 1 个字、3 字词错 2 个或书写保持需提示。

不完全反应：1 字词书写正确部分大于提示部分，2 字词 1 个字以上正确，3 字词 2 个字以上正确。

工具：图片。

指导语：这个图是什么，用文字写下来。

评分标准：患者把电灯写成灯，楼房写成楼，钟表写成钟或表，喝水写成喝酒，睡写成睡觉为正确反应。

6 分：10 秒内书写正确（非利手可延长时间）；

5 分：30 秒内书写正确；

4 分：30 秒内不完全反应；

3 分：提示后书写正确；

2 分：提示后不完全反应；

1 分：提示后书写错误。

中止 A：4 分以下，连续错 2 题。

结果记录：见表 4-4-23。中止 B：全检。

表 4-4-23　命名书写计分表

问题	得分
1. 电灯	
2. 月亮	
3. 楼房	
4. 自行车	
5. 钟表	
6. 牙膏	
7. 椅子	
8. 鱼	
9. 火	
10. 西瓜	

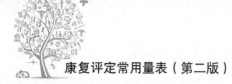

（2）动作描写

测试流程：指导语：这个人（他、它）在干什么；其他同上。

结果记录：见表4-4-24。中止B：全检。

表4-4-24　动作描写计分表

问题	得分
1. 跳舞	
2. 喝水	
3. 睡	
4. 飞	
5. 坐	
6. 写	
7. 哭	
8. 敲	
9. 穿衣	
10. 游泳	

（3）画面描写

测试流程：

方法：向患者出示图片，让他（她）用一句话描述检查者指出的画，规定了一些关键词，按关键词书写的正确或错误给分，提示为让患者再看一下。

指导语：用一句话描写出这幅图。

评分标准：

6分：15秒内书写正确（非利手可延长时间）；

5分：30秒内书写正确；

4分：30秒内书写不完全反应；

3分：提示后书写正确；

2分：提示后书写不完全反应；

1分：提示后书写错误。

中止A：4分以下，连续错2题。

结果记录：见表4-4-25。中止B：分项目23或24中6分和5分在5题以下。

表 4-4-25　图画描写计分表

问题	得分	关键词
1. 孩子们堆了一个大雪人		孩子们，堆，雪人
2. 男孩付钱买药		男孩（孩子）买药
3. 护士准备给男孩打针		护士，打针
4. 小男孩的左臂被车门夹住了		小男孩，手，被，夹住了
5. 男孩在湖上划船		男孩（孩子）划船
6. 一个男演员边弹边唱		一个人（演员）弹，琴，（吉他）
7. 水开了		水（壶）开了
8. 男孩洗脸		男孩（孩子）洗脸
9. 两个孩子在讨论书上的图画		两个孩子（孩子们）讨论（看、商量）图画（书）
10. 老人拄着拐杖独自过人行横道		老人过（人行横道）马路

（4）漫画描写

测试流程：

方法：向患者出示图片中的漫画，嘱患者按漫画的意思写出来，基本含义包括撞、起包、锯、高兴等。

工具：图册。

指导语：请按照漫画的意思写出。

评分标准：

6分：基本含义包括（撞、起包、锯、高兴等），语言流利、无语法错误；

5分：基本含义包括，有少许语法错误，如形容词、副词等；

4分：3个图基本含义正确，有一些语法错误；

3分：2个图基本含义正确，有许多语法错误；

2分：1个图基本含义正确，只用单词表示；

1分：以上基本含义及相关词均无。

中止A：此题无限制时间，但1分钟未写出有意义的文字中止。

结果记录：见表4-4-26。中止B：分项目23或24中6分和5分在6题以下，分项目25中在2题以下。

表 4-4-26　漫画描写计分表

问题	反应
1	
2	
3	
4	

9. 听写

（1）名词

测试流程：

方法：给患者一张白纸，告诉患者："请将我说的写下来。"

工具：铅笔、白纸。限时30秒，非利手或麻痹手书写可适当延长时间不减分。

提示条件：1字词错（正确比画不足50%）、2字词全错，提示为再说一遍。

不完全反应：2字词1个字不正确、1字词书写正确比画大于50%。

指导语：请将我说的话写出来。

评分标准：

6分：10秒内书写正确（非利手可延长时间）；

5分：30秒内书写正确；

4分：30秒内书写不完全反应；

3分：提示后书写正确；

2分：提示后不完全反应；

1分：提示后书写错误。

中止A：4分以下，连续错2题。

结果记录：见表4-4-27。中止B：全检。

表4-4-27 听写（名词）计分表

问题	提示	得分
1. 楼房	木	
2. 钟表	钅	
3. 电灯	日	
4. 月亮	丿/宀撇/点横笔画	
5. 鱼	𠂊	

（2）动词

说明和打分同上。

结果记录：见表4-4-28。中止B：分项目27中6分和5分在3题以下。

表4-4-28 听写（动词）计分表

问题	提示	得分
1. 写	冖	
2. 游泳	氵/氵	
3. 敲	高	
4. 跳舞	足/𠂉	
5. 睡	目	

（3）句子

说明和打分同上。打分开始写的时间由 10 秒延长至 15 秒（6 分）。

提示条件：书写正确不足 50%（以整句看）。

不完全反应：书写正确＞ 50%。

结果记录：见表 4-4-29。

中止 B：分项目 27 中 6 分和 5 分在 3 题以下。

表 4-4-29　听写（句子）计分表

问题	得分
1. 水 / 开 / 了	
2. 男孩 / 洗脸	
3. 男孩 / 在湖上 / 划船	
4. 一个 / 男演员 / 边弹 / 边唱	
5. 老人 / 拄着 / 拐杖 / 独自过 / 人行横道	

10. 计算

测试流程：

方法：给患者印刷好的计算题纸，让他（她）计算，对 1 题给 1 分，包括加、减、乘、除。

工具：印刷好的纸及铅笔。

指导语：请您计算以下的算式。

评分标准：对 1 题给 1 分，共 20 分。

中止 A：＋，－，×，÷ 各项错 2 题中止该项。

结果记录：见表 4-4-30。

表 4-4-30　计算计分表

1 $+$ 2	4 $+$ 7	27 $+$ 5	35 $+$ 27	135 $+$ 267
4 $-$ 1	16 $-$ 7	32 $-$ 9	87 $-$ 38	306 $-$ 186
2 $\times$ 4	3 $\times$ 5	16 $\times$ 3	52 $\times$ 32	57 $\times$ 26
2）＿＿4	7）＿＿63	6）＿＿102	17）＿＿714	32）＿＿1332

得分：＿＿＿＿＿

▼▲ 第五节　改良波士顿诊断性失语症检查 ▲▼

一、量表介绍

1. 测评方式：由医师或康复师或有测试经验的人员施测。

2. 制定背景：波士顿诊断性失语症检查（the Boston Diagnostic Aphasia Examination，BDAE），是由美国波士顿退伍军人管理局医院、波士顿大学失语症研究中心、波士顿大学医学院的 Harold Goolgglass 和 Edith Kaplan 在 1972 年编制发表的，是目前英语国家普遍采用的标准失语症检查法；但检查所需时间较长，评分较困难，而且由于文化差异造成测评困难，故许多国家都据此进行修改，制定了本国的诊断性失语症检查量表，本版本即为我国较为公认的改良版本。

3. 量表功能：它既包括语言功能本身的检查，又包括非语言功能的检查；既可对患者语言交流水平进行定量分析，又可对语言特征进行定性分析；既可确定患者失语症严重程度，又可做出失语症分类。

二、量表内容

1. 对话

第一部分测评流程：与患者进行对话，提问题，尽可能激发患者做出多的反应，录音。询问患者有关情况如姓名、地址、工作单位、患病情况等。

（1）对问候做出回答（问："您今天感觉如何?"或类似的问候）。

（2）用"是"或"不是"，"有"或"没有"做出回答（问："您以前在这儿住过院吗?"或"我以前给您做过检查吗?"）。

（3）用"能"或"不能"做出回答（问："您认为我能帮助你吗?"）。

（4）用"知道"或"不知道"做出回答（问："您知道你要在医院住多久吗?"）。

（5）"您叫什么名字?"

（6）"您在什么单位工作?"

（7）"您住在哪儿?"

（8）对话。

得分：＿＿＿＿＿＿

第二部分测评流程：

（1）检查者提出一些熟悉的话题，进行对话。如"发病前您做什么工作?""你是怎么发病的?"鼓励患者进行至少 10 分钟的对话。

得分：_____

（2）图片叙述，时间 1 分钟（卡片）。

得分：_____

2. 听理解

（1）词辨别

测评流程：出示图 4-5-1 至图 4-5-3，让患者按听到的词或符号指出相应的卡片，如要求可重复一遍，依旧无法回答可以进行词义及暗示范畴提示。

评分标准：5 秒内答对记 2 分，超过 5 秒给一半分，经过提示答对给一半分。

结果记录：见表 4-5-1。

l h r t s g

图 4-5-1　单词卡片

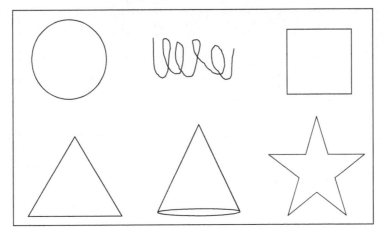

图 4-5-2　图形卡片

742700
1936157000

图 4-5-3　数字卡片

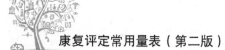

表 4-5-1　词辨别记录表

物品	辨别正确所用时间		△	□	☆	动作	辨别正确所用时间		△	□	☆
	<5秒	>5秒					<5秒	>5秒			
	2	1	1/2	1/2	0		2	1	1/2	1/2	0
椅子						抽烟					
钥匙						喝水					
手套						跑步					
羽毛						睡觉					
汽车						摔倒					
仙人掌						滴水					
拼音						**颜色**					
l						蓝色					
h						黄色					
r						红色					
t						绿色					
s						白色					
g						黑色					
形状						**数字**					
圆形						7					
螺旋形						42					
正方形						700					
三角形						1936					
圆锥形						15					
五角星						7000					

总分：＿＿＿＿＿/72

注：△语义提示后答对；□范畴提示后答对；☆提示后仍答错。

（2）躯体部分辨认

测评流程：请患者指出下列躯体部分，记录错误回答。

结果记录：见表 4-5-2。

表 4-5-2　躯体部分辨认辨别记录表

躯体辨认	△	□	☆	躯体辨认	△	□	☆	左右辨认	△	□	☆
	1	1/2	0		1	1/2	0		1	1/2	0
耳朵				手腕				右耳			

续表

躯体辨认	△ 1	□ 1/2	☆ 0	躯体辨认	△ 1	□ 1/2	☆ 0	左右辨认	△ 1	□ 1/2	☆ 0
鼻子				拇指				左肩膀			
肩膀				大腿				左膝盖			
膝盖				下巴				右脚腕			
眼睫毛				胳膊肘				右手腕			
脚腕				嘴唇				左拇指（1分）			
胸				眉毛				右胳膊肘（1分）			
脖子				脸				左脸（2分）			
中指				示指							

总分：_____/27。

注：△＜5秒答对；□＞5秒答对；☆＞5秒仍答错。

（3）执行指示

测试流程：患者执行下列指示，对下列划横线部分记分。要求时可重复一遍，但要求完整地重复。

1）握拳。

2）指房顶，然后指地板（按顺序将铅笔、手表、图片摆在桌上）。

3）把铅笔放在图片的上面，然后再放回原来的地方。

4）把手表放在铅笔的另一边，然后把图片翻过来。

5）眼睛闭好，用两个手指拍打每个肩膀各两次。

总分：_____

（4）复杂概念

说明：每答对1题得1分，共12分，要求时可重复一遍。

1a. 软木塞在水里能沉下去吗？

2a. 能用锤子砍柴吗？

3a.2斤面粉比1斤面粉重吗？

4a. 水能透过新雨鞋吗？

1b. 石头在水里能沉下去吗？

2b. 能用锤子钉钉子吗？

3b.1斤面粉比2斤面粉重吗？

4b. 新雨鞋防水吗？

小王要到北京去，他打算坐火车去，他坐汽车到火车站，但在路上汽车轮胎破了，他还是及时到了火车站，赶上了火车。

5a. 小王误了火车吗？

6a. 小王是到北京去吗？

5b. 他赶上火车了吗？

6b. 他是在从北京回家的路上吗？

一个战士到营房附近的邮局里去取邮包，但邮递员很严格又很客气地说："对不起，请回去在包裹单上盖好公章后再来领取。"战士很丧气地说："今天是星期天，我盖不上章。"

7a. 战士马上取了包裹了吗？

8a. 星期天他能盖上章吗？

7b. 邮递员不给他取包裹吗？

8b. 盖上公章能取包裹吗？

一个旅客走进一家旅馆，一手拿着一卷绳子，一手拿着一个皮箱。旅馆服务员问到："同志你拿绳子是干什么用的？"旅客回答说："这是我的安全绳，以防发生火灾用。"服务员认真地说："对不起，所有携带安全绳的旅客必须先付款。"

9a. 旅客每只手都各提一只箱子吗？

10a. 服务员对旅客有怀疑吗？

9b. 旅客一只手提着一卷绳子是吗？

10b. 服务员信任这个旅客吗？

检查者先介绍说："下面我念一段关于小狮子的文章。"

幼狮生来就有根深蒂固的猎物天性。幼狮往往以急迫的心情互相追踪、攻击，小动物表现得极为惊恐。幼狮出生一年半后，这种嬉斗发展成为猎物和捕杀技巧。这种技巧来自长期的实践、模仿老狮子获得的。

11a. 这段文章告诉我们狮子是如何学习猎物了吗？

12a. 这段文章是说狮子一生下来就是熟练的捕杀能手是吗？

11b. 这段文章告诉我们如何抓捕狮子了吗？

12b. 这段文章是说狮子需要学习、实践，然后才会捕杀小动物是吗？

总分：_____/12 分

3. 言语表达

（1）言语器官的灵活性

1）非言语的灵活性

测试流程：检查者示范，要求患者快速重复下列动作。记录在 5 秒内全部交替动作的次数。

评分标准：5 秒内动作的次数，见表 4-5-3。

表 4-5-3　非言语的灵活性的测试

动作	5 秒内动作的次数	2 分	1 分
a. 噘嘴 - 放松		8	4 ~ 7
b. 张 - 闭嘴		10	6 ~ 9
c. 缩回双唇 - 放松		8	4 ~ 7
d. 舌交替向嘴角移动		8	4 ~ 7
e. 舌前伸 - 后缩		8	4 ~ 7
f. 舔上下齿		7	3 ~ 6

总分：________/12 分

2）言语的灵活性

快速重复下列发音，记录 5 秒内重复的次数。可在开始时帮助患者发出语音。因重复言语或错语，患者在一、二项不能发音，删除该项，如两项以上不能记分，不记总分。见表 4-5-4。

表 4-5-4　言语灵活性记录表

词语	5 秒内词数	5 秒内词数（2 分）	5 秒内词数（1 分）
a. 妈妈		9	3 ~ 8
b. 梯田		7	3 ~ 6
c. 飞机		7	3 ~ 6
d. 山水		5	2 ~ 4
e. 汉口大道		5	2 ~ 4
f. 篮球运动员		4	2 ~ 3
g. 卡车拉货		5	2 ~ 4

总分：________/14 分

（2）自动语序

正常：发音正确。

发音笨拙：无改动的音素错误，但可察觉到发音笨拙。

错音：至少一个音素可确定为音素错误，但仍可辨认出该词。

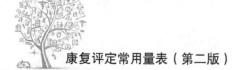

失败：因发音困难，不能辨认出该字，但是在向正确发音努力。

错语：

①四声错语：每个音素均正确，但出现汉语的四声错误。

②新词症：字典上没有的词、该术语仅用来反映那些作为一个单位的词，发音较流畅。

③音素错语：音素漏掉，替代或是外来音。

④词语错语：词替代。

⑤其他：Cl，累赘语；Irrl，无关言语，句法正常；P，持续言语。

注：音节，实词的重复不记作错语，类似的、连续的咕噜或发出音节（不能分割成"字"）不记作错语。

患者背诵下列语序，必要时检查者可念出第一个字，在提示的词上划圈，在遗漏的词上划"×"，见表4-5-5。

表4-5-5　自动语序记分表

发音					错语				
正常	笨拙	错音	失败		四声	新词	音素	语词	其他
				1.周日 星期一，星期二，星期三， 星期四，星期五，星期六，星期日 连续四个（1分）全部（2分）					
				2.四个季节 春，夏，秋，冬 连续3个（1分）全部（2分）					
				3.数21 1 2 3 4 5 6 7 8 9 10 11 12 13 14 15 16 17 18 19 20 21 连续8个（1分）全部（2分）					
				4.月份 一月，二月，三月，四月，五月，六月，七月，八月，九月，十月，十一月，十二月 连续5个（1分）全部（2分）					

总分：_____/8分

（3）背诵、歌唱、节律：如果患者失败了，或不熟悉这些韵律，可背诵其他记住的自动材料。

1）背诵：《东方红》歌词，或熟悉的歌谣。

2）唱歌（唱戏）；

3）节律：检查者在桌子上连续拍打下列节律（6次），直到患者表现出能够或不能够重复这些速度。

V' V'   （as in："along，along"）

' VV' VV   （as in："long fellow"）

V' ' V' '   （as in："a long time"）

' V V' '   （as in："shave and a haircut"）

'：长

V：短

记分：_____

背诵、唱歌、节律：良好 =2分，差 =1分，失败 =0分。

（4）词复述：见表4-5-6。

表 4-5-6 词复述记分表

发音					错词				
正常	笨拙	错音	失败	词	四声	新词	音素	词语	其他
				钓鱼					
				土色					
				椅子					
				汽车					
				工作					
				打篮球					
				学游泳					
				1776					
				科学文化					
				北京火车站					

总分：_____

（5）短语复述：要求时，可复述全句一次。见表4-5-7。

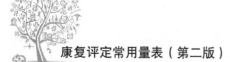

表 4-5-7　短语复述记分表

发音						错语				
正常	笨拙	错音	失败	1. 高频语	2. 低频语	四声	新词	音素	词语	其他
				a. 花开了						
					a. 大盆漏了					
				b. 不许抽烟						
					b. 橘子是酸的					
				c. 下班我回家						
					c. 罪犯逃到澳门					
				d. 请给我一杯水						
					d. 把罐头盖撬开					
				e. 天热要开电扇						
					e. 扇子上有罕见的绿宝石					
				f. 凳子在餐厅的桌子旁边						
					f. 燕子捕捉到一个圆滚滚的虫子					
				g. 昨晚他们收听到老李在电台的讲话						
					g. 律师的申辩能为被告减刑					
				h. 我在门前停下来，按了一下门铃						
					h. 飞碟飞过了晴朗的夜空					

高频语总分：_____

低频语总分：_____

（6）读词：见表 4-5-8。

表 4-5-8　读词记分表

发音				反应延迟时间				错语				
正常	笨拙	错音	失败		0～3秒 3分	3～10秒 2分	10～30秒 1分	失败 0分	四声	新词	音素	词语	其他
				椅子								
				圆形								
				汽车								
				三角								

发音					反应延迟时间				错语				
正常	笨拙	错音	失败		0～3秒 3分	3～10秒 2分	10～30秒 1分	失败 0分	四声	新词	音素	词语	其他
				十五									
				紫色									
				七百二十一									
				滴水									
				白色									
				吸烟									

总分：＿＿＿＿＿＿＿

（7）回答名称：见表4-5-9。

表4-5-9　回答名称记分表

发音					反应延迟时间				错语				
正常	笨拙	错音	失败		0～3秒 3分	3～10秒 2分	10～30秒 1分	失败 0分	四声	新词	音素	词语	其他
				什么东西能告诉我们时间？									
				拿钥匙能干什么用？									
				拿肥皂能干什么用？									
				拿铅笔能干什么用？									
				我们用什么裁衣服？									
				青草是什么颜色的？									
				我们用什么点香烟？									
				一打有多少个？									
				煤是什么颜色？									
				你到哪里可买到烟？									

总分：＿＿＿＿＿＿＿

（8）识图呼名：见表4-5-10。

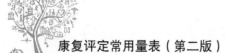

康复评定常用量表（第二版）

表 4-5-10　识图呼名记分表

发音						反应延迟时间				言语错乱				
正常	笨拙	错音	失败			0～3秒 3分	3～10秒 2分	10～30秒 1分	失败 0分	四声	新词	音素	词语	其他
				物品	椅子									
					钥匙									
					手套									
					羽毛									
					汽车									
					仙人掌									
				拼音	h									
					t									
					r									
					l									
					s									
					g									
				几何图形	正方形									
					三角形									
				动作	跑									
					睡觉									
					喝水									
					吸烟									
					摔倒									
					滴水									
				数字	7									
					15									
					700									
					1936									
					42									
					7000									
				颜色	红色									
					黄色									
					绿色									
					蓝色									
					白色									

续表

发音						反应延迟时间				言语错乱				
正常	笨拙	错音	失败			0～3秒 3分	3～10秒 2分	10～30秒 1分	失败 0分	四声	新词	音素	词语	其他
					黑色									
				身体部分	耳朵									
					鼻子									
					胳膊肘									
					肩膀									
					脚腕									
					手腕									

总分：＿＿＿＿＿＿

（9）列名

告诉患者："我想知道你在 1 分钟的时间里能想出多少动物的名字，你把这些动物的名字告诉我，什么动物都可以，农村的、森林里的、海里的、家里饲养的都可以。例如，狗。记录 1 分钟 30 秒内说出的动物名称数，以 60 秒连续说出的名称为基础记分，录音。

15秒　　15～30秒　　30～45秒　　45～60秒　　60～75秒　　75～90秒

总分：＿＿＿＿＿＿

（10）读句子：患者朗读表中的句子。记下给予的帮助、遗漏、替代等。完全正确的给 1 分，见表 4-5-11。

表 4-5-11　读句子记分表

句子	正确	失败
花开了		
不许抽烟		
下班我回家		
凳子在餐厅的桌子旁边		
昨晚他收听到老李在电台的讲话		
橘子是酸的		
罪犯逃到澳门		
燕子捕捉到一个圆滚滚的虫子		
律师的申辩能为被告减刑		
飞碟飞过了晴朗的夜空		

总分：＿＿＿＿＿＿

4. 书面语言的理解

（1）字辨别

田	令
日	仗
自	甸
天	沮
末	迈

总分：_____

（2）语音联系

听词辨认：检查者读下列词，患者从卡上（图4-5-4）指出相应的词。应告诉患者图片上正确的一行。

轮船	小狗
池塘	细雨
书	洞
运用	爆炸

总分：_____

轮船	小狗
池塘	细雨
书	洞
运用	爆炸

图4-5-4　听词辨认语音联系词卡

（3）词图匹配

检查者给患者出示一个词，患者指出相应的图画。不应读出声。

椅子	红色
圆形	七百二十一
汽车	滴水
三角形	白色
十五	吸烟

总分：_____

（4）阅读句子和段落

例题：

水是 ＿＿＿＿＿＿　　　　　小孩玩＿＿＿＿＿＿

浓的、液体、干的、红色门、鞋、铜币、皮鞋

1）狗会＿＿＿＿＿＿。

说话、叫、唱歌、猫

2）每个母亲都有自己的＿＿＿＿＿＿。

树、厨师、孩子、卡车

3）老张给顾客理发、洗头。他是＿＿＿＿＿＿。

剃胡子、男同志、屠夫、理发师

4）夏天，许多鸟飞过来，它们在树上＿＿＿＿＿＿。

搭鸟窝、下鸡蛋、抓麻雀、捕猫

5）公路要保养和修建，就需要经费，因此开车的人要＿＿＿＿＿＿。

交房子、国家、交税、找警察

6）画出美丽图画的或雕塑出优美塑像的人是艺术家，另一种艺术家是＿＿＿＿＿＿。

图画、音乐家、图书管理员、战士

7）铝的提炼曾经是非常昂贵的，现在电学技术解决了提纯问题，铝已变得＿＿＿＿＿＿＿＿＿＿。

很结实、很便宜、矿工、电子的

8）随着城市的扩建，人们需要寻找新的水源，来满足＿＿＿＿＿＿的需要。

人口增长、河流、儿童、花园

9）工业中的退休制度，是对年轻人的工作保证，这种机会＿＿＿＿＿＿。

是对老年人的帮助、将公平分配、必须在新的工作中寻找、是为年轻人敞开的就业机会

10）国际上有两大问题非常突出，一个是和平问题，一个是战争问题。人民需要和平，不要战争。现在有核武器，一旦发生战争，核武器就会给人类带来＿＿＿＿＿＿。

战争、巨大的损失、原子弹、和平

5. 书写

（1）书写机制：书写动作的回忆和执行。

1）姓名、住址、工作单位。

2）如果患者不能完成 1 项，写出患者的姓名和住址，让患者抄写。

3）抄写：我们要恢复和发扬自力更生，舍己为公，为实现四个现代化贡献一切的社会风尚。

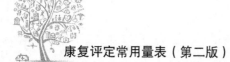

根据患者的书写输出，评价书写机制，见表4-5-12。

表4-5-12　书写机制评分

1) 1分：字迹不清楚

2) 2分：偶尔单个字清楚

3) 3分：一些变形字体

4) 4分：个别字不清楚

5) 5分：与患病前相同（可使用非惯用手）

总分：＿＿＿＿＿＿

（2）文字符号的回忆

1）系列书写：1～21（序数）；正确数＿＿＿＿＿＿；总分：＿＿＿＿＿＿。

2）初级水平听写：见表4-5-13。

表4-5-13　初级水平听写

听写	正确数					
①部首						
立人、月、木、提手、言	0	1	2	3	4	5
②数字						
7、15、42、193、1895	0	1	2	3	4	5
③常见字						
去、来、天、男、火	0	1	2	3	4	5

总分：＿＿＿＿＿＿

（3）看图书写

患者写出各图画的名称：

汽车　　　圆　　喝水

椅子　　　方　　抽烟

总分：＿＿＿＿＿＿

（4）描述书写："尽量写出你在图中看到的发生的事情。"限时5分钟。

分级：

0分：无关词：书写不清楚，书写错语，无法辨认有关的名词和动词；

1分：有限的与情节有关的词字（1～4个）；

2分：一个或一个以上的短语。例如：名词＋动词，主语名词＋宾语名词，但无思想的连续性，或列出较多的（5个或5个以上）孤立的有关名词或动词；

3分：思想的连续：在书写顺序中，至少有两个动作或描述性叙述。不记语法错误或书写错语；

4分：组织较好的叙述：有关的叙述，仅有较少的书写错语，语法或拼写错误，或过多的简单句；

5分：正常：与患病前的水平相同。

听写句子：

1）我看不见他们。

2）那个男孩正在拿饼干。

3）如果他不小心点儿，凳子就会翻倒。

①按下列标准评分：

0分：两个或两个以下的字正确；

1分：三个或三个以上的字正确；

2分：一半以上正确；

3分：正确但完成得很吃力；

4分：正常；

总分：_____

②书写错误分级：

0分：明显；

1分：不明显；

2分：无。

最后附上总结记分表，见表4-5-14。

表 4-5-14　总结记分表

项目		严重度分级										
		0	10%	20%	30%	40%	50%	60%	70%	80%	90%	100%
		0	1					2		3	4	5
流利	发音分级		1	2	4	5	6		7			
	短语长度			1	3	4	5	6	7			
	语调		1	2	4		6	7				
	言语灵活		0	2	5	6	8	9	11	13	14	
听觉理解	词辨别	0	15	25	37	46	53	6	64	67	70	72
	身体部分辨认	0	1	5	10	13	15	16	17	18		20
	执行指示	0	3	4	6	8	10	11	13	14	15	
	复杂概念		0	2	3	4	5	6	8	9	11	12

续表

项目		严重度分级										
		0	10%	20%	30%	40%	50%	60%	70%	80%	90%	100%
		0	1					2		3	4	5
呼名	回答呼名			0	1	5	10	15	20	24	27	30
	识图呼名		0	9	28	43	60	72	84	94	105	114
	列名				0	1	2	3	4	6	9	23
朗读	读词			0	1	3	7	15	21	26	30	
	读句					0	1	2	4	7	9	10
复述	词复述		0	2	5	7	8		9		10	
	高频度语			0	1		2	4	5	7	8	
	低频度语					0	1		2	4	6	8
错语	新词症	40	16	9	4	2	1		0			
	四声	47	17	13	9	6	5	3	2	1	0	
	音素	47	17	13	9	6	5	3	2	1	0	
	词语	40	23	18	15	12	9	7	4	3	1	0
	其他	75	12	5	3	1	0					
自动言语	自动语序		0	1	2	3	4	6	7		8	
	背诵				0	1				2		
阅读理解	字的辨认	0	2	5	7	8	9		10			
	听词辨认	0	1	3	4	5	6	7		8		
	词 – 图匹配		0	1	4	6	8	9		10		
	读句子和段落		0	1	2	3	4	5	6	7	8	10
书写	书写机制	1		2		3		4		5		
	系列书写		0	3	9	10	13	15	17	19	20	21
	初级水平听写		0	1	4	6	9	11	13	14	15	
	看图书写				0	1	2	3	6	7	9	10
	听写句子						0	1	3	6	8	12
	描述书写		0	1			2			3	4	5
音乐	唱歌		0	1		2						
	节律		0	1				2				
空间与计算	绘画	0	6	7	8	9	10	11	12		13	
	小棒图案记忆	0	3	4	6	7	8	9	10	11	13	14

项目	严重度分级										
	0	10%	20%	30%	40%	50%	60%	70%	80%	90%	100%
		0	1				2		3	4	5
三维积木		0	2	4	5	6	7	8	9	10	
全部手指	0	54	70	81	93	100	108	120	130	141	152
左－右鉴别	0	1	3	4	6	8	9	11	14	16	
算术		0	2	4	8	11	14	17	21	27	32
钟表时间调整	0	3	4	6		8	9	10	12		

附：失语症严重程度分级标准

0分：无有意义语言或听理解能力；

1分：所有语言交流，通过不连续的言语表达；大部分需要听者猜测，可交流的信息范围有限，听者在言语交流中感到困难；

2分：在听者的帮助下，可进行熟悉的话题交谈。患者常常不能表达出自己的思想，患者与检查者都感到言语交流的困难；

3分：在极少的帮助下或无帮助下，患者可以讨论几乎所有的日常问题。但由于言语和（或）理解能力的减弱，使某些谈话出现困难或不可能；

4分：言语流利但存在可观察到的理解障碍。在思想表达和言语形成上无明显限制；

5分：极小的、可分辨得出的言语障碍。患者主观上可能感到有点儿困难，但听者不能明显觉察到。

第六节　波士顿命名测验

波士顿命名测验（Boston Naming Test，BNT），是目前最常用的检测命名障碍的方法之一，由 Kaplan、Goodglass 和 Weintraub 编制，1983 年发表时包括 60 幅线条图，1986 年被分为难度相等的 2 个版本，各有 30 幅图片，作为治疗前后随访比较。

在 BNT 英语版本中，要求被试者对 30 幅线条图进行自发命名、语义线索提示命名和语音线索提示命名。比如，有一幅图是"飞镖"，被试者回答正确，接着做下一题，如果 20 秒内回答不正确（比如回答是"羽毛"）或不能回答，就给予语义线索提示"这是用来投掷的东西"，假如在语义线索提示后 20 秒内依然不能回答，就给予语音线索提

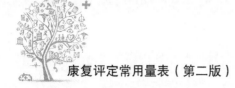

示，如"这个名称是以 d 开头的单词"。

中文版 BNT，第 1 步自发命名和第 2 步语义线索命名与原版本相同，第 3 步不同，改为选择命名，要求在"正确名称、同类名称和形态相似名称"中选择一个答案。

分析指标为：①自发命名正确数，满分 30 分；②提示命名正确百分比，即在不能自发命名的图形中，经过语义提示后正确命名所占比例；③选择命名正确百分比，即在提示命名错误的图形中，正确选择命名所占的百分比；④选择命名回答的错误类型。

以往的研究表明，BNT 对于检测轻度阿尔茨海默病、失语、皮层下疾病（如多发性硬化和帕金森病）均较为敏感，但不同疾病有不同的划分界限。如检测结果表明轻度认知障碍患者也有不同程度的命名障碍，这种 BNT 低分表明轻度认知障碍患者的遗忘不仅仅是新材料的延迟回忆缺损，也包括语义知识储存和提取的轻度损伤。以 BNT 自发命名 ≤ 22 分作为划界分，识别轻度认知障碍的敏感性为 61%，识别轻度阿尔茨海默病的敏感性为 79%，识别中度阿尔茨海默病的敏感性为 95%，特异性均为 81%。

指导语：我现在给您看一些图片，请您告诉我这些图片是什么。

Boston 命名测验计分表见表 4-6-1。

表 4-6-1 Boston 命名测验计分表

图片	回答	图片	回答	图片	回答
1. 树		2. 笔		3. 剪刀	
4. 花		5. 锯子		6. 扫把	
7. 冬菇		8. 衣架		9. 轮椅	

续表

图片	回答	图片	回答	图片	回答
10. 骆驼		11 羽毛球拍		12. 蜗牛	
13. 海马		14. 飞镖		15. 口琴	
16. 犀牛		17. 冰屋		18. 仙人掌	
19 扶手电梯		20. 竖琴		21. 听诊器	
22. 金字塔		23. 漏斗		24. 手风琴	
25. 圆规		26. 三脚架		27. 钳	

261

续表

图片	回答	图片	回答	图片	回答
28. 花棚		29. 量角器		30. 算盘	

▼▲ 第七节　波士顿命名测验（修订版）▲▼

一、量表介绍

波士顿命名测验（修订版）（Modified BNT），是对表达性词汇的测验，还有表达性单个词语图片词汇测验修订版、表达性词汇测验、皮博迪图片词汇测验测量、语言功能的临床评估等，此为其图片词汇测验修订版。

二、指导语

我现在将要给您看一些图片，请您用一个词语说出每张图片上物品的名称。如果准备好了，我们就开始了。

注意：①如果受试者给出相近的名称，但不完全正确（例如：将"床"命名为"家具"），说："这个物品还有其他名称吗?""能说的再具体一点吗?"（例如：将"骆驼"命名为"动物"）；②如果被测试者未能讲出答案，便给予提示：例如，说"这是（植物），还有别的名称没有"。若仍不能回答，则按顺序讲出三个答案让测试者选择。谨记要把测试者的每个答案如实记录，不论正确与否（只计算自发命名的得分：答对 1 分，答错 0 分），见表 4-7-1。

表 4-7-1　波士顿命名测验修订版计分表

物体名（线索提示）	自发命名	如错误，则具体记录	提示	如错误，则具体记录	选项
床（用来睡觉的）					床　沙发　盒

续表

物体名（线索提示）	自发命名	如错误，则具体记录	提示	如错误，则具体记录	选项
树（窗外种植的东西）					草　手　树
剪刀（用来切割）					刀　剪刀　筷子
梳子（用来整理头发的）					发簪　泥巴　梳子
花（种植在公园的）					风扇　树　花
牙刷（用于口腔卫生的）					牙刷　汤匙　牙线
扫把（用来打扫的）					吸尘器　扫把　灯柱
衣架（见于衣柜）					鱼钩　衣架　衣柜
轮椅（可在医院发现）					单车　床　轮椅
骆驼（一种动物）					骆驼　沙漠　牛
长凳（用来坐的）					桌子　梯级　长凳
蜗牛（一种动物）					贝壳　鱼　蜗牛
火山（一种山）					灯罩　火山　森林
海马（一种海洋动物）					海马　海星　龙
算盘（用来计算的）					珠　算盘　计算机
总计（共15分）					

▼▲ 第八节　词语流畅性测试 ▲▼

一、量表介绍

1. 拟定背景：属于吉尔福特创造力测验的一部分，于 1960 年发表。吉尔福特是美国心理学会主席，他认为，发散思维在某种程度上能代表个人的创造能力，故发散思维的测量，实质上就是创造能力的测量。他与同事创编了一套测验题，共有 13 个部分。其中前 10 个要求言语反应，后 3 个为图形内容的非言语测验。这套量表年龄适用范围主要是初中以上水平的青少年及成人。其主要内容如下。

（1）词语流畅性测验：要求被试者迅速写出包含有某一特定字母的单词，如"a"，答案可能有 abac，about，act……

（2）观念流畅性测验：要求被试者迅速写出属于某种特殊类别的事物，如"半圆结构的物体"，答案可能有拱形桥、降落伞、泳帽……

（3）联想流畅性测验：要求被试者列举某一词的近义词，例如"承担"，答案可能为：担负、承受、承当……

（4）表达流畅性测验：要求被试者写出具有4个词的一句话，这4个词的词头都指定某一个字母，如"k-u-y-i"，答案可能有：keep up your interest; kill useless yellow insects…

（5）非常用途测验：要求被试者列举出某种物体通常用途之外的非常用途，例如"砖头"，答案可能有：当作板凳、打狗、磨镰刀、写字……

（6）比喻解释测验：要求被试者填充意义相似的几个句子，如"这个妇女的美貌已是秋天，她……"答案可能有："……已经度过了最动人的时光……在还没有来得及充分享受生活就步入了徐娘半老的岁月。"再比如解释"沧海一粟""一箭双雕"等。

（7）用途测验：要求被试者尽可能列举出某一件东西的用途，如"空罐头瓶"，答案可能有：做花瓶、切圆饼、养蚯蚓等。

（8）故事命题测验：要求被试者写出一个短故事情节的所有合适的标题，例如："冬天到了，一个百货商店的新售货员忙着销售手套，但他忘记了手套应该配对出售，结果商店最后剩下100只左手手套。"答案可能有："新售货员""100只左手手套""左撇子的福音"等。

（9）后果推断测验：要求被试者列举某种假设事件的所有不同的结果，例如："如果每周再多休息一天，那么会发生什么结果？"答案可能有：旅游的人更多、胖子更多……

（10）职业象征测验：要求被试者根据某一个称呼列举出它代表或象征的所有可能的工作，如"灯泡"，答案可能有：电气工程师、灯泡制造工、电工……

（11）绘图测验：要求被试者把某一个简单图形复杂化，组成尽可能多的可辨认的物体。

（12）装饰测验：要求被试者在普通物体的轮廓上尽可能多地设计出不同的装饰方案。

（13）加工物体测验：要求被试者利用一套简单的图案，如圆形、三角形、长方形、梯形等，画出指定的事物。在画物体时，可以重复使用任何一个图形，也可以改变其大小，但不能添加其他图形或线条。

2. 测评方式：他评；个体测试。

3. 量表功能：用于评定受试者的语言流畅性。

4. 适用人群：主要用于可能存在认知障碍的个体。

5. 测评时长：5～10分钟。

二、使用指南

（1）测验材料：计时器。

（2）被测试者需按要求说出包含某个字的不同词语或说出不同种类的蔬菜。

（3）在实际操作过程中，请详读操作说明。

三、量表内容

1. 音位流畅性

指导语：我想看看您一分钟之内能说出多少个包含某个字的词语，比如，包含"火"的词语有"火柴""火车"等。尽量不要重复地说同一个词语。请您尽可能多地说出包含"水"的词语，请开始。

产生的词语总计：＿＿＿＿＿＿＿

可接受的词语总计：＿＿＿＿＿＿＿

指导语：很好。这次我想看看您一分钟之内能说出多少个包含"发"字的词语。同样的，尽量不要重复地说同一个词语，请开始。

产生的词语总计：＿＿＿＿＿＿＿

可接受的词语总计：＿＿＿＿＿＿＿

2. 范畴流畅性

（1）蔬菜组

指导语：我想看看你一分钟之内能说出多少种不同种类的蔬菜，尽量不要重复地说同一种蔬菜，请开始。

产生的词语总计：＿＿＿＿＿＿＿

可接受的词语总计：＿＿＿＿＿＿＿

（2）动物组

指导语：我想看看你一分钟之内能说出多少种不同种类的动物，尽量不要重复地说同一种动物，请开始。

产生的词语总计：＿＿＿＿＿＿＿

可接受的词语总计：＿＿＿＿＿＿＿

▼▲ 第九节　改良的 Frenchay 构音障碍评定表 ▲▼

一、量表介绍

Frenchay 构音障碍评价法从咳嗽反射、吞咽反射、呼吸、唇、颌、腭、喉、舌等方面评价构音器官运动障碍的严重程度，并使用 9 分制记录各检查结果。河北省人民医院康复中心自 1988 年对其做了初步修改，此后，参考其他相关资料，由张清丽、汪洁等结合临床工作经验做了增补和修改，能为临床动态观察病情变化、诊断分型和疗效提供客观依据，并对治疗预后有指导意义。

二、使用指南

（1）一般轻症者只需 15 ~ 30 分钟，上午评测比下午评测效果好。

（2）对中、重度症患者，最好选项目分次进行，原则为由易到难。

（3）最好一对一（即治疗师与患者之间进行），陪伴人员在旁边时嘱其不能在患者执行指令时给予暗示或提示。

（4）在测试时，有些患者因流涎较多而影响构音言语动作时，可让患者做吞咽动作，或用纸或手巾擦拭口水，并让患者做一次深吸气和呼气动作再继续测试。

三、测试流程及量表内容

1. 反射

（1）咳嗽

提出问题："当您吃饭或喝水时，您咳嗽或呛咳吗？""您清嗓子有困难吗？"

评分标准：

a 级：没有困难；

b 级：偶有困难，咳、呛或有时食物进入气管，患者主诉进食必须小心；

c 级：患者必须小心，每日呛咳 1 ~ 2 次，清痰可能有困难；

d 级：吃饭或喝水时频繁呛咳，或有吸入食物的危险，偶尔不是在吃饭时呛咳，例如，咽唾液也可呛咳；

e 级：没有咳嗽反射，用鼻饲管进食或在吃饭、喝水、咽唾液时，连续咳嗽。

记录：选项【　】a　　【　】b　　【　】c　　【　】d　　【　】e

（2）吞咽：如有可能，亲眼观察患者喝下 140ml 温开水和吃两块饼干，要求其尽可能快地完成。并询问患者是否在吞咽时有困难，记录有关进食的速度及饮食情况。

评分标准：

正常：时间是 4～15 秒，平均 8 秒。

异常缓慢：超过 15 秒。

记录：选项【　】正常【　】异常缓慢

（3）流涎：询问患者是否有流涎，并在会话期间观察。

评分标准：

a 级：没有流涎；

b 级：嘴角偶有潮湿，患者可能叙述夜间枕头是湿的（一些正常人在夜间也可有轻微的流涎），当喝水时轻微流涎；

c 级：当倾身或精力不集中时流涎，稍能控制；

d 级：在静止状态下流涎非常明显，但不连续；

e 级：连续不断地过多流涎，不能控制。

记录：选项【　】a　　【　】b　　【　】c　　【　】d　　【　】e

2. 呼吸

（1）静止状态

1）根据患者坐时和没有说话时的情况，靠观察做出评价；

2）当评价有困难时，需要向患者提出下列要求：让患者闭嘴深吸气，当听到指令后尽可能缓慢地呼出，并记下所用的秒数，正常为能平稳地呼出而且平均用时为 5 秒。

评分标准：

a 级：没有异常；

b 级：由于呼吸控制较差，极偶然地中止平稳呼吸，患者可能声明他感到必须停下来，做一次深呼吸，即需要外加的一次呼吸来完成；

c 级：患者必须说得快，因为呼吸控制较差，声音可能消失，可能需 4 次以上呼吸才能完成这一要求；

d 级：用吸气或呼气说话，或呼吸非常表浅，只能运用几个词，不协调，且有明显可变性，患者可能需要 7 次呼吸来完成这一要求；

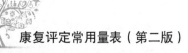

e级：由于整个呼吸缺乏控制，言语受到严重障碍，可能一次呼吸只能说一个词。

记录：选项【　】a　　【　】b　　【　】c　　【　】d　　【　】e

（2）言语时

1）同患者谈话并观察呼吸：问患者在说话时或其他场合下是否有气短。

2）下面的要求常用来辅助评价：让患者尽可能快地一口气数到20（10秒内），检查者不应注意受检者的发音，只注意完成所需呼吸的次数。正常情况下要求一口气完成，但是对于腭咽闭合不全者，很可能被误认为是呼吸控制较差的结果，这时可让患者捏住鼻子来区别。

评分标准：

a级：没有异常；

b级：由于呼吸控制较差，极偶然的中止平稳呼吸，患者可能声明他感到必须停下来，做一次深呼吸，即需要外加的一次呼吸来完成；

c级：患者必须说得快，因为呼吸控制较差，声音可能消失，可能需4次以上呼吸才能完成这一要求；

d级：用吸气或呼气说话，或呼吸非常表浅，只能运用几个词，不协调，且有明显可变性。患者可能需要7次呼吸来完成这一要求；

e级：由于整个呼吸缺乏控制，言语受到严重障碍，可能一次呼吸只能说一个词。

记录：选项【　】a　　【　】b　　【　】c　　【　】d　　【　】e

3.唇的运动

（1）静止状态：当患者不说话时，观察唇的位置。

评分标准：

a级：没有异常；

b级：唇轻微下垂或不对称，只有熟练检查者才能观察到；

c级：唇下垂，但是患者偶尔试图复位，位置可变；

d级：唇不对称或变形是显而易见的；

e级：严重不对称，或两侧严重病变，位置几乎不变。

记录：选项【　】a　　【　】b　　【　】c　　【　】d　　【　】e

（2）唇角外展：要求患者做一个夸张的笑。示范并鼓励患者唇角尽量抬高，观察患者双唇抬高和收缩的运动。

评分标准：

a级：没有异常；

b级：唇轻微下垂或不对称，只有熟练检查者才能观察到；

c 级：严重变形，只有一侧唇角抬高；

d 级：患者试图做这一动作，但是外展和抬高两项均在最小范围；

e 级：患者不能在任何一侧抬高唇角，没有唇的外展。

记录：选项【　】a　　【　】b　　【　】c　　【　】d　　【　】e

（3）闭唇鼓腮：让患者按要求完成下面的一项或两项动作，以帮助建立闭唇鼓腮时能达到的程度：让患者用气鼓起面颊并坚持 15 秒，示范并记录患者所用的秒数，注意是否有气从唇边漏出。若有鼻漏气，治疗师应该用拇、示指捏住患者的鼻子；让患者清脆地发"p"音 10 次，并鼓励患者夸张这一爆破音，记下所用的秒数，并观察发"p"音后闭唇的连贯性。

评分标准：

a 级：极好的唇闭合，能保持唇闭合 15 秒或用连贯的唇闭合来重复发出"p"音；

b 级：偶尔漏气，气冲出唇在爆破音的每次发音中唇闭合不一致；

c 级：患者能保持唇闭合 7 ～ 10 秒，在发音时观察有唇闭合，但不能坚持，听不到发音；

d 级：很差的唇闭合，唇的一部分闭合功能丧失，患者试图闭合，但不能坚持，听不到发音；

e 级：患者不能保持任何唇闭合，看不见也听不到患者发音。

记录：选项【　】a　　【　】b　　【　】c　　【　】d　　【　】e

（4）交替动作：让患者在 10 秒内重复发"u""i"音 10 次。让患者夸张这一动作并使速度与动作相一致（每秒做一次），记下所用秒数，可不必要求患者发出声音。

评分标准：

a 级：患者能在 10 秒内有节奏地连续做这两个动作，显示出很好的唇收拢和外展；

b 级：患者能在 15 秒内连续做这两个动作，在唇收拢和外展时，可能出现有节奏地颤抖或改变；

c 级：患者试图做这两个动作，但是很费力，一个动作可能在正常范围内，但是另一个动作严重变形；

d 级：可辨别出唇形有所不同，或一个唇形的形成需做 3 次努力；

e 级：患者不可能做任何动作。

记录：选项【　】a　　【　】b　　【　】c　　【　】d　　【　】e

（5）言语时：观察会话时唇的动作（运动），重点注意唇在所有发音时的形状。

评分标准：

a 级：唇动作（运动）在正常范围内；

b 级：唇动作（运动）有些减弱或过度，偶有漏音；

c 级：唇动作（运动）较差，发声呈现微弱的声音或爆破音，嘴唇形状有许多遗漏；

d 级：患者有一些唇动作（运动），但听不到发音；

e 级：没有观察到两唇的动作（运动），或在试图说话时唇的运动。

记录：选项【　】a　　【　】b　　【　】c　　【　】d　　【　】e

4. 颌的位置

（1）静止状态：当患者没有说话时观察颌的位置。

评分标准：

a 级：颌自然地处于正常位置；

b 级：颌偶尔下垂，或偶尔过度闭合；

c 级：颌下垂松弛地张开，偶尔试图闭合或频繁试图复位；

d 级：大部分时间颌松弛地张开，且可看到缓慢不随意地运动；

e 级：颌下垂很大地张开着，或非常紧地闭住，偏斜非常严重，不能复位。

记录：选项【　】a　　【　】b　　【　】c　　【　】d　　【　】e

（2）言语时：当患者说话时观察其颌的位置。

评分标准：

a 级：无异常；

b 级：疲劳时有最小限度地偏离；

c 级：颌没有固定的位置或颌明显地痉挛，但是在有意识地控制之下；

d 级：明显存在一些有意识的控制，但是有严重地异常；

e 级：在试图说话时，颌没有明显地运动。

记录：选项【　】a　　【　】b　　【　】c　　【　】d　　【　】e

5. 软腭运动

（1）反流：观察并询问患者吃饭或喝水时是否进入鼻腔。

评分标准：

a 级：无进入鼻腔；

b 级：偶尔进入鼻腔，咳嗽时偶然出现；

c 级：患者诉说一周内发生几次；

d 级：在每次进餐时，至少有一次；

e 级：患者进食流质或食物时，接连发生困难。

记录：选项【　】a　　【　】b　　【　】c　　【　】d　　【　】e

（2）抬高：让患者发"啊—啊—啊"5 次，在每个"啊"之间有一个充分的停顿，为了使软腭有时间下降，观察患者在活动时间内软腭的运动。

评分标准：

a 级：软腭运动充分保持对称；

b 级：轻微的不对称，但是运动能完成；

c 级：在所有的发音中软腭运动减退，或严重不对称；

d 级：软腭仅有一些最小限度的运动；

e 级：软腭无抬高或无运动。

记录：选项【 】a 【 】b 【 】c 【 】d 【 】e

（3）言语时：在会话中出现鼻音和鼻漏气音。可以用下面的要求来帮助评价：让患者说"妹（mei）""配（pei）""内（nei）""贝（bei）"，治疗师注意此时唇的变化。

评分标准：

a 级：共鸣正常，没有鼻漏音；

b 级：轻微的鼻音过重和不平稳的鼻共鸣或偶然有轻微的鼻漏气音；

c 级：中度的鼻音过重或缺乏鼻共鸣，有一些鼻漏气音；

d 级：中度到过重的鼻音或缺乏鼻共鸣，或明显的鼻漏气音；

e 级：严重的鼻音或鼻漏气音。

记录：选项【 】a 【 】b 【 】c 【 】d 【 】e

6.喉的运动

（1）发音时间：让患者尽可能地说"啊"，记下所用的秒数和每次发音清晰度。

评分标准：

a 级：患者能持续发"啊"15 秒；

b 级：患者能持续发"啊"10 秒；

c 级：患者能持续发"啊"5～10 秒；

d 级：患者能清楚持续发"啊"3～5 秒，或能发"啊"5～10 秒，但是明显地沙哑；

e 级：患者不能持续发"啊"3～5 秒。

记录：选项【 】a 【 】b 【 】c 【 】d 【 】e

（2）音高：让患者唱音阶（至少 6 个音符），并在患者唱时做评价。

a 级：无异常；

b 级：好，但是患者显出一些困难，嗓音嘶哑或吃力；

c 级：患者能表现 4 个清楚的音高变化，不均匀地上升；

d 级：音高变化极小，显出高低音间有差异；

e 级：音高无变化。

记录：选项【 】a 【 】b 【 】c 【 】d 【 】e

（3）音量：让患者从 1 数到 5，逐渐增大音量。开始用低音，结束用高音。

评分标准：

a 级：患者能用有控制的方式来改变音量；

b 级：中度困难，偶尔数数声音相似；

c 级：音量有变化，但是有明显的不均匀改变；

d 级：音量只有轻微的变化，很难控制；

e 级：音量无变化或者全部变小或过大。

记录：选项【　】a　　【　】b　　【　】c　　【　】d　　【　】e

（4）言语：注意患者在会话中是否发音清晰，音量和音高是否适宜。

评分标准：

a 级：无异常；

b 级：轻微的沙哑，或偶尔不恰当地运用音量或音高，只有治疗师能注意到这一轻微的改变；

c 级：由于话语长，音质发生变化，频繁地调整发音或音高困难；

d 级：发音连续出现变化，在持续地发音及音调音高上都有困难，如果其中任何一项始终有困难，评分应该定在这一级上；

e 级：声音严重异常，可以明显出现两个或全部下面特征：连续的沙哑、连续不恰当地运用音高和音量。

记录：选项【　】a　　【　】b　　【　】c　　【　】d　　【　】e

7.舌的运动

（1）静止状态：让患者张开嘴，在静止状态下观察舌 1 分钟，如果患者保持张嘴有困难，可用压舌板放在其牙齿两边的边缘。

评分标准：

a 级：无异常；

b 级：舌显出偶尔的不随意运动，或最低限度地偏离；

c 级：舌明显偏向一边，或不随意运动明显；

d 级：舌的一侧明显皱缩，或呈束状；

e 级：舌显出严重的不正常，即舌体小，皱缩过度肥大。

记录：选项【　】a　　【　】b　　【　】c　　【　】d　　【　】e

（2）伸出：让患者完全伸出舌，并收回 5 次，速度要求是 4 秒内收缩 4 次，记下所用的秒数。

评分标准：

a 级：舌在正常范围下平稳活动；

b 级：活动慢（4～6秒），其余正常；

c 级：伸舌不规则，或伴随面部怪相，伴有明显的震颤或在6～8秒完成；

d 级：患者只能把舌伸出唇，或运动不超过两次，完成时间超过8秒；

e 级：患者不能做这一动作，舌不能伸出唇。

记录：选项【　】a　　【　】b　　【　】c　　【　】d　　【　】e

（3）抬高：让患者把舌伸出指向鼻，然后向下指向下颌，连续5次。在做这一动作时鼓励患者保持张嘴，速度要求为6秒内运转5次，记录测试时间。

评分标准：

a 级：无异常；

b 级：活动好，但慢（8秒内）；

c 级：两个方向均能运动，但吃力或不完全；

d 级：只能向一个方向运动，或运动迟钝；

e 级：患者不能完成这一活动，舌不能抬高或下降。

记录：选项【　】a　　【　】b　　【　】c　　【　】d　　【　】e

（4）两侧运动：让患者伸舌，从一边到另一边运动5次，在4秒内示范这一要求，记录所用的秒数。

评分标准：

a 级：无异常；

b 级：运动好，但慢（5～6秒内完成）；

c 级：能向两侧运动，但吃力或不完全，可在6～8秒内完成；

d 级：只能向一侧运动或不能保持，8～10秒完成；

e 级：患者不能做任何运动，或要超过10秒才可能完成。

记录：选项【　】a　　【　】b　　【　】c　　【　】d　　【　】e

（5）交替动作：让患者以尽可能快的速度说"喀（ka）""拉（La）"，共10次，记录完成所需的秒数。

评分标准：

a 级：无困难；

b 级：有一些困难，轻微的不协调，稍慢，完成要求需要5～7秒；

c 级：一个发音较好，另一个发音较差，需10秒才能完成；

d 级：舌在位置上有变化，能识别出不同的声音；

e 级：舌没有位置的改变。

记录：选项【　】a　　【　】b　　【　】c　　【　】d　　【　】e

（6）言语时：记下舌在会话中的运动。

评分标准：

a级：无异常；

b级：舌运动轻微不准确，偶尔发错音；

c级：在会话过程中需自行纠正发音，由于缓慢地交替运动，使语言吃力，个别辅音被省略；

d级：严重的变形运动，发音固定在一个位置，舌位置严重改变，元音歪曲，且辅音频繁遗漏；

e级：舌没有明显的运动。

8. 言语

（1）读字：下面的字应一个字写在一张卡片上。

居　热　爹　偌　刘　子　呼　洞

名　乐　贴　若　牛　冲　哭　伦

法　字　骄　船　女　围　南　搬

瓦　次　悄　床　吕　肥　兰　攀

方法：打乱卡片，字面朝下放置，随意选 12 张卡片。注意：治疗师不要看卡片，患者自己或治疗师帮其揭开卡片，让患者读字，治疗师记下所能听明白的字。12 张卡片中的前 2 个为练习卡，其余 10 个为测验卡。当患者读出所有的卡片时，用这些卡片对照所记下的字，把正确的字加起来，记下数量，用下列分级法评分。

评分标准：

a级：10 个字均正确，言语容易理解；

b级：10 个字均正确，但是治疗师必须特别仔细听，并猜测所听到的字；

c级：7～9 个字说得正确；

d级：5 个字说得正确；

e级：2 个或更少的字说得正确。

记录：选项【　】a　　【　】b　　【　】c　　【　】d　　【　】e

（2）读句：清楚地将下面句子写在卡片上，每个句子写在一张卡片上。

这是风车　这是一半　这是工人

这是篷车　这是一磅　这是功臣

这是人名　这是阔绰　这是果子

这是人民　这是过错　这是果汁

这是公司　这是木船　这是诗词

这是工资 这是木床 这是誓词

方法与分级：运用这些卡片，按照前一部分所做的方法进行，用同样的分级法评分。

评分标准：

a 级：10 个句子均正确，言语容易理解；

b 级：10 个句子均正确，但是治疗师必须特别仔细听，并猜测所听到的字；

c 级：7 ～ 9 个句子说得正确；

d 级：5 个句子说得正确；

e 级：2 个或更少的句子说得正确。

记录：选项【 】a 【 】b 【 】c 【 】d 【 】e

（3）会话：鼓励患者说话，大约持续5分钟，询问有关工作、所有业余爱好和亲属等。

评分标准：

a 级：无异常；

b 级：言语正常，但可理解，偶尔需患者重复；

c 级：言语严重障碍，其中能明白一半，经常重复；

d 级：偶尔能听懂；

e 级：完全听不懂患者的语言。

记录：选项【 】a 【 】b 【 】c 【 】d 【 】e

（4）速度：从会话分测验的录音带中，判断患者的言语速度，计算每分钟字的数量，填在图表适当的范围内。正常言语速度为每秒2个字左右，每分钟100～200个字，每一级差别为每分钟12个字。

评分标准：

a 级：每分钟 108 个字以上；

b 级：每分钟 84 ～ 95 个字；

c 级：每分钟 60 ～ 71 个字；

d 级：每分钟 36 ～ 47 个字；

e 级：每分钟 23 个字以下。

记录：选项【 】a 【 】b 【 】c 【 】d 【 】e

将以上的记录结果填写在表 4-9-1 中。

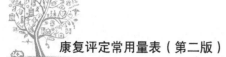

表 4-9-1　Frenchay 构音障碍总结表

↑功能正常　功能异常↓		反射			呼吸		唇					颌	软腭			喉					舌						言语			
a																														
b																														
c																														
d																														
e																														
		咳嗽	吞咽	流涎	静止状态	言语	静止状态	外展	闭唇	交替	言语	静止状态	言语	流涎	抬高	言语	时间	音高	音量	言语	静止状态	伸出	抬高	两侧运动	交替	言语	读词	读句	会话	速度

▼▼▲ 第十节　洛文斯顿认知功能评定量表（第二版）▲▲▼

一、量表介绍

1.测评方式：由医师或康复师或有测试经验的人员施测；个体测试。

2.量表功能：该量表可了解患者在定向、空间失认、失用、单侧忽略、视空间组织推理能力、颜色失认、思维运作、注意力等多个领域的认知功能。洛文斯顿认知功能评定量表（Loewenstein Occupational Therapy Cognitive Assessment，LOTCA）中文版及改良版在国内检验均取得了良好的信度和效度。LOTCA 的优点是检查内容较全面，并且效果肯定，特别是检查中备有较多的参考图片来取代指导语，尽可能减少语言表达障碍对检查结果的干扰或影响，使检查结果更客观、可靠。

3.适用人群：该量表已在国内修订用于卒中后患者认知功能评定，因其大部分采用非语言性图片形式，适用于失语患者认知功能的评定。但是，该量表中定向力检查缺乏相应的参考图片，其指导语成为理解力损害患者的障碍，因此仅适合于理解力损害较轻的运动性失语患者。此外，该量表被设计成连贯性操作的计算机软件程序，不能有针对

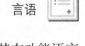

性的跳跃式进行，加之评估时间相对较长、需要患者配合的特点，限制了其在功能语言损害较重的失语患者中的应用。

4.来源：LOTCA 量表是由以色列耶路撒冷希伯来大学的 Katz 和 Loewenstein 康复医院的 Rahmani 等积累多年的临床实践经验共同提出的一套标准化的神经心理学检查方法，于 1989 年发表。1998 年由中国康复研究中心引入国内。目前，LOTCA 的研制者在第一版的基础上加以完善形成第二版，其测试领域包括定向、视知觉、空间知觉、视运动组织、逻辑思维 6 个方面，测试条目也由 20 项增加至 26 项。目前也有软件系统行该测试。

5.测评时长：45 分钟。

二、使用指南

1.绝大部分测试项目的评分都是从 1 分（最低）到 4 分（最高），但以下测试项除外：三个物品分类测试项评分从 1 分（最低）到 5 分（最高）；两个定向测试项评分从 1 分（最低）到 8 分（最高）。

2.各项测试中，患者和测试者应采取并排座位的方式，但以下测试项应采取面对面的座位方式：空间知觉项和动作运用项。

3.每个测试项结束后，测试者都应该问患者"此项是否已经完成？"然后再给其打分。

4.脑损伤的患者容易疲劳。疲劳时有些患者会自行表达出来，但也有些患者无法意识到自身疲劳。测试者若发现患者出现动作变缓或者不安，应暂停测试，稍作休息后再继续评定或者分次评定，并记录评定所需要的时间及是否分次完成。

三、操作标准

1.定向：如果被测试对象的理解能力有问题（如感觉性失语），则不能进行此项评定。如果被测试对象的理解力良好而只是表达困难，可以让其在测试者提供的多项选择中选择"是"或"不是"的回答。

（1）地点定向（OP）

1）方法：测试者就下列问题向被测试对象提问。

①您现在是在什么地方？

②我们现在在哪个城市？

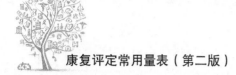

③您住在哪里？您的准确住址是哪里？

④来这里之前您在什么地方呆过？

对于语言或记忆障碍的患者可以使用多项选择。测试者提出 3 个选项供其选择，其中包含一个正确答案。

2）评分标准：被测试对象每答对一个问题，得 2 分；如果在给予多项选择后才能答对，得 1 分。

最低得分：1 分（全部回答错误，或在给出多选项后只答对一题）。

最高得分：8 分（无须给出任何选项，全部题目回答正确）。

（2）时间定向（OT）

1）方法：测试者向被测试对象提问以下问题。

①今天是星期几？现在是哪个月份？今年是哪一年？

②现在是哪个季节？

③现在几点钟了？

④您住院多长时间了？（如果被测试对象未住院，测试者可以问"您生病有多长时间了？"或者"您不舒服有多长时间了？"）

对于语言或记忆障碍的被测试对象，可以使用多项选择。测试者会提出 3 个选项供其选择，其中包括一个正确答案。

2）评分标准：被测试对象每答对一个问题，得 2 分；如果在给予多项选择后才能答对，得 1 分。

最低得分：1 分（全部回答错误，或在给出多选项后只答对一题）。

最高得分：8 分（无须给出任何选项，全部题目回答正确）。

2. 视知觉

（1）物体识别（OI）

1）方法。

①命名：测试者向被测试对象展示 8 种日常用品的卡片，如椅子、茶壶、手表、钥匙、鞋子、自行车、剪刀、眼镜，要求被测试对象说出每件物品的名称。注意：按照以上提供的顺序来排列卡片进行提问，不要用数字在卡片的背后标号来排列顺序。

②理解：如果被测试对象有表达方面困难而不能说出物品名称，测试者可以打开测试图册，说出一个物品名称，让被测试对象在图册上指出来。指导语：哪个是椅子，哪个是手表，等等。对 8 个物品逐一进行提问。

③近似配对：如果被测试对象在理解方面有问题，测试者取出与测试图册上相似的图片，逐一给被测试对象看 8 张卡片，并逐一提问："这是图册上的哪一个？"要求被测

试对象在图册上指出与卡片近似的物品。

④相同配对：如果被测试对象无法分辨近似物体，测试者打开图册和卡片上物品完全一样的图画。测试者逐一提问："这张卡片是图册上的哪一个?"要求被测试对象将卡片上的物品与图册上的物品配对。

2）评分标准

1分：通过相同配对的方法，只能识别当中的几个物品（少于4个）；

2分：通过相同配对的方法，能识别5～8个物品；

3分：通过命名、理解和近似配对的方式，可以识别最少4个物品（4～7个）；

4分：通过命名、理解和近似配对的方式，可以识别所有物品。

（2）几何图形识别（SI）

1）方法

①命名：测试者向被测试对象逐一展示8张卡片上的图形，如正方形、三角形等。要求其说出每个图形名称。

②理解：如果被测试对象表达方面有问题不能说出该形状的名称，测试者可以打开测试图册与卡片近似的图形，让其在图册上指出与卡片相同的图形。指导语："请指出哪个形状是圆形"等。要求被测试对象指出对应的形状。

③近似配对：如果被测试对象在理解上有问题不能识别图形，测试者打开测试图册上类似图形，给被测试对象逐一看8张图形卡片，要求被测试对象在图册上指出与卡片近似的图形。

④相同配对：如果被测试对象无法分辨近似物体，则测试者打开图册上完全相同的图形。指导语："这是图册上的哪一个形状?"要求被测试对象指出相匹配的物品。

2）评分标准

1分：通过相同配对的方法，只能识别当中的几个物品（少于4个）；

2分：通过相同配对的方法，能识别5～8个物品；

3分：通过命名、理解和近似配对的方式，可以识别最少4个物品（4～7个）；

4分：通过命名、理解和近似配对的方式，可以识别所有物品。

（3）图形重叠识别（OF）

1）方法：测试者向被测试对象展示两张图形重叠识别卡片，每张识别卡上面有3个物体重叠在一起，如香蕉、梨、苹果；钳子、锄头、锯子。测试者提问："卡片上画的是什么?"如果被测试对象在几何图形识别上有困难，测试者则展示测试图册上各自独立的6张物品图片，然后引导被测试对象做出回答："请在图册上指出你在卡片上看到的东西。"第二张卡片操作相同。

2）评分标准

1分：没有图册帮助被测试对象不能辨别任何物品，或者在图册的帮助下能识别物体的数目少于3个；

2分：在图册的帮助下能识别3个物体；

3分：没有图册帮助下能辨别4个物体，或者在图册的帮助下，能识别出所有的物体；

4分：无须图册的帮助能辨别出卡片上的所有物体。

（4）物品一致性识别（OC）

1）方法：测试者向被测试对象展示四张照片，照片上的物体（轿车、锤子、电话和叉子）都是从与正常所见不太一样的角度拍摄的，测试者需就每张图片提问："你在这张照片上看到的是什么东西？"只有在被测试对象有语言障碍（如失语症）的情况下，测试者才能使用多选图片。如先让其看大图，然后问："请在这些小图中，指出你在大图上看到的物体。"每个问题只有一个正确答案。

2）评分标准

1分：无法辨别任何一个物体，或只能辨别其中1个；

2分：可以辨别出2个物体；

3分：可以辨别出3个物体；

4分：可以辨别出4个物体。

3. 空间知觉

（1）身体方向（SP1）

1）方法：测试者与被测试对象面对面相坐。测试者可以根据被测试对象的身体问题将"左""右"互换。提问：①伸出你的右手；②伸出你的左脚；③将右手放在左边的耳朵上；④将左手放在右边的大腿上。

2）评分标准：每次反应正确，得1分。最低得分：1分；最高得分：4分。

（2）与周围物体的空间关系（SP2）

1）方法：测试者指出房间内四个不同方向（左、右、前、后）上的四个不同物体，然后提问：①……在您的哪一边？（例如：门）；②……在您的哪一边？（例如：窗户）；③……在您的哪一边？（例如：我坐）；④……在您的哪一边？（只要是房间内任意一个明显的物体）。

2）评分标准：每次回答正确，得1分。最低得分：1分；最高得分：4分。

（3）图片中的空间关系（SP3）

1）方法：测试者向被测试对象展示一张照片，照片中有一个男子坐在桌子前。提问：①这个人的前面有什么东西？②这个人的左边放着什么东西？③电脑放在这个人的哪一边？④这个人的后面有什么东西？

2）评分标准：每次回答正确，得1分。最低得分：1分；最高得分：4分。

4.动作运用

（1）动作模仿（P1）

1）方法：测试者与被测试对象面对面相坐。指导语："请模仿我的动作，就像在照镜子一样。"如果被测试对象不明白，测试者可以进一步配合动作解释："如果我用左手做动作，请您用右手和我做同样的动作。"测试者做以下动作：①用同侧手的拇指和示指捏住同侧的耳垂；②连续动作：把手掌放在颈后，然后放在对侧的肩部；③将一手的手背放在对侧的脸颊上（手指伸直）；④拇指先和中指对指，再和环指对指，重复3次。

2）评分标准：每次反应正确，得1分。最低得分：1分；最高得分：4分。

注：动作模仿中的镜像关系主要是测试动作的运用，而不是身体左右侧的识别，因此，不论动作是镜像的还是对侧的，只要动作正确，都可以得满分。

（2）物品使用（P2）

1）方法：测试者向被测试对象展示以下物品，每次一组：一把梳子；一把剪刀和一张纸；一个信封和一张纸；一支铅笔和一块橡皮。指导语："请示范如何使用这些物品。"用铅笔和橡皮时，指导语："请在纸上画一条直线，然后把它擦掉。"

2）评分标准：每次反应正确，得1分。最低得分：1分；最高得分：4分。

（3）象征性动作（SA）

1）方法：指导语：①请示范给我看，您怎么刷牙（要求被测试对象示范整个动作，从往牙刷上涂牙膏，把牙刷放进嘴里，到开始刷牙动作）；②请示范给我看，您如何用钥匙开门；③请示范给我看，您如何使用餐刀切面包；④请示范给我看，您怎样打电话（要求被测试对象示范整个动作，从拿起听筒、拨号，到把听筒放在耳朵上）。

2）评分标准：每次示范正确，得1分。最低得分：1分；最高得分：4分。

5.视运动组织

（1）临摹几何图形（GF）

1）方法：指导语："我会给你看5个图形，请在纸上画出这5个图形。"测试者按以下顺序摆出图形：圆形、三角形、菱形、正方体和一个复合图形。

2）评分标准

1分：能画出0～1个图形；

2分：能画出2个或3个图形；

3分：能画出4个图形；

4分：能画出5个图形。

注：在画正方体时，被测试对象必须将图形每条边的位置都画准确，才能得分。请按照以上提供的顺序排列卡片提问，不要在卡片的背后标号来排列顺序。

（2）复绘二维图形（TM）

1）方法：向被测试对象展示一幅由一个圆形，一个矩形（正方形），两个三角形及一些相关形状几何图案组成的二维图形。指导语："在这个图案旁边画出这个图案。"如果被测试对象不能做到这一点，测试者可以引导被测试对象："直接在这个图案上面描画。"

2）评分标准

1分：不能画出图案；

2分：直接在图案上面描画，才可以做到；

3分：能画出图案，但经过反复尝试并出现过错误；

4分：能画出图案。

（3）插孔拼图（PC）

1）方法：把以下工具放在被测试对象面前：一块插孔板，一些塑料插钉和测试图册的三角形图案设计。指导语："请您用插钉在插孔板上完成相应的图案。"

2）评分标准

1分：不能完成；

2分：只能完成垂直线和水平线，不能完成斜线或者是不能闭合的三角形；

3分：能完成图案，但图案在插孔板上的位置不正确；

4分：能正确完成。

（4）彩色方块拼图

1）方法：把以下工具放在被测试对象面前：10块彩色方块和测试图册中的图案，指导语："请按照图案拼出模型。"

2）评分标准

1分：不能完成；

2分：只能建立一个平面模型，没有高度或深度，或部分为平面模型；

3分：建立的模型只有高度或者只有深度；

4分：能正确搭建模型。

（5）无色方块拼图

1）方法：把以下工具放在被测试对象面前：10块五色方块和测试图册的图案。指导语："①请问要拼好这个模型需要几个方块？②请您开始拼图。"

2）评分标准

1分：不能答对方块的数目，并且不能完成拼图；

2分：只能搭建图例中可见的积木部分而不能搭建隐藏的部分；

3分：不能答对方块的数目，但能正确拼出模型；或答对了方块的数目，但不能正确拼出模型；

4分：能正确回答所需积木的数目，并且正确搭建模型。

（6）碎图复原（RP）

1）方法：向被测试对象展示彩色蝴蝶图案和相应的9块图案碎片，要求被测试对象在图案上把碎图片拼起来。指导语："请您在这个图案上把这些碎片拼成完整的图案。"

2）评分标准

1分：不能完成；

2分：只能完成纵轴部分3个碎片的拼建；

3分：经过反复尝试后，能把图案正确拼出；

4分：不需要经过尝试就能把图案正确拼出。

（7）画钟面（RP）

1）方法：给被测试对象一支铅笔和一张上面画好了一个圆形的纸。指导语："请把时钟内的数字写出来，并使表钟指针指向10点15分。"

2）评分标准

1分：不能完成；

2分：大体上完成钟表界面绘制，但时间刻度及指针指向均不正确；

3分：时间刻度正确表示，但标出的时间错误；或标出的时间正确，但时钟刻度的位置不正确；

4分：时间刻度标示及指针指向均正确。

6. 思维操作

（1）物品分类（CA）

1）方法：将印有以下物品的14张卡片随机地摊在桌面上：帆船、直升机、飞机、自行车、轮船、火车、小轿车、锤子、剪刀、针、螺丝刀、缝纫机、锄头、耙子。然后要求被测试对象："①请将卡片按物品的类型分组；②请给每组命名。"当被测试对象完成第一次分组操作后，测试者会再提问："①还可能有另外一种分类方式吗？②请按新的分类方式给每组命名。"

2）评分标准

1分：不能完成；

2 分：能完成部分物品的分类（可以是粗分或者是细分）；

3 分：能够完成两次物品的分类，但需要提示和（或）无法完成全部分类；

4 分：能够完成物品的分类，可以有或无提示，但不能用语言概括出分类标准；

5 分：能完成物品的分类，并能用语言描述出分类标准。

（2）Riska 无组织图形分类（RU）

1）方法：将 18 块具有 3 种不同颜色（深褐色，浅褐色和乳白色）和 3 种不同形状（箭头，椭圆和 1/4 扇形）的塑料板块随机地摆放在被测试对象面前。指导语："请把您觉得相似的物体分组。"被测试对象完成分组后，问被测试对象："为什么把这几个分成一组？"（或 "您是按什么原则分组的？"）当被测试对象描述完成其分组标准后，测试者要求被测试对象："现在，用另外一种方式分组。"

2）评分标准：

1 分：对塑料板块有一定辨别力，但不能进行分类；

2 分：按照一个不完整的标准分类（例如，漏了一些板块没分组，或将两个标准混淆在一起）；

3 分：按照一个标准对板块立体排列（例如，按颜色或形状中的一个标准分类）；

4 分：按照一个标准随机分类，能够从一个标准转成另一个标准（例如，先按颜色，再按形状）；

5 分：能同时根据两个或以上的标准分类（例如，在一组中组合 2 种以上的形状和颜色）。

（3）Riska 有组织图形分类（RS）

1）方法：测试者在被测试对象的面前摆出一组图形：一个深褐色箭头，一个乳白色 1/4 扇形，一个浅褐色椭圆。然后对被测试对象说："我分出了一个组，您现在开始分出和我这个相似的组，要尽量多分。"如果被测试对象能将全部数目的板块都分成组，测试者再问："您分的组和我分的组有哪些相似的地方？"如果被测试对象能说出三种不同形状和三种不同颜色的标准，则测试结束。如果被测试对象说不出来，测试者再说："您分的组在某些方面很像我分的组，但在某些方面又不像，试试让它们更像一点。"如果有些组未完成，测试者可以给被测试对象一点提示："要把所有的塑料片都用掉。"

2）评分标准

1 分：对塑料板块有一定辨别力，但不能进行分类；

2 分：按照一个不完整的标准分类（例如，漏掉了一些板块没分组，或将两个标准混淆在一起）；

3 分：只可以按照颜色或者形状中的一个标准分类；

4分：经提示后，受试者第二次尝试才能同时按照两个标准分类；

5分：第一次尝试时就能同时根据两个标准分类。

（4）图片排序A（PS1）

1）方法：测试者按照以下顺序在被测试对象面前铺开5张卡片，连起来是一个小故事：

5 2

4 1 3

测试者要求被测试对象："请将卡片按正确顺序排列；请描述故事情节。"

2）评分标准

1分：不能排列图案；

2分：只使用了部分卡片，但不符合整个顺序；

3分：能描述故事情节，但卡片排列不正确；或卡片排列正确，但无法描述故事情节；

4分：既能正确排列图片，又可讲述故事。

（5）图片排列B（PS2）

方法：如果被测试对象在图片排序A中的测试得到4分，或因失语症无法描述故事，只能按正确顺序排列出卡片，则需要接受本项图片排序的测试。卡片按照下面顺序铺开：

5 1 4

2 6 3

对被测试对象的要求及评分方式和图片排序A测试中的方式一样。如果被测试对象因为语言问题不能得到满分，测试者应该在评定表上予以注明。如果被测试对象在图片排序A测试中得分低于4分，则不需要测试图片排序B（此项没有分）。

（6）几何图形排序推理（GS）

1）方法：测试者给被测试对象看第一套几何排序图形，并给被测试对象一支铅笔。指导语："在这一栏中，这些图形是按照一种特定的顺序排列的，请根据这个顺序接着画下去。"按照这个方法重复第二套排序几何图形的测试。第一套图形顺序的正确答案是：圆形，正方形。第二套图形顺序的正确答案是：四条水平线段，五条垂直线段。在第二套图形中，如果被测试对象无法理解图形排列的顺序而不能正确画下去（例如，被测试对象按照图形的开头接着画，或者接着其中某一部分的图形画），这时，测试者应该引导被测试对象："还有没有另外一种可能的方法来延续这种图形的排列顺序？"

2）评分标准

1分：不能完成；

2分：只完成第一组测验；

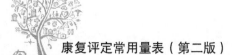

3分：经过几次尝试后，能完成两套图形顺序的接续；

4分：能正确地完成两组图形排序。

（7）逻辑问题（LQ）

1）方法：给被测试对象看列有以下问题的一页纸，然后和他一起阅读，每次一题。被测试对象可以按照自己的意愿采用口头或书写的形式作答。如果被测试对象有语言障碍，此项测试可能很困难。

2）问题：①张军是 1930 年出生，哪一年他应该 35 岁？②李强是 1950 年出生，他今年多大了？③小丽有 5 个苹果，小红比小丽少 3 个，她们一共有几个苹果？④小花出生比小珍早，但比小莎晚，她们谁最大？谁居中？谁最小？

3）评分标准：每答对一题，得 1 分。最低得分：1 分；最高得分：4 分。

7.注意力及专注力

（1）方法：根据上述测试过程所观察到的被测试对象的表现进行评分。

（2）评分标准

1分：注意力集中不超过 5 分钟，并需要不停地重复提示。需要停止测试（一次不能完成整个测试过程）；

2分：注意力集中超过 15 分钟，反复需要一些提示。整个测试过程需要分两次才能完成；

3分：注意力集中有轻微困难，但通过多次重新集中注意力后，仍能完成所有测试项目；

4分：评定过程中无注意力和专注力方面的问题。

▼▲ 第十一节　非语言性认知功能评定量表 ▲▼

一、量表介绍

1.测评方式：由医师或康复师或有测试经验的人员施测。

2.量表功能：非语言性认知功能评定量表（the non-language-based Cognitive Assessment，NLCA），是由南方医科大学神经内科吴积宝自主编制的可适用于失语患者认知功能筛查的相关测评项目所组成的神经心理学量表，该量表是国内首个用于评定失语患者非语言性认知功能的量表。该量表测验内容由五个方面组成，包括记忆力、视空间、注意力、逻辑推理能力及执行力测验。测评内容均采用非语言性的图片和实物形式，以示范操作来代替指导语，帮助受试者理解测验要求；各部分图片测评内容由少到多，难度由易到难，形成一个难度梯度。在记忆力测评中为了排除图形短暂记忆对测评过程中"残留记忆"的影响，使用间断分步测评模式。

3. 适用人群：该量表采用大量图片形式，专门用于失语患者非语言性认知功能的评估，但还未得到大规模数据的验证。

4. 测评时长：30分钟。

二、使用指南

1. 记忆力检查1（图形再认）

（1）测试流程：示范：把要记忆的目标项呈现给患者看10秒后，用手遮挡住，然后要求患者在含有目标项的混合图片中指出被遮挡住的图片；示范时边解说边比画依次进行。如图4-11-1记忆力检查示例。操作：让患者在10秒内记住1个目标项，然后在混合图片中重新认出（指出）目标项。如图4-11-2和图4-11-3。

（2）评分规则：每识别一个记1分，总共20分。

（3）结果：识别图形数目__个，得分__分。

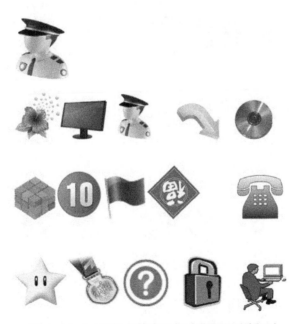

图4-11-1　记忆力检查示例（彩图见彩插7）

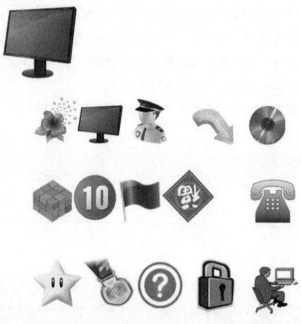

图 4-11-2　记忆力检查 1 测试 1（彩图见彩插 8）

图 4-11-3　记忆力检查 1 测试 2（彩图见彩插 9）

2. 注意力测验（相似干扰图识别）

（1）测试流程：测试者先从示例图的相似图形中选中目标图形，给被测试者演示一遍，如图 4-11-4。然后让被测试者进行测验。从速度和准确率加以评估，以完成的总时间（秒）和正确个数为量化指标。如图 4-11-5 至图 4-11-7。

（2）评分标准：每正确指出一个记 1 分，共 30 分。

（3）结果：正确个数共__个，耗时__秒，得分__分。

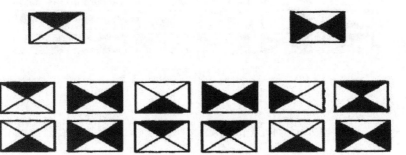

图 4-11-4　注意力测验示范图

图 4-11-5　注意力测试 1

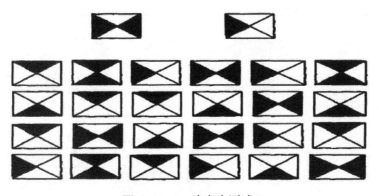

图 4-11-6　注意力测试 2

289

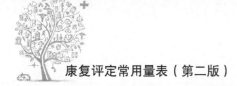

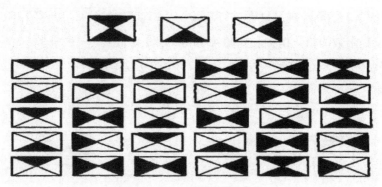

图 4-11-7　注意力测试 3

3. 记忆力检查 2

（1）操作：让患者在 10 秒内同时记住图 4-11-8 中的两个目标项，然后在混合图片中重新认出（指出）目标项，完成图 4-11-9。

（2）结果：识别图形个数__个，得分__分。

图 4-11-8　记忆力检查 2 测试 1（彩图见彩插 10）

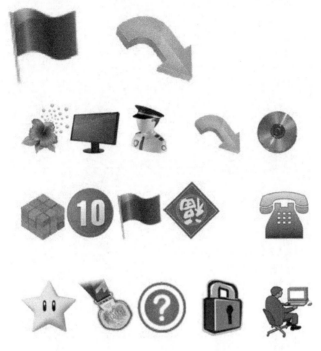

图 4-11-9　记忆力检查 2 测试 2（彩图见彩插 11）

4. 逻辑推理能力（图形找规律）

（1）测试流程：①在示范的图形中由 4 朵花和一个人头像组成，演示时先把属于花的 4 张图依次指出来，然后再特别指出那张人像的图，然后划掉；示范时边解说边比画依次进行，如图 4-11-10 所示。②该示例中，必须识别出以标记顺序为基础的规律并划掉错误处，如图 4-11-11 所示。

（2）评分标准：每正确一行记 1 分，共 8 分。

（3）结果：得分＿分。

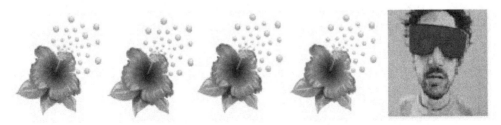

图 4-11-10　逻辑推理能力测试示例图（彩图见彩插 12）

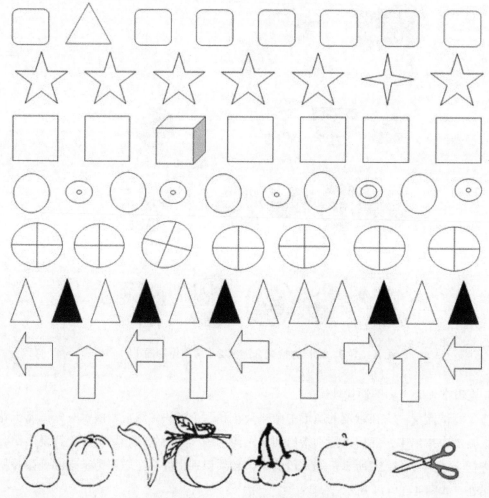

图 4-11-11　逻辑推理能力测试图

5. 记忆力检查 3

（1）操作：让患者在 10 秒内同时记住图 4-11-12 中的 3 个目标项，然后在混合图形中重新认出（指出）目标项，完成图 4-11-13。

（2）结果：识别图形个数＿个，得分＿分。

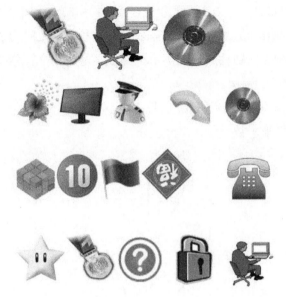

图 4-11-12　记忆力检查 3 测试 1（彩图见彩插 13）

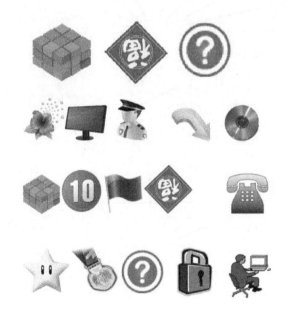

图 4-11-13　记忆力检查 3 测试 2（彩图见彩插 14）

6. 视空间测评（线成角和实物重叠立体图识别）

（1）测试流程

1）直线成角部分：把目标项和要选择的图形呈现在被检查者面前，然后在被选项里指出目标项，要识别分离的两条线所成角度分别属于哪个部分，此过程不少于 5 秒，如图 4-11-14 所示，然后完成测试，见图 4-11-15 至图 4-11-19。

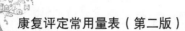
2）实物重叠识别测验：把梨、香蕉和苹果三种物品的重叠图呈现给被检查者，然后分别在待选项里一一指出上述物品，此过程不少于5秒；示范时均边解说边比画。如图4-11-20所示。测试时要识别叠放的图形由少到多，最少3个物体叠放，最多5个。如图4-11-21和图4-11-22所示。

（2）评分标准：每识别1个记1分，共13分。

（3）结果：识别图形个数__个，得分__分。

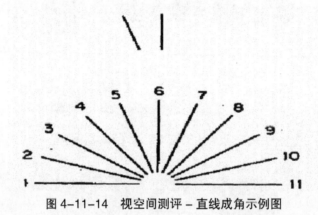

图4-11-14　视空间测评－直线成角示例图

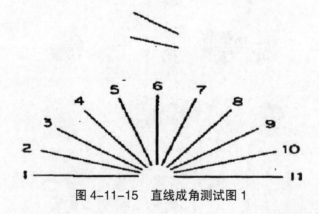

图4-11-15　直线成角测试图1

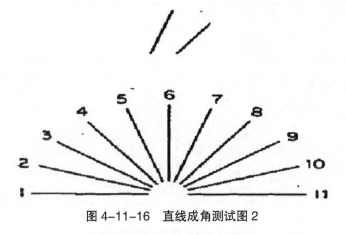

图 4-11-16　直线成角测试图 2

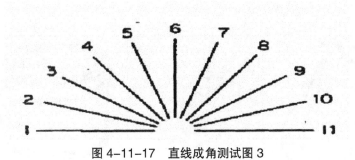

图 4-11-17　直线成角测试图 3

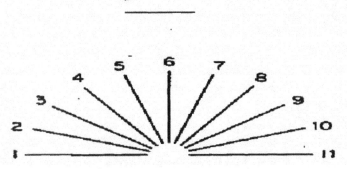

图 4-11-18　直线成角测试图 4

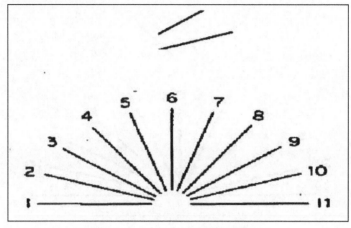

图 4-11-19　直线成角测试图 5

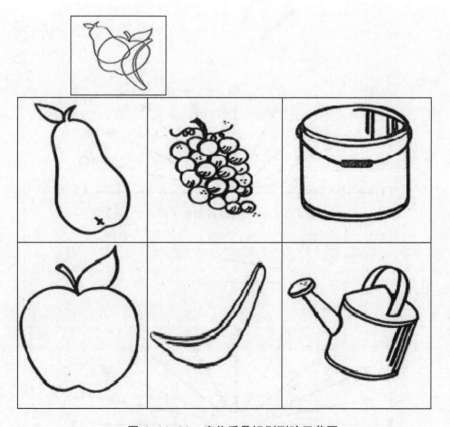

图 4-11-20　实物重叠识别测验示范图

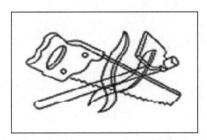

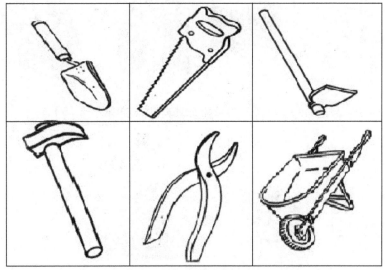

图 4-11-21 实物重叠识别测验测试图 1

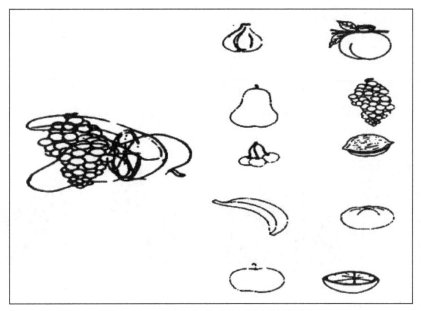

图 4-11-22 实物重叠识别测验测试图 2

7. 记忆力检查 4

（1）操作：让患者在 10 秒内同时记住图 4-11-23 中的 3 个目标项，然后在混合图中重新认出（指出）目标项，完成图 4-11-24 所示。

（2）结果：识别图形个数__个，得分__分。

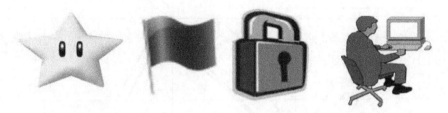

图 4-11-23　记忆力检查 4 测试 1（彩图见彩插 15）

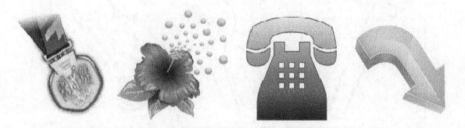

图 4-11-24　记忆力检查 4 测试 2（彩图见彩插 16）

8. 执行能力

（1）测试方法：选取汉语失语检查法（ABC）中的"摆方块"测验，示范时把要摆放的图形及方块呈现在被检查者前，然后边说边按图形摆好。如图 4-11-25 所示。

（2）评分标准：正确完成分别计分，方块一 1.5 分，方块二 3 分，方块三 4.5 分，共9 分。如图 4-11-26 至图 4-11-28 所示。

（3）结果：得分__分。

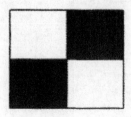 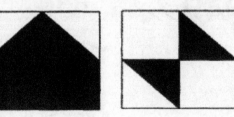 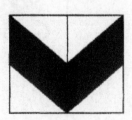

图 4-11-25　执行力　图 4-11-26　方块一　　图 4-11-27　方块二　　图 4-11-28　方块三
示范图

三、结果与解释

（1）总得分：__分。

（2）分项目分数：__分。

（3）解释：__。

（4）总分 80 分。分界值：总分 ≤ 70 分，认为有认知障碍。

（5）说明：测评内容均采用非语言性的图片形式，测评前给患者示范操作 1 次（不计分）；在记忆力测评中为了排除图形短暂记忆测评过程中"残留记忆"的影响，采用间断分步测评模式，即每测评一张图后不立即继续往下测，而是测其他方面的认知功能，这样交叉进行，最后统计各项得分。

参考文献

[1]　Ha-Kyung Kim，Young-Jin Hwang，刘巧云，等 . 失语症定义和失语症评估 . 中国听力语言康复科学杂志，2013，11（1）：62–65.

[2]　ASHAWeb. Boston Diagnostic Aphasia Examination–Third Edition（BDAE-3）. Asha，2000.

[3]　Roth C. Boston Diagnostic Aphasia Examination. New York：Springer，2011.

[4]　高素荣 . 失语症 . 北京：北京大学医学出版社，2006.

[5]　李胜利 . 语言治疗学 . 北京：人民卫生出版社，2013.

[6]　李胜利 . 言语治疗学 . 北京：华夏出版社，2014.

[7]　李胜利，肖兰，田鸿，等 . 汉语标准失语症检查法的编制与常模 . 中国康复理论与实践，2000，6（4）：162–164.

[8]　Goodglass H，Kaplan E . The assessment of aphasia and related disorders. Philadelphia：Lea& Febiger，1972.

[9]　李盼盼 . 动物词语流畅性测验的图形分析在不同认知障碍患者的差异性研究 . 济南：山东大学，2016-3-21.

[10]　丘卫红 . 构音障碍的评价及语言治疗 . 中国组织工程研究，2004，8（28）：6155–6157.

[11]　李胜利 . 言语治疗学 . 北京：华夏出版社，2014.

[12]　Enderby P. Frenchay Dysarthria Assessment.Int J Lang Commun Disord，2011，15（3）：165–173.

[13]　燕铁斌，马超，郭友华，等 . Loewenstein 认知评定量表（简体中文版）的效度及信度研究 . 中华物理医学与康复杂志，2004，26（2）：81–84.

[14]　吴积宝 . 非语言性认知功能评估量表的编制及标准化 . 广州：南方医科大学，2014-3-17.

第五章 吞咽

▼▲ 第一节 洼田饮水试验 ▲▼

一、量表介绍

该量表是日本学者洼田俊夫提出的，分级明确，操作简单，可用于评估患者吞咽能力并明确有无吞咽康复治疗适应证；但是该检查要求患者意识清楚并能够按照指令完成试验，有一定局限性，且主要根据患者主观感觉，往往与临床和实验室检查结果不一致。

二、测试流程及内容

患者端坐，喝下 30ml 温开水，观察所需时间和呛咳情况：

1级（优）：能顺利地 1 次将水咽下。

2级（良）：分 2 次以上，能不呛咳地咽下。

3级（中）：能 1 次咽下，但有呛咳。

4级（可）：分 2 次以上咽下，且有呛咳。

5级（差）：频繁呛咳，不能全部咽下。

正常：1 级，5 秒之内。

可疑：1 级，5 秒以上或 2 级。

异常：3 ～ 5 级疗效判断标准。

三、康复疗效判定

治愈：吞咽障碍消失，饮水试验评定 1 级。

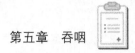

有效：吞咽障碍明显改善，饮水试验评定 2 级。

无效：吞咽障碍改善不显著，饮水试验评定 3 级以上。

▼▲ 第二节　洼田吞咽功能障碍评价 ▲▼

一、量表介绍

该量表是日本学者洼田俊夫提出的，注重于吞咽肌的临床评定，以肌力减弱的程度分为 4 级。

二、测试内容

1. 舌肌

1 级：可紧抵上腭及左右牙龈。

2 级：可紧抵上腭但不能抵左右牙龈。

3 级：可上抬但不能达上腭。

4 级：不能上抬。

2. 咀嚼肌及颊肌

1 级：可左右充分偏口角，鼓气叩颊不漏气，上下牙齿咬合有力。

2 级：鼓气叩颊漏气，上下牙齿咬合一侧有力，一侧力弱。

3 级：鼓气叩不紧，有咬合动作，但力弱。

4 级：鼓气完全不能，咬合动作不能。

3. 咽喉肌

1 级：双软腭上举有力。

2 级：一侧软腭上举有力。

3 级：软腭上举无力。

4 级：软腭不能上举。

三、康复治疗疗效评价标准

完全恢复：吞咽功能达到 1 级。

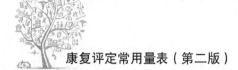

康复评定常用量表（第二版）

基本恢复：由 3 级或 4 级提高到 2 级。

有效：由 4 级提高到 3 级。

▼▲ 第三节　才藤吞咽功能分级 ▲▼

一、量表介绍

该量表是日本学者才藤结合康复锻炼方法制定的，量表将症状和康复治疗的手段相结合，对临床指导价值较大。不需要复杂的检查手段，一定程度上简化了评价方法。

二、量表内容

7 级，正常范围：摄食咽下没有困难，没有康复医学治疗的必要。

6 级，轻度问题：摄食咽下有轻度问题，摄食时有必要改变食物的形态，如因咀嚼不充分需要吃软食，但是口腔残留的很少，不误咽。

5 级，口腔问题：主要是吞咽口腔期的中度或重度障碍，需要改善咀嚼的形态，吃饭的时间延长，口腔内残留食物增多，摄食吞咽时需要他人的提示或者监视，没有误咽。这种程度是吞咽训练的适应证。

4 级，机会误咽：用一般的方法摄食吞咽有误咽，但经过调整姿势或一口量的调整和咽下代偿后可充分防止误咽，包括咽下造影没有误咽，仅有多量的咽部残留，水和营养主要经口摄取，有时吃饭需要选择调整食物，有时需要间歇性补给静脉营养，如果用这种方法可以保持患者的营养供给就需要积极地进行咽下训练。

3 级，水的误咽：有水的误咽，使用误咽防止法也不能控制，改变食物形态有一定的效果，吃饭只能吃咽下食物，但摄取的能量不充分。多数情况下需要静脉营养，全身长期的营养管理需要考虑胃造瘘，如果能采取适当的摄食咽下方法，同样可以保证水分和营养的供应，还有可能进行直接咽下训练。

2 级，食物误咽：有误咽，改变食物的形态没有效果，水和营养基本上由静脉供给，长期管理应积极进行胃造瘘，因单纯的静脉营养就可以保证患者的生命稳定性，这种情况尽管间接训练不管什么时间都可以进行，但是直接训练要在专门设施下进行。

1 级，唾液误咽：连唾液都产生误咽，有必要进行持续的静脉营养，由于误咽难以保证患者的生命稳定性，并发症的发生率很高，不能试行直接训练。

三、疗效判定标准

无效：治疗后无得分增加。

有效：治疗后得分增加 1 级。

▼▲ 第四节　GUSS 吞咽功能评估表 ▲▼

一、量表介绍

目前常用的床旁吞咽功能评估量表主要有洼田饮水试验等，因为液体是最容易发生喉部渗透导致误吸的物质，但绝大多数工具仅包含了对液体吞咽进行测试，未全面反映各种性状食物的吞咽情况。Michaela Trapl 在此基础上研制了该量表，用于全面评价各种性状的食物，包括半固体、液体和固体食物的吞咽情况，方便根据结果进行饮食指导。

二、量表内容

1. 初步检查 / 间接吞咽测试（患者取坐位，至少 60°）：见表 5-4-1。

表 5-4-1　间接吞咽测试计分表

项目	是	否
警惕（患者是否有能力保持 15 分钟注意力）	1 □	0 □
主动咳嗽 / 清嗓子（患者应该咳嗽或清嗓子两次）	1 □	0 □
吞咽口水：成功吞咽	1 □	0 □
流口水	0 □	1 □
声音改变（嘶哑，过水声，含糊，微弱）	0 □	1 □
总计	5 分	
分析	1～4 分：进一步检查 * 5 分：进入第二步	

注：* 使用透视做吞咽检查（VFES），使用内镜做吞咽检查（FEES）。

2. 直接吞咽测试（材料：水，茶匙，食物添加剂，面包）：见表 5-4-2。

303

表 5-4-2　直接吞咽测试计分表

按下面的顺序	1→ 糊状食物★	2→ 液体食物★★	3→ 固体食物★★★
吞咽： · 不能 · 延迟（＞2秒，固体＞10秒） · 成功吞咽	0 □ 1 □ 2 □	0 □ 1 □ 2 □	0 □ 1 □ 2 □
咳嗽（不由自主）（在吞咽前、吞咽时、吞咽后——3分钟后）： · 是 · 否	0 □ 1 □	0 □ 1 □	0 □ 1 □
流口水 · 是 · 否	0 □ 1 □	0 □ 1 □	0 □ 1 □
声音改变（听患者吞咽之前和之后的声音，他应该说"O"）： · 是 · 否	0 □ 1 □	0 □ 1 □	0 □ 1 □
总计	5分	5分	5分
评分	1～4分：进一步检查* 5：继续用液体	1～4分：进一步检查* 5：继续用固体	1～4分：进一步检查* 5：正常

总合计（直接和间接吞咽测试）：＿＿＿＿＿＿（20分）

　　注：★首先给予患者 1/3～1/2 勺半固体（类似布丁的食物）。如果给予 3～5 勺（1/2 勺）没有任何症状，则进行下面的评估。★★ 3、5、10、20ml 水，如果没有症状继续给 50ml 水，50ml 水应以患者最快速度进食评估和调查时得出的一个标准。★★★临床：一小片干面包，重复 5 次。10 秒时间限制包括口腔准备期。内镜：蘸有色液体的干面包。*使用透视做吞咽检查（VFES），使用内镜做吞咽检查（FEES）。

3. GUSS 吞咽功能评价总结计分：见表 5-4-3。

表 5-4-3　GUSS 吞咽功能评价总结计分表

成绩		严重后果	建议
20	成功吞咽糊状、液体和固体食物	轻微的或没有吞咽困难，吸入性肺炎的可能最小	· 正常饮食 · 定时给予液态食物（第一次在语言治疗师或有经验的神经科护士的监督下进食）

续表

成绩		严重后果	建议
15～19	成功吞咽糊状和液态食物，但不能成功吞咽固态食物	轻微吞咽困难，有很小的吸入性肺炎的风险	·吞咽障碍饮食（浓而软的食物） ·比较慢的摄入液态食物——一次一口 ·使用透视（VFES）或内镜（FEES）做吞咽检查 ·听语言治疗师的指导
10～14	吞咽糊状食物成功，但不能吞咽液态和固态食物	有些吞咽困难，有吸入性肺炎的可能	吞咽困难的饮食顺序： ·固态的如同婴儿的食物，额外的静脉营养 ·所有的液态食物必须浓 ·药丸必须研碎混入浆液 ·禁用液态药物 ·进一步吞咽功能评估（透视，内镜） ·语言治疗师的指导 补充包括经鼻胃管或静脉营养
0～9	初步调查不成功或不能吞咽糊状食物的	严重吞咽困难，有较高吸入性肺炎的风险	·NPO（禁止经口进食） ·进一步吞咽功能评估（透视，内镜） ·语言治疗师的指导 补充包括可以经鼻胃管或静脉营养

▼▲ 第五节 标准吞咽功能评价量表 ▲▼

一、量表介绍

本量表是由 Ellul 等于 1996 年制定的，分为 3 个部分。

（1）临床检查：包括意识、头与躯干的控制、呼吸、唇的闭合、软腭运动、喉功能、咽反射和自主咳嗽，总分 8～23 分。

（2）让患者吞咽 5ml 水 3 次，观察有无喉运动、重复吞咽、吞咽时喘鸣及吞咽后喉功能等情况，总分 5～11 分。

（3）如上述无异常，让患者吞咽 60ml 水，观察吞咽需要的时间、有无咳嗽等，总分 5～12 分。

该量表的最低分为 18 分，最高分为 46 分。分数越高，说明吞咽功能越差。

二、量表内容

1. 第一步：初步评价，见表 5-5-1。

表 5-5-1　初步评价计分表

项目	评分
意识水平	1= 清醒 2= 嗜睡，可唤醒并做出言语应答 3= 呼唤有反应，但闭目不语 4= 仅对疼痛刺激有反应
头部和躯干部控制	1= 能正常维持坐位平衡 2= 能维持坐位平衡，但不能持久 3= 不能维持坐位平衡，但能部分控制头部平衡 4= 不能控制头部平衡
唇控制（唇闭合）	1= 正常　　　2= 异常
呼吸方式	1= 正常　　　2= 异常
声音强弱（发 [a]、[i] 音）	1= 正常　　　2= 减弱　　　3= 消失
咽反射	1= 正常　　　2= 减弱　　　3= 消失
自主咳嗽	1= 正常　　　2= 减弱　　　3= 消失
合计	＿＿＿分

2. 第二步：饮一匙水（量约 5ml），重复 3 次，见表 5-5-2。

表 5-5-2　饮水试验计分表

项目	评分
口角流水	1= 没有 /1 次　2= ＞ 1 次
吞咽时有喉部运动	1= 有　　　2= 没有
吞咽时有反复的喉部运动	1= 没有 /1 次　2= ＞ 1 次
咳嗽	1= 没有 /1 次　2= ＞ 1 次
哽咽	1= 有　　　2= 没有
声音质量	1= 正常　　　2= 改变　　　3= 消失
合计	＿＿＿分

注：如果该步骤的 3 次吞咽中有 2 次正常或 3 次完全正常，则进行下面第三步。

3. 第三步：饮一杯水（量约 60ml），见表 5-5-3。

表 5-5-3　初步评价计分表

项目	评分
能够全部饮完	1= 是　　2= 否
咳嗽	1= 没有 /1 次　　2= > 1 次
哽咽	1= 无　　2= 有
声音质量	1= 正常　　2= 改变　　3= 消失
合计	＿＿＿分

▼▲ 第六节　吞咽生存质量量表 ▲▼

一、量表介绍

吞咽生存质量量表（Swallowing Quality of life，SWAL-QOL）是由 Dr.McHorney 研究团队于 2000 年初步制定，并于 2002 年完成最终修订的，共 44 个题目分别归类于心理负担、进食时间、食欲、食物选择、语言交流、进食恐惧、心理健康、社会交往、疲劳、睡眠和吞咽症状 11 个维度。其中前 8 项属于吞咽生存质量领域，疲劳和睡眠维度属于普通生存质量领域，吞咽症状维度属特殊维度。该量表属于吞咽障碍特异性量表，可适用于出现吞咽障碍的各种患者。其中，1 ~ 9 题属于量表计分题目，而 10 ~ 13 题属于基本吞咽情况填写，不纳入总分计算；最后一部分为患者基本资料填写。

计分：量表计分采用 Likert 评分，分成 1、2、3、4、5 级个等级，分值分别为：1（0 分）表示"一直有"、2（25 分）表示"经常有"、3（50 分）表示"有时有"、4（75 分）表示"几乎没有"、5（100 分）表示"从来没有"。得分越高，生存质量越好。

二、使用指南（指导语）

此问卷的目的是调查吞咽障碍在日常生活中对您的影响。

请仔细阅读每道问题，然后圈出合适的答案。有些问题看来与其他问题相似，但每道问题都是不同的。

这是一道示范问题，其提问形式与问卷中的问题相同。

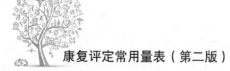

三、量表内容

1.示范题：在过去的一个月，圈出您的身体出现以下症状的频繁程度（表5-6-1）。

表5-6-1　症状的频繁程度表

感到虚弱	总是	经常	有时	很少	没有
评分	1	2	3	4	5

感谢您完成这一部分！

2.正文：量表的完成时间：__分钟。

重要事项：我们明白您也许会有其他身体健康问题。有时不容易将吞咽障碍从这些问题区分出来，但请您尽量专注于吞咽障碍的情况。谢谢您用心完成本问卷。

（1）表5-6-2列出一些吞咽障碍患者常见的情况。请指出在过去一个月，下列哪个描述最为准确。

表5-6-2　吞咽障碍患者常见情况（请在每一栏圈出一个数字）

常见情况	非常准确	大部分准确	部分准确	小部分准确	不准确
应付和处理我的吞咽障碍十分困难	1	2	3	4	5
吞咽障碍是我生活中的主要困扰	1	2	3	4	5

（2）表5-6-3列出一些吞咽障碍患者在日常进食时遇到的情况。请指出在过去一个月，下列哪个描述最为准确。

表5-6-3　吞咽障碍患者在日常进食时遇到的情况（请在每一栏圈出一个数字）

情况	非常准确	大部分准确	部分准确	小部分准确	不准确
大部分日子，我都不在乎是否进食	1	2	3	4	5
我比其他人需要更长的时间进食	1	2	3	4	5
我很少感觉到饿	1	2	3	4	5
我需要很长的时间才能吃完一顿饭	1	2	3	4	5
我已经很难享受进食	1	2	3	4	5

（3）以下的描述是一些吞咽障碍患者有时会出现的健康问题（表5-6-4）。在过去一个月，圈出您因吞咽障碍而遇到以下问题的频繁程度。

表 5-6-4　吞咽障碍患者有时会出现的健康问题（请在每一栏圈出一个数字）

问题	总是	经常	有时	很少	没有
呛咳	1	2	3	4	5
吃东西时出现哽噎	1	2	3	4	5
喝东西时出现哽噎	1	2	3	4	5
口水或痰比较浓	1	2	3	4	5
呕吐	1	2	3	4	5
流口水	1	2	3	4	5
有咀嚼问题	1	2	3	4	5
有过多的口水或痰	1	2	3	4	5
清喉咙	1	2	3	4	5
食物黏住喉咙	1	2	3	4	5
食物黏住口腔	1	2	3	4	5
食物或饮品从口腔漏出	1	2	3	4	5
食物或饮品从鼻孔流出	1	2	3	4	5
当食物或饮品卡在喉咙时，需要把食物或饮品咳出来	1	2	3	4	5

（4）接着，请回答几个问题（表 5-6-5），指出在过去一个月，吞咽障碍如何影响到你的饮食习惯。

表 5-6-5　吞咽障碍影响饮食习惯的问题（请在每一栏圈出一个数字）

问题	非常同意	同意	不肯定	不同意	非常不同意
找出什么可以吃 / 饮与什么不可以吃 / 饮是我的难题	1	2	3	4	5
很难找出既喜欢又可以吃 / 饮的东西	1	2	3	4	5

（5）在过去一个月，圈出吞咽障碍影响到你与人沟通的频繁程度（表 5-6-6）。

表 5-6-6　吞咽障碍影响与人沟通的频繁程度（请在每一栏圈出一个数字）

问题	总是	经常	有时	很少	没有
别人很难明白我说的话	1	2	3	4	5
我难以清楚地说话	1	2	3	4	5

（6）以下是一些吞咽障碍患者有时出现的担忧（表 5-6-7）。在过去一个月，圈出您

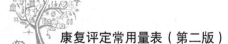

有这些感觉的频繁程度。

表 5-6-7 吞咽障碍患者的担忧问题（请在每一栏圈出一个数字）

问题	总是	经常	有时	很少	没有
一开始进食时我已害怕会哽噎	1	2	3	4	5
我担心患上肺炎	1	2	3	4	5
喝东西时我害怕会哽噎	1	2	3	4	5
我不能预料到什么时候会哽噎	1	2	3	4	5

（7）在过去一个月，下列哪个描述对您的吞咽障碍而言最为准确（表 5-6-8）。

表 5-6-8 描述吞咽障碍问题（请在每一栏圈出一个数字）

问题	非常准确	大部分准确	部分准确	小部分准确	不准确
吞咽障碍使我心情低落	1	2	3	4	5
小心饮食使我感到厌烦	1	2	3	4	5
吞咽障碍使我感到气馁	1	2	3	4	5
吞咽障碍使我感到沮丧	1	2	3	4	5
应付和处理吞咽障碍使我不耐烦	1	2	3	4	5

（8）想一想过去一个月您的社交生活。您是否同意以下描述？见表 5-6-9。

表 5-6-9 社交生活问题（请在每一栏圈出一个数字）

问题	非常同意	同意	不肯定	不同意	非常不同意
因为吞咽障碍，我不会外出吃饭	1	2	3	4	5
吞咽障碍使我很难有社交生活	1	2	3	4	5
吞咽障碍改变了我的日常工作和娱乐	1	2	3	4	5
吞咽障碍使我不能享受社交聚会（如假期、聚会）	1	2	3	4	5
吞咽困难改变了我在家庭中及朋友间的角色	1	2	3	4	5

（9）在过去一个月，圈出您的身体出现以下症状的频繁程度（表 5-6-10）。

表5-6-10　身体出现以下症状的频繁程度（请在每一栏圈出一个数字）

症状	总是	经常	有时	很少	没有
感到虚弱	1	2	3	4	5
入睡有困难	1	2	3	4	5
感到疲倦	1	2	3	4	5
保持熟睡有困难	1	2	3	4	5
感到精疲力竭	1	2	3	4	5

（10）您有没有使用喂食管（如鼻胃管及胃管）进食？（请圈出一项）

有···1

没有···2

（11）请在下述各项描述中，选出哪一项最能反映您在过去一周经常进食的食物质地，圈出代表的汉字。

请圈出一项：

甲：进食正常餐，包括多种食物、难咀嚼的食物，如牛排、红萝卜、面包、沙拉及爆米花，请圈本项。

乙：进食软餐，如比较容易咀嚼的食物如罐头水果、质地比较软的熟菜及忌廉汤，请圈本项。

丙：日常进食，需预先把食物以搅拌器搅拌，包括任何布丁状或糊状食物，请圈本项。

丁：如果您在大部分进餐时间需要使用喂食管，但有时会吃雪糕、布丁、苹果酱或其他您喜欢的食物，请圈本项。

戊：如果您在所有进食时间均需要使用喂食管，请圈本项。

（12）请在下述各项描述中，选出哪一项最能反映您在过去一周经常饮用的饮品浓度，圈出代表的汉字。

请圈出一项：

己：如果您能饮用如水、牛奶、茶、果汁及咖啡等饮品，请圈本项。

庚：如果您所饮用的饮品是稍微浓稠，如西红柿汁或杏仁蜜等，而这些浓度的饮品会在翻转的汤匙中形成一条慢慢地稳定地向下流的水柱，请圈本项。

辛：如果您所饮用的饮品是中等浓稠，如奶昔或冰沙等，而这些浓度的饮品是难以由吸管吸食，或会在翻转的汤匙中逐滴向下流，请圈本项。

壬：如果您所饮用的饮品是非常浓稠，如布丁等，会黏住汤匙，即使翻转汤匙时也不会滴下，请圈本项。

康复评定常用量表（第二版）

癸：如果您不会用口饮用饮品，或只会咀嚼碎冰，请圈本项。

（13）您认为您整体的身体健康状况如何？（请圈出一项）

$$差 \cdots\cdots 1$$

$$一般 \cdots\cdots 2$$

$$好 \cdots\cdots 3$$

$$非常好 \cdots\cdots 4$$

$$极好 \cdots\cdots 5$$

个人资料 / 基本问题

1）您何时出生？请填上您的出生日期：年 月 日。

2）您的出生地点是（请圈出一项）：香港 / 澳门 / 中国内地 / 东南亚地区 / 其他（请注明）。

3）您今年____岁？

4）你是（请圈出一项）?

男性 $\cdots\cdots$ 1

女性 $\cdots\cdots$ 2

5）您的教育程度是（请圈出一项）：不识字 / 小学 / 初中 / 高中 / 大专 / 本科 / 硕士 / 博士。

6）请圈出您的婚姻状况（请圈出一项）：

未婚 $\cdots\cdots$ 1

已婚 $\cdots\cdots$ 2

离婚 $\cdots\cdots$ 3

分居 $\cdots\cdots$ 4

丧偶 $\cdots\cdots$ 5

7）您满意您过去一个月吃东西的情况吗？（请圈出一项）

非常不满意 $\cdots\cdots$ 1

不满意 $\cdots\cdots$ 2

没意见 $\cdots\cdots$ 3

满意 $\cdots\cdots$ 4

非常满意 $\cdots\cdots$ 5

8）您满意您过去一个月喝东西的情况吗？（请圈出一项）

非常不满意 $\cdots\cdots$ 1

312

不满意······································2

没意见······································3

满意··4

非常满意····································5

9）有没有人协助您填写这份问卷？（请圈出一项）

没有··1

有··2

如需要别人协助完成问卷，请选出协助的模式（请圈出一项）

别人读出题目及替我填写我所回答的答案······1

别人代替我回答问题··························2

以其他方式协助······························3

意见：就本问卷的设计与内容，您有没有任何建议？不论是整体设计或个别问题，我们诚意征求你的意见。更希望您能列出使您觉得疑惑的问题。

感谢您完成这份问卷！

参考文献

[1] 李红玲，王志红，吴冰洁，等.脑卒中患者的摄食–吞咽障碍.中华物理医学与康复杂志，2002，24（5）：279–281.

[2] 夏文广，郑婵娟，华强，等.吞咽障碍评价标准评定脑卒中后吞咽障碍患者的信度和效度分析.中华物理医学与康复杂志，2009，31（12）：817–819.

[3] 黄宝延，沈宁，李胜利，等.临床护理用吞咽功能评估工具的信效度研究.中华护理杂志，2007，42（2）：127–130.

[4] 谭嘉升，丘卫红.吞咽生命质量量表的研究进展.中华物理医学与康复杂志，2015，37（12）：959–961.

第六章 生活能力量表

▼▲ 第一节 日常生活活动能力量表 ▲▼

一、量表介绍

1.测评方式：由医师或有测试经验的人员测试；观察测试及个体测试。

2.量表功能：日常生活活动能力（Activities of Daily Living，ADL）量表，由 Lawton 和 Brody 于 1969 年编制，用于评定受试者的日常生活活动能力。日常生活活动分为两种：基本日常生活活动（Basic Activities of Daily Living，BADL）和工具性日常生活活动（Instrumental Activities of Daily Living，IADL）。BADL 指维持生存、生活所必需的最基本功能，如穿衣、吃饭、上厕所等；IADL 包括维持人独立生活所进行更复杂、要求更多的日常活动，需要更多认知功能的参与，痴呆早期即可累及。IADL 受损是早期痴呆患者就诊的主要症状，BADL 在痴呆的中晚期才累及。故多用 IADL 量表评估痴呆患者的功能状态。

3.适用人群：主要适用于老年人及各种原因引起的日常功能受损人群。

4.测评时长：5 ~ 10 分钟。

二、使用指南

ADL 量表共由 14 项组成，包括与生活自理有关的 6 个方面（进食、穿衣、梳洗、上厕所、行走和洗澡）和与使用工具能力相关的 8 个方面（打电话、购物、做家务、洗衣、散步、使用交通工具、服药和自理财务）。ADL 评分分为 4 级：①自己可以做；②有些困难；③需要帮助；④无法完成。分数越高能力越差。评定结果：单项分 1 分为正常，2 ~ 4 分为功能下降，2 项或 2 项以上 ≥ 3 分或总分 ≥ 22 分提示有明显功能障碍。见表 6-1-1

和表 6-1-2。

表 6-1-1　日常生活活动能力量表

项目	评分			
自己搭乘公共汽车	1	2	3	4
在居住地附近活动	1	2	3	4
自己做饭（包括生火）	1	2	3	4
做家务	1	2	3	4
吃药	1	2	3	4
吃饭	1	2	3	4
穿衣服、脱衣服	1	2	3	4
梳头、刷牙等	1	2	3	4
洗自己的衣服	1	2	3	4
在平坦的室内走	1	2	3	4
上下楼梯	1	2	3	4
上下床、坐下或站起	1	2	3	4
做饭	1	2	3	4
洗澡	1	2	3	4
剪脚趾甲	1	2	3	4
逛街、购物	1	2	3	4
上厕所	1	2	3	4
打电话	1	2	3	4
处理自己的钱财	1	2	3	4
独自在家	1	2	3	4

表 6-1-2　工具性日常生活活动量表

项目	分数	情况描述
使用电话	3	□独立使用电话，含查电话簿、拨号等
	2	□仅可拨熟悉的电话号码
	1	□仅会接电话，不会拨电话
	0	□完全不会使用电话或不适用
上街购物	3	□独行完成所有购物需求
	2	□独行购买日常生活用品
	1	□每一次上街购物都需要别人陪同
	0	□完全不会上街购物

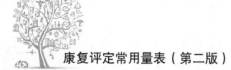

续表

项目	分数	情况描述
食物烹调	3	□能独行计划、烹煮和摆设一顿适当的饭菜
	2	□如果准备好一切佐料，会做一顿适当的饭菜
	1	□会将已做好的饭菜加热
	0	□需要别人把饭菜煮好、摆好
家务维持	4	□能做较繁重的家事或偶尔需要家人协助（如搬动沙发、擦地板、洗窗户）
	3	□能做较简单的家事，如洗碗、铺床、叠被
	2	□能做家事，但不能达到可被接受的整洁程度
	1	□所有的家事都需要别人的协助
	0	□完全不会做家事
洗衣服	2	□自己清洗所有衣物
	1	□只清洗小件衣物
	0	□完全仰赖他人洗衣服
外出	4	□能够自己搭乘大众运输工具或自己开车、骑车
	3	□可搭计程车或大众运输工具
	2	□能够自行搭乘计程车但不会搭乘大众运输工具
	1	□当有人陪同可搭乘计程车或大众运输工具
	0	□完全不能出门
服用药物	3	□能自己负责在正确的时间服用正确的药物
	2	□需要提醒或少许协助
	1	□如果事先准备好服用的药物分量，可自行服用
	0	□不能自己服用药物
处理财务的能力	2	□可独行处理财务
	1	□可以处理日常的购买，但需要别人的协助完成与银行往来或大宗买卖
	0	□不能处理钱财
总分		

▼▲ 第二节　Barthel 指数评定量表 ▲▼

一、量表介绍

1.测试方式：由医师或康复师或有测试经验的人员施测；个体测试及观察测试。

2.测试功能：该量表于 1965 年由 Mahoney 和 Barthel 编制，用于评定患者的日常生活活动能力，包括进食、洗澡、修饰、穿衣、大便控制、小便控制、用厕、床椅转移、平地行走和上下楼梯 10 项内容。

3.适合人群：主要适合老年人及各种原因引起的日常功能受损人群。

4.测试时长：5 分钟。

二、使用指南

评分标准根据是否需要帮助及其程度划分为 0 分、5 分、10 分、15 分，总分为 100 分，得分越高，自理能力越好，依赖性越小。60 分以上日常生活活动能力基本自理。41～60 分：有功能障碍，日常生活活动能力部分自理（需要帮助才能完成日常生活活动能力）。21～40 分：日常生活活动能力部分依赖（需要很大帮助才能完成日常生活活动能力）。20 分以下：日常生活活动能力完全依赖（完全需要帮助才能完成日常生活活动能力）。见表 6-2-1。

表 6-2-1 Barthel 指数评定表

项目	分数	内容	初期评定 ／／	中期评定 ／／	末期评定 ／／
进食	10	自己在合理的时间内（约 10 秒吃一口）可用筷子取食眼前的食物。若需辅具时，应会自行穿脱			
	5	需要部分帮助（切面包、抹黄油、夹菜、盛饭等）			
	0	依赖			
床椅转移	15	自理			
	10	需要少量帮助（1 人）或语言指导			
	5	需要 2 人或 1 个强壮、动作娴熟的人帮助			
	0	完全依赖别人			
修饰	5	可独立完成洗脸、洗手、刷牙及梳头			
	0	需要别人帮忙			
上厕所	10	可自行进出厕所，并能穿好衣服。使用便盆者，可自行清理便盆			
	5	需要帮忙保持姿势的平衡，整理衣物或使用卫生纸。使用便盆者，可自行取放便盆，但需要依赖他人清理			
	0	需要他人帮忙			
洗澡	5	可独立完成（不论是盆浴或淋浴）			
	0	需要别人帮忙			
行走（平地 45m）	15	使用或不使用辅具皆可独立行走 50m 以上			
	10	需要稍微地扶持或口头指导方可行走 50m 以上			
	5	虽无法行走，但可独立操纵轮椅（包括转弯、进门及接近桌子、床沿）并可推行轮椅 50m 以上			
	0	需要别人帮忙			

续表

项目	分数	内容	初期评定 / /	中期评定 / /	末期评定 / /
上下楼梯	10	可自行上下楼梯（允许抓扶手、用拐杖）			
	5	需要稍微帮忙或口头指导			
	0	无法上下楼梯			
穿脱衣服	10	可自行穿脱衣服、鞋子及辅具			
	5	在别人帮忙下可自行完成一半以上的动作			
	0	需要别人帮忙			
大便控制	10	能控制			
	5	偶尔失禁（每周＜1次）			
	0	失禁或昏迷			
小便控制	10	能控制			
	5	偶尔失禁（每周＜1次）或尿急（无法等待便盆或无法及时赶到厕所）或需要别人帮忙处理			
	0	失禁、昏迷或需要他人导尿			
总分					
医师签名					

注：最高分100分。＞60分：良，生活基本自理；41～60分：中度残疾，日常生活需要帮助；21～40分：重度残疾，日常生活明显依赖；≤20分：完全残疾，日常生活完全依赖。

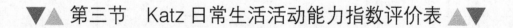

第三节　Katz日常生活活动能力指数评价表

一、量表介绍

1. 测评方式：由医师或康复师施测；个体测试及观察测试。

2. 量表功能：Katz日常生活活动能力指数评价表是由Katz等人制定的语义评定量表，是根据特定顺序进行的，复杂的功能首先丧失，简单的动作丧失较迟。Katz日常生活活动能力测定内容包括进食、穿衣、大小便控制、用厕、自主洗澡、床椅转移等。

3. 适合人群：主要适合老年人及各种原因引起的日常功能受损人群。

4. 测试时长：5分钟。

二、使用指南

Katz 日常生活活动能力指数评价表把日常生活活动能力功能状态分为 A、B、C、D、E、G 7 个功能等级。A 级为完全自理，G 级为完全依赖，从 A 级到 G 级独立程度依次下降。按照评定项目进行评定后，统计出被评定者能完全独立完成的项目，按如下标准进行分级。A 级：全部 6 项活动均能独立完成。B 级：能独立完成 6 项活动中的任意 5 项，只有 1 项不能独立完成。C 级：只有洗澡和其他任意 1 项不能独立完成，其余 4 项活动均能独立完成。D 级：洗澡、穿衣和其他任意 1 项不能独立完成，其余 3 项活动均能独立完成。E 级：洗澡、穿衣、上厕所和其他任意 1 项不能独立完成，其余 2 项活动均能独立完成。F 级：洗澡、穿衣、上厕所、转移和其他任意 1 项不能独立完成，其余 1 项可独立完成。G 级：所有 6 项活动均不能独立完成。在 7 级的基础上，又可归纳为良、中、差三级：A 与 B 合并为良，可独立完成 5 项以上的活动；C 与 D 合并为中，可独立完成 3 ～ 4 项活动；E、F 与 G 合并为差，只能独立完成 1 ～ 2 项活动或 6 项活动皆不能独立完成。见表 6-3-1。

表 6-3-1　Katz 日常生活活动能力测定内容

内容	活动能力		
	独立完成	需要帮助	需要服侍
进食	独立，无须帮助	独立 自己能吃，但需要辅助	不能独立完成 部分或全部靠喂食或鼻饲
穿衣	独立，无须帮助 能独立拿取衣服，穿上并扣好	独立 能独立拿取衣服及穿上，需要帮助系鞋带	不能独立完成 完全不能穿，要靠他人拿衣穿衣或自己穿上部分
大小便控制	独立 自己能够完全控制	独立 偶尔失控	不能自控 失控，需要帮助处理大小便（如导尿、灌肠等）
用厕	独立，无须帮助 能独立用厕、便后拭净及整理衣裤（可用手杖、助步器或轮椅，能处理尿壶、便盆）	不能独立完成 需要帮助用厕、便后处理（清洁、整理衣裤）及处理尿壶、便盆	不能独立完成 不能用厕
洗澡	独立，无须帮助 自己能进出浴室（淋浴、盆浴），独立洗澡	独立 只需要帮助洗一部分（背部或腿）	不能独立完成 不能洗澡或大部分需要帮助洗澡
床椅转移	独立，无须帮助 自己能下床，坐上及离开椅、凳（可用手杖或助步器）	不能独立完成 需要帮助上、下床椅	不能独立完成 卧床不起

▼▲ 第四节　PULSES 评定量表 ▲▼

一、量表介绍

1. 测试方式：由医师或康复师施测试；个体测试及观察测试。

2. 量表功能：该量表产生于 1957 年，由 Moskowitz 和 Mclann 参考美国和加拿大征兵体检方法修订而成，是一种总体的功能评定方法。内容有 6 项：①身体状况（Physical Condition，P）；②上肢功能（Upper Extremity，U）；③下肢功能（Lower Extremity，L）；④感觉功能（Sensory Component，S）；⑤排泄功能（Excretory，E）；⑥社会心理状况（Social Status，S），简称 PULSES。

3. 适应人群：评定慢性疾病、老年人和住院患者的日常生活活动能力受损程度。

4. 测试时长：5 ～ 10 分钟。

二、使用指南

每一项又分 4 个功能等级：1 级为正常，无功能障碍；2 级为轻度功能障碍；3 级为中度功能障碍；4 级为重度功能障碍。总分为 6 分（即 6 项均为 1 级）者，功能最佳；24 分（即 6 项均为 4 级）者，功能最差。评分标准：按表中各项评出分数后相加，得出总分。6 分，表示功能最佳；＞ 12 分，表示独立自理生活严重受限；＞ 16 分，表示有严重残疾。见表 6-4-1。

表 6-4-1　PULSES 评定量表

项目	内容
P：身体状况	包括内脏疾病如心血管、呼吸、消化、泌尿、内分泌系统病症及脑病
1. 正常	与同年龄级健康者相比无明显异常
2. 轻度异常	偶尔需要治疗和护理
3. 中度异常	需要长期得到医疗和护理
4. 重度异常	活动明显受损，只能卧床或坐轮椅
L：上肢功能	包括颈部、肩胛带和上背部脊柱
1. 正常	与同年龄级健康者相比无明显异常
2. 轻度异常	活动稍受限，功能良好

续表

项目	内容
3.中度异常 4.重度异常	在一定范围内可以活动 需要长期得到医疗和护理，活动明显受损，只能卧床或坐轮椅
L：下肢功能 1.正常 2.轻度异常 3.中度异常 4.重度异常	包括骨盆、下背部和腰骶部脊柱 与同年龄级健康者相比无明显异常 活动稍受限，功能良好 在一定范围内可以活动 功能严重受限，只能卧床或坐轮椅
S：感觉功能 1.正常 2.轻度异常 3.中度异常 4.重度异常	包括语言、听觉和视觉 与同年龄级健康者相比无明显异常 无明显功能障碍 有明显功能障碍 语言、听觉和视觉完全丧失
E：排泄功能 1.正常 2.轻度异常 3.中度异常 4.重度异常	即大小便控制 能完全控制 偶尔发生大小便失禁或夜尿 周期性的大小便失禁或潴留交替出现 大小便完全失禁
S：社会心理状况 1.正常 2.轻度异常 3.中度异常 4.重度异常	 与同年龄级健康者相比无明显异常 表现在情绪、脾气和个性方面，但整个精神调节未受损害 需要一定的监护 需要完全监护

▼▲ 第五节　社会活动功能量表 ▲▼

一、量表介绍

1.测试方式：由医师或康复师施测；自我测试及观察测试。

2.量表功能：社会活动功能量表（Functional Activities Qestionaire，FAQ）由 Pfeffer 等人于 1982 年编写，是一种简单的对每日日常活动情况、心理状况、社会角色的完成情况进行评估的方法。社会活动功能量表可用于筛查，也可用于随访，与认知功能水平显著相关，对早期轻度痴呆患者敏感，但不能依靠社会活动功能量表来诊断痴呆。

3.适合人群：老年人。

4.测试时长：5～10分钟。

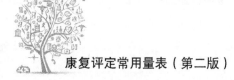

二、使用指南

每项功能均为 0 ~ 3 分 4 级评定：0 分，正常；1 分，有困难但还可以完成；2 分，需要帮助；3 分，完全依赖他人。总分 30 分，分数越高能力越差。分值＞9 分提示存在社会活动功能障碍。社会活动功能量表国外推荐痴呆分界值为 9 分。国内将总分≥5 分作为分界值，敏感度为 92%，特异度为 87%。见表 6-5-1。

表 6-5-1　社会活动功能量表

项目	评分			
	3	2	1	0
1. 填写支票、付账单、会算收支账目				
2. 整理公务或文件（工作能力）				
3. 独自上街买衣服、家庭必需品或日用品				
4. 会玩技巧性的游戏（下棋和打扑克等），继续保持某种爱好				
5. 烧开水、泡咖啡（茶）、关炉子				
6. 可以准备饭菜（营养均衡的饮食）				
7. 了解当前的社会动态				
8. 关注、了解或讨论电视、书和杂志的内容				
9. 记得约会、家庭聚会、假日和服药				
10. 较远距离的旅行、开车或安排乘车线路				

▼▲ 第六节　功能独立性量表 ▲▼

一、量表介绍

1. 测试方式：由医师或康复师施测；自我测试及观察测试。

2. 量表功能：功能独立性评定（Function Independent Measure，FIM），是美国康复医学 11 个部门在 1984 年联合回顾研究了 36 个已往的功能评定方法。该量表是最能体现患者功能状态的关键指标，用于评估患者日常生活活动能力能否独立及独立程度，以及评价治疗效果和判断预后。

3. 适合人群：适用于医院里对功能残障患者进行综合评估。

4.测试时长：5 ～ 10 分钟。

二、使用指南

独立：活动中不需要他人帮助。

完全独立（7 分）：构成活动的所有作业均能规范、完全地完成，不需要修改和辅助设备或用品，并在合理的时间内完成。

有条件的独立（6 分）：具有下列一项或几项：活动中需要辅助设备；活动需要比正常长的时间；有安全方面的考虑。

依赖：为了进行活动，患者需要另一个人予以监护或身体的接触性帮助，或者不进行活动。

（1）有条件的依赖：患者付出 50% 或更多的努力，其所需要的辅助水平如下：①监护和准备（5 分）：患者所需要的帮助只限于备用、提示或劝告，帮助者和患者之间没有身体的接触或帮助者仅需要帮助准备必需用品；或帮助带上矫形器。②少量身体接触的帮助（4 分）：患者所需要的帮助只限于轻轻接触，自己能付出 75% 或以上的努力。③中度身体接触的帮助（3 分）：患者需要中度的帮助，自己能付出 50% ～ 75% 的努力。

（2）完全依赖：患者需要一半以上的帮助或完全依赖他人，否则活动就不能进行。①大量身体接触的帮助（2 分）：患者付出的努力＜ 50%，但＞ 25%。②完全依赖（1 分）：患者付出的努力＜ 25%。

功能独立性评定的最高分为 126 分（运动功能评分 91 分，认知功能评分 35 分），最低分 18 分。126 分，完全独立；108 ～ 125 分，基本独立；90 ～ 107 分，有条件的独立或极轻度依赖；72 ～ 89 分，轻度依赖；54 ～ 71 分，中度依赖；36 ～ 53 分，重度依赖；19 ～ 35 分，极重度依赖；18 分，完全依赖。见表 6-6-1。

表 6-6-1　功能独立性量表

自我照顾	入院得分	4 周末	10 周末	13 周末	出院得分	随访
自理活动						
1. 进食						
2. 梳洗修饰						
3. 沐浴						
4. 穿上身衣服						
5. 穿下身衣服						
6. 上厕所						

自我照顾	入院得分	4周末	10周末	13周末	出院得分	随访
括约肌控制						
7. 膀胱管理						
8. 大肠管理						
行走						
9. 使用轮椅						
10. 平地行走						
11. 进出浴室						
交流						
12. 理解　　听						
视						
13. 表达　词语						
非词语						
体位转移						
14. 床—椅—轮椅						
15. 进出厕所						
16. 进出浴室						
社会及认知						
17. 社会交往						
18. 解决问题						
19. 记忆力						
总分						

▼▲ 第七节　家庭功能评定量表 ▲▼

一、量表介绍

1. 测试方式：他评或自评；个体测试。

2. 量表功能：Epstein 等基于前人的研究发现，家庭功能与家庭的系统属性和家庭成员的相互作用较个体的内心感受强，以家庭功能模式理论为指导，研制出相应的家庭功能测评工具。家庭功能评定量表（FAD）是一个筛选问卷，其目的是简单有效地找到家庭系统中可能出现的问题，FAD所确定的问题均可进一步在生物、心理和社会因素方面进行探讨。见表6-7-1。

3.适应人群：所有人。

4.测试时长：约20分钟。

二、使用指南

要求年龄在12岁以上的家庭成员都完成。FAD问卷：FAD的每个条目有4个答案供选择，其评分为：非常同意（或很像我家）=1；同意（或是我家）=2；不同意（或不像我家）=3；完全不同意（或完全不像我家）=4；对所有条目来说，1分代表健康，4分代表不健康，每个量表的各条目得分的平均数即为该量表的得分，评分范围为1～4分，如果一个分量表的条目有40%未被回答，则该量表不予计分。

三、指导语

这份量表包含了一些对家庭的描述，请仔细阅读每一项，并根据近2个月您对您家庭的看法（或者您对家庭近期的印象），在四个可能的答案中圈选出与您家庭最接近的数字。选择答案的原则是：1=很像我家：这一项非常准确地描述了您的家庭；2=像我家：这一项大致描述了您的家庭；3=不像我家：这一项不太符合您的家庭；4=完全不像我家：这一项完全不符合您的家庭。

表6-7-1　家庭功能评定量表（FAD）

条目	很像我家	像我家	不像我家	完全不像我家
1.由于我们彼此误解，难以安排一些家庭活动				
2.我们在住处的附近解决大多数日常问题				
3.当家中有人烦恼时，其他人知道他为什么烦恼				
4.当您要求某人做某事时，您必须检查他们是否做了				
5.如果某人遇到麻烦时，其他人会过分关注				
6.发生危机时，我们能相互支持				
7.当发生了出乎意料的意外时，我们手足无措				
8.我们家常把我们所需要的东西用光				
9.我们相互都不愿流露出自己的感情				

续表

条目	很像我家	像我家	不像我家	完全不像我家
10. 我们肯定家庭成员都尽到了各自的家庭职责				
11. 我们不能相互谈论我们的忧愁				
12. 我们常根据我们对问题的决定去行动				
13. 您的事只有对别人也重要时，才会引起他们的兴趣				
14. 家中某些成员谈话时，您不能明白其中一人是怎么想的				
15. 家务事没有由家庭成员充分分担				
16. 家中每个人是什么样的，都能被别人认可				
17. 您不按规矩办事，却很容易逃脱处分				
18. 大家都把事情摆在桌面上说，不需要用暗示				
19. 我们中有些人缺乏感情				
20. 在遇到突发事件时，我们知道怎样处理				
21. 我们避免谈及我们害怕和关注的事				
22. 我们难得相互说出温存的感受				
23. 我们遇到经济困难				
24. 在家庭解决一个问题后需要讨论是否问题已经解决				
25. 我们都以自我为中心				
26. 我们能相互表达出自己的感受				
27. 我们对穿衣打扮习惯无明确要求				
28. 我们彼此间不表示爱意				
29. 我们说话都直说，不拐弯抹角				
30. 我们每个人都有特定的任务和职责				
31. 家庭的气氛很不好				
32. 我们有惩罚人的原则				
33. 只有当某事使我们都感兴趣时，我们才一起参加				
34. 没有时间去做自己感兴趣的事				
35. 我们常不把自己的想法说出来				
36. 我们感到我们能被家人容忍				
37. 只有当某件事对个人有利时，我们才相互感兴趣				
38. 我们能解决大多数情绪上的烦恼				
39. 在我们家，亲密和温存居次要地位				
40. 我们讨论谁做家务				
41. 在我们家，对事情做出决定是困难的				
42. 我们家的人只有在对自己有利时，才会彼此关照				

条目	很像我家	像我家	不像我家	完全不像我家
43. 我们相互之间都很坦率				
44. 我们不遵从任何规则和标准				
45. 如果有人要去做某件事，常需要别人提醒				
46. 我们能够对如何解决问题做出决定				
47. 如果原则被打破，我们将不知如何是好				
48. 在我们家任何事都行得通				
49. 我们将爱表达出来				
50. 我们镇静地面对涉及感情的问题				
51. 我们不能和睦相处				
52. 我们一生气，就互不讲话				
53. 一般来说，我们对分配给自己的家务活都感到不满意				
54. 尽管我们用意良好，但还是过多地干预了彼此的生活				
55. 我们有应付危险情况的原则				
56. 我们相互信赖				
57. 我们当着家人哭出声来				
58. 我们没有合适的交通工具				
59. 当我们不喜欢某人的行为时，会给他指出来				
60. 我们想尽各种办法来解决问题				

▼▲ 第八节 生活质量评价量表 ▲▼

一、量表介绍

1. 测试方式：他评或自评；个体测试。

2. 量表功能：生活质量评价量表 SF-36（Medical Outcomes Study 36-Item Short-Form Health Survey，SF-36），是在 1988 年 Stewartse 研制的医疗结局研究量表（Medical Outcomes Study-short From，MOS SF）的基础上，由美国波士顿健康研究发展而来。1991 年浙江大学医学院社会医学教研室翻译了中文版的 SF-36，从生理功能、心理功能等多个方面评估人的整体健康状况。

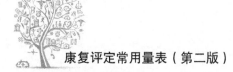

3.适应人群：所有人。

4.测试时长：约 30 分钟。

二、使用指南

SF-36 量表评价健康相关生命质量（HRQoL）的 8 个方面，分属于生理健康和心理健康两个大类中，即生理功能（PF）、生理职能（RP）、躯体疼痛（BP）、总体健康（CH）、活力（VT）、社会功能（SF）、情感职能（RE）、精神健康（MH）。另外，SF-36 量表还包括另一项指标——健康变化（HT），用于评价过去一年内的健康改变。

三、生活质量评价量表内容

1.总体来讲，您的健康状况是：

①非常好　　②很好　　③好　　④一般　　⑤差

2.和一年以前比您觉得自己的健康状况是：

①比一年前好多了　　②比一年前好一些　　③跟一年前差不多　　④比一年前差一些　　⑤比一年前差多了

（权重或得分依次为 1、2、3、4 和 5）

健康和日常活动

3.以下这些问题都和日常活动有关。请您想一想，您的健康状况是否限制了这些活动？如果有限制，程度如何？

（1）重体力活动，如跑步举重、参加剧烈运动等：

①限制很大　　②有些限制　　③毫无限制

（权重或得分依次为 1，2，3；下同）

（2）适度的活动，如移动一张桌子、扫地、打太极拳、做简单体操等：

①限制很大　　②有些限制　　③毫无限制

（3）手提日用品，如买菜、购物等：

①限制很大　　②有些限制　　③毫无限制

（4）上几层楼梯：

①限制很大　　②有些限制　　③毫无限制

（5）上一层楼梯：

①限制很大　　②有些限制　　③毫无限制

（6）弯腰、屈膝、下蹲：

①限制很大　　②有些限制　　③毫无限制

（7）步行1500m以上的路程：

①限制很大　　②有些限制　　③毫无限制

（8）步行1000m的路程：

①限制很大　　②有些限制　　③毫无限制

（9）步行100m的路程：

①限制很大　　②有些限制　　③毫无限制

（10）自己洗澡、穿衣：

①限制很大　　②有些限制　　③毫无限制

4. 在过去4周里，您的工作和日常活动有无因为身体健康的原因而出现以下这些问题？

（1）减少了工作或其他活动时间：

①是　　②不是

（权重或得分依次为1，2；下同）

（2）本来想要做的事情只能完成一部分：

①是　　②不是

（3）想要干的工作或活动种类受到限制：

①是　　②不是

（4）完成工作或其他活动困难增多（比如需要额外的努力）：

①是　　②不是

5. 在过去4周里，您的工作和日常活动有无因为情绪的原因（如压抑或忧虑）而出现以下这些问题？

（1）减少了工作或活动时间：

①是　　②不是

（权重或得分依次为1，2；下同）

（2）本来想要做的事情只能完成一部分：

①是　　②不是

（3）干事情不如平时仔细：

①是　　②不是

6. 在过去4周里，您的健康或情绪不好在多大程度上影响了您与家人、朋友、邻居或集体的正常社会交往？

①完全没有影响　②有一点影响　③中等影响　④影响很大　⑤影响非常大（权重或得分依次为 5、4、3、2、1）

7. 在过去 4 周里，您有身体疼痛吗？

①完全没有疼痛　②有一点疼痛　③中等疼痛　④严重疼痛　⑤很严重疼痛（权重或得分依次为 6、5.4、4.2、3.1、2.2、1）

8. 在过去 4 周里，您的身体疼痛影响了您的工作和家务吗？

①完全没有影响　②有一点影响　③中等影响　④影响很大　⑤影响非常大（如果 7 无 8 无，权重或得分依次为 6、4.75、3.5、2.25、1.0；如果为 7 有 8 无，则为 5、4、3、2、1）

您的感觉

9. 以下这些问题是关于过去 1 个月里您自己的感觉，对每一条问题所说的事情，您的情况是什么样的？

（1）您觉得生活充实：

①所有的时间　②大部分时间　③比较多时间　④一部分时间　⑤小部分时间　⑥没有这种感觉（权重或得分依次为 6、5、4、3、2、1）

（2）您是一个敏感的人：

①所有的时间　②大部分时间　③比较多时间　④一部分时间　⑤小部分时间　⑥没有这种感觉（权重或得分依次为 1、2、3、4、5、6）

（3）您的情绪非常不好，什么事都不能使您高兴起来：

①所有的时间　②大部分时间　③比较多时间　④一部分时间　⑤小部分时间　⑥没有这种感觉（权重或得分依次为 1、2、3、4、5、6）

（4）您的心里很平静：

①所有的时间　②大部分时间　③比较多时间　④一部分时间　⑤小部分时间　⑥没有这种感觉（权重或得分依次为 6、5、4、3、2、1）

（5）您做事精力充沛：

①所有的时间　②大部分时间　③比较多时间　④一部分时间　⑤小部分时间　⑥没有这种感觉（权重或得分依次为 6、5、4、3、2、1）

（6）您的情绪低落：

①所有的时间　②大部分时间　③比较多时间　④一部分时间　⑤小部分时间　⑥没有这种感觉（权重或得分依次为 1、2、3、4、5、6）

（7）您觉得筋疲力尽：

①所有的时间　②大部分时间　③比较多时间　④一部分时间　⑤小部分时间

时间　　⑥没有这种感觉（权重或得分依次为1、2、3、4、5、6）

（8）您是个快乐的人：

①所有的时间　　②大部分时间　　③比较多时间　　④一部分时间　　⑤小部分时间　　⑥没有这种感觉（权重或得分依次为6、5、4、3、2、1）

（9）您感觉厌烦：

①所有的时间　　②大部分时间　　③比较多时间　　④一部分时间　　⑤小部分时间　　⑥没有这种感觉（权重或得分依次为1、2、3、4、5、6）

10. 不健康影响了您的社会活动（如走亲访友）：

①所有的时间　　②大部分时间　　③比较多时间　　④一部分时间　　⑤小部分时间　　⑥没有这种感觉（权重或得分依次为1、2、3、4、5）

总体健康情况

11. 请看下列每一条问题，哪种答案最符合您的情况？

（1）我好像比别人容易生病：

①绝对正确　　②大部分正确　　③不能肯定　　④大部分错误　　⑤绝对错误（权重或得分依次为1、2、3、4、5）

（2）我和周围人一样健康：

①绝对正确　　②大部分正确　　③不能肯定　　④大部分错误　　⑤绝对错误（权重或得分依次为5、4、3、2、1）

（3）我认为我的健康状况在变坏：

①绝对正确　　②大部分正确　　③不能肯定　　④大部分错误　　⑤绝对错误（权重或得分依次为1、2、3、4、5）

（4）我的健康状况非常好：

①绝对正确　　②大部分正确　　③不能肯定　　④大部分错误　　⑤绝对错误（权重或得分依次为5、4、3、2、1）

▼▲ 第九节　Schwab 和 England 残疾量表 ▲▼

一、量表介绍

1. 测评方式：由医师或康复师或有测试经验的人员施测；个体测试。

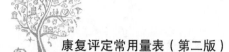

2. 量表功能：评估帕金森综合征影响正常功能和依赖性的程度。

3. 适用人群：帕金森病患者。

二、量表内容

量表内容见表 6-9-1。

表 6-9-1　Schwab 和 England 残疾量表

活动度	表现
100%	完全自理，无动作缓慢、动作困难或动作障碍，无任何困难的感觉
90%	完全自理，轻微动作缓慢、动作困难或动作障碍，或许要花比正常多两倍的时间，感觉有些困难
80%	大多数情况下完全自理，要花比正常多两倍的时间，感觉有些困难和迟缓
70%	不能完全自理，处理日常活动较吃力，要花比正常多 3 ～ 4 倍的时间
60%	一定的对人依赖性，可做大部分日常活动，但缓慢而吃力，易出错，有些事做不了
50%	依赖别人，做任何事都吃力
40%	不能自理，多数活动需要别人帮助才能完成
30%	费力，绝大多数活动需要别人帮助才能完成
20%	有些事情能做一点，但自己不能完成任何日常活动，严重病残
10%	完全不能自理，完全病残
0	自主神经功能障碍如吞咽困难，大小便失禁，长期卧床

三、结果与解释

该量表分 10 个等级评定患者日常生活能力，等级越低日常生活能力越差。

参考文献

[1] Saisana M. Barthel Index. Netherlands：Springer ，2014：325–326.

[2] 王红妹，李鲁，沈毅 . 中文版 SF-36 量表用于杭州市区居民生命质量研究 . 中华预防医学杂志，2001，35（6）：428–430.

[3] 倪朝民 . 神经康复学 . 北京：人民卫生出版社，2008.

[4] 毛成洁 . 影响帕金森病患者生活质量的因素 . 临床神经病学杂志，2007，20（6）：412.

第七章 社会生活

▼▲ 第一节 生活满意度量表 ▲▼

一、量表介绍

1. 测评方式：生活满意度评定量表（Life Satisfaction Rating Scale，LSR）为他评量表，生活满意度指数A（Life Satisfaction Index A，LSIA）和生活满意度指数B（Life Satistaction Index B，LSIB）为自评量表。

2. 量表功能：LSR由Neugarten、Havighurst、Tobin等于1981年编制，包括3个独立的分量表，即LSR、LSIA和LSIB。LSR又包含5个1～5分制的子量表。LSIA由与LSR相关程度最高的20项同意－不同意式条目组成，而LSIB则由12项与LSR高度相关的开放式、清单式条目组成。该量表用于评定被测者的生活满意度。

3. 适用人群：沟通理解能力正常的人群。

4. 测评时长：约20分钟。

二、使用指南

1. LSIA和LSIB与LSR的一致性仅为中等，男女之间及青年、老年人间的差异相对较少。该量表的得分与受试者的社会地位相关。

2. 经修改，LSIA量表中1、2、3、4、6、7、9、12、16、17、18、19、20组成了新的量表生活满意度指数Z（Life Satisfaction Index Z，LSIZ）。

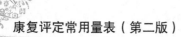

康复评定常用量表（第二版）

三、量表内容

1. 生活满意度评定量表：见表 7-1-1。

表 7-1-1　生活满意度评定量表

子量表	分级
热情与冷漠	5. 充满热情地谈到若干项活动及交往。感觉"当前"是一生中最美好的时光。喜爱做事情，甚至待在家里也感到愉快。乐于结交朋友，追求自我完善。对生活的多个领域表现出热情 4. 有热情，但仅限于一两项特殊的兴趣，或仅限于某个阶段。当事情出现差错并可能妨碍其积极享受生活时可表现出失望或生气。即使是很短的时间也要预先做出计划 3. 对生活淡泊。似乎从所从事的活动中得不到什么乐趣。追求轻松和有限度的参与。可能与许多活动、事物或人完全隔离 2. 认为生活的绝大部分是单调的，可能会抱怨、感到疲乏，对许多事感到厌烦。即使参与某项活动也几乎体会不到意义或乐趣 1. 生活就像例行公事，认为没有任何事情值得去做
决心与不屈服	5. 奋斗不息的态度：宁可流血也不低头。有抗争精神：抵抗到底、绝不放弃。积极的人格：坏事和好事都能承受，尽力而为之，不愿改变过去 4. 能够面对现实。"我对自己的遭遇没有怨言""我随时准备承担责任""只要去寻找就一定能发现生活中美好的一面"。不介意谈论生活中的困难，但也不过分渲染。"人不得不有所放弃" 3. 自述："我曾经攀上顶峰也曾跌入低谷，我有时在峰顶，有时却在谷底。"对生活中遇到的困难流露出遭受外在惩罚及内在惩罚的感觉 2. 感到由于得不到休息而未能把事情办得更好，感觉现在的生活与45岁时截然不同，越来越糟了。"我努力工作，却什么也没有得到"。 1. 谈论自己未能承受的打击（外在惩罚），反复责怪自己（内在惩罚）。被生活所压倒
愿望与已实现目标的统一	5. 感到已完成了自己想做的一切。已经实现或即将实现自己的人生目标 4. 对生活中失去的机遇感到有些懊悔，"也许我应该更好地把握住那些机会"。尽管如此，仍感到生活中自己想做的事情均已完成得相当成功 3. 失去的机遇和把握住的机遇各占一成。如果能重新开始人生，宁愿干一些不同的事情，或许该接受更多的教育 2. 为失去重要的机遇而懊悔，但对自己在某一领域（也许是其专业）中所取得的成绩感到满足 1. 感到失去了生活中的大多数机遇
自我评价	5. 感觉正处在自己的最佳时期，"我现在做事比以往任何时候做得都好""没有比现在更美好的时光了"。认为自己聪明、完美、有吸引力，认为自己比别人更重要，认为有资格随心所欲 4. 感觉自己比一般人幸运。有把握适应生活的各种艰辛。"退休只是换个事情做而已"。对健康方面出现的任何问题均能正确对待。感到有资格随心所欲。"我想做的事情均会去做，但不会过度劳累自己"。感到能处理好自己与周围环境的关系 3. 认为自己至少能够胜任某一领域，如工作，但对能否胜任其他领域持怀疑态度。意识到自己已经失去了年轻时的活力，但能够面对现实。感到自己不那么重要了，但并不十分介意。感到自己有所得，也有所付出。随着年龄变老感到身体各方面的状况普遍下降，但并非严重下降。认为自己的健康情况好于平均水平 2. 感到别人看不起自己，谈到人变老时往往感到绝望。试图抵御岁月的侵袭 1. 感到老了、没有用了，或者快没有用了。贬低自己，"我已经成了别人的累赘"

续表

子量表	分级
心境	5. "现在是我一生中最美好的时光"。几乎总是愉快的、乐观的。在旁人眼里其快乐似乎有些脱离现实又不像是装模作样 4. 在生活中寻找快乐，知道快乐之所在并把快乐表现出来，有许多似乎属于青年人的特点。通常是正性的、乐观的情感 3. 宛若一艘性情平和的船在缓缓地移动，一些不愉快均被正性心境所中和。总体上为中性到正性的情感，偶尔可表现出急躁 2. 希望事情宁静、平和。总体上为中性到负性情感。有轻度的忧郁 1. 悲观、抱怨、痛苦、感到孤独，许多时间里感到忧郁，有时在与人接触时会发脾气

2. 生活满意度指数 A：见表 7-1-2。

指导语：下面的一些陈述涉及人们对生活的不同感受。请阅读下列陈述，如果您同意该观点，就请在"同意"之下做一记号；如果不同意该观点，请在"不同意"之下做一记号；如果无法肯定是否同意，则在"?"之下做一记号。请务必回答每个问题。

结果及解释：将所有条目得分相加得到生活满意度水平，得分在 0（满意度最低）～20（满意度最高）。得分越高，表明生活满意度越高。

表 7-1-2 生活满意度指数 A 量表

条目	选项		
	同意	不同意	?
*1. 当我老了以后发现事情似乎要比原先想象得好（A）			
*2. 与我所认识的多数人相比，我更好地把握了生活中的机遇（A）			
*3. 现在是我一生中最沉闷的时期（D）			
*4. 我现在和年轻时一样幸福（A）			
5. 我的生活原本应该是更好的时光（D）			
*6. 现在是我一生中最美好的时光（A）			
*7. 我所做的事多半是令人厌烦和单调乏味的（D）			
8. 我估计最近能遇到一些有趣的令人愉快的事（A）			
*9. 我现在做的事和以前做的事一样有趣（A）			
10. 我感到老了、有些累了（D）			
11. 我感到自己确实上了年纪，但我并不为此而烦恼（A）			
*12. 回首往事，我相当满足（A）			
13. 即使能改变自己的过去，我也不愿有所改变（A）			
14. 与其他同龄人相比，我曾做出过较多的愚蠢的决定（D）			
15. 与其他同龄人相比，我的外表年轻（A）			

条目	选项		
	同意	不同意	?
*16. 我已经为 1 个月甚至 1 年后该做的事制订了计划（A）			
*17. 回首往事，我有许多想得到的东西均未得到（D）			
*18. 与其他人相比，我惨遭失败的次数太多了（D）			
*19. 我在生活中得到了相当多我所期望的东西（A）			
*20. 不管人们怎么说，许多普通人是越过越糟，而不是越过越好了（D）			

注：* 项目被 Wood（1969 年）等人列入了生活满意度指数 Z（LSIZ）。A 为正序记分项目，同意计 1 分，不同意计 0 分；D 为反序记分项目，同意计 0 分，不同意计 1 分。

3. 生活满意度指数 B 量表：见表 7-1-3。

指导语：请您根据自身实际情况，就以下问题进行回答并进行选择。

结果及解释：将所有条目得分相加得到生活满意度水平，得分在 0（满意度最低）～ 22（满意度最高）。得分越高，表明生活满意度越高。

表 7-1-3　生活满意度指数 B 量表

条目	答案
1. 您这个年龄最大的好处是什么？	1：积极的答案 0：没有任何好处
2. 今后五年您打算做什么？您估计今后的生活会有什么变化？	2：变好，或无变化 1：无法预料，"各种可能性都有" 0：变坏
3. 您现在生活中最重要的事情是什么？	2：任何自身之外的事情，或令人愉快的对未来的解释 1："维持现状"，保持健康或工作 0：摆脱现在的困境，或"目前什么重要的事情也没有"，或提起以往的经历
4. 与早期的生活相比，您现在是否幸福？	2：现在是最幸福的时期，过去和现在同样幸福；或无法比较出何时更幸福 1：最近几年有些不如以前了 0：以前比现在好，目前是最糟糕的时期
5. 您是否曾担心人们期望您做的事您却不能胜任——您无法满足人们对您的要求？	2：不曾担心 1：略有些担心 0：担心
6. 如果您想怎样就能怎样，那么您最喜欢生活在哪里（国家名）？	2：目前所在地 0：任何其他地方
7. 您感到孤独的时间有多少？	2：从未有过 1：有时 0：经常，十分频繁

续表

条目	答案
8. 您感到生活无目的的时间有多少?	2：从未有过 1：有时 0：经常，十分频繁
9. 您希望将来与好朋友在一起的时间更多一些还是自己独处的时间更多一些?	2：现在这样很好 1：与好朋友在一起的时间更多一些 0：自己独处的时间更多一些
10. 您在目前的生活中发现多少不幸的事情?	2：几乎没有 1：有一些 0：许多
11. 当您年迈之后，事情比原先想象得好还是不好?	2：好 1：和预期的差不多 0：不好
12. 您对自己生活的满意程度如何?	2：非常满意 1：相当满意 0：不太满意

▼▲ 第二节 总体幸福感量表 ▲▼

一、量表介绍

1. 测评方式：他评或自评。

2. 量表功能：总体幸福感量表（General Well-Being Schedule，GWB），是为美国国立卫生统计中心制定的一种定式型测查工具，用来评价受试者对幸福的陈述。本量表共有33项，得分越高，幸福度越高。国内段建华（1996年）对本量表进行了修订。研究表明，该量表比其他焦虑和抑郁量表的效能好。

3. 适用人群：各种人群。

4. 测评时长：10～15分钟。

二、使用指南

1. 本量表共有33项，其中1、3、6、7、8、9、11、13、15、16项为反向评分。

2. 该量表除了评定总体幸福感，还通过将其内容组成 6 个分量表对幸福感的 6 个因子进行评分。这 6 个因子分别是：A. 对生活的满足和兴趣，含第 6、11 项共 2 项；B. 健康的担心，含第 10、15 项共 2 项；C. 精力，含第 1、9、14、17 项共 4 项；D. 忧郁或愉快的心境，含第 1、4、18 项共 3 项；E. 对情感和行为的控制，含第 3、7、13 项共 3 项；F. 松弛和紧张，含第 2、5、8、16 项共 4 项。具体见表 7-2-1。

三、具体测试

指导语：此量表主要为您最近对生活的感受与看法，无好坏之分。根据自己的真实情况和切身体验回答，并请您仔细阅读每道题目，选出相应的选项。

表 7-2-1　总体幸福感量表（GWB）

条目	选项
1. 您的总体感觉怎样（在过去的 1 个月里）？	1：好极了 2：精神很好 3：精神不错 4：精神时好时坏 5：精神不好 6：精神很不好
2. 您是否为自己的神经质或"神经病"感到烦恼（在过去的 1 个月里）？	1：极端烦恼 2：相当烦恼 3：有些烦恼 4：很少烦恼 5：一点也不烦恼
3. 您是否一直牢牢地控制着自己的行为、思维、情感或感觉（在过去的 1 个月里）？	1：绝对的 2：大部分是的 3：一般来说是的 4：控制得不太好 5：有些混乱 6：非常混乱
4. 您是否由于悲哀、失去信心、失望或有许多麻烦而怀疑还有任何事情值得去做（在过去的 1 个月里）？	1：极端怀疑 2：非常怀疑 3：相当怀疑 4：有些怀疑 5：略微怀疑 6：一点也不怀疑

条目	选项
5. 您是否正在受到或曾经受到任何约束、刺激或压力（在过去的 1 个月里）？	1：相当多 2：不少 3：有些 4：不多 5：没有
6. 您的生活是否幸福、满足或愉快（在过去的 1 个月里）？	1：非常幸福 2：相当幸福 3：满足 4：略有些不满足 5：非常不满足
7. 您是否有理由怀疑自己曾经失去理智，或对行为、谈话、思维或记忆失去控制（在过去的 1 个月里）？	1：一点也没有 2：只有一点点 3：有些，不严重 4：有些，相当严重 5：是的，非常严重
8. 您是否感到焦虑、担心或不安（在过去的 1 个月里）？	1：极端严重 2：非常严重 3：相当严重 4：有些 5：很少 6：无
9. 您睡醒之后是否感到头脑清晰和精力充沛（在过去的 1 个月里）？	1：天天如此 2：几乎天天 3：相当频繁 4：不多 5：很少 6：无
10. 您是否因为疾病、身体的不适、疼痛或对患病的恐惧而烦恼（在过去的 1 个月里）？	1：所有的时间 2：大部分时间 3：很多时间 4：有时 5：偶尔 6：无
11. 您每天的生活中是否充满了让您感兴趣的事情（在过去的 1 个月里）？	1：所有的时间 2：大部分时间 3：很多时间 4：有时 5：偶尔 6：无

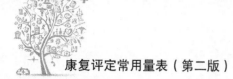

续表

条目	选项
12. 您是否感到沮丧和忧郁（在过去的 1 个月里）?	1：所有的时间 2：大部分时间 3：很多时间 4：有时 5：偶尔 6：无
13. 您是否情绪稳定并能把握住自己（在过去的 1 个月里）?	1：所有的时间 2：大部分时间 3：很多时间 4：有时 5：偶尔 6：无
14. 您是否感到疲劳、过累、无力或精疲力竭（在过去的 1 个月里）?	1：所有的时间 2：大部分时间 3：很多时间 4：有时 5：偶尔 6：无
15. 您对自己健康关心或担忧的程度如何（在过去的 1 个月里）?	不关心 0 1 2 3 4 5 6 7 8 9 10 非常关心
16. 您感到放松或紧张的程度如何（在过去的 1 个月里）?	松弛 0 1 2 3 4 5 6 7 8 9 10 紧张
17. 您感觉自己的精力、精神和活力如何（在过去的 1 个月里）?	无精打采 0 1 2 3 4 5 6 7 8 9 10 精力充沛
18. 您忧郁或快乐的程度如何（在过去的 1 个月里）?	非常忧郁 0 1 2 3 4 5 6 7 8 9 10 非常快乐
19. 您是否由于严重的性格、情感、行为或精神问题而感到需要帮助（在过去的 1 年里）?	1：是的，曾寻求帮助 2：是的，但未寻求帮助 3：有严重的问题 4：几乎没有问题 5：没有问题
20. 您是否曾感到将要精神崩溃或接近于精神崩溃?	1：是的，在过去的 1 年里 2：是的，在 1 年以前 3：无
21. 您是否曾有过精神崩溃?	1：是的，在过去的 1 年里 2：是的，在 1 年以前 3：无
22. 您是否曾因为性格、情感、行为或精神问题在精神病院、综合医院精神病科病房或精神卫生诊所治疗?	1：是的，在过去的 1 年里 2：是的，在 1 年以前 3：无

续表

条目	选项
23.您是否曾因为性格、情感、行为或精神问题求助于精神医生、心理学家?	1:是的,在过去的1年里 2:是的,在1年以前 3:无
24.您是否因自己的一些问题求助于普通医生(真正的躯体疾病或常规检查除外)?	1:是 2:否
25.您是否因自己的一些问题求助于脑科或神经外科专家?	1:是 2:否
26.您是否因自己的一些问题求助于护士(一般内科疾病除外)?	1:是 2:否
27.您是否因自己的一些问题求助于律师(常规的法律问题除外)?	1:是 2:否
28.您是否因自己的一些问题求助于警察(单纯的交通违章除外)?	1:是 2:否
29.您是否因自己的一些问题求助于牧师、神父等各种神职人员?	1:是 2:否
30.您是否因自己的一些问题求助于婚姻咨询专家?	1:是 2:否
31.您是否因自己的一些问题求助于社会工作者?	1:是 2:否
32.您是否因自己的一些问题寻求过其他正式的帮助?	1:是 2:否
33.您是否曾与家庭成员或朋友谈论自己的问题?	1:是的,很有帮助 2:是的,有些帮助 3:是的,但没有帮助 4:否,没有人可与之谈论 5:否,没有人愿意与我谈论 6:否,不愿与人谈论 7:没有问题

四、结果与解释

量表总分为各项得分之和。该量表男性平均分为75分,女性为71分(标准差分别为15分和18分)。得分越高,幸福度越高。

▼▲ 第三节 主观幸福感量表 ▲▼

一、量表介绍

1. 测评方式：他评或自评。

2. 量表功能：幸福感指数量表由 Campell 于 1976 年编制，用于对被测试者对其生活质量所做的情感性和认知性的整体评价。

3. 适用人群：各种人群。

4. 测评时长：约 10 分钟。

二、使用指南

该量表由 3 个部分组成，即幸福感指数量表、情感量表、生活满意度量表，包括总体幸福指数和生活满意度两个问卷，前者由 8 个情感项目组成，后者则由 1 个满意度项目组成，两者的得分进行加权相加即为总体幸福感指数；情感量表由 Bradburn 于 1969 年编制，包括 10 个项目，积极情感和消极情感项目各半；生活满意度量表由 Diener 于 1985 年编制，共 5 个项目，采用 7 级评分。

三、具体测试

1. 幸福感指数量表：见表 7-3-1。

指导语：您目前体验到的情感如何？请在适当的分数上画圈。

表 7-3-1 幸福感指数量表

条目	评分
总体幸福指数（权重 1）	
1. 沮丧的　1　2　3　4　5　6　7　有奖励的	
2. 无望的　1　2　3　4　5　6　7　充满希望的	
3. 无用的　1　2　3　4　5　6　7　有价值的	

条目	评分
4. 厌倦的　1　2　3　4　5　6　7　有趣的	
5. 孤独的　1　2　3　4　5　6　7　多朋友的	
6. 空虚的　1　2　3　4　5　6　7　充实的	
7. 痛苦的　1　2　3　4　5　6　7　快乐的	
8. 生活未给予我任何机会　1　2　3　4　5　6　7　生活对我太好了	
生活满意度（权重1.1）	
您对生活总体的满意或不满意程度如何？哪一数值最接近您的满意度或不满意度？	十分不满意　1　2　3　4　5　6　7　十分满意

2. 情感量表：见表7-3-2。

指导语：下面我们讨论一些问题，我们想了解您最近的感受。在过去的几周里，您是否感到……？请在合适的答案上画圈。

表 7-3-2　情感量表

条目	选项	
1. 对某事特别热衷或特别感兴趣？	是	否
2. 感到坐立不安？	是	否
3. 因为别人对您工作的赞扬而感到骄傲？	是	否
4. 十分孤独或远离他人？	是	否
5. 由于完成了某项工作而感到愉快？	是	否
6. 心烦？	是	否
7. 仿佛处在世界的巅峰（有飘飘然的感觉）？	是	否
8. 忧郁或非常不幸福？	是	否
9. 事情在按您的意愿发展？	是	否
10. 由于某人的批评而感到不安？	是	否

3. 生活满意度量表：见表7-3-3。

指导语：下面这些项目您可能赞同也可能不赞同，请选择合适的分数，说明您对下面每一项赞成的程度如何。

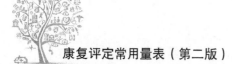

表 7-3-3　生活满意度量表

问题	得分						
1. 我的生活在大多方面接近我的理想	1	2	3	4	5	6	7
2. 我的生活条件极好	1	2	3	4	5	6	7
3. 我对我的生活感到满意	1	2	3	4	5	6	7
4. 到目前为止，我已经获得了生活中我想要的重要的东西	1	2	3	4	5	6	7
5. 如果我再活一回，我将几乎不会对现有生活做任何改变	1	2	3	4	5	6	7

　注：1 表示非常不同意；2 表示不同意；3 表示有些不同意；4 表示既不同意也不反对；5 表示有些同意；6 表示同意；7 表示非常同意。

四、结果与解释

1. 幸福感指数量表：计算总分时将总体情感指数量表（权重为 1）的平均得分与生活满意度问卷的得分（权重为 1.1）相加。其范围在 2.1（最不幸福）和 14.7（最幸福）之间。

2. 情感量表：如对正性情感项目回答"是"，则记 1 分，如对负性情感项目回答"否"，也记 1 分。情感平衡的计算方法是以正性情感分数减去负性情感分数，再加一个系数 5，因此其得分为 1～9 分。情感平衡量表的得分与性别及年龄无关，大学毕业及高收入人群得分较高，低收入且家庭负担重者得分较低。

3. 生活满意度量表：总分为 5 项得分之和，31～35 分提示非常满意；26～30 分提示满意；21～25 分提示少许满意；20 分提示中立；15～19 分提示少许不满意；10～14 分提示不满意；5～9 分提示非常不满意。

▼▲ 第四节　生活事件量表（湖南版）▲▼

一、量表介绍

1. 测评方式：自评。

2. 量表功能：生活事件量表（Life Events Scale，LES）（湖南版）于 1990 年由杨德森和张亚林研制，用来评估个体对生活事件的感受性，分别观察正性事件和负性事件的影响作用。可用于：①筛查高危人群，预防精神障碍和心身疾病，对 LES 分值较高者加强预防工作；②指导正常人了解自己的精神负荷、维护心身健康，提高生活质量；③指导心理治疗、危机干预，使心理治疗和医疗干预更具针对性；④神经症、心身疾病、各种躯体疾病及重性精神疾病的病因学研究，可用于确定心理因素在这些疾病发生、发展和转归中的作用分量。

3. 适用人群：16 岁以上的正常人和神经症、心身疾病、各种躯体疾病患者，以及自知力恢复的重性精神病患者。

4. 测评时长：15 分钟。

二、使用指南

1. LES 是自评量表，含有 48 条我国较常见的生活事件，包括 3 个方面的问题：一是家庭生活方面（28 条）；二是工作学习方面（13 条）；三是社交及其他方面（7 条）。另设有 2 条空白项目，供填写当事者自己经历而表中并未列出的某些事件。

2. 填写者须仔细阅读和领会指导语，然后将某一时间范围内（通常为 1 年内）的事件记录下来。有的事件虽然发生在该时间范围之前，如果影响深远并延续至今，可作为长期性事件记录。对于表上已列出但未经历的事件应一一注明"未经历"，不留空白，以防遗漏。然后，由填写者根据自身的实际感受而不是按常理或伦理道德观念，去判断那些经历过的事件对本人来说是好事或是坏事，影响程度如何，影响的持续时间有多久。

3. 一次性的事件如流产、失窃，要记录发生次数；长期性事件，如住房拥挤、夫妻分居等不到半年记为 1 次，超过半年记为 2 次。影响程度分为 5 级，从毫无影响到影响极重分别记 0、1、2、3、4 分；影响持续时间分别为 3 个月内、半年内、1 年内、1 年以上共 4 个等级，分别记 1、2、3、4 分。

4. 生活事件刺激量的计算方法：①某事件刺激量=该事件影响程度分 × 该事件持续时间分 × 该事件发生次数；②正性事件刺激量=全部好事刺激量之和；③负性事件刺激量=全部坏事刺激量之和；④生活事件总刺激量=正性事件刺激量+负性事件刺激量。

附：还可以根据研究或诊断治疗需要，按家庭问题、工作学习问题和社交等问题进行分类统计。

三、量表内容

指导语：下面是每个人都有可能遇到的一些日常生活事件，究竟是好事还是坏事，可根据个人情况自行判断。这些事件可能对个人有精神上的影响（体验为紧张、压力、

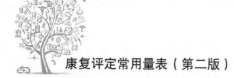

兴奋或苦恼），影响的轻重程度是各不相同的，影响持续的时间也不一样。请您根据自己的实际情况，实事求是地回答下列问题，填表不记姓名，完全保密，请在最合适的答案上打"√"。见表7-4-1。

表 7-4-1 生活事件量表（湖南版）

生活事件名称	事件发生时间				性质		精神影响程度				影响持续时间				备注
	未发生	1年前	1年内	长期性	好事	坏事	无影响	轻度	中度	重度	极重	3个月内	半年内	1年内	1年以上	
举例：房屋拆迁			√			√		√					√			
家庭有关问题																
1. 恋爱或订婚																
2. 恋爱失败、破裂																
3. 结婚																
4. 自己（爱人）怀孕																
5. 自己（爱人）流产																
6. 家庭增添新成员																
7. 与爱人父母不和																
8. 夫妻感情不好																
9. 夫妻分居（因不和）																
10. 夫妻两地分居（工作需要）																
11. 性生活不满意或独身																
12. 配偶一方有外遇																
13. 夫妻重归于好																
14. 超指标生育																
15. 本人（爱人）做绝育手术																
16. 配偶死亡																
17. 离婚																
18. 子女升学（就业）失败																
19. 子女管教困难																
20. 子女长期离家																
21. 父母不和																
22. 家庭经济困难																

续表

生活事件名称	事件发生时间				性质		精神影响程度					影响持续时间				备注
	未发生	1年前	1年内	长期性	好事	坏事	无影响	轻度	中度	重度	极重	3个月内	半年内	1年内	1年以上	
23. 欠债500元以上																
24. 经济情况显著改善																
25. 家庭成员重病、重伤																
26. 家庭成员死亡																
27. 本人重病或重伤																
28. 住房紧张																
工作学习中的问题																
29. 待业、无业																
30. 开始就业																
31. 高考失败																
32. 扣发奖金或罚款																
33. 突出个人成就																
34. 晋升、提级																
35. 对现职工作不满意																
36. 工作学习中压力大（如成绩不好）																
37. 与上级关系紧张																
38. 与同事邻居不和																
39. 第一次远走他乡异国																
40. 生活规律重大变动（饮食睡眠规律改变）																
41. 本人退休离休或未安排具体工作																
社交与其他问题																
42. 好友病重或重伤																
43. 好友死亡																
44. 被人误会、错怪、诬告、议论																
45. 介入民事法律纠纷																
46. 被拘留、受审																

续表

生活事件名称	事件发生时间				性质		精神影响程度					影响持续时间				备注
	未发生	1年前	1年内	长期性	好事	坏事	无影响	轻度	中度	重度	极重	3个月内	半年内	1年内	1年以上	
47. 失窃、财产损失																
48. 意外惊吓、发生事故、自然灾害																
如果您还经历过其他的生活事件，请依次填写																
49.																
50.																
正性事件值：																
负性事件值：																
总值：																

家庭有关问题：	工作学习中的问题：	社交及其他问题：
正性事件值：	负性事件值：	总值：

四、LES 结果解释

LES 总分越高，代表个体承受的精神压力越大。95% 的正常人 1 年内 LES 总分不超过 20 分，99% 不超过 32 分。负性事件的分值越高对心身健康的影响越大，正性事件分值的意义尚待进一步的研究。

▼▲ 第五节　青少年生活事件量表 ▲▼

一、量表介绍

1. 测评方式：自评，访谈评定。

2. 量表功能：1987 年汪向东编制了青少年自评生活事件量表（Adolescent Self-Rating Life Events Check List，ASLEC），适用于青少年尤其是中学生和大学生生活事件发生频度和应激强度的评定。该量表可用于精神科临床、心理卫生咨询和心理卫生研究，对于研究青少年心理应激程度、特点及其与心身发育和心身健康的关系有十分重要的理论意义和应用价值。

3. 适用人群：青少年，尤其是中学生和大学生。

4. 测评时间：约5分钟。

二、使用指南

1. ASLEC由27项可能给青少年带来心理反应的负性生活事件构成。评定期限依研究目的而定，可为最近3个月、6个月、9个月或12个月，对每个事件的回答方式应先确定该事件在限定时间内发生与否，若未发生过仅在未发生栏内划"√"，若发生过则根据事件发生时的心理感受分5级评定，即无影响（1）、轻度（2）、中度（3）、重度（4）或极重度（5）。

2. 统计指标包括事件发生的频度和应激量两部分，事件未发生按无影响统计，累积各事件评分为总应激量。如进一步分析可分6个因子进行统计：①人际关系因子，包括条目1、2、4、15、25；②学习压力因子，包括条目3、9、16、18、22；③受惩罚因子，包括条目17、18、19、20、21、23、24；④丧失因子，包括条目12、13、14；⑤健康适应因子，包括条目5、8、11、27；⑥其他，包括条目6、7、23、24。

3. 该量表应激量根据事件发生后的心理感受进行评定，考虑了应对方式的个体差异。

4. ASLEC仅包含青少年时期常见的负性生活事件。

三、量表内容

指导语：过去12个月内，您和您的家庭是否发生过下列事件？请仔细阅读下列每一个项目，如果该事件未发生，请选A；如果该事件发生过，请继续考虑该事件给您造成的苦恼程度，若您觉得该事件没有造成影响，请选B；若造成了轻度影响，请选C；若造成了中度影响，请选D；若造成了重度影响，请选E；若造成了极重的影响，请选F。这些题目用于测试您的个人情况，没有对错之分，请您根据第一反应如实作答。请结合最近12个月的情况与相应描述对照。对每个题目都要有而且只能有一个选择。见表7-5-1。

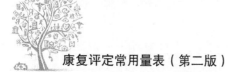

表 7-5-1　青少年生活事件量表（ASLEC）

发生生活事件	未发生	发生过，对您的影响程度				
		没有	轻度	中度	重度	极重
1. 被人误会或错怪						
2. 受人歧视冷遇						
3. 考试失败或不理想						
4. 与同学或好友发生纠纷						
5. 生活习惯（饮食、休息等）明显变化						
6. 不喜欢上学						
7. 恋爱不顺利或失恋						
8. 长期远离家人不能团聚						
9. 学习负担重						
10. 与老师关系紧张						
11. 本人患急重病						
12. 亲友患急重病						
13. 亲友死亡						
14. 被盗或丢失东西						
15. 当众丢面了						
16. 家庭经济困难						
17. 家庭内部有矛盾						
18. 预期的评选（如三好学生）落空						
19. 受批评或处分						
20. 转学或休学						
21. 被罚款						
22. 升学压力						
23. 与人打架						
24. 遭父母打骂						
25. 家庭给您施加学习压力						
26. 意外惊吓、事故						
27. 如有其他事件请说明						

▼▲ 第六节　家庭环境量表（中文版）▲▼

一、量表介绍

1. 测评方式：自评；个体测试。

2. 量表功能：家庭环境量表（FES）由 Moss 等人于 1981 年编制，已广泛应用于描述不同类型正常家庭的特征和危机状态下的家庭状况，评价家庭干预下的家庭环境变化，以及对家庭环境与家庭生活的其他方面进行比较。

3. 适用人群：所有人。

4. 测评时长：约 30 分钟。

二、使用指南

1. 该量表含有 10 个分量表，分别评价 10 个不同的家庭社会和环境特征：①亲密度；②情感表达；③矛盾性；④独立性；⑤成功性；⑥知识性；⑦娱乐性；⑧道德宗教观；⑨组织性；⑩控制性。共 90 道题。

2. 量表具有较好的效度和重测信度，但在内部一致性信度上有一定的问题。亲密度、矛盾性、知识性和组织性 4 个分量表的内部一致性信度较高，成功性、娱乐性和控制性 3 个分量表的一致性稍差，独立性、道德宗教观和情感表达 3 个分量表的内部一致性信度很差。可能是因为这些分量表的内容不太适合中国文化。在应用量表做解释时应该慎重。

3. 问卷使用要求受试者具有初等以上教育程度，主试者应监控受试者完成量表的全过程，在受试者不能理解多个项目时应中止测试并确认答卷无效。

三、具体测试

指导语：该问卷用于了解您对您的家庭的看法。请您确定以下问题是否符合你家里的实际情况，如果您认为某一问题符合您家庭的实际情况请答"是"，如果不符合或基本上不符合，请回答"否"。如果难以判断是否符合，您应该按多数家庭成员的表现或者经常出现的情况作答。如果仍无法确定，就按自己的估计回答。请务必回答每一个问题。有些问题带有"★"，表示此句有否定的含义，请注意正确理解句子内容。记住，该问卷所说的"家庭"是指与您共同食宿的小家庭。不要推测别人对您的家庭的看法，请一定按实际情况回答。见表 7-6-1。

表 7-6-1　家庭环境量表中文版（FES-CV）（第三次修订）

测试题目	是	否
1. 我们家庭成员都总是互相给予最大的帮助和支持		

续表

测试题目	是	否
2. 家庭成员总是把自己的感情藏在心里不向其他家庭成员透露		
3. 家中经常吵架		
4. ★在家中我们很少自己单独活动		
5. 家庭成员无论做什么事情都是尽力而为的		
6. 我们家经常谈论政治和社会问题		
7. 大多数周末和晚上家庭成员都是在家度过，而不外出参加社交和娱乐活动		
8. 我们都认为不管有多大的困难，子女应该首先满足老人的各种需求		
9. 家中较大的活动都是经过仔细安排的		
10. ★家里人很少强求其他家庭成员遵守家规		
11. 在家里我们感到很无聊		
12. 在家里我们想说什么就可以说什么		
13. ★家庭成员彼此之间很少公开发怒		
14. 我们都非常鼓励家里人具有独立精神		
15. 为了有好的前途，家庭成员都花了几乎所有的精力		
16. ★我们很少外出听讲座、看电影或去博物馆及看展览		
17. 家庭成员常外出到朋友家去玩并在一起吃饭		
18. 家庭成员都认为做事应顺应社会风气		
19. 一般来说，我们大家都注意把家收拾得井井有条		
20. ★家中很少有固定的生活规律和家规		
21. 家庭成员愿意花很大的精力做家里的事		
22. 在家中诉苦很容易使家人厌烦		
23. 有时家庭成员发怒时摔东西		
24. 家庭成员都独立思考问题		
25. 家庭成员都认为使生活水平提高比其他任何事情都重要		
26. 我们都认为学会新的知识比其他任何事都重要		
27. ★家中没人参加各种体育活动		
28. 家庭成员在生活上经常帮助周围的老年人和残疾人		
29. 在我们家里，当需要用某些东西时却常常找不到		
30. 在我们家吃饭和睡觉的时间都是一成不变的		
31. 在我们家里有一种和谐一致的气氛		
32. 家中每一个人都可以诉说自己的困难和烦恼		
33. ★家庭成员之间极少发脾气		
34. 我们家每个人的出入是完全自由的		

续表

测试题目	是	否
35. 我们都相信在任何情况下竞争是好事		
36. ★我们对文化活动不那么感兴趣		
37. 我们常看电影或体育比赛、外出郊游等		
38. 我们认为行贿受贿是一种可以接受的现象		
39. 在我们家很重视做事要准时		
40. 我们家做任何事都有固定的方式		
41. ★家里有事时很少有人自愿去做		
42. 家庭成员经常公开地表达相互之间的感情		
43. 家庭成员之间常互相责备和批评		
44. ★家庭成员做事时很少考虑家里其他人的意见		
45. 我们总是不断反省自己,强迫自己尽力把事情做得一次比一次好		
46. ★我们很少讨论有关科技知识方面的问题		
47. 我们家每个人都对 1 ~ 2 项娱乐活动特别感兴趣		
48. 我们认为无论怎么样,晚辈都应该接受长辈的劝导		
49. 我们家的人常常改变他们的计划		
50. 我们家非常强调要遵守固定的生活规律和家规		
51. 家庭成员都总是衷心地互相支持		
52. 如果在家里说出对家事的不满,会有人觉得不舒服		
53. 家庭成员有时互相打架		
54. 家庭成员都依赖家人的帮助去解决他们遇到的困难		
55. ★家庭成员不太关心职务升级、学习成绩等问题		
56. 家中有人玩乐器		
57. ★家庭成员除工作学习外,不常进行娱乐活动		
58. 家庭成员都自愿维护公共环境卫生		
59. 家庭成员认真地保持自己房间的整洁		
60. 家庭成员夜间可以随意外出,不必事先与家人商量		
61. ★我们家的集体精神很少		
62. 我们家里可以公开地谈论家里的经济问题		
63. 家庭成员的意见产生分歧时,我们都一直回避它,以保持和气		
64. 家庭成员希望家里人独立解决问题		
65. ★我们家里人对获得成就并不那么积极		
66. 家庭成员常去图书馆		
67. 家庭成员有时按个人爱好或兴趣参加娱乐性学习		

续表

测试题目	是	否
68. 家庭成员都认为要死守道德教条去办事		
69. 在我们家每个人的分工是明确的		
70. ★在我们家没有严格的规则来约束我们		
71. 家庭成员彼此之间都一直合得来		
72. 家庭成员之间讲话时都很注意避免伤害对方的感情		
73. 家庭成员常彼此想胜过对方		
74. 如果家庭成员经常独自活动，会伤害家里其他人的感情		
75. 先工作后享受是我们家的老习惯		
76. 在我们家看电视比读书更重要		
77. 家庭成员常在业余时间参加家庭以外的社交活动		
78. 我们认为无论怎么样，离婚是不道德的		
79. ★我们家花钱没有计划		
80. 我们家的生活规律或家规是不能改变的		
81. 家庭的每个成员都一直得到充分的关心		
82. 我们家经常自发地谈论家人很敏感的问题		
83. 家人有矛盾时，有时会大声争吵		
84. 在我们家确实鼓励成员都自由活动		
85. 家庭成员常常与别人比较，看谁的学习工作好		
86. 家庭成员很喜欢音乐、艺术和文学		
87. 我们娱乐活动的主要方式是看电视、听广播而不是外出活动		
88. 我们认为提高家里的生活水平比严守道德标准还要重要		
89. 我们家饭后必须立即有人去洗碗		
90. 在家里违反家规者会受到严厉的批评		

注：该量表由沈其杰、赵靖平、费立鹏翻译，邹定辉、周远东、费立鹏修改；原版本 Family Environment Scale（FES）由 Rudolf H.Moss 编制；版权：（1974）Consulting Psychologists Press, Palo Alto CA, 94306, USA。

四、评分与分析

所有 90 个项目按选择的答案来评分，若回答"是"评"1"分，若回答"否"评为"2"分。然后按下列方法计算分量表得分（QX 表示第"X"项题目的得分）：

1. 亲密度 = （Q1 − 1）+（Q41 − 1）+（Q61 − 1）−[（Q1 − 2）+（Q21 − 2）+（Q31 − 2）+（Q51 − 2）+（Q71 − 2）+（Q81 − 2）]；

2. 情感表达 = （Q2 − 1）+（Q22 − 1）+（Q52 − 1）+（Q71 − 1）−[（Q12 −

2）＋（Q32－2）＋（Q42－2）＋（Q62－2）＋（Q82－2）]；

3. 矛盾性＝（Q13－1）＋（Q33－1）＋（Q63－1）－[（Q3－2）＋（Q23－2）＋（Q43－2）＋（Q53－2）＋（Q73－2）＋（Q83－2）]；

4. 独立性＝（Q4－1）＋（Q54－1）＋[（Q14－2）＋（Q24－2）＋（Q34－2）＋（Q44－2）＋（Q64－2）＋（Q74－2）＋（Q84－2）]；

5. 成功性＝（Q55－1）＋（Q65－1）－[（Q5－2）＋（Q15－2）＋（Q25－2）＋（Q35－2）＋（Q45－2）＋（Q75－2）＋（Q85－2）]；

6. 文化性＝（Q16－1）＋（Q36－1）＋（Q46－1）＋（Q76－1）－[（Q6－2）＋（Q26－2）＋（Q56－2）＋（Q66－2）＋（Q86－2）]；

7. 娱乐性＝（Q7－1）＋（Q27－1）＋（Q57－1）＋（Q87－1）－[（Q17－2）＋（Q37－2）＋（Q47－2）＋（Q67－2）＋（Q77－2）]；

8. 道德宗教观＝（Q18－1）＋（Q38－1）＋（Q88－1）－[（Q8－2）＋（Q28－2）＋（Q48－2）＋（Q58－2）＋（Q68－2）＋（Q78－2）]；

9. 组织性＝（Q29－1）＋（Q49－1）＋（Q79－1）－[（Q9－2）＋（Q19－2）＋（Q39－2）＋（Q59－2）＋（Q69－2）＋（Q89－2）]；

10. 控制性＝（Q10－1）＋（Q20－1）＋（Q60－1）＋（Q70－1）－[（Q30－2）＋（Q40－2）＋（Q50－2）＋（Q80－2）＋（Q90－2）]。

划界标准：见表 7-6-2。

得分说明：见表 7-6-3。

表 7-6-2 各项因子划界标准

因子名称	低分	中等	高分
亲密度	0～5	6～8	9
情感表达	0～4	5～7	8～9
矛盾性	0～1	2～5	6～9
独立性	0～3	4～7	8～9
成功性	0～5	6～8	9
文化性	0～3	4～7	8～9
娱乐性	0～3	4～6	7～9
道德宗教观	0～4	5～7	8～9
组织性	0～5	6～8	9
控制性	0～2	3～5	6～9

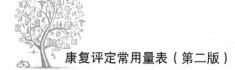

表 7-6-3　各项因子正常范围

各项因子	正常范围分值
亲密度	5.8 ～ 9
情感表达	4.1 ～ 7.5
矛盾性	0.3 ～ 4.1
独立性	4.4 ～ 7.2
成功性	5.1 ～ 8.5
知识性	3.5 ～ 7.7
娱乐性	2.9 ～ 6.9
道德宗教观	3.9 ～ 6.7
组织性	4.9 ～ 8.5
控制性	1.8 ～ 5.4

▼▲ 第七节　9 项患者健康问卷（PHQ-9）　▲▼

一、量表介绍

1. 测评方式：自评。

2. 量表功能：9 项患者健康问卷（Patient Health Questionnaire-9 items，PHQ-9），由 Spitzer 等于 1999 年编制的患者健康问卷（PHIQ）中的抑郁模块，又称患者健康问卷抑郁症状群量表。本节介绍 PHQ-9 参考了卞崔冬和李春波引进的 PHIQ-9 中文版本。该量表的设计旨在基层卫生机构的内科或妇产科的门诊患者中筛查、辅助诊断抑郁症。目前该量表已在基层保健的内科、妇科广泛应用，在神经疾病患者、产褥期妇女及护理院的老人等不同特殊群体中应用。

3. 测评时间：约 5 分钟。

二、使用指南

1. 该量表共 10 项，包括 9 项症状量表和 1 项功能总评。症状量表分别评定：①兴趣减退；②情绪低落；③睡眠障碍；④疲劳感；⑤进食障碍；⑥自卑感；⑦注意力集中困难；⑧精神运动迟缓；⑨自杀症状。按近 2 周内症状的出现频度评定，为 0、1、2、3 分 4 级评分：0 分表示无症状；1 分表示过几天出现症状；2 分表示 7 天以上有症状；3 分表示几乎每天都有症状。第 10 项为功能总评,按症状对工作、家庭或社交功能的影响程度评定:0 分表示无;1 分表示有些影响;2 分表示很有影响;3 分表示极有影响。

2. 测试前,一定要让受试者了解评定目的和方法;然后,请受试者仔细阅读每条文字内容,弄清楚后独立填写。如果受试者不能阅读,可由测试者念给其听。

3. 测试者要仔细检查受试者的自填表格,如发现有漏圈或多圈的条目,要让受试者补填或改正。

4. 除了 9 项的 PHQ-9 外,还有 8 项和 2 项的版本(PHQ-8、PHQ-2),如果选用 PHQ-8,则不问第 9 项自杀。如果选用 PHQ-2,则只问第 1 项兴趣丧失和第 2 项情绪低落。

5. 评定的时间范围一般是最近 2 周,如有特殊,可另作规定。

三、量表内容

指导语:根据下面 9 个问题回答,在符合您的选项数字上面打"√",将答案的相应评分进行总和,判断您是否存在抑郁状态。见表 7-7-1。

表 7-7-1　9 项患者健康问卷

在过去的两周内,以下情况烦扰您有多频繁?(在您的选择下打"√")	评分			
	完全不会	几天	一半以上的天数	几乎每天
1. 做事时提不起劲或没有兴趣	0	1	2	3
2. 感到心情低落,沮丧或绝望	0	1	2	3
3. 入睡困难,睡不安稳或睡眠过多	0	1	2	3
4. 感到疲倦或者没有活力	0	1	2	3
5. 食欲不振或吃太多	0	1	2	3
6. 觉得自己很糟或觉得自己很失败,或让自己或家人失望	0	1	2	3
7. 对事物专注有困难,例如阅读报纸或看电视时	0	1	2	3
8. 动作或说话速度缓慢到别人已经察觉?或者正好相反——烦躁或坐立不安,动来动去的情况更胜于平常	0	1	2	3
9. 有不如死掉或用某种方式伤害自己的念头	0	1	2	3

这些问题在您的工作、处理家庭事务或与他人相处上造成了多大困难?

毫无问题	有点困难	非常困难	极度困难
□	□	□	□

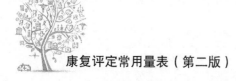

四、结果及解释

1. 该量表的评定结果主要看总分，即 1～9 项的总和，范围为 0～27 分。

2. 该量表的总分可以用来评估抑郁症的严重程度：0～4 分无抑郁症状；5～9 分为轻度；10～14 分为中度；15 分以上为重度。

3. PHQ-9 可用作抑郁症的辅助诊断，以总分 ≥ 10 分为可能是抑郁症的分界值，PHQ-8 也适用；若为 PHQ-2，分界值为 ≥ 3 分。

▼▲ 第八节　情商测验量表 ▲▼

一、量表介绍

1. 测评方式：自评。

2. 量表功能：用于评定个体的情绪波动情况、人际交往能力、处理问题能力及社会适应能力。

3. 适用人群：各种人群。

4. 测评时长：5～10 分钟。

二、使用指南

情商测验（EQ）量表共 50 个条目，每个条目都是一句问话，要求受试者根据自己最切合的感受回答"总是""有时"和"从不"，每个答案对应"0 分""1 分"或"2分"。其中，1～10 题为自我情绪认知；11～20 题为情绪调控；21～30 题为自我激励；31～40 题为他人情绪认知；41～50 题为人际关系管理。

三、量表内容

量表内容见表 7-8-1。

表 7-8-1　情商测验量表

测试题目	A. 总是	B. 有时	C. 从不
1. 对自己的性格类型有比较清晰的了解?			
2. 无法确知自己是在为何生气、高兴、伤心或妒忌?			
3. 知道自己在什么样的情况下容易发生情绪波动?			
4. 即使有生气、高兴、伤心或妒忌的事也不愿或不能表达出来?			
5. 懂得从他人的言谈与表情中发现自己的情绪变化?			
6. 情绪起伏很大,自己都不了解自己是为什么?			
7. 有扪心自问的反思习惯?			
8. 不知道自己的感情是脆弱还是坚强?			
9. 性情不够开朗,很少展露笑容?			
10. 很难找到表达情绪的适当方式,要么表示愤怒,要么隐忍或委屈?			
11. 遇到不顺心的事能够抑制自己的烦恼?			
12. 情绪波动的起伏,往往不能自控?			
13. 遇到意想不到的突发事件,能够冷静应对?			
14. 精神处于紧张状态,不能自我放松?			
15. 受到挫折或委屈,能够保持能屈能伸的乐观心态?			
16. 对自己的期望很高,达不到标准时会很生气或发脾气?			
17. 出现感情冲动或发怒时,能够较快地"自我熄火"?			
18. 做什么事都很急,觉得自己属于耐不住性子的人?			
19. 听取批评意见包括与实际情况不符的意见时,没有耿耿于怀或不乐意?			
20. 对人对事不喜欢深思熟虑,主张"跟着感觉走"?			
21. 在人生道路上的拼搏中,相信自己能够成功?			
22. 不愿尝试所谓的新事物,对自己不会的事情感到无聊、低级趣味?			
23. 决定了要做的事不轻言放弃?			
24. 一次想做很多事,因此显得不够专心?			
25. 工作或学习上遇到困难,能够自我鼓励克服困难?			
26. 对于自己该做的事,很难主动地负责到底?			
27. 相信"失败乃成功之母"?			
28. 没有必要要求自己什么,觉得自己做不到的事不如干脆放弃?			
29. 办事出了差错自己总结经验教训,不怨天尤人?			
30. 不敢担任新的职责,因为怕自己会犯错?			
31. 对同学、同事的脾气性格有一定的了解?			
32. 在意别人对自己的看法,生活无法轻松自在?			
33. 经常留意自己周围人们情绪变化?			

测试题目	A.总是	B.有时	C.从不
34. 当别人提出问题时会不知怎样回答才让人满意？			
35. 与人交往时知道怎样去了解和尊重他人的情感？			
36. 与人相处时不善于了解对方的想法或怎样看待事物？			
37. 能够说出亲人和朋友各自的一些优点和长处？			
38. 触痛别人或伤及别人的感情时自己不能觉察？			
39. 不认为参加社交活动是浪费时间？			
40. 别人的感受是什么对我来说没有必要去考虑？			
41. 没有不愿同别人合作的心态？			
42. 对单位、学校及家庭既定的制度规则不能照章行事？			
43. 见到他人的进步和成就没有不高兴的心情？			
44. 对有约定在先的事，无法履行兑现，或草率了事？			
45. 与人共事懂得不能"争功于己，诿过于人"？			
46. 担心自己的意见或建议不好时，宁愿随声附和？			
47. 与人相处能够"严于律己，宽以待人"？			
48. 别人不同意自己的意见时就会表现出不满，或避而远之？			
49. 知道失信和欺骗是友谊的大敌？			
50. 觉得委屈求全是解决矛盾的好方法？			

四、结果及解释

EQ 量表的总分为所有题目得分的总和。80～100 分提示：EQ 水平较高，情绪稳定，乐观自信，客观冷静，人际交往、处理问题及社会适应能力较强，是一种积极健康的心理状态。41～80 分提示：EQ 水平居中，尚需保持和发扬优势面，克服不足，不断提高。40 分以下提示：EQ 水平偏低，情绪常波动起伏，人际交往、处理问题及社会适应能力欠缺，但也无须恐惧，应当找出薄弱环节，有针对性地加强自我修养和锻炼，以不断提高自己的情商水平与综合素质。每题答案对应的分值见表 7-8-2。

表 7-8-2　每题答案对应的分值

题号	A	B	C	题号	A	B	C	题号	A	B	C
1	2	1	0	2	0	1	2	3	2	1	0
4	0	1	2	5	2	1	0	6	0	1	2
7	2	1	0	8	0	1	2	9	2	1	0

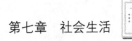

续表

题号	A	B	C	题号	A	B	C	题号	A	B	C
10	0	1	2	11	2	1	0	12	0	1	2
13	2	1	0	14	0	1	2	15	2	1	0
16	0	1	2	17	2	1	0	18	0	1	2
19	2	1	0	20	0	1	2	21	2	1	0
22	0	1	2	23	2	1	0	24	0	1	2
25	2	1	0	26	0	1	2	27	2	1	0
28	0	1	2	29	2	1	0	30	0	1	2
31	2	1	0	32	0	1	2	33	2	1	0
34	0	1	2	35	2	1	0	36	0	1	2
37	2	1	0	38	0	1	2	39	2	1	0
40	0	1	2	41	2	1	0	42	0	1	2
43	2	1	0	44	0	1	2	45	2	1	0
46	0	1	2	47	2	1	0	48	0	1	2
49	2	1	0	50	0	1	2				

参考文献

[1] 熊承清，许远理.生活满意度量表（中文版）在民众中使用的信度和效度.中国健康心理学杂志，2009，17（8）：948-949.

[2] 张明圆，何燕玲.精神科评定量表手册.长沙：湖南科学技术出版社，2015.

[3] 张智，黄晓春.生活事件量表在湘西土家族青年中的应用评价.临床心身疾病杂志，2010，16（4）：300-302.

[4] 张亚林，杨德森.生活事件量表.中国行为医学科学，2001，10：31-33.

[5] Kroenke K，Spitzer RL，Williams JWB. The PHQ-9： validity of a brief depression severity measure. J Gen Intern Med，2001，16（9）：606-613.

[6] Kroenke K，Spitzer RL，Williams JB，et al. The patient health questionnaire somatic，anxiety，and depressive symptom scales： a systematic review. Gen Hosp Psychiatry，2010，32（4）：345-359.

[7] 卞崔冬，何筱衍，钱洁，等.患者健康问卷抑郁症状群量表在综合性医院中的应用研究.同济大学报（医学版），2009，30（5）：136-140.

第八章　精神健康

▼▲ 第一节　心理身体紧张松弛测试表 ▲▼

一、量表介绍

1. 测评方式：自评。

2. 量表功能：心理身体紧张松弛测试表（Psychosomatic Tension Relaxation Test，PSTRT），为国际压力与紧张控制学会的毕来斯研究开发的压力测试表，通过测试可以了解自己的压力程度。

3. 适用人群：各种人群。

4. 测评时长：5 ~ 10 分钟。

二、使用指南

1. 条目分数：该量表共有 50 个条目，每个条目分为 5 级，分别为：4= 总是；3= 经常；2= 有时；1= 很少；0= 从未。总分为所有条目分数之和。

2. PSTRT 压力程度分析表：内容见表 8-1-1。

表 8-1-1　PSTRT 压力程度分析表

分数	分析
98 分 （93 分或 93 分以上）	您确实正以极度的压力反应在伤害您自己的健康。您需要专业心理治疗师给予一些忠告，他可以帮助您减轻您对于压力源的知觉，并帮助您改良生活的质量

续表

分数	分析
87分 （82～92分）	您正经历的太多压力，正在损害您的健康，并令您的人际关系发生问题。您的行为会伤害自己，也可能会影响他人。因此，对您来说，学习如何减除自己的压力反应是非常重要的。您可能必须花许多时间做练习，学习控制压力，也可以寻求专家的帮助
76分 （71～81分）	您的压力程度中等，可能正开始对健康不利。您可以仔细反省自己对压力源如何做出反应，并学习在压力出现时，控制自己的肌肉紧张，以消除生理激活反应。好老师会对您有帮助，要不然就选用适合的肌肉松弛录音带
65分 （60～70分）	您生活中兴奋与压力的量也许是相当适中的。偶尔会有一段时间压力太多，但您也许有能力去享受压力，并且很快地回到平静的状态，因此对您的健康并不会造成威胁。做一些松弛的练习仍是有益的
54分 （49～59分）	您能够控制您自己的压力反应，您是一个相当放松的人。也许您对于所遇到的各种压力源，并没有将它们解释为威胁，所以您很容易与人相处，可以毫不惧怕地担任工作，也没有失去自信
43分 （38～48分）	您很不易为遭遇的压力事件所动，甚至是不当一回事，好像并没有发生过一样。这对您的健康不会有什么负面影响，但您的生活缺乏适度的兴奋，因此趣味也就有限
32分 （27～37分）	您的生活可能是相当沉闷的，即使刺激或有趣的事件发生了，您也很少作反应。可能您必须参与更多的社会活动或娱乐活动，以增加您的压力激活反应
21分 （16～26分）	意味着您在生活中所经历的压力经验不够，或是您并没有正确地分析自己。您最好更主动些，在工作、社交、娱乐等活动上多寻求刺激。做松弛练习对您没有什么用，但找一些辅导也许会有帮助

三、具体测试

指导语：依据每个题目中所述情况出现的频率，选出相应的选项：4=总是；3=经常；2=有时；1=很少；0=从未。见表8-1-2。

表8-1-2　心理身体紧张松弛测试表（PSTRT）

测试题目	0 从未	1 很少	2 有时	3 经常	4 总是
1. 我受背痛之苦					
2. 我的睡眠不定且睡不安稳					
3. 我有头痛					
4. 我颚部疼痛					
5. 若需要等候，我会不安					
6. 我的后颈感到疼痛					
7. 我比多数人更神经紧张					
8. 我很难入睡					

续表

测试题目	0 从未	1 很少	2 有时	3 经常	4 总是
9. 我的头感到紧或痛					
10. 我的胃有毛病					
11. 我对自己没有信心					
12. 我会对自己说话					
13. 我忧虑财务问题					
14. 与人见面时，我会窘怯					
15. 我怕发生可怕的事					
16. 白天我觉得累					
17. 下午我感到喉咙痛，但并非由于染上感冒					
18. 我心情不安，无法静坐					
19. 我感到非常口干					
20. 我有心脏问题					
21. 我觉得自己不是很有用					
22. 我吸烟					
23. 我肚子不舒服					
24. 我觉得不快乐					
25. 我流汗					
26. 我喝酒					
27. 我很敏感					
28. 我觉得自己像四分五裂了似的					
29. 我的眼睛又酸又累					
30. 我的腿或脚抽筋					
31. 我的心跳快速					
32. 我怕结识人					
33. 我手脚冰冷					
34. 我患便秘					
35. 我未经医师指示使用各种药物					
36. 我发现自己很容易哭					
37. 我消化不良					
38. 我咬指甲					
39. 我耳中有嗡嗡声					
40. 我小便频密					

续表

测试题目	0 从未	1 很少	2 有时	3 经常	4 总是
41. 我有胃溃疡的毛病					
42. 我有皮肤方面的毛病					
43. 我的咽喉很紧					
44. 我有十二指肠溃疡的毛病					
45. 我担心我的工作					
46. 我口腔溃烂					
47. 我为琐事忧虑					
48. 我呼吸浅促					
49 我觉得脸部紧迫绷					
50. 我发现很难做决定					
合计	（　）分				

▼▲ 第二节　心理健康诊断测验 ▲▼

一、量表介绍

1. 评测方式：自评；个体测试或团体测试。

2. 量表功能：心理健康诊断测验（the Mental Health Test，MHT）手册由 1991 年周步成教授翻译并修订自日本铃木清等所编的《不安倾向诊断测验》，是专门用于中小学生心理健康水平普查测验和存在问题诊断测验的有效工具。

3. 适用人群：从小学三年级以上一直到高中三年级的学生。

4. 测评时间：30 ~ 40 分钟，不必严格限制时间。

二、使用指南

1. 心理健康诊断测验有学习焦虑、对人焦虑、孤独倾向、自责倾向、过敏倾向、身体症状、恐怖倾向、冲动倾向、效度量表 9 个维度，100 道题。

2. 地点选择教室或安静的地方，实施测试之前，发给每人一份答题卡。

3. 量表总分可用于表示个人焦虑的一般倾向。

4. 本测验还附有检测者是否老实的效度量表。通过检验，发现有问题时，须再一次进行测验或采取其他措施。

三、测试流程

测验指导语：这个测验是调查您的心情和感受的，不是测验智力和学习能力，与学习成绩无关，答案也没有好坏之分，请按照您平常所想的如实回答。每个问题都要回答，但只能选择一个答案。难以决定时，请选与您接近的答案。有不明白的地方可以问老师。回答时间没有限制，但不要过分考虑，请选择您最初想到的答案。见表 8-2-1。

表 8-2-1　心理健康诊断测验（MHT）

题目	是（A）	不是（B）
1. 您夜里睡觉时，是否总是想着明天的功课？	A	B
2. 老师向全班提问时，您是否会觉得是在提问自己而感到不安？	A	B
3. 您是否听说"要考试"心理就紧张？	A	B
4. 您考试成绩不好时，心里是否感到不安？	A	B
5. 您学习成绩不好时，是否总是提心吊胆？	A	B
6. 您考试中想不起来原先掌握的知识时，是否会感到焦急？	A	B
7. 您考试后，在没有知道成绩之前，是否总是放心不下？	A	B
8. 您是否一遇到考试，就担心会考坏？	A	B
9. 您是否希望考试能顺利通过？	A	B
10. 您在完成任务之前，是否总担心完不成任务？	A	B
11. 您当着大家朗读课文时，是否总是怕读错？	A	B
12. 您是否认为学校里得到的学习成绩总是不大可靠？	A	B
13. 您是否认为您比别人更担心学习？	A	B
14. 您是否做过考试考坏了的梦？	A	B
15. 您是否做过学习成绩不好时，受到父母或老师训斥的梦？	A	B
16. 您是否经常觉得有同学在背后说您的坏话？	A	B
17. 您受到父母批评后，是否总是想不开，放在心上？	A	B
18. 您在游戏或与别人的竞赛中输给了对方，是否就不想再干了？	A	B
19. 人家在背后议论您，您是否感到讨厌？	A	B
20. 您在大家面前或被老师提问时，是否会面红？	A	B
21. 您是否很担心叫您担任班级工作？	A	B

题目	是（A）	不是（B）
22. 您是否总是觉得好像有人在注意您？	A	B
23. 您在工作或学习时，如果有人在注意您，您心里是否紧张？	A	B
24. 您受到批评时，心情是否不愉快？	A	B
25. 您受到老师批评时，心里是否总是不安？	A	B
26. 同学们在笑时，您是否也不大会笑？	A	B
27. 您是否觉得到同学家里去玩不如在自己家里玩？	A	B
28. 您和大家在一起时，是否也觉得自己是孤单的一个人？	A	B
29. 您是否觉得和同学一起玩，不如自己一个人玩？	A	B
30. 同学们在交谈时，您是否不想加入？	A	B
31. 您和大家在一起时，是否觉得自己是多余的人？	A	B
32. 您是否讨厌参加运动会和文艺演出会？	A	B
33. 您的朋友是否很少？	A	B
34. 您是否不喜欢同别人谈话？	A	B
35. 在人多的地方，您是否觉得很怕？	A	B
36. 您在打排球、篮球、踢足球、拔河、广播操等体育比赛输了时，心里是否一直认为自己不好？	A	B
37. 您受到批评后，是否总认为是自己不好？	A	B
38. 别人笑您的时候，您是否会认为是自己做错了什么事？	A	B
39. 您学习成绩不好时，是否总是认为是自己不用功的缘故？	A	B
40. 您失败的时候，是否总是认为是自己的责任？	A	B
41. 大家受到责备时，您是否认为主要是自己的过错？	A	B
42. 您在乒乓球、羽毛球、排球、篮球、踢足球、拔河、广播操等体育比赛时，是否一出错就特别留神和紧张？	A	B
43. 碰到为难的事时，您是否认为自己难以应付？	A	B
44. 您是否有时会后悔，那件事不做就好了？	A	B
45. 您和同学吵架以后，是否总是认为是自己的错？	A	B
46. 您心里是否总想为班级做点好事？	A	B
47. 您学习的时候，思想是否经常开小差？	A	B
48. 您把东西借给别人时，是否总担心别人会把东西弄坏？	A	B
49. 碰到不顺利的事情时，您心里是否很烦躁？	A	B
50. 您是否非常担心家里有人生病或死去？	A	B
51. 您是否在梦里见到过死去的人？	A	B
52. 您对收音机和汽车的声音是否特别敏感？	A	B
53. 您心里是否总觉得好像有什么事没有做好？	A	B

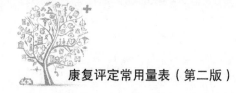

题目	是（A）	不是（B）
54. 您是否担心会发生什么意外的事？	A	B
55. 您在决定要做什么时，是否总是犹豫不决？	A	B
56. 您手上是否经常出汗？	A	B
57. 您害羞时是否会脸红？	A	B
58. 您是否经常头痛？	A	B
59. 您被老师提问时，心里是否总是很紧张？	A	B
60. 您没有参加运动，心脏是否经常扑通扑通地跳？	A	B
61. 您是否很容易疲劳？	A	B
62. 您是否很不愿意吃药？	A	B
63. 夜里您是否很难入睡？	A	B
64. 您是否总觉得身体好像有什么毛病？	A	B
65. 您是否经常认为自己的体形和面孔比别人难看？	A	B
66. 您是否经常觉得自己肠胃不好？	A	B
67. 您是否经常咬指甲？	A	B
68. 您是否舔手指头？	A	B
69. 您是否经常感到呼吸困难？	A	B
70. 您去厕所的次数是否比别人多？	A	B
71. 您是否很怕到高的地方去？	A	B
72. 您是否害怕很多东西？	A	B
73. 您是否常做噩梦？	A	B
74. 您胆子是否很小？	A	B
75. 夜里，您是否很怕一个人在房间里睡觉？	A	B
76. 您乘车穿过隧道或路过高桥时，是否害怕？	A	B
77. 您是否喜欢整夜开着灯睡觉？	A	B
78. 您听到打雷声是否非常害怕？	A	B
79. 您是否非常害怕黑暗？	A	B
80. 您是否经常感到有人在后面跟着您？	A	B
81. 您是否经常生气？	A	B
82. 您是否不想得到好的成绩？	A	B
83. 您是否经常会突然想哭？	A	B
84. 您以前是否说过谎话？	A	B
85. 您有时是否会觉得，还是死了好？	A	B
86. 您是否一次也没有失约过？	A	B

续表

题目	是（A）	不是（B）
87. 您是否经常想大声喊叫？	A	B
88. 您是否不愿说出别人不让说的事？	A	B
89. 您有时是否想过自己一个人到遥远的地方去？	A	B
90. 您是否总是很有礼貌？	A	B
91. 您被人说了坏话，是否想立即采取报复行动？	A	B
92. 老师或父母说的话，您是否都照办？	A	B
93. 您心里不开心，是否会乱丢、乱砸东西？	A	B
94. 您是否发过怒？	A	B
95. 您想要的东西，是否就一定要拿到手？	A	B
96. 您不喜欢的功课老师提前下课，是否会感到特别高兴？	A	B
97. 您是否经常想从高的地方跳下来？	A	B
98. 您是否无论对谁都很热情？	A	B
99. 您是否会经常急躁得坐立不安？	A	B
100. 对不认识的人，您是否会都喜欢？	A	B

四、结果及解释

1. 结果评分标准

（1）心理健康：1～49分。

（2）心理状态欠佳或有心理问题倾向：50～59分。

（3）心理问题倾向较严重：60分以上。

2. 结果的解释

（1）效度量表：得分高的人为了获得好成绩而作假导致测验结果不可信。效度量表的得分范围是0～10分，在解释测验结果时，得分高的人尤其得分在7分以上的人结果不太可信，必要时重新进行测验。

（2）整个测验的解释：将8个内容量表的标准分加起来就是全量表总焦虑倾向的标准分。这个得分从整体上表示焦虑程度强不强和范围广不广。总分在55以上者，需制订特别的个人指导计划。

（3）内容量表得分的诊断：每个内容量表标准得分在8分以上的，就需制订特别的指导计划。

▼▲ 第三节　UCLA 孤独量表（第三版）▲▼

一、量表介绍

1. 测评方式：自评；个体测试。

2. 量表功能：孤独是指个体对自己社会交往数量多少和质量好坏的主观感受。该量表用于评价由于对社会交往的渴望与实际水平的差距而产生的孤独，为一维的。原始的 UCLA 量表（Russell 等，1978 年）有 20 个条目，陈述都是正序计分。1980 年，汪向东等对原始 UCLA 初表做了修订，在原来 20 个条目的基础上又加上了 19 个积极的反序计分条目，即第二版。1988 年，汪向东为非大学生成人设计改编了第三版。

3. 适用人群：各种人群。

4. 测评时长：5～10 分钟。

二、使用指南

第三版 UCLA 量表共有 20 个条目，每个条目有 4 级频度频分，4 分 = 一直有此感觉，3 分 = 有时有此感觉，2 分 = 很少有此感觉，1 分 = 从未有此感觉。其中，正向计分题为 2、3、4、7、8、11、12、13、14、17、18，其余条目为反向计分。

三、测试流程

指导语：下列是人们有时会出现的一些感受。对每项描述，请指出您具有该种感受的频率，然后选择相应的答案。比如，您常感觉幸福吗？您如从未感到幸福，您应选择"从不"，如一直感到幸福，应选择"一直"，以此类推。在答题过程中不得漏题，同时在同一道题上不要斟酌太多时间，根据自己第一反应作答。如有个别题目与您不符合或您从未思考过，请选一个您个人倾向的答案。见表 8-3-1。

表 8-3-1　UCLA 孤独量表（第三版）

测试题目	从不 （1分）	很少 （2分）	有时 （3分）	一直 （4分）
*1. 您常感到与周围人的关系和谐吗？				
2. 您常感到缺少伙伴吗？				
3. 您常感到没人可以信赖吗？				
4. 您常感到寂寞吗？				
*5. 您常感到属于朋友们中的一员吗？				
*6. 您常感到与周围的人有许多共同点吗？				
7. 您常感到与任何人都不亲密了吗？				
8. 您常感到您的兴趣和想法与周围的人不一样吗？				
*9. 您常感到想要与人来往、结交朋友吗？				
*10. 您常感到与人亲近吗？				
11. 您常感到被人冷落吗？				
12. 您常感到您与别人来往毫无意义吗？				
13. 您常感到没有人很了解您吗？				
14. 您常感到与别人隔开了吗？				
*15. 您常感到当您愿意时就能找到伙伴吗？				
*16. 您常感到有人真正了解您吗？				
17. 您常感到羞怯吗？				
18. 您常感到人们围着您但并不关心您吗？				
*19. 您常感到有人愿意与您交谈吗？				
*20. 您常感到有人值得您信赖吗？				

注：* 为反向计分题。

四、结果与解释

将 20 个题目相加得到 20～80 的总分，带星号的题目反向计分。得分越高，说明个体的孤独体验越强烈。

▼▲ 第四节　杨氏躁狂评定量表 ▲▼

一、量表介绍

1. 测评方式：由经过量表训练的精神科医师测评。

2. 量表功能：杨氏躁狂评定量表（Young Manicrating Scale，YMRS）于 1978 年由 Young R. C. 提出，主要用来评定躁狂症状及严重程度，为症状分级量表而非诊断量表。

3. 使用人群：躁狂发作的患者。

4. 测评时间：15 ～ 30 分钟。

二、使用指南

1. 该量表共有 11 个条目，每项症状分为 5 级，其中第 1、2、3、4、7、10、11 个条目是 0 ～ 4 分，第 5、6、8、9 个条目的 5 级分别评为 0、2、4、6、8 分。这样分级可以保证对于不太合作的患者，能有足够的分数来显示其症状的严重程度。这些条目实际上都可以按照就高不就低的评分惯例予以中间评分，如果遇到中间分数，始终应该给予高分，如某些条目分数介于 4 ～ 6 分，可以给 5 分。

2. 评分依靠现场交谈检查，可同时参考知情人提供的信息；可以评定极限分；症状判定根据患者的平时情况作为参考。

3. 评定时间范围一般定为最近 2 天，也可根据需要来扩展评定时间范围，但需注明，一般也仅扩展到 1 周。评定应结合 2 天内所观察到的情况和检查当时的情况，更倾向于后者。

三、量表内容

量表内容见表 8-4-1。

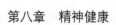

表 8-4-1 杨氏躁狂量表（YMRS）

项目	评分
1. 心境高涨	0：无 1：询问时承认有轻度或可能的心境高涨 2：主观感到有肯定的心境高涨；乐观自信；愉悦与内容相称 3：愉悦与内容不相称；幽默 4：欣快；不适当的发笑；唱歌
2. 活动 – 精力增加	0：无 1：主观上增加 2：活跃，手势增多 3：精力过剩；有时活动增多；坐立不安（可以安静下来） 4：运动性兴奋；持续活动过多（无法安静下来）
3. 性兴趣	0：正常，未增加 1：轻度或可能增加 2：询问时承认主观上有肯定的性兴趣增加 3：自发谈及性内容；详细描述；自述性欲增强 4：明显的性举动（指对患者、工作人员或检查者）
4. 睡眠	0：睡眠没有减少 1：睡眠比平时减少≤1小时 2：睡眠比平时减少1小时以上 3：自述睡眠需要减少 4：否认需要睡眠
5. 易激惹	0：无 2：主观上感到易激惹 4：检查中有时易激惹；最近有愤怒或烦恼发作 6：检查中经常易激惹；自始至终回答简短、生硬 8：敌意；不合作；无法检查
6. 言语 – 速度和数量	0：未增加 2：感觉话多 4：时有语速或语量增加；难以打断 6：紧迫；语速或语量持续增加；难以打断 8：紧迫；难以打断，说个不停
7. 语言 – 思维形式障碍	0：无 1：赘述；轻度分散；思维敏捷 2：分散；失去思维的目标；经常改变话题；思维加速 3：思维奔逸；离题；难以跟上其思维；音联，模仿语言
8. 思维内容	0：正常 2：可以的设想、新的兴趣 4：特殊的计划；超宗教的内容 6：夸大或偏执观念；援引观念 8：妄想；幻觉

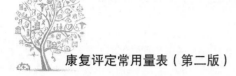

续表

项目	评分
9. 破坏 – 攻击行为	0: 无，合作
	2: 好讥讽；时有提高嗓门，戒备
	4: 要求多；威胁
	6: 检查中威胁检查者；大声喊叫；检查困难
	8: 攻击；破坏；无法检查
10. 外表	0: 穿着修饰得体
	1: 轻度邋遢
	2: 修饰不佳；中度凌乱；过分修饰
	3: 蓬乱；衣着不整；过分修饰
	4: 极度邋遢；过分佩戴饰品；奇异的服饰
11. 自制力	0: 存在；承认有病；同意需要治疗
	1: 承认可能有病
	2: 承认有行为改变，但否认有病
	3: 承认可能有行为改变，但否认有病
	4: 否认有任何行为改变

四、结果及解释

结果主要统计指标为总分。分值范围 0 ～ 44 分，0 ～ 5 分为无明显躁狂症状；6 ～ 10 分为有肯定躁狂症状；22 分以上有严重躁狂症状。

▼▲ 第五节　创伤后应激障碍症状清单（平民版）▲▼

一、量表介绍

1. 测评方式：自评。

2. 量表功能：创伤后应激障碍（Post Traumatic Stress Disorder，PTSD），是指个体经历异乎寻常的威胁性或灾难性应激事件或情景后，导致延迟出现和长期存在的精神障碍。创伤后应激障碍症状清单（PCL），是 1993 年由美国国立创伤后应激障碍中心的 Weathers 等人编制的，分军人用（PCL-M）和平民用（PCL-C）两个版本。该量表用于筛选可能的患者，然后经专业人员通过临床用创伤后应激障碍量表（CAPS）进行确诊。

3. 适用人群：主要用于经历或目睹了无法预料的突发事件后，产生痛苦的应激反应的个体。

4.测评时长：约 10 分钟。

二、使用指南

1. PCL 包括 17 个项目，与 DSM-Ⅳ 的 PTSD 症状学标准（B、C、D）相对应：①闯入性回忆；②相关噩梦；③闪回体验；④回忆所致情绪反应；⑤回忆所致生理反应；⑥思考回避；⑦情景回避；⑧部分遗忘；⑨兴趣丧失；⑩疏隔感；⑪情感麻木；⑫无今后设想；⑬睡眠障碍；⑭易激惹；⑮注意力集中困难；⑯高警觉／不安全感；⑰惊跳反应。创伤所致心理生理反应的严重程度评定，为 1、2、3、4、5 分 5 级评定，详见表 8-5-1。

表 8-5-1　创伤所致心理生理反应的严重程度评定分级

分值	分级
1分	无
2分	轻度
3分	中度
4分	重度
5分	极重

2. 量表表格需被试者自行填写。填写前将指导语完整念给被试者听，让被试者清楚量表的填写方法，后做出不受任何影响的独立的自我评价。如被试者不能阅读或不理解书面文字，则由测评人员逐条念给被试者听，后让被试者独自评定。

3. 评定时间范围可按实际需要决定，一般为过去 1 周，也可为过去 1 个月。

4. PCL 主要用于筛查，费时少，易操作，只是评估 PTSD 症状的严重性。

三、具体测试

具体测试见表 8-5-2。

表 8-5-2　创伤后应激障碍症状清单（平民版）

指导语一：重大生活事件的发生，由于其突然性及其造成的灾难性影响，不可避免地会对涉及事件的许多人造成不同程度的心理和身体影响，会造成人体的应激反应，带来消极情绪、思维混乱、行为失控等反应。为了科学地评估重大生活事件对您造成的身体和心理影响，请您仔细阅读指导语，明白意思后根据您自己的实际情况来回答。您所有的评估结果将受到严格的保密，个人资料也不会被披露。

1. 在事件发生过程中您的角色

（1）直接受影响者

（2）事件目击者

（3）小部分时间

（4）医疗救护人员

（5）现场指挥人员

2. 您和事件现场接触的时间

（1）一直在

（2）大部分时间

（3）小部分时间

（4）不在现场

3. 您认为事件发生之后，您自己的身体和心理受到影响了吗？

（1）没有影响

（2）轻度影响

（3）中度影响

（4）重度影响

（5）极其严重影响

指导语二：当您经历或目睹了无法预料的突发事件后，突发事件产生的痛苦情绪有时会在您的记忆中保留很长时间，并且每次回忆时都很痛苦。请您自己评估最近一段时间您的反应，包括这些反应的严重程度（在最合适的分数上打"√"）。

1= 没有什么反应；2= 轻度反应；3= 中度反应；4= 重度反应；5= 极重度反应

1. 即使没有什么事情提醒您，也会想起这件令人痛苦的事，或在脑海里出现有关画面	1	2	3	4	5
2. 经常做有关此事的噩梦	1	2	3	4	5
3. 突然感觉到痛苦的事情好像再次发生了一样（好像再次经历过一次）	1	2	3	4	5
4. 想起此事，内心就非常痛苦	1	2	3	4	5
5. 想起这件事情，就出现身体反应，例如，手心出汗、呼吸急促、心跳加快、口干、胃痉挛、肌肉紧张等	1	2	3	4	5
6. 努力地回避会使您想起此事的感觉或想法	1	2	3	4	5
7. 努力地回避会使您想起此事的活动、谈话、地点或人物	1	2	3	4	5
8. 忘记了此事中的重要部分	1	2	3	4	5
9. 对生活中的一些重要活动，如工作、业余爱好、运动或社交活动等，失去兴趣	1	2	3	4	5
10. 感觉和周围的人隔离开来了	1	2	3	4	5
11. 感觉情感变得麻木了（例如，感受不到亲切、爱恋、快乐等感觉，或哭不出来）	1	2	3	4	5
12. 对将来没有远大的设想（例如，对职业、婚姻或儿女没有期望，希望生命早日结束）	1	2	3	4	5

续表

13. 难以入睡，或睡眠很浅	1	2	3	4	5
14. 容易被激怒或一点小事就大发雷霆	1	2	3	4	5
15. 很难集中注意力	1	2	3	4	5
16. 变得很警觉或觉得没有安全感（例如，经常巡视您的周围，检查异常声音，检查门窗）	1	2	3	4	5
17. 容易被突然的声音或动作吓得心惊肉跳	1	2	3	4	5

四、结果及解释

1. 项目分：范围为 1 ~ 5。任一项目 ≥ 3 分，即为有临床意义的症状。

2. 因子总分：各研究对该量表的因子结构的研究结果不尽相同，但多数作者还是认同量表作者的 3 个因子。

（1）再体验：包括项目 1 ~ 5，共 5 项。

（2）回避：包括项目 6 ~ 12，共 7 项。

（3）高警觉：包括项目 13 ~ 17，共 5 项。

3. 总分：为该量表最重要的统计指标。范围为 17 ~ 85 分，和即为该因子总分。

4. 划界分：量表作者提出了 2 个界值，≥ 44 分或 ≥ 50 分。如果用作筛查，似以 ≥ 44 分较为合适。

5. 根据 DSM- Ⅳ 的症状诊断标准，必须同时具有 1 项以上再体验症状、3 项以上回避症状和 2 项以上过度唤起症状，才能做出 PTSD 的诊断。

▼▲ 第六节　简明精神病评定量表 ▲▼

一、量表介绍

1. 测评方式：因简明精神病评定量表（the Brief Psychiatric Rating Scale，BPRS），无具体评分指导，主要根据症状定义及临床经验评分，需由经过训练的精神科专业人员进行测评。

2. 量表功能：该量表由 Overall 和 Gorham 于 1962 年编制，是精神科应用最广泛的量表之一，常作为验证新的精神分裂症或精神病性症状评定量表的参照工具。用于评定精神病性症状的严重程度。该量表能够比较全面地反映患者的精神状况，长度适中，简便易掌握。

3.适用人群：主要用于精神分裂症患者，以及具有精神病性症状的大多数其他精神病患者。

4.测试时长：约20分钟的会谈和观察。

二、使用指南

1.该量表主要评定最近一周内的精神症状及现场交谈情况。

2.评定的时间范围：如无特殊规定，评定的时间范围为评定入组前一周的情况。亦可根据需要另设评定时间，如2周、4周、6周、8周。

3.该量表共18项，有的版本仅16项，比18项量表少第17项和18项。其中，第1、2、4、5、8、9、10、11、12、15、18项根据量表检查时患者的回答评分，其余项目则依据对患者的观察评定。各项目的名称及定义见表8-6-1。

表8-6-1 简明精神病评定量表各项目名称及定义

项目	定义
1.关心身体健康（Somatic Concert）	指对自身健康的过分关心，不考虑其主诉有无客观基础
2.焦虑（Anxiety）	指精神性焦虑，即对当前及未来情况的担心、恐惧或过分关注
3.情感交流障碍（Emotional Withdrawal）	指患者在检查交谈时与检查者之间如同存在无形隔膜，无法实现正常的情感交流
4.概念紊乱（Conceptual Disorganization）	指联想散漫、零乱和解体的程度。根据患者的自发性连续语言评定
5.罪恶观念（Guilt Feelings）	指对以往言行的过分关心、内疚或懊悔。根据患者的交谈内容及主观体验评定
6.紧张（Tension）	指躯体性焦虑，即与焦虑有关的躯体运动表现
7.装相和作态（Mannerism and Posturing）	指不寻常或不自然的运动性行为
8.夸大（Grandiosity）	即过分自负，确信具有不寻常的才能和权力等
9.心境抑郁（Depressive Mood）	即心境不佳、悲伤、沮丧或情绪低落的程度
10.敌对性（Hostility）	指对他人（不包括检查者）的仇恨、敌对和蔑视
11.猜疑（Suspiciousness）	指检查当时认为有人正在或曾经恶意地对待他
12.幻觉（Hallucination）	指没有相应外界刺激的感知
13.动作迟缓（Motor Retardation）	指言语、动作和行为的减少和缓慢
14.不合作（Uncooperativeness）	指会谈时对检查者的对立、不友好、不满意或不合作

项目	定义
15. 不寻常思维内容（Unusual Thought Content）	即荒谬古怪的思维内容
16. 情感平淡（Blunted Affect）	指情感基调低，明显缺乏相应的正常情感反应
17. 兴奋（Excitement）	指情感基调增高，激动，对外界反应增强
18. 定向障碍（Disorientation）	指对人物、地点或时间分辨不清
19. 自知力障碍★	指对自身精神疾病、精神症状或不正常言行缺乏认识
20. 工作不能★	指对日常活动或工作的影响

注：★条目为我国量表写作研究组曾增加的2个项目。

4. 该量表所有项目根据症状频度、强度、持续时间和影响有关功能的程度进行评定。各级的标准见表8-6-2。

表8-6-2 简明精神病评定量表各项目分级及标准

分值	标准
1分	无症状
2分	可疑或很轻
3分	轻度
4分	中度
5分	偏重
6分	重度
7分	极重

三、具体测试

测试员根据受试者自诉最近一周内的精神症状及现场交谈情况，在相应的结果选项中打"√"，见表8-6-3。

表8-6-3 简明精神病评定量表

依据口头叙述	依据观察检测	未测	无	很轻	轻度	中度	偏重	重度	极重
1. 关心身体健康									
2. 焦虑									
	3. 情感交流障碍								
4. 概念混乱									
5. 罪恶观念									
	6. 紧张								

依据口头叙述	依据观察检测	未测	无	很轻	轻度	中度	偏重	重度	极重
	7. 装相和作态								
8. 夸大									
9. 心境抑郁									
10. 敌对性									
11. 猜疑									
12. 幻觉									
	13. 动作迟缓								
	14. 不合作								
15. 不寻常思维内容									
	16. 情感平淡								
	17. 兴奋								
18. 定向障碍									

注：在最适合患者情况的分数项打"√"。

四、结果及解释

1.BPRS 的统计指标有总分（18～126分）、单项分（0～7分）、因子分（0～7分）。

（1）总分（18～126分）：反映疾病严重性的指标，总分越高，病情越重，治疗前后总分值的变化可用来反映疗效的好坏，差值越大代表疗效越好。

（2）单项分（0～7分）：反映症状分布和靶症状严重度的指标。治疗前后的评分变化可以反映经治疗后靶症状的变化。

（3）因子分（0～7分）：反映症状群分布和疾病临床特点的指标，并可据此画出症状群廓图。该量表可归纳为5个因子，见表8-6-4。

表 8-6-4　BPRS 分项目评分

分项目	得分
焦虑忧郁因子（1，2，5，9）	
缺乏活力因子（3，13，16，18）	
思维障碍因子（4，8，12，15）	
激活性因子（6，7，17）	
敌对猜疑因子（10，11，14）	

注：BPRS 的结果可按单项、因子分和总分进行分析，尤以后两项的分析最为常用。

2. 解释

（1）总分：总分越高，病情越重，反映疾病的严重性。

（2）治疗前后总分值的变化反映疗效的好坏，差值越大疗效越好，治疗前后各症状或症状群的评定变化可反映治疗的靶症状。BPRS 的结果可按单项、因子分和总分进行分析。一般情况下，总分 35 分为临床界限，即＞35 分的受试者归为患者组。

▼▲ 第七节　简明国际神经精神访谈 ▲▼

一、访谈介绍

1. 测评方式：经过专门培训的有临床经验的精神科专业人员进行测评。

2. 访谈功能：简明国际神经精神访谈（the MINI-International Neuropsychiatric Interview，MINI）由 Sheehan 和 Lecrubier 开发，主要用于筛查、诊断《精神障碍诊断和统计手册（第四版）》（DSM–Ⅳ）和《国际精神障碍统计分类手册（ICD-10）》中 16 种轴 I 精神疾病和一种人格障碍，包括 130 个问题。该访谈适用于多中心临床试验和流行病学研究进行简短并准确的结构式精神检查，在非研究性医疗机构中也可作为跟踪患者医疗结局的诊断步骤。

3. 适用人群：可配合该检查的人群。

4. 测评时间：完成一份普通的 MINI 问卷约需 15 分钟。

二、使用指南

1. 问卷根据诊断分类分成若干个模块，除精神病性障碍外，每个模块均以筛查性问题开始，以核对是否符合诊断标准的诊断方块结束。在测试时，先做筛查性问题，阳性的受试者继续做该模块的其他问题，直到完成诊断方块；阴性的受试者直接进入下一个模块。该问卷的条目均用"是"或"否"作答。

2. 访谈过程并不完全遵循字母排序的模块顺序。如果有可疑的精神病性症状，则应该从精神病性障碍模块开始。各模块间相对独立，可以根据需要选择相应的模块，不一定要用全套的；但是，有些模块间有内在联系，割裂开来可能会导致错误的诊断。

3. 目前 MINI 问卷家族除普通 MINI 问卷以外，还发展出 MINI-Plus、Miniscreen MINI-Kid 问卷。普通 MINI 问卷共涉及了 16 种精神障碍，包含：A. 重性抑郁障碍；B. 心境恶劣；C. 自杀倾向；D. 躁狂状态；E. 惊恐障碍；F. 场所恐惧症；G. 社交恐惧症；H. 强迫症；I. 创伤后应激障碍；J. 酒精滥用和依赖；K. 药物滥用和依赖（非酒精）；L. 精神病性障碍和伴有精神病性症状的心境障碍；M. 神经性厌食症；N. 神经性贪食症；O. 广泛性焦虑障碍；P. 反社会性人格障碍。各模块完成后，有 3 个诊断树和 1 张诊断清单，完成最后的诊断过程。

4. 测评结果根据各模块最后诊断框的完成情况和诊断树的鉴别过程，得出诊断填写在诊断清单上。如果有一个以上的诊断，则根据访谈医师的判断，标明最主要的诊断。

三、具体测评

1. 为了确保访谈尽可能简短，在进行正式会谈之前先告诉患者将会进行一个定式临床访谈，可以问一些关于心理状况的精简问题和具体的问题，请患者用"是"或"不是"来回答。

2. 每个题干应该准确地读给患者听，以使诊断的评估过程标准化。括号内下划线的句子是该症状的临床举例，有助于进一步解释问题，可以读给患者听。上面带箭头（→）的答案表示还不满足某诊断所必需的标准。这种情况下，检查者应该回到题组的结尾，在所有的诊断框中圈"否"，然后进到下一个题组。当两个词被斜杠"/"分开时，访谈者应该只读患者具有的这些症状（如问题 A3）。

3. 所有读出来的问题必须做出评定。医生应该确保患者理解了问题的各个方面如时间范围、发生频率、严重度和（或）其他选择。

4. 量表内容：A. 抑郁发作见表 8-7-1；A'. 抑郁发作伴忧郁特征（备选）见表 8-7-2；B. 心境恶劣见表 8-7-3；C. 自杀见表 8-7-4；D. （轻）躁狂发作见表 8-7-5；E. 惊恐障碍见表 8-7-6；F. 场所恐惧症见表 8-7-7；G. 社交恐惧症（社交焦虑障碍）见表 8-7-8；H. 强迫症见表 8-7-9；I. 创伤后应激障碍（备选）见表 8-7-10；J. 酒精滥用或酒精依赖见表 8-7-11；K. 非酒精类精神活性物质使用障碍 [此题组主要为专门研究相关物质使用障碍或针对高危人群选择使用。仅对通用名称作了翻译，对各种"俗名"（商品名）原文列出。建议研究者在需要时针对当地情况采用通用名 / 俗名 / 商品名询问被访谈者]，见表 8-7-12；L. 精神病性疾患见表 8-7-13；M. 神经性厌食症见表 8-7-14 和表 8-7-15；N. 神经性贪食症见表 8-7-16；O. 广泛性焦虑障碍见表 8-7-17；P. 反社会性人格障碍（备选）见表 8-7-18；MINI 诊断记录表见表 8-7-19。

表 8-7-1　A. 抑郁发作问卷

题目（→指：转到诊断框，在相应的诊断判断项上圈"否"，然后转到下一题组）	选项	
A1：最近两周内，您是否几乎在每天大部分时间感到心情压抑或情绪低落？	是	否
A2：最近两周内，对于平日您所喜欢的事情，您是否失去了兴趣或愉快感？	是	否
A1 或 A2 编码"是"吗？	是	否→

题目（→指：转到诊断框，在相应的诊断判断项上圈"否"，然后转到下一题组）	选项	
上表中列出的为与疾病的主要症状标准相对应的筛查问题		
A3：最近两周，当您感到抑郁和（或）丧失兴趣时：		
a. 您是否几乎每天都有食欲减退或者增加？或者尽管您没有节食，但是体重（体质量）下降或体重增加？（如体重变化超过 5%，如果一个体重为 70kg 的人，在一个月内体重变化超过 ±3.5kg）。如果任一个问题回答"是"，编码"是"。	是	否
b. 您几乎每晚都有睡眠困难吗？（入睡困难、夜间易醒、早醒或睡眠过多）	是	否
c. 您是否每天说话或动作明显比过去缓慢，或者感到烦躁、坐卧不安、难以静坐？	是	否
d. 您是否几乎每天都觉得疲倦或者精力减退？	是	否
e. 您是否几乎每天都有无价值感或者不切实际的罪恶感？	是	否
f. 您是否几乎每天都难以集中注意力或犹豫不决，很难做决定？	是	否
g. 您是否反复想要伤害自己、自杀或者希望自己死去？	是	否
有三项或三项以上回答编码"是"吗？ 或者 如果 A1 或 A2 编码"否"，A3 有四项以上回答编码"是"吗？	是 否 抑郁发作 现患	
如果患者目前符合抑郁症的标准： A4：a. 在您的一生中，是否还有过一段时间，超过两周以上，您感到心情压抑或情绪低落，或者对大多数事情丧失兴趣，同时还出现了很多我们上面谈到的其他问题？	是	否→
b. 您最后一次抑郁发作和本次抑郁发作之间，是否有超过两个月的时间，您并不感觉抑郁或丧失兴趣？	是	否 抑郁发作 复发

注：如果患者抑郁症编码阳性（A3＝"是"），请继续问下面的问题。

表 8-7-2　A. 抑郁发作伴忧郁特征（备选）问卷

题目（→指：转到诊断框，在相应的诊断判断项上圈"否"，然后转到下一题组）	选项	
A5：a. A2 编码"是"吗？		
b. 在这次抑郁发作最严重的时候，您是否对于您平日喜欢的事情、让您感到很愉快的事情，都没有任何反应？如果"否"：如果发生一些好事情，仍然无法让您高兴起来吗？甚至短暂的高兴？	是	否
A5a 或 A5b 中有一项编码"是"吗？	是	否→
上表中列出的为与疾病的主要症状标准相对应的筛查问题		
A6：最近两周内，当您感到抑郁和（或）丧失兴趣时：		
a. 是否您的抑郁感觉和居丧反应不同？居丧反应是当亲人去世时出现的那种悲伤感觉。	是	否
b. 您是否几乎每天都感觉到早上更重？	是	否
c. 您是否几乎每天早上都比平时早醒两个小时，并且无法再入睡？	是	否
d. A3a 编码"是"吗？	是	否
e. A3c 编码"是"吗？	是	否
f. 您是否感觉有过分的、不切实际的罪恶感？	是	否
A6 有 3 项或 3 项以上回答编码"是"吗？	是 否 抑郁发作 伴忧郁特征 现患	

表 8-7-3 B. 心境恶劣问卷

如果患者目前的症状符合抑郁症的诊断标准，则跳过此题组		
题目（→指：转到诊断框，在相应的诊断判断项上圈"否"，然后转到下一题组）	选项	
B1：最近两年内，您是否大部分时间都感到悲伤、情绪低落或心情压抑？	是	否→
B1 为与疾病的主要症状标准相对应的筛查问题		
B2：在您感觉到悲伤的这段时间内，是否曾出现过持续两个月或更长时间，您感到心情不错？	是→	否
B3：在您感觉悲伤的这段时间内，是否在大部分时间内：		
a. 您的食欲有明显改变？	是	否
b. 您是否有入睡困难或睡眠过多？	是	否
c. 您是否感到疲倦或缺乏精力？	是	否
d. 您是否觉得失去了自信？	是	否
e. 您是否很难集中注意力或者犹豫不决，很难作决定？	是	否
f. 您是否感觉人生没有希望？	是	否
B3 有两项或以上回答编码"是"吗？	是	否
B4：这些抑郁症状让您感到非常苦恼或者妨害了您的社会、职业功能，或者影响了您其他的重要功能吗？	是	否
B4 编码"是"吗？	是 否 心境恶劣 现患	

表 8-7-4 C. 节自杀问卷

题目	选项		评分
在最近一个月内：			
C1：您是否觉得死了会更好或者希望自己已经死了？	是	否	1
C2：您是否想要伤害自己？	是	否	2
C3：您是否想到自杀？	是	否	6
C4：您是否有自杀计划？	是	否	10
C5：您是否有过自杀未遂的情况？	是	否	10
在您一生中：			
C6：您曾经有过自杀未遂的情况吗？	是	否	4
上述至少有一项编码"是"吗？	是 否 自杀风险 现患		
如果是，请对 C1～C6 中评为"是"的项目，按其右侧的评分标准赋分，然后对评分进行合计，根据合计得分，（按下面标准）评定自杀风险等级	低风险 □ 1～5 分：中等风险 □ 6～9 分：高风险 □ ≥10 分		

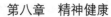

表 8-7-5　D.（轻）躁狂发作问卷

题目（→指：转到诊断框，在相应的诊断判断项上圈"否"，然后转到下一题组）	选项	
D1: a. 您是否曾有一段时间，感觉"情绪高涨"或者感觉精力充沛，或者遇到麻烦时仍充满自信，或者其他人认为您和平时不一样？（请不要考虑您在酒后或药物中毒期间的表现）如果患者对这个问题感到困惑，或者不能确定您问题中"情绪高涨"的意思，进行如下解释：我说的"情绪高涨"是指：您感觉兴高采烈、精力充沛、睡眠需求减少、思维很快、有很多想法、工作能力提高、创造力提高、主动性增强，并有冲动行为。	是	否
如果"否"，在 D1b 圈"否"；如果"是"：		
b. 您现在感到"情绪高涨"或者精力充沛？	是	否
D2: a. 您是否曾有一段时间，有几天特别容易激惹，并因此经常争吵，或者与人发生言语争执或身体上攻击？或者冲您家庭成员以外的其他人大声喊叫吗？您或您周围的人注意到您比其他人更容易激惹或者反应过分强烈吗？即使是您认为有理由的处境时（请不要考虑您在酒后或药物中毒期间的表现）	是	否
如果"否"，在 D2b 圈"否"；如果是：		
b. 您现在仍然感觉容易激惹或发脾气吗？	是	否
D1a 或 D2a 编码"是"吗？	是	否→
上表中列出的为与疾病的主要症状标准相对应的筛查问题		
D3: 如果 D1b 或者 D2b= 是：则仅需要询问现在发作的情形		
如果 D1b 或 D2b= 否：则询问过去症状最明显时的情形		
在您感觉"情绪高涨"、精力充沛或者容易激惹时：		
a. 您是否感觉您能做别人做不了的事，或者您是一个特别重要的人？	是	否
b. 您是否只需要很少的睡眠（如"您感觉睡几个小时便休息好了"）？	是	否
c. 您是否非常健谈、难以打断，或者语速很快，以致别人难以理解？	是	否
d. 您是否感到思考问题的速度很快？	是	否
e. 您是否觉得注意力很容易分散，任何一点很小的刺激都能分散您的注意力？	是	否
f. 您是否变得非常活跃或者无法安静，经常让别人为您担心？	是	否
g. 您是否热衷于参与一些使您感到很快乐的活动，而不考虑风险或后果（如花很多时间狂欢、莽撞驾驶或性活动轻率）？	是	否
D3 有三项或以上回答编码"是"吗？	是	否→
或者：D1a= 否（既往发作）或者 D1b= 否（现在发作）的情况下，D3 有 4 项回答编码"是"？		
D4: 这些症状持续至少一周，并且给您的家庭生活、社会功能或学习带来明显的问题，或者因为这些症状而必须住院吗？	是	否
如果任一个方面回答"是"，评为"是"		
D4 编码"否"吗？ 请注明这是目前发作或既往发作？	是　　否 轻躁狂发作 目前发作 □ 既往发作 □	
D4 编码"是"吗？ 请注明这是目前发作或既往发作？	是　　否 躁狂发作 目前发作 □ 既往发作 □	

表 8-7-6　E. 惊恐障碍问卷

题目	选项	
E1：您是否曾在不同的处境或场合中，突然有焦虑、恐惧、不适或者紧张不安发作？当时的处境大多数人都不会有这种感觉？这种感觉在 10 分钟内达到最严重的程度吗？ 只有这种发作在 10 分钟内达到最严重程度，才编码"是"	是	否
E1 列出的为与疾病的主要症状标准相对应的筛查问题		
若 E1= 否，则 E5 选择"否"，并跳到 F1。 E2：是否以前这些发作都是在你意料之外或自发地出现，或者这些发作不可预料、没有诱因？	是	否
若 E2= 否，则 E5 选择"否"，并跳到 F1。 E3：以前这种发作时，是否在超过一个月的时间始终担心再次发作，或者担心发作所造成的后果？	是	否
若 E3= 否，则 E5 选择"否"，并跳到 F1。 E4：在您能记起的最严重的发作期间，是否有下列情形 a. 您是否有心脏漏跳、心跳加快或心悸？	是	否
b. 您是否有出汗或手心潮湿？	是	否
c. 您是否有震颤或发抖？	是	否
d. 您是否有喘不过气或呼吸困难？	是	否
e. 您是否有梗死感或咽部异物感？	是	否
f. 您是否有胸痛、胸部压迫感或不适？	是	否
g. 您是否有恶心、胃部不适或者突然腹泻？	是	否
h. 您是否有感觉头晕、站立不稳、头重脚轻或晕厥？	是	否
i. 您是否感觉周围的事物变得很奇怪、不真实、遥远或陌生，或觉得自己与身体的部分或全部分离，或完全脱离的感觉？	是	否
j. 您是否害怕自己会失去控制或发疯？	是	否
k. 您是否害怕自己会死？	是	否
l. 您是否身体的某个部位有刺痛感或麻木感？	是	否
m. 您是否感觉潮热或寒战？	是	否
E5：E4 中的四项或以上回答编码"是"吗？ 如果 E5 ="否"，跳到 E7。	是　否 惊恐帮障碍 终身	
E6：在过去一个月内，您反复（两三次）出现这种发作，而后始终害怕再次发作吗？	是　否 惊恐障碍 现患	
E7：E4 中有 1 项、2 项或者 3 项编码"是"吗？	是　否 部分发作 终身	

表 8-7-7　F. 场所恐惧症问卷

题目	选项	
F1：您是否会在某些场所或某些处境中感觉到紧张或焦虑不安，如逃生比较困难或者一旦出现惊恐发作，可能得不到帮助的场所，如在人群中、排在队伍中、独自离家或独自待在家、过桥、乘坐公共汽车、火车或小汽车？ 若 F1= 否，则 F2 选择"否"。	是	否

续表

题目	选项
F1 列出的为与疾病的主要症状标准相对应的筛查问题	
F2：您是否非常害怕这些处境，因而回避这些处境，或者在这些处境中需要承受很多痛苦，或者需要他人陪伴才可以面对？	是　　否 场所恐惧症 现患
F2（现患场所恐惧）编码"否" 且 E6（现患惊恐障碍）编码"是"	是　　否 惊恐障碍 不伴场所恐惧 现患
F2（现患场所恐惧）编码"是" 且 E6（现患惊恐障碍）编码"是"	是　　否 惊恐障碍 伴场所恐惧 现患
F2（现患场所恐惧）编码"是" 且 E6（现患惊恐障碍）编码"否"	是　　否 场所恐惧症 无惊恐障碍史 现患

表 8-7-8　G. 社交恐惧症（社交焦虑障碍）问卷

题目（→指：转到诊断框，在相应的诊断判断项上圈"否"，然后转到下一题组）	选项	
G1：你过去的一个月内，当您被别人注视，或者成为别人注意的焦点，您感觉害怕、不安或者害怕被嘲笑/耻笑吗？包括当众讲话、当众进食或与他人一起进食，在他人注视下写字或参与社交活动。	是	否→
G1 列出的为与疾病的主要症状标准相对应的筛查问题		
G2：这种恐惧过分或者不合理吗？	是	否→
G3：您对这些处境非常害怕并且回避它们吗？或者在这些处境中感到痛苦吗？	是	否
G4：这种恐惧破坏了您的正常工作或者社会功能吗？或者给您造成明显的痛苦吗？	是	否→ 社交恐惧症 现患

表 8-7-9　H. 强迫症问卷

题目（→指：转到诊断框，在相应的诊断判断项上圈"否"，然后转到下一题组）	选项	
H1：在过去一个月内，您是否被一些重复出现的想法、冲动或影像所困扰，而且这些是您不想要的、令人不快的、不适宜的、突然冒出来的或者令人痛苦的？（如认为自己肮脏、受到污染或有细菌或害怕传染他人的想法，或虽然自己不想但是却害怕伤害他人，或害怕自己在冲动之下采取行动，害怕或相信自己会为某些错误事情承担责任，或是有关性方面的想法、影像或冲动不断出现，或是贮藏、收集宗教方面的固执想法） 不包括单纯对现实生活问题的过分担忧。 不包括与进食障碍、性偏好、病理性赌博、酒药滥用直接相关的强迫观念，因为患者可以从这些活动中获得快感，想克服它只是因为它带来负面结果。	是	否
H1 列出的为与疾病的主要症状标准相对应的筛查问题		

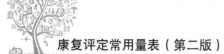

题目（→指：转到诊断框，在相应的诊断判断项上圈"否"，然后转到下一题组）	选项	
若 H1= 否，跳到 H4。		
H2：甚至当您试图忽略或摆脱它们时，这些想法仍然会持续不断地出现在脑海中？	是	否
若 H2= 否，跳到 H4。		
H3：您认为这些强迫观念是您自己想法的一部分，而不是外界强加于您的吗？	是	否
H4：在过去一个月内，您是否会无法抗拒地反复做某种事情，如过度洗涤或清洗，没完没了地检查或计数，或重复、整理、摆放物品，或其他迷信仪式？	是	否
H4 列出的为与疾病的主要症状标准相对应的筛查问题		
H3 或 H4 编码"是"？	是	否→
H5：您是否意识到自己无法克制的这些强迫性思维或强迫行为是过分的或不合理的？	是	否→
H6：这些强迫性思维或强迫行为明显干扰您的正常生活、职业功能、日常社交或关系，或耗费在这方面的时间每天超过 1 小时？	是	否
H6 编码"是"？	是 强迫症	否 现患

表 8-7-10 I.创伤后应激障碍（备选）问卷

题目（→指：转到诊断框，在相应的诊断判断项上圈"否"，然后转到下一题组）	选项	
I1：您是否曾经历、目睹或不得不处理某件极其严重的创伤性事件，如真实的死亡，或有死亡危险或对自己或他人造成严重损伤的威胁？（创伤性事件举例：严重意外事故，性或身体的攻击，恐怖袭击，被当作人质，绑架，抢劫，失火，发现尸体，意外死亡，战争，自然灾害等）	是	否→
I2：在过去一个月内，您是否好像又一次痛苦地经历了这个事件（如做噩梦，鲜明强烈回忆，闪回或生理反应）？	是	否→
I1 列出的为与疾病的主要症状标准相对应的筛查问题		
I3：在过去一个月内：		
a.您是否曾经避免想起此事，或者避开可提醒该事件的物品？	是	否
b.您是否曾经难以回忆起所发生事情中的重要部分？	是	否
c.您是否对原来的喜好或社会活动的兴趣不如以前了？	是	否
d.您是否觉得自己和别人变得疏远或陌生？	是	否
e.您是否注意到自己的感觉麻木了？	是	否
f.您是否觉得自己的生命会因为这个创伤而缩短？	是	否
I3 三项或三项以上回答编码"是"吗？	是	否→
I4：在过去一个月内：		
a.您有睡眠困难吗？	是	否
b.您是否特别容易发火，或者大发过脾气？	是	否
c.您是否有集中注意力困难？	是	否
d.您是否觉得紧张或经常处于戒备状态？	是	否
e.您是否容易受惊吓？	是	否
I4 中有 2 项或以上回答编码"是"？	是	否→
I5：在过去一个月内，这些问题明显干扰了您的工作或社会活动，或者造成明显的痛苦？	是	否

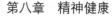

续表

题目（→指：转到诊断框，在相应的诊断判断项上圈"否"，然后转到下一题组）	选项
I5 编码"是"吗？	是　　否 创伤后应激障碍 现患

表 8-7-11　J.酒精滥用或酒精依赖问卷

题目（→指：转到诊断框，在相应的诊断判断项上圈"否"，然后转到下一题组）	选项	
J1：在过去 12 个月内，你是否有过 3 次以上的饮酒，每次在 3 小时内喝酒数量折合成纯酒精 30ml 以上？如 56 度白酒 1 两多，32 度红酒约 2 两，20 度枸杞酒 3 两等。可结合当地饮酒习惯或风俗举例。	是	否→
J1 列出的为与疾病的主要症状标准相对应的筛查问题		
J2：在过去 12 个月内 a.您是否需要喝更多的酒来达到您最初喝酒的感觉？	是	否
b.您在减少饮酒量时，是否有过手抖、出汗或感觉不安？或者，你喝酒是为了避免这些症状或避免酒后头痛，如手抖、出汗或不安？若有一条回答"是"，则编码"是"。	是	否
c.在喝酒时，您实际喝的酒量超出原先预计的酒量？	是	否
d.您是否曾经尝试减少饮酒量或停止饮酒但是没有成功？	是	否
e.在饮酒的日子里，您是否花大量的时间找酒、饮酒或醒酒？	是	否
f.您因为喝酒而减少了工作、喜好或与他人相处的时间？	是	否
g.即使您知道饮酒给自己造成了健康或精神问题，仍然继续喝酒？	是	否
J2 三项或三项以上回答编码"是"吗？	是　　否 酒依赖 现患	
患者酒依赖编码"是"吗？	是	否
J3：在过去 12 个月内 a.您是否曾多次在学校学习、单位工作或家里做家务时，喝醉酒、酒后兴奋或处在酒精的后遗效应中？这种情况造成了什么问题吗？只有造成问题时才编码"是"。	是	否
b.您是否曾在醉酒后，从事有生命危险的活动，如开车、骑摩托车、操作机器、划船等？	是	否
c.您是否曾经因为喝酒出现过违法的问题，如被捕或妨害治安的行为？	是	否
d.尽管喝酒已经使您与家人或他人的关系出现了问题，您仍然继续喝酒吗？	是	否
J3 有 1 项或 1 项以上回答"是"吗？	是　　否 酒滥用 现患	

表 8-7-12　K.非酒精类精神活性物质使用障碍问卷

（→指：转到诊断框，在相应的诊断判断项上圈"否"，然后转到下一题组）

K1：现在我要给您看（出示精神活性物质卡片）或给您念一份毒品或药品的清单（读下面的清单）。

　　在过去 12 个月内，您是否使用过一次以上其中某种药物，已达到"飘"的感觉、让自己感觉更好或改变自己的心情？

　　圈出曾服用过的每种药物：

　　　兴奋剂：安非他明，如冰毒、硫酸右旋苯丙胺、哌甲酯（利他林）、减肥药

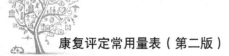

可卡因：Sonrting，IV，Frecbase，Crack，"Speedball"

麻醉剂：海洛因、吗啡、盐酸氢吗啡酮、鸦片、美沙酮、可待因、复方羟可酮、盐酸丙氧芬

致幻剂：LSD（酸）、麦司卡林、仙人球碱、苯环己啶（PCP）（"Angel Dust""Peace Pill"），
　　　　Psilocybin，STP，"Mushrooms"，Ecstasy，MDA，或 MDMA，Ketaming（"Special K"）

吸入剂："Glue"，Ethyl Chloride，"Rush"，Nitrous Oxide（"Laughing Gas"），Amyl or Butyl Nitracte（"Poppers"）

大麻：Hashish（"Hash"），THC，"Pot""Grass""Weed""Reefer"

镇静剂：Quaalude，Seconal（"Reds"），Valium，Xanax，Librium，Ativan，Dalmane，Halcion，巴比妥类，
　　　　Miltown，GHB，Roofinol，"Roofies"

其他：类固醇、非处方催眠、减肥药或感冒药等任何其他药物

请注明使用最多的药物：

注明将按照下述标准中的哪一项进行调查：

- 若同时或先后使用多种物质：
  每种使用过的药物（或一类药物）　　　　　　　　　　　　　□
  只调查最常使用的药物（或一类药物）　　　　　　　　　　　□
- 若只使用一种药物（或一类药物）：
  只调查使用过的一种药物（或一类药物）　　　　　　　　　　□

题目	选项	
K2：想一想您过去 12 个月内使用（所选药物或药物类别的名称） a. 您是否发现，您需要使用更大的量才能达到自己刚开始使用（药物或药物类别的名称）时的效果吗？	是	否
b. 当您减量或停止使用（所选药物或药物类别的名称）时，您是否出现过戒断症状（疼痛、手抖、发热、乏力、腹泻、恶心、出汗、心悸、睡眠困难、易激动、焦虑、易怒或压抑）？ 或者，您使用这些药物，是为了避免不舒服（戒断症状）或使自己感觉好一些？ 若任何一个回答"是"，编码"是"。	是	否
c. 在使用（所选药物或药物类别的名称）时，您是否发现实际用量比当初预计用量多？	是	否
d. 您是否曾经尝试减量或停止使用（所选药物或药物类别的名称），但是没有成功？	是	否
e. 在使用（所选药物或药物类别的名称）的日子里，您是否花了大量的时间（＞2 小时）获取药物、使用药物，或者从药物的效应中恢复过来或持续想着此药物？	是	否
f. 您是否因为使用药物而减少了工作、参与过去的喜好或与他人相处的时间？	是	否
g. 即使您知道药物给自己造成了健康或精神问题，您是否仍然继续使用（所选药物或药物类别的名称）？	是	否
K2 有 3 项或以上回答编码"是"吗？ 注明使用的药物：	是 药物依赖 现患	否→
患者药物依赖的编码为"是"吗？	是	否
K3：在过去 12 个月内： a. 您是否曾多次在学校学习、单位工作或在家里做家务时，过量使用（所选药物或药物类别的名称）、用药后兴奋或处在药物的后遗效应之中？这种情况造成了什么问题吗？只有造成问题时才编码"是"。 b. 您是否曾在过量使用（所选药物或药物类别的名称）或用药后兴奋时，从事有生命危险的活动？（如开车、骑摩托车、操作机器、划船等）		

续表

c.您是否曾因为使用（所选药物或药物类别的名称）出现过违法问题？如被捕或妨害治安的行为。 d.即使（所选药物或药物类别的名称）已经造成与家人和其他人的关系出现了问题，您是否仍然继续使用？		
K3 中至少一项回答编码"是"？ 注明使用的药物：	是　　　　否 药物依赖 现患	

表 8-7-13 　L. 精神病性疾患问卷

对每一个回答"是"的问题，要求举一个例子。只有当所举的例子清楚地显示出思维或知觉的扭曲，或者在目前的文化背景下显得不恰当，才编码"是"。在回答之前，要仔细评价妄想或幻觉是否"怪异"。

怪异的妄想是指：明显地不合理、荒谬或无法理解的，并且不是从日常的生活经验中衍生出来的妄想。

怪异的幻觉指：对患者的思想或行为进行评论的幻听，或者有两种或两种以上的声音在相互交谈。

现在我要问您一些有关不寻常经历的问题，其他人也可能经历过：	选项		怪异
L1：a.您曾经相信有人在暗中监视您，或有人设计要害您，或有人想要伤害您吗？	是	否	是
b.您现在还相信这些事情吗？	是	否	是 L6a
L2：a.您曾经相信，即使您不说出来，也有人会读出您的思想或听到您的想法吗？或者是您曾经确实能读出别人的思想或听到别人正在想的事情？	是	否	是
如果"是"，继续问： 　　　b.您现在还相信这些事情吗？	是	否	是 L6a
L3：a.您曾经相信某些人或外界的某种力量，将一些根本不是您自己的想法，输入到您的大脑中，或迫使您用一些不是您平常的方式来行动吗？您曾经感到自己被附体了？	是	否	是
如果"是"，继续问： 　　　b：您现在还相信这些事情吗？	是	否	是 L6a
L4：a.您曾经相信电视、收音机或报纸正给您播送特别的信息吗？或者是您不认识的人特别注意您吗？	是	否	是
如果"是"，继续问： 　　　b.您现在还相信这些事情吗？	是	否	是 L6a
L5：a.您的亲戚或朋友曾经觉得您的想法很奇怪或不寻常吗？（不包括 L1～L4 问题所问到的妄想，如夸大嫉妒、疑病、毁灭罪恶妄想等，才编码"是"）	是	否	是
如果"是"，继续问： 　　　b.他们现在还认为您的想法奇怪吗？	是	否	是 L6a
L6：a.您曾经听到过别人听不到的声音吗？（只有当患者对下列问题回答"是"时，编码怪异"是"）您听到的声音是在评论您的思想或行为，或是您听到两个或两个以上的声音在相互交谈吗？	是	否	是

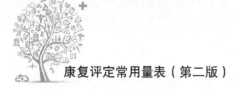
续表

如果"是"，继续问： 　　b. 最近一个月内，还能听到这些声音吗？	是	否	是 L8a
L7：a. 您曾经在清醒的时候看到过特别的东西，或看到别人看不到的事物？（如果看到的不适合当前的文化背景，编码"是"）	是	否	是
如果"是"，继续问： 　　b. 最近一个月内，您还能看到这些吗？	是	否	是 L8a
访谈者判断 L8：b. 患者目前表现出语无伦次、言语瓦解，或明显的思维松弛吗？	是	否	
L9：b. 患者目前表现出行为瓦解或有紧张症表现吗？	是	否	
L10：b. 访谈时，患者表现明显的精神分裂症阴性症状吗？如明显的情感冷漠、言语贫乏，或不能主动开始及保持有目的的行动（意志减退）	是	否	
L11：从 L1 到 L10： 　　有 1 项或 1 项以上"b"题回答"怪异"吗； 　　或 　　有 2 项或 2 项以上"b"题回答"是"，但不"怪异"吗？	否　　　是 精神病性障碍 现患		
L12：从 L1 到 L7： 　　有 1 项或 1 项以上"a"题回答"怪异"吗； 　　或 　　有 2 项或 2 项以上"a"题回答"是"，但不"怪异"吗？（需要确认这两个症状是否发生在过去同一段时间内） 　　或 　　L11 编码"是"吗？	否　　　是 精神病性障碍 终身		
L13：a. 如果 L12 编码"是"，或者 L1～L7 至少有 1 个"是"，患者符合下面的任一诊断吗？ 　　抑郁症（现患或既往发作） 　　或躁狂发作（现患或既往发作） 您之前讲过，您曾经有过一段时间感到（抑郁/情绪高涨/持续的易激惹）。	是	否	
b. 您刚刚谈到的这些信念及经历（L1～L7 编码"是"的症状）仅仅发生在您感到抑郁/情绪高涨/持续的易激惹的时候吗？	是	否	
L13 b 编码"是"吗？	否　　　是 心境障碍伴精神病性 症状 现患		

表 8-7-14　M. 神经性厌食问卷

题目（→指：转到诊断框，在相应的诊断判断项上圈"否"，然后转到下一题组）	选项	
M1：a. 您的身高是多少？ 　　b. 过去 3 个月内，您的最低体重是多少？ 　　c. 患者的体重是否低于其身高相对应的体重下限？（后附参考标准见表 8-7-15）	□□□ cm □□□ kg 是	 否→

M1 列出的为与疾病的主要症状标准相对应的筛查问题

续表

题目（→指：转到诊断框，在相应的诊断判断项上圈"否"，然后转到下一题组）	选项	
过去 3 个月内：		
M2：尽管体重这么低，您是否仍然尝试不增加体重？	是	否
M3：尽管您的体重已经很低，您是否仍然害怕体重增加或者发胖？	是	否
M4：a. 您是否认为自己太胖，或者身体的某部分太胖？	是	否
b. 您的体重或体形是否严重影响了您对自己的感觉？	是	否
c. 您是否觉得目前的低体重状态是正常现象甚至还太胖？	是	否
M5：M4 的问题中，有 1 项或 1 项以上回答编码"是"吗？	是	否
M6：只限于女性患者：在过去的 3 个月内，是否出现了停经？（您并未怀孕的前提下）	是	否
女性患者：M5 和 M6 编码"是"吗？ 男性患者：M5 编码"是"吗？	是　　　　否 神经性厌食 现患	

表 8-7-15　成人标准身高 / 体质量（体重）参考阈值（身高—不含鞋；体质量—不含衣服）

身高（cm）	145	150	155	160	165	170	175	180	185	190
体质量（kg）	37	39	42	45	48	51	54	57	60	64

注：表中的体质量阈值为计算值。体质量不低于不同身高和性别相对应正常体质量（DSM- Ⅳ 所规定）的 15%
以内。

表 8-7-16　N. 神经性贪食症问卷

题目（→指：转到诊断框，在相应的诊断判断项上圈"否"，然后转到下一题组）	选项	
N1：在过去 3 个月内，您是否曾暴食或在两个小时内进食过量的食物？	是	否→
N2：在过去 3 个月内，您是否每周出现多达两次暴食？	是	否→
N3：您暴食的时候，是否感觉您的进食无法控制？	是	否→
N4：为了避免暴食后的体重增加，您是否采取了补偿行为，如催吐、禁食、运动、服用泻药、灌肠、利尿剂（水剂药物）或其他药物？	是	否→
N5：您的体重或体形是否严重影响了您对自己的感觉？	是	否→
N6：患者的症状符合神经性厌食的诊断标准吗？ 　　如果 N6 ="否"，跳至 N8。	是	否
N7：这种暴食现象只发生在您体重低于（_____kg）的时候吗？ * 　　* 参考神经性厌食题组的标准身高体重，在括号中记录符合患者身高的标准体重	是	否
N8：N5 编码"是"，且 N7 编码"否"或被跳过？	是　　　　否 神经性厌食 现患	
N7 编码"是"吗？	是　　　　否 神经性厌食 暴食 / 清除型 现患	

表 8-7-17　O. 广泛性焦虑障碍问卷

题目（→指：转到诊断框，在相应的诊断判断项上圈"否"，然后转到下一题组）	选项	
O1：a. 在过去的 6 个月内，您是否对日常生活中、工作中、家庭中或者您周围的一系列事件，过分担心或紧张不安？→ 　　如果患者的焦虑是由于我们前面评定的疾病如惊恐发作（惊恐障碍）、在公众面前的不安（社交焦虑障碍）、害怕被污染（强迫症）或害怕体重增加（神经性厌食）等所导致，则这里不再编码"是"。 　　b. 大多数的日子你都很担心吗？	是 是	否→ 否→
O1 列出的为与疾病的主要症状标准相对应的筛查问题		
O2：您是否发现很难控制这些担心，或者这些担心干扰了您，使您不能专心做自己的事情？	是	否→
O3：从 O3a 到 O3f，如果这些症状是由于前面题组的疾病所导致，则编码"否"。 在过去 6 个月内您感到焦虑时，您几乎每天： 　　a. 是否感觉坐立不安，"上满了弦"或濒临失控？ 　　b. 是否感觉肌肉紧张？ 　　c. 是否感觉容易疲劳、乏力或筋疲力尽？ 　　d. 是否难以集中注意力，或感觉大脑一片白？ 　　e. 是否有睡眠障碍（难以入睡、夜间醒来、早醒或睡眠过多）？ 　　f. 是否感到易激惹？	是 是 是 是 是 是	否 否 否 否 否 否
O3 有 3 项或 3 项以上回答编码"是"吗？	是	否 广泛性焦虑障碍 现患

表 8-7-18　P. 反社会性人格障碍问卷

题目（→指：转到诊断框，在相应的诊断判断项上圈"否"，然后转到下一题组）	选项	
P1：在 15 岁以前，您是否： a. 经常逃学或从家里跑出来彻夜不归？ b. 经常说谎、骗人，或偷东西？ c. 挑起打架、欺负弱小、恐吓或挑衅他人？ d. 故意损坏物品或放火？ e. 故意虐待动物或伤害他人？ f. 强迫别人和您发生性行为？	是 是 是 是 是 是	否 否 否 否 否 否
P1 有 2 项或 2 项以上回答编码"是"吗？	是	否→
P2：下面的行为，如果仅仅是出于政治或宗教动机，则不编码"是" 　　从 15 岁以后，您是否： a. 经常以一种让别人认为您不负责任的方式行事，如拿东西不给钱、刻意表现出冲动或有意不去工作，无法养活自己？ b. 做一些违法的事，即使未被逮住（如破坏财物、在商店顺手牵羊、偷东西、贩卖毒品、或犯重罪？） c. 经常与人打架（包括与配偶或孩子发生肢体冲突）？ d. 经常说谎或欺骗别人以获取他人财物或取乐，或仅仅只是为了好玩而骗人？ e. 置别人于危险处境而不顾？ f. 伤害、虐待别人、说谎、偷别人东西，或者损坏别人财物后，没有任何罪恶（内疚）感？	是 是 是 是 是 是	否 否 否 否 否 否

续表

题目（→指：转到诊断框，在相应的诊断判断项上圈"否"，然后转到下一题组）	选项
P2 有 3 项或 3 项以上回答编码"是"吗?	是 否 反社会性人格障碍 终身

表 8-7-19　MINI 诊断记录表

患者姓名：　　　　　　　　编号：
出生日期：　　　　　　　　评定开始时间：
评定者姓名：　　　　　　　评定结束时间：
评定日期：　　　　　　　　评定时间：

题组	时间范围	符合标准	DSM-Ⅳ	ICD-10
A 抑郁发作 （MAJOR DEPRESSIVE EPISODE）	现患（过去 2 周） 既往发作	☐ ☐	296.20 ～ 296.26 单次 296.30 ～ 296.36 复次	F32.x FF33.x
A' 抑郁发作伴忧郁特征（备选） （MED WITH MELANCHOLICFEATURES） （optional）	现患（过去 2 周） 既往发作	☐ ☐	296.20 ～ 296.26 单次 296.30 ～ 296.36 复次	F32.x F33.x
B 心境恶劣（DYSTHYMIA）	现患（过去 2 年）	☐	300.4	F34.1
C 自杀（SUICIDALITY）	现患（过去 1 个月）	☐		
D （轻）躁狂发作 [（HYPO）MANIC EPISODE]	现患 +既往发作	☐ ☐	296.00 ～ 296.06	F30.x ～ F31.9
E 惊恐障碍（PANIC DISORDER）	现患（过去 1 个月） +终身	☐ ☐	300.01/300.21	F40.01 ～ F41.0
F 场所恐惧症（AGORAPHOBIA）	现患	☐	300.22	F40.00
G 社交恐惧症（社交焦虑障碍） [SOCIAL PHOBIA（Social Anxiety Disorder）]	现患（过去 1 个月）	☐	300.23	F40.1
H 强迫症（OBSESSIVE-COMPULSIVE DISORDER）	现患（过去 1 个月）	☐	300.3	F42.8
I 创伤后应激障碍（备选） [POSTTRAUMATIC STRESS DISORDER （optional）]	现患（过去 1 个月）	☐	309.81	F43.1
J 酒滥用或酒依赖（ALCOHOL ABUSE AND DEPENDENCE）	现患（过去 12 个月）	☐	303.9/305.00	F10.2x/F10.1
K 非酒精类精神活性物质使用障碍 （NON-ALCOHOL PSYCHOACTIVE SUBSTANCE USE DISORDERS）	现患（过去 12 个月）	☐	304.00 ～ 304.90/ 305.20 ～ 305.90	F11.00～F19.1/ F11.2/F19.1

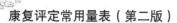

题组	时间范围	符合标准	DSM- Ⅳ	ICD-10
L 精神病性障碍（PSYCHOTIC DISORDER）	终身 + 现患	☐ ☐	295.10 ～ 295.90/ 297.1//297.3/ 293.81/293.82/ 293.89/298.8/298.9	F20.xx ～ F29
M 神经性厌食症（ANOREXIA NERVOSA）	现患（过去 3 个月）	☐	307.1	F50.0
N 神经性贪食症（BULIMIA NERVOSA）	现患（过去 3 个月）	☐	307.51	F50.2
O 广泛性焦虑障碍（GENERALIZED ANXIETY DISORDER）	现患（过去 3 个月）	☐	300.02	F41.1
P 反社会性人格障碍（备选）[ANTISOCIAL PERSONALITY DISORDER（optional）]	终身	☐	301.7	F60.2

▼▲ 第八节　惧怕否定评价量表 ▲▼

一、量表介绍

1. 测评方式：自评。

2. 量表功能：Watson 和 Friend 于 1969 年将惧怕否定评价（Fear of Negative Evaluation Scale，FNE）定义为对他人的评价担忧，为别人的否定评价感到苦恼，以及预期自己会遭到他人的否定评价。该量表条目内容与上述概念相一致，用于评定个体对他人的评价担忧、惧怕和苦恼程度。

3. 适用人群：各种人群。

4. 测评时长：3 ～ 5 分钟。

二、使用指南

Watson 和 Friend 于 1969 年定义"惧怕否定评价"为别人的否定评价感到苦恼，为对他人的评价担忧，预期自己会遭到他人的否定评价。原 FNE 量表（Watson 和 Friend，1969）含有 30 个条目，均为"是""否"题型，其中正、反面的评分大致相当。修订过的简明量表（Leary，1983）含有原量表中的 12 个条目，并按 5 级评分（表 8-8-1）。

续表

表 8-8-1　惧怕否定评价量表（修订过的简明量表）分级

分级	内容
1	与我完全不符合
2	与我有些符合
3	不确定
4	与我非常相符
5	与我极其相符

三、具体测试

指导语：请您根据自己情况，选择相应的答案（尚无标准指导语）。见表 8-8-2。

表 8-8-2　惧怕否定评价量表（FNE）（Piers 和 Harris 编制，苏林雁等修订）

测试题目	1 与我完全不符合	2 与我有些符合	3 不确定	4 与我非常相符	5 与我极其相符
*1. 我极少担心在别人眼里自己显得很傻	1	2	3	4	5
2. 我担心人家会怎样看我，尽管我知道这没什么要紧	1	2	3	4	5
3. 如果知道了有人在对我评头品足，我会紧张不安	1	2	3	4	5
*4. 即使知道人们正在形成一个对我不利的印象，我也不在乎	1	2	3	4	5
5. 当我在社交中出了差错，我会非常不愉快	1	2	3	4	5
*6. 我不怎么担心重要人物对我的看法	1	2	3	4	5
7. 我常常害怕自己会显得滑稽可笑或很傻	1	2	3	4	5
*8. 我对别人不赞同我几乎无反应	1	2	3	4	5
9. 我经常害怕别人会注意到我的短处	1	2	3	4	5
*10. 别人的不赞同对我几乎没有影响	1	2	3	4	5
11. 假如有人在评价我，我很容易想到最坏的评价	1	2	3	4	5
*12. 我几乎不操心我给别人留下了什么样的印象	1	2	3	4	5
13. 我害怕别人会不赞同我	1	2	3	4	5
14. 我害怕别人会发现我的错处	1	2	3	4	5
*15. 我并不为别人对我的看法而烦心	1	2	3	4	5
*16. 假如没能让某人欢心，我可能会无所谓	1	2	3	4	5
17. 当我同别人谈话时，我担心他们会怎么看我	1	2	3	4	5
*18. 我觉得一个人在社交中出点差错不可避免，因此，何必为此发愁呢	1	2	3	4	5

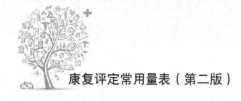

续表

测试题目	1 与我完全不符合	2 与我有些符合	3 不确定	4 与我非常相符	5 与我极其相符
19. 我通常总是在担心我究竟给别人留下了什么印象	1	2	3	4	5
20. 我很担心我的上司是怎样看我的	1	2	3	4	5
*21. 如我知道有人正在评价我时，我一点也不在乎	1	2	3	4	5
22. 我担心人们会认为我是无用之人	1	2	3	4	5
*23. 我对人家是怎样想我的几乎完全不担心	1	2	3	4	5
24. 有时我想自己太在乎别人对我的看法了	1	2	3	4	5
25. 我常常担心我会说错话或做错事	1	2	3	4	5
*26. 我对别人对我的看法通常不关心	1	2	3	4	5
27. 我一般自信别人对我会有好印象	1	2	3	4	5
28. 我总担心那些对我很重要的人们不会老是想到我	1	2	3	4	5
29. 我因为我的朋友们对我的看法而不开心	1	2	3	4	5
30. 如知道我的上司正在评价我，我会变得紧张不安	1	2	3	4	5

注：条目前标有"*"的答案为反向计分。

四、结果及解释

原 FNE 量表评分范围从 0 分（最低程度 FNE）到 30 分（最高程度 FNE），简明量表的评分范围为 12～60 分。高 FNE 的反面是对他人的评价没有担忧，不一定是期望或需要肯定的评价。

较低得分者，高 FNE 得分者被评价时更为不安，更可能赞同被人喜欢很重要这种"不合理的信念"，更加关切给人留下好的印象。同理，高 FNE 得分者在受到评价时会体验更高的焦虑，并更多地为进行自我否定评价而烦恼。

▼▲ 第九节　Piers-Harris 儿童自我意识量表 ▲▼

一、量表介绍

1. 测评方式：自评（个体或团体）。

2. 量表功能：Piers-Harris 儿童自我意识量表（Piers-Harris Children's Self-concept

Scale，PHCSS），是美国心理学家 Piers 及 Harris 于 1969 年编制、1974 年修订的儿童自评量表，2001 年中南大学精神卫生研究所苏林雁教授联合国内 20 多家单位，将此量表进行了标准化并制定了全国常模，主要用于评价儿童自我意识的状况，可用于临床对行为障碍、情绪障碍儿童自我意识的评价、治疗追踪，也可作为流行病学筛查工具。

3. 适用人群：8 ～ 16 岁。

4. 测评时长：约 20 分钟。

二、使用指南

1. PHCSS 含 80 项"是否"选择型试题，采用统一指导语，要求受试儿童根据问卷逐一在"是""否"上画圈，小学 1 年级、2 年级的学生及识字不多的受试者，可由测评者读给受试者听，最后计算总分。

2. 该量表由 6 个分量表组成，分别为：①行为，反映受试者在行为方面的自我评价，得分高表示认为自己行为适当；②智力与学校情况，反映受试者对自己的智力和学习能力的自我评价，得分高表示对自己的智力和学习满意；③躯体外貌属性，反映受试者对自己的躯体状况和外貌的自我评价，得分高表示对自己的躯体状外貌满意；④焦虑，反映受试者对自己焦虑情绪的自我评价，得分高表示认为自己情绪好、不焦虑；⑤合群，反映受试者对自己人际关系的自我评价，得分高表示对自己的人际关系满意；⑥幸福与满足，反映受试者对自己生活满意度的自我评价，得分高表示感到自己幸福，对自己的各方面感到满足。每个分量表包含题目见表 8-9-1。

表 8-9-1 Piers-Harris 儿童自我意识量表分量表包含条目

项目	条目
行为	12/1314/21/222/25/34/35/38/45/48/56/59/62/78/80
智力与学校情况	5/7/9/12/16/17/21/26/27/30/31/33/42/49/53/66/70
躯体外貌与属性	5/8/15/29/33/41/4954/57/60/63/69/73
焦虑	4/6/7/8/10/20/28/37/39/40/43/50/74/79
合群	1/3/6/11/40/46/49/51/58/65/69/77
幸福与满足	2/8/36/39/43/50/52/60/67/80
总分	从 1 到 80 相加

3. 记分方法：80 个条目的答案均为"是"或"否"，"*"条目"否"为标准答案，受试者在"否"上画了圈便记一分，如划"是"则不记分；其余条目"是"为标准答案，

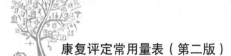

受试者在"是"上画了圈便记分，如划"是"则不记分。

三、具体测试

指导语：下面有 80 个问题，是了解你是怎样看待自己的。请你决定哪些问题符合你的实际情况，哪些问题不符合你的实际情况。如果你认为某个问题符合或基本符合你的实际情况，就在答卷纸上相应的题号后的"是"字上画圈，如果不符合或基本不符合你的实际情况，就在答卷纸上相应的题号后的"否"字上画圈。对于每个问题你只能作一种回答，并且每个问题都应该回答。请注意，这里要回答的是你实际上认为你怎样，而不是回答你认为你应该怎样。填表时请不要涂改，填完后连同本表一同交回。见表 8-9-2。

表 8-9-2 Piers-Harris 儿童自我意识量表

条目	选项	
*1. 我的同学嘲弄我	是	否
2. 我是一个幸福的人	是	否
*3. 我很难交朋友	是	否
*4. 我经常悲伤	是	否
5. 我聪明	是	否
*6. 我害羞	是	否
*7. 当老师找我时，我感到紧张	是	否
*8. 我的容貌使我烦恼	是	否
9. 我长大后将成为一个重要的人物	是	否
*10. 当学校要考试时，我就烦恼	是	否
*11. 我和别人合不来	是	否
12. 在学校里，我表现好	是	否
*13. 当某件事做错了常常是我的过错	是	否
*14. 我给家里带来麻烦	是	否
15. 我是强壮的	是	否
16. 我常常有好主意	是	否
17. 我在家里是重要的一员	是	否
*18. 我常常想按自己的主意办事	是	否
19. 我善于做手工劳动	是	否
*20. 我易于泄气	是	否

条目	选项	
21. 我的学校作业做得好	是	否
*22. 我干许多坏事	是	否
23. 我很会画画	是	否
24. 在音乐方面，我不错	是	否
*25. 我在家表现不好	是	否
*26. 我完成学校作业很慢	是	否
27. 在班上，我是一个重要的人	是	否
*28. 我容易紧张	是	否
29. 我有一双漂亮的眼睛	是	否
30. 在全班同学面前讲话，我可以讲得很好	是	否
*31. 在学校，我是一个幻想家	是	否
32. 我常常捉弄我的兄弟姐妹	是	否
33. 我的朋友喜欢我的主意	是	否
*34. 我常常遇到麻烦	是	否
35. 在家里我听话	是	否
36. 我运气好	是	否
*37. 我常常很担忧	是	否
*38. 我的父母对我期望过高	是	否
39. 我喜欢按自己的方式做事	是	否
*40. 我觉得自己做事丢三落四	是	否
41. 我的头发很好	是	否
42. 在学校，我自愿做一些事	是	否
*43. 我希望我与众不同	是	否
44. 我晚上睡得好	是	否
*45. 我讨厌学校	是	否
*46. 在游戏活动中，我是最后被选入的成员之一	是	否
*47. 我常常生病	是	否
*48. 我常常对别人小气	是	否
49. 在学校里，同学们认为我有好主意	是	否
*50. 我不高兴	是	否
51. 我有许多朋友	是	否
52. 我快乐	是	否
*53. 对大多数事情我不发表意见	是	否

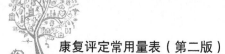
条目	选项	
54. 我长得漂亮	是	否
55. 我精力充沛	是	否
*56. 我常常打架	是	否
57. 我与男孩子合得来	是	否
*58. 别人常常捉弄我	是	否
*59. 我家里对我失望	是	否
60. 我有一张令人愉快的脸	是	否
*61. 当我要做什么事时总觉得不顺心	是	否
*62. 在家里我常常被捉弄	是	否
63. 在游戏和体育活动中我是一个带头人	是	否
*64. 我笨拙	是	否
*65. 在游戏和体育活动中我只看不参加	是	否
*66. 我常常忘记我所学的东西	是	否
67. 我容易与别人相处	是	否
*68. 我容易发脾气	是	否
69. 我与女孩子合得来	是	否
70. 我喜欢阅读	是	否
*71. 我宁愿独自干事，也不愿与许多人一起做事情	是	否
72. 我喜欢我的兄弟姐妹	是	否
73. 我的身材好	是	否
*74. 我常常害怕	是	否
75. 我总是跌坏东西或打坏东西	是	否
76. 我能得到别人的信任	是	否
*77. 我与众不同	是	否
*78. 我常常有一些坏的想法	是	否
*79. 我容易哭叫	是	否
80. 我是一个好人	是	否

注：* 条目"否"为标准答案。

四、结果及解释

该量表为正性记分，即得分高者表明该分量表评价好，受试者无此类问题，如"行为"

得分高，表明该儿童行为较适当，"合群"得分高，表明该儿童较合群。总分高低反映了受试者的自我意识水平的高低。

五、划界分的制定

1. 正常范围：总分得分在第30百分位至第70百分位之间。

2. 自我意识水平偏低：得分低于第30百分位（粗分46），提示该儿童可能存在某些情绪或行为问题或社会适应不良，有自信心不足、自我贬低或自暴自弃倾向。

3. 自我意识水平过高：得分高于第70百分位（粗分58），提示该儿童可能对自己要求过高，对挫折的耐受能力不足，过于求全或存在焦虑情绪（具体尚需结合临床来综合评价）。各年龄组划界分见表8-9-3。

表8-9-3　PHCSS各年龄组划界分

年龄	8～12岁（男） n=503	13～16岁（男） n=343	8～12岁（女） n=506	13～16岁（女） n=346
行为	11～16	11～16	12～16	12～16
智力与学校	9～17	9～17	9～17	9～17
躯体外貌	6～13	7～13	6～13	6.1～13
焦虑	8～14	8～14	8～14	8～14
合群	7～12	8～12	8～12	9～12
幸福与满足	7～10	7～10	7～10	7～10
总分	49～80	51～80	52～80	53～

▼▼ 第十节　卡特尔16项人格因素测验 ▲▼

一、量表介绍

1. 测评方式：自评。

2. 量表功能：卡特尔16项人格因素测验（Catell 16 Personality Factor Test，16PF），是目前世界上广泛运用的一种心理测验工具，是美国伊利诺州立大学人格及能力研究所

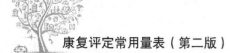

卡特尔（Catell）教授编制的。卡特尔从许多人行为的"表面特性"中，抽取出乐群性、敏锐性等 16 个相对独立的人格（维度，又称维量）对人进行描绘，可以了解受试者在环境适应、专业成就和心理健康等方面的表现。在临床医学中被广泛应用于心理障碍、行为障碍、心身疾病的个性特征的研究，对人才选拔和培养也很有参考价值。

3. 适用人群：16 岁以上个体人格特征，广泛适用于各类人员，对受试者的职业、级别、年龄、性别、文化等方面均无限制。

4. 测评时间：50 分钟。

二、使用指南

1. 卡特尔采用系统观察法、科学实验法以及因素分析法，确定出 16 种人格特质，并据此编制了测验量表。16 种人格因素是各自独立的，每一种因素与其他因素的相关性极小。这些因素的不同组合构成了一个人不同于其他人的独特个性。这些因素的名称和符号如下：

（A）乐群性　　（F）活泼性　　（L）怀疑性　　（Q1）变革性

（B）敏锐性　　（G）规范性　　（M）想象性　　（Q2）独立性

（C）稳定性　　（H）交际性　　（N）隐秘性　　（Q3）自律性

（E）影响性　　（I）情感性　　（O）自虑性　　（Q4）紧张性

2. 该测验每 1 问题都备有 3 个可能的答案，受试者可任选其一。在两个相反的选择答案之间有一个折中的或中性的答案，使受试者有折中的选择（例如，我喜欢看球赛：a. 是的，b. 偶然的，c. 不是的；或，我所喜欢的人大都是：a. 拘谨缄默的，b. 介于 a 与 c 之间的，c. 善于交际的），避免了在"是""否"之间必选其一的强迫性，所以被试者答题的自发性和自由性较好。

三、量表内容

指导语：该测验包括一些有关个人的兴趣与态度等问题。每个人对这些问题会有不同的看法，回答自然也是不同的，所以对问题如何回答，并没有"对"与"不对"之分，只是表明您对这些问题的态度。请您尽量表达您个人的意见，不要有所顾忌。每个问题都有 3 个选项，但您对每个问题只能选择一个项目。请尽量少选中性答案。每个问题都要回答。务必请您根据自己的实际情况回答。对每个问题不要过多考虑，请尽快回答。

1. 我很明了本测验的说明：

（A）是的　　　　　　　（B）不一定　　　　　　（C）不是的

2. 我对本测试的每一小问题，都能做到诚实地回答：

（A）是的　　　　　　　（B）不一定　　　　　　（C）不同意

3. 如果我有度假机会的话，我愿意：

（A）到一个繁华的城市去旅行

（B）介于（A）、（C）之间

（C）浏览清静而偏僻的山区

4. 我有足够的能力应付各种困难：

（A）是的　　　　　　　（B）不一定　　　　　　（C）不是的

5. 即使是关在铁笼里的猛兽，我见了也会感到惴惴不安：

（A）是的　　　　　　　（B）不一定　　　　　　（C）不是的

6. 我总是不敢大胆批评别人的言行：

（A）是的　　　　　　　（B）有时如此　　　　　（C）不是的

7. 我的思想似乎：

（A）比较先进　　　　　（B）一般　　　　　　　（C）比较保守

8. 我不擅长说笑话，讲有趣的事：

（A）是的　　　　　　　（B）介于（A）、（C）之间　（C）不是的

9. 当我见到邻居或亲友争吵时，我总是：

（A）任其自己解决　　　（B）置之不理　　　　　（C）予以劝解

10. 在社交场合中，我：

（A）谈吐自然　　　　　（B）介于（A）、（C）之间　（C）保持沉默

11. 我愿意作一个：

（A）建筑工程师　　　　（B）不确定　　　　　　（C）社会科学研究者

12. 阅读时，我喜欢选读：

（A）自然科学书籍　　　（B）不确定　　　　　　（C）政治理论书籍

13. 我认为很多人都有些心理不正常，只是他们不愿承认：

（A）是的　　　　　　　（B）介于（A）、（C）之间　（C）不是的

14. 我希望我的爱人擅长交际，无须具有文艺才能：

（A）是的　　　　　　　（B）不一定　　　　　　（C）不是的

15. 对于性情急躁、爱发脾气的人，我仍能以礼相待：

（A）是的　　　　　　　（B）介于（A）、（C）之间　（C）不是的

16. 受人侍奉时，我常常局促不安：

（A）是的　　　　　　　（B）介于（A）、（C）之间　（C）不是的

17. 在从事体力或脑力劳动之后，我总是需要有比别人更多的休息时间，才能保持工作效率：

（A）是的　　　　　　　（B）介于（A）、（C）之间　（C）不是的

18. 半夜醒来，我常常为种种不安而不能入睡：

（A）常常如此　　　　　（B）有时如此　　　　　　（C）极少如此

19. 事情进行的不顺利时，我常常急得涕泪交流：

（A）从不如此　　　　　（B）有时如此　　　　　　（C）时常如此

20. 我认为只要双方同意就可离婚，可以不受传统观念的束缚：

（A）是的　　　　　　　（B）介于（A）、（C）之间　（C）不是的

21. 我对人或物的兴趣很容易改变：

（A）是的　　　　　　　（B）介于（A）、（C）之间　（C）不是的

22. 工作中，我愿意：

（A）和别人合作　　　　（B）不确定　　　　　　　（C）自己单独进行

23. 我常常无缘无故地自言自语：

（A）常常如此　　　　　（B）偶尔如此　　　　　　（C）从不如此

24. 无论是工作，饮食或外出旅游，我总是：

（A）匆匆忙忙不能尽兴　（B）介于（A）、（C）之间　（C）从容不迫

25. 有时我怀疑别人是否对我的言谈真正有兴趣：

（A）是的　　　　　　　（B）介于（A）、（C）之间　（C）不是的

26. 如果我在工厂里工作，我愿做：

（A）技术科的工作　　　（B）介于（A）、（C）之间　（C）宣传科的工作

27. 在阅读时我愿阅读：

（A）有关太空旅行的书籍

（B）不太确定

（C）有关家庭教育的书籍

28. 本题后面列出 3 个单词，哪个与其他 2 个单词不是同类：

（A）狗　　　　　　　　（B）石头　　　　　　　　（C）牛

29. 如果我能到一个新的环境，我要：

（A）把生活安排的和从前不一样

（B）不确定

（C）和从前相仿

30. 在我的一生中，我总觉得我能达到我所预期的目标：

（A）是的　　　　　　　（B）不一定　　　　　　　（C）不是的

31. 当我说谎时总觉得内心羞愧不敢正视对方：

（A）是的　　　　　　　（B）不一定　　　　　　　（C）不是的

32. 假使我手里拿着一把装着子弹的手枪，我必须把子弹拿出来才能安心：

（A）是的　　　　　　　（B）介于（A）、（C）之间　（C）不是的

33. 多数人认为我是一个说话风趣的人：

（A）是的　　　　　　　（B）不一定　　　　　　　（C）不是的

34. 如果人们知道我内心的世界，他们会大吃一惊：

（A）是的　　　　　　　（B）不一定　　　　　　　（C）不是的

35. 在公共场合，如果我突然成为大家注意的中心，就会感到局促不安：

（A）是的　　　　　　　（B）介于（A）、（C）之间　（C）不是的

36. 我总喜欢参加规模庞大的晚会或集会：

（A）是的　　　　　　　（B）介于（A）、（C）之间　（C）不是的

37. 在学科中，我喜欢：

（A）音乐　　　　　　　（B）不一定　　　　　　　（C）手工劳动

38. 我常常怀疑那些出乎我意料地对我过于友善的人的动机是否诚实：

（A）是的　　　　　　　（B）介于（A）、（C）之间　（C）不是的

39. 我愿意把我的生活安排得像一个：

（A）艺术家　　　　　　（B）不确定　　　　　　　（C）会计师

40. 我认为目前世界所需要的是：

（A）多出现一些富有改善世界计划的理想家

（B）不确定

（C）脚踏实地的实干家

41. 有时候我觉得我需要剧烈的体力劳动：

（A）是的　　　　　　　（B）介于（A）、（C）之间　（C）不是的

42. 我愿意跟有教养的人来往而不愿意同粗鲁的人交往：

（A）是的　　　　　　　（B）介于（A）、（C）之间　（C）不是的

43. 在处理一些必须凭借智慧的事务中，我的亲人：

（A）表现得比一般人差　（B）普通　　　　　　　（C）表现的超人一等

44. 当领导（或老师）召见我时，我：

（A）总觉得可以趁机提出建议

（B）介于（A）、（C）之间

（C）总怀疑自己做错事

45.如果待遇优厚，我愿意做护理精神病人的工作：

（A）是的 　　　　　　　（B）介于（A）、（C）之间　（C）不是的

46.读报时，我喜欢读：

（A）当今世界的基本问题

（B）介于（A）、（C）之间

（C）地方新闻

47.我曾担任过：

（A）一种职务 　　　　　（B）多种职务 　　　　　　　（C）非常多的职务

48.在游览时，我宁愿观看一个画家的写生，也不愿听大家的辩论：

（A）是的 　　　　　　　（B）不一定 　　　　　　　　（C）不是的

49.我的神经脆弱，稍有点刺激就会战栗：

（A）时常如此 　　　　　（B）有时如此 　　　　　　　（C）从不如此

50.早晨起来，常常感到疲乏不堪：

（A）是的 　　　　　　　（B）介于（A）、（C）之间　（C）不是的

51.如果待遇相同，我愿选做：

（A）森林管理员 　　　　（B）不一定 　　　　　　　　（C）中小学教员

52.每逢过年过节或亲友结婚时，我：

（A）喜欢相互赠送礼品 　（B）不太确定 　　　　　　　（C）不愿相互送礼

53.本题后列有3个数字，哪个数字与其他2个数字不同类：

（A）5 　　　　　　　　　（B）2 　　　　　　　　　　　（C）7

54.猫和鱼就像牛和：

（A）牛奶 　　　　　　　（B）牧草 　　　　　　　　　（C）盐

55.在做人处世的各个方面，我的父母很值得敬佩：

（A）是的 　　　　　　　（B）不一定 　　　　　　　　（C）不是的

56.我觉得我确实有一些别人所不及的优良品质：

（A）是的 　　　　　　　（B）不一定 　　　　　　　　（C）不是的

57.只要有利于大家，尽管别人认为卑贱的工作，我也乐而为之，不以为耻：

（A）是的 　　　　　　　（B）不太确定 　　　　　　　（C）不是的

58.我喜欢看电影或参加其他娱乐活动的次数：

（A）比一般人多　　　　　　（B）和一般人相同　　　　（C）比一般人少

59. 我喜欢从事需要精密技术的工作：

（A）是的　　　　　　　　（B）介于（A）、（C）之间　（C）不是的

60. 在有威望有地位的人面前，我总是较为局促谨慎：

（A）是的　　　　　　　　（B）介于（A）、（C）之间　（C）不是的

61. 对于我来说在大众面前演讲或表演，是一件难事：

（A）是的　　　　　　　　（B）介于（A）、（C）之间　（C）不是的

62. 我愿意：

（A）指挥几个人工作　　（B）不确定　　　　　　　（C）和同志们一起工作

63. 即使我做了一件让别人笑话的事，我也能坦然处之：

（A）是的　　　　　　　　（B）介于（A）、（C）之间　（C）不是的

64. 我认为没有人会幸灾乐祸地希望我遇到困难：

（A）是的　　　　　　　　（B）不确定　　　　　　　（C）不是的

65. 一个人应该考虑人生的真正意义：

（A）是的　　　　　　　　（B）不确定　　　　　　　（C）不是的

66. 我喜欢去处理被别人弄得一塌糊涂的工作：

（A）是的　　　　　　　　（B）介于（A）、（C）之间　（C）不是的

67. 当我非常高兴时，总有一种"好景不长"的感受：

（A）是的　　　　　　　　（B）介于（A）、（C）之间　（C）不是的

68. 在一般困难情境中，我总能保持乐观：

（A）是的　　　　　　　　（B）不一定　　　　　　　（C）不是的

69. 迁居是一件极不愉快的事：

（A）是的　　　　　　　　（B）介于（A）、（C）之间　（C）不是的

70. 在年轻的时候，我和父母的意见不同时：

（A）保留自己的意见　　（B）介于（A）、（C）之间　（C）接受父母的意见

71. 我希望把我的家庭：

（A）建设成适合自身活动和娱乐的地方

（B）介于（A）、（C）之间

（C）成为邻里交往活动的一部分

72. 我解决问题时，多借助于：

（A）个人独立思考　　（B）介于（A）、（C）之间　（C）和别人互相讨论

73. 在需要当机立断时，我总是：

（A）镇静地运用理智

（B）介于（A）、（C）之间

（C）常紧张兴奋，不能冷静思考

74. 最近在一两件事情上，我觉得我是无辜受累的：

（A）是的 　　　　　　（B）介于（A）、（C）之间 （C）不是的

75. 我善于控制我的表情：

（A）是的 　　　　　　（B）介于（A）、（C）之间 （C）不是的

76. 如果待遇相同，我愿做一个：

（A）化学研究工作者 　　（B）不确定 　　　　　（C）旅行社经理

77. 以"惊讶"与"新奇"搭配为例，认为"惧怕"与（　　）搭配：

（A）勇敢 　　　　　　（B）焦虑 　　　　　　（C）恐怖

78. 本题后面列出 3 个分数，哪一个数与其他 2 个分数不同类：

（A）3/7 　　　　　（B）3/9 　　　　　　（C）3/11

79. 不知为什么，有些人总是故意回避或冷淡我：

（A）是的 　　　　　　（B）不一定 　　　　　　（C）不是的

80. 我虽然好意待人，但常常得不到好报：

（A）是的 　　　　　　（B）不一定 　　　　　　（C）不是的

81. 我不喜欢争强好胜的人：

（A）是的 　　　　　　（B）介于（A）、（C）之间 （C）不是的

82. 和一般人相比，我的朋友的确太少：

（A）是的 　　　　　　（B）介于（A）、（C）之间 （C）不是的

83. 不在万不得已的情况下，我总是回避参加应酬性的活动：

（A）是的 　　　　　　（B）不一定 　　　　　　（C）不是的

84. 我认为对领导逢迎得当比工作表现更重要：

（A）是的 　　　　　　（B）介于（A）、（C）之间 （C）不是的

85. 参加竞赛时，我总是着重在竞赛的活动，而不计较其成败：

（A）总是如此 　　　　（B）一般如此 　　　　　（C）偶然如此

86. 按照我个人的意愿，我希望做的工作是：

（A）有固定而可靠的工资收入

（B）介于（A）、（C）之间

（C）工资高低应随我的工作表现而随时调整

87. 我愿意阅读：

（A）军事与政治的实事记载

（B）不一定

（C）富有情感的幻想的作品

88. 我认为有许多人之所以不敢犯罪，其主要原因是怕被惩罚：

（A）是的　　　　　　　　（B）介于（A）、（C）之间　（C）不是的

89. 我的父母从来不严格要求我事事顺从：

（A）是的　　　　　　　　（B）不一定　　　　　　　　（C）不是的

90. "百折不挠，再接再厉"的精神常常被人们所忽略：

（A）是的　　　　　　　　（B）不一定　　　　　　　　（C）不是的

91. 当有人对我发火时，我总是：

（A）设法使他镇静下来　（B）不太确定　　　　　　　（C）自己也会发起火来

92. 我希望大家都提倡：

（A）多吃蔬菜以避免杀生

（B）不一定

（C）发展农业，扑灭对农产品有害的动物

93. 不论是在极高的屋顶上，还是在极深的隧道中，我很少感到胆怯不安：

（A）是的　　　　　　　　（B）介于（A）、（C）之间　（C）不是的

94. 只要没有过错，不管别人怎么说，我总能心安理得：

（A）是的　　　　　　　　（B）不一定　　　　　　　　（C）不是的

95. 我认为凡是无法用理智来解决的问题，有时就不得不靠强权处理：

（A）是的　　　　　　　　（B）介于（A）、（C）之间　（C）不是的

96. 我在年轻的时候，和异性朋友交往：

（A）较多　　　　　　　　（B）介于（A）、（C）之间　（C）较别人少

97. 我在社团活动中，是一个活跃分子：

（A）是的　　　　　　　　（B）介于（A）、（C）之间　（C）不是的

98. 在人声嘈杂中，我仍能不受干扰，专心工作：

（A）是的　　　　　　　　（B）介于（A）、（C）之间　（C）不是的

99. 在某些心境下，我常常因为困惑陷入空想而将工作搁置下来：

（A）是的　　　　　　　　（B）介于（A）、（C）之间　（C）不是的

100. 我很少用难堪的语言去刺伤别人的感情：

（A）是的　　　　　　　　（B）不太确定　　　　　　　（C）不是的

101. 我更愿意做一名：

（A）商店经理　　　　　　（B）不确定　　　　　　　（C）建筑师

102.“理不胜词”的意思是：

（A）理不如词　　　　　　（B）理多而词少　　　　　（C）辞藻华丽而理不足

103.以“铁锹”与“挖掘”搭配为例，我认为“刀子”与（　　）搭配：

（A）琢磨　　　　　　　　（B）切割　　　　　　　　（C）铲除

104.我在大街上，常常避开我所不愿意打招呼的人：

（A）很少如此　　　　　　（B）偶然如此　　　　　　（C）有时如此

105.当我聚精会神地听音乐时，假使有人在旁边高谈阔论：

（A）我仍能专心听音乐　　（B）介于（A）、（C）之间　（C）不能专心而感到恼怒

106.在课堂上，如果我的意见与老师不同，我常常：

（A）保持沉默　　　　　　（B）不一定　　　　　　　（C）表明自己的看法

107.我和异性交谈时，极力避免有关“性”的话题：

（A）是的　　　　　　　　（B）介于（A）、（C）之间　（C）不是的

108.我在待人接物方面，的确不太成功：

（A）是的　　　　　　　　（B）不完全这样　　　　　（C）不是的

109.每当做一件困难工作时，我总是：

（A）预先做好准备

（B）介于（A）、（C）之间

（C）相信到时候总会有办法解决的

110.在我结交朋友中，男女各占一半：

（A）是的　　　　　　　　（B）介于（A）、（C）之间　（C）不是的

111.我在结交朋友方面：

（A）结识很多的人　　　　（B）不一定　　　　　　　（C）维持几个深交的朋友

112.我愿意作一个社会科学家，而不愿做一个机械工程师：

（A）是的　　　　　　　　（B）不太确定　　　　　　（C）不是的

113.如果我发现别人的缺点，我常常不顾一切地提出指责：

（A）是的　　　　　　　　（B）介于（A）、（C）之间　（C）不是的

114.我喜欢设法影响和我一起工作的同伴，使他们能协助我所计划的目标：

（A）是的　　　　　　　　（B）介于（A）、（C）之间　（C）不是的

115.我喜欢做音乐，或跳舞，或新闻采访等工作：

（A）是的　　　　　　　　（B）不一定　　　　　　　（C）不是的

116.当人们表扬我的时候，我总觉得羞愧窘促：

（A）是的 （B）介于（A）、（C）之间 （C）不是的

117. 我认为一个国家最需要解决的问题是：

（A）政治问题 （B）不太确定 （C）道德问题

118. 有时我会无故地产生一种面临大祸的恐惧：

（A）是的 （B）有时如此 （C）不是的

119. 我在童年时，害怕黑暗的次数：

（A）很多 （B）不太多 （C）几乎没有

120. 在闲暇的时候，我喜欢：

（A）看一部历史性的探险小说

（B）不一定

（C）读一本科学性的幻想小说

121. 当人们批评我古怪不正常时，我：

（A）非常气恼 （B）有些气恼 （C）无所谓

122. 当来到一个新城市里找地址时，我常常：

（A）找人问路 （B）介于（A）、（C）之间 （C）参考地图

123. 当朋友声明她要在家休息时，我总是设法怂恿她同我一起到外面去玩：

（A）是的 （B）不一定 （C）不是的

124. 在就寝时，我常常：

（A）不易入睡 （B）介于（A）、（C）之间 （C）极易入睡

125. 有人烦扰我时，我：

（A）能不露声色

（B）介于（A）、（C）之间

（C）总要说给别人听，以泄愤怒

126. 如果待遇相同，我愿做一个：

（A）律师 （B）不确定 （C）航海员或飞行员

127. "时间变成了永恒"这是比喻：

（A）时间过得慢 （B）忘了时间 （C）光阴一去不复返

128. 本题后的哪一项应接在"×0000××00×××"的后面：

（A）×0× （B）00× （C）0××

129. 我不论到什么地方，都能清楚地辨别方向：

（A）是的 （B）介于（A）、（C）之间 （C）不是的

130. 我热爱我所学的专业和所从事的工作：

（A）是的 　　　　　　　（B）不一定 　　　　　　　（C）不是的

131. 如果我急于想借朋友的东西，而朋友又不在家时，我认为不告而取也没有关系：

（A）是的 　　　　　　　（B）介于（A）、（C）之间 （C）不是的

132. 我喜欢给朋友讲述一些我个人有趣的经历：

（A）是的 　　　　　　　（B）介于（A）、（C）之间 （C）不是的

133. 我宁愿做一个：

（A）演员 　　　　　　　（B）不确定 　　　　　　　（C）建筑师

134. 业余时间，我总是做好安排，不使时间浪费：

（A）是的 　　　　　　　（B）介于（A）、（C）之间 （C）不是的

135. 在和别人交往中，我常常会无缘无故地产生一种自卑感：

（A）是的 　　　　　　　（B）介于（A）、（C）之间 （C）不是的

136. 和不熟识的人交谈，对我来说：

（A）是一件难事 　　　　（B）介于（A）、（C）之间 （C）毫无困难

137. 我所喜欢的音乐是：

（A）轻松活泼的 　　　　（B）介于（A）、（C）之间 （C）富有感情的

138. 我爱想入非非：

（A）是的 　　　　　　　（B）不一定 　　　　　　　（C）不是的

139. 我认为未来二十年的世界局势定将好转：

（A）是的 　　　　　　　（B）不一定 　　　　　　　（C）不是的

140. 在童年时，我喜欢阅读：

（A）战争故事 　　　　　（B）不确定 　　　　　　　（C）神话幻想故事

141. 我向来对机械、汽车等产生兴趣：

（A）是的 　　　　　　　（B）介于（A）、（C）之间 （C）不是的

142. 即使让我做一个缓刑释放的罪犯的管理人，我也会把工作搞得很好：

（A）是的 　　　　　　　（B）介于（A）、（C）之间 （C）不是的

143. 我仅仅被认为是一个能够苦干而稍有成就的人而已：

（A）是的 　　　　　　　（B）介于（A）、（C）之间 （C）不是的

144. 就是在不顺利的情况下，我仍能保持精神振奋：

（A）是的 　　　　　　　（B）介于（A）、（C）之间 （C）不是的

145. 我认为节制生育是解决经济与和平问题的重要条件：

（A）是的 　　　　　　　（B）不太确定 　　　　　　（C）不是的

146. 在工作中，我喜欢独自筹划，不愿受别人干涉：

（A）是的　　　　　　　（B）介于（A）、（C）之间　（C）不是的

147. 我相信"上司不可能没有过错，但他仍有权做当权者"：

（A）是的　　　　　　　（B）不一定　　　　　　　（C）不是的

148. 我在工作和学习上，总是使自己不粗心大意，不忽略细节：

（A）是的　　　　　　　（B）介于（A）、（C）之间　（C）不是的

149. 在和人争辩或险遭事故后，我常常表现出震颤，筋疲力尽，不能安心工作：

（A）是的　　　　　　　（B）介于（A）、（C）之间　（C）不是的

150. 未经医生处方，我是从不乱吃药的：

（A）是的　　　　　　　（B）介于（A）、（C）之间　（C）不是的

151. 根据我个人的兴趣，我愿意参加：

（A）摄影组织活动　　　（B）不确定　　　　　　　（C）文娱队活动

152. 以星火与燎原搭配为例，我认为姑息与（　）搭配：

（A）同情　　　　　　　（B）养奸　　　　　　　　（C）纵容

153. "钟表"与"时间"的关系犹如"裁缝"与（　）的关系：

（A）服装　　　　　　　（B）剪刀　　　　　　　　（C）布料

154. 生动的梦境，常常干扰我的睡眠：

（A）经常如此　　　　　（B）偶然如此　　　　　　（C）从不如此

155. 我爱打抱不平：

（A）是的　　　　　　　（B）介于（A）、（C）之间　（C）不是的

156. 如果我要到一个新城市，我将要：

（A）到处闲逛　　　　　（B）不确定　　　　　　　（C）避免去不安全的地方

157. 我爱穿朴素的衣服，不愿穿华丽的服装：

（A）是的　　　　　　　（B）不太确定　　　　　　（C）不是的

158. 我认为安静的娱乐远远胜过热闹的宴会：

（A）是的　　　　　　　（B）不太确定　　　　　　（C）不是的

159. 我明知自己有缺点，但不愿接受别人的批评：

（A）偶然如此　　　　　（B）极少如此　　　　　　（C）从不如此

160. 我总是把"是，非，善，恶"作为处理问题的原则：

（A）是的　　　　　　　（B）介于（A）、（C）之间　（C）不是的

161. 当我工作时，我不喜欢有许多人在旁边参观：

（A）是的　　　　　　　（B）介于（A）、（C）之间　（C）不是的

162. 我认为，故意为难一些有教养的人，如医生、教师，是一件有趣的事：

（A）是的　　　　　　　　（B）介于（A）、（C）之间　（C）不是的

163. 在各种课程中，我喜欢：

（A）语文　　　　　　　　（B）不确定　　　　　　　　（C）数学

164. 那些自以为是、道貌岸然的人使我生气：

（A）是的　　　　　　　　（B）介于（A）、（C）之间　（C）不是的

165. 和循规蹈矩的人交谈：

（A）很有兴趣，并有所获的

（B）介于（A）、（C）之间

（C）他们的思想简单，使我太厌烦

166. 我喜欢：

（A）有几个有时对我很苛求但富有感情的朋友

（B）介于（A）、（C）之间

（C）不受别人的干扰

167. 如果征求我的意见，我赞同：

（A）切实制止精神病患者和智能低下的人生育

（B）不确定

（C）杀人犯必须判处死刑

168. 有时我会无缘无故地感到沮丧，痛苦：

（A）是的　　　　　　　　（B）介于（A）、（C）之间　（C）不是的

169. 当和立场相反的人争辩时，我主张：

（A）尽量找出基本概念的差异

（B）不一定

（C）彼此让步

170. 我一向重感情而不重理智，因而我的观点常常动摇不定：

（A）是的　　　　　　　　（B）不一定　　　　　　　　（C）不是的

171. 我的学习多赖于：

（A）阅读书刊　　　　　　（B）介于（A）、（C）之间　（C）参加集体讨论

172. 我宁愿选择一个工资较高的工作，不在乎是否有保障，而不愿做工资低、固定的工作：

（A）是的　　　　　　　　（B）不一定　　　　　　　　（C）不是的

173. 在参加讨论时，我总是能先把握自己的立场：

（A）经常如此　　　　　　（B）一般如此　　　　　　　（C）必要时才如此

174. 我常常被一些无所谓的小事所烦扰：

（A）是的　　　　　　（B）介于（A）、（C）之间　（C）不是的

175. 我宁愿住在嘈杂的闹市区，而不愿住在僻静的地区：

（A）是的　　　　　　（B）不太确定　　　　　　（C）不是的

176. 下列工作如果任我挑选的话，我愿做：

（A）少先队辅导员　　　（B）不太确定　　　　　　（C）修表工作

177. 一人（　）事，人人受累：

（A）偾　　　　　　　　（B）愤　　　　　　　　　（C）喷

178. 望子成龙的家长往往（　）苗助长：

（A）揠　　　　　　　　（B）堰　　　　　　　　　（C）偃

179. 气候的变化并不影响我的情绪：

（A）是的　　　　　　（B）介于（A）、（C）之间　（C）不是的

180. 因为我对一切问题都有一些见解，所以大家都认为我是一个有头脑的人：

（A）是的　　　　　　（B）介于（A）、（C）之间　（C）不是的

181. 我讲话的声音：

（A）洪亮　　　　　　（B）介于（A）、（C）之间　（C）低沉

182. 一般人都认为我是一个活跃热情的人：

（A）是的　　　　　　（B）介于（A）、（C）之间　（C）不是的

183. 我喜欢做出差机会较多的工作：

（A）是的　　　　　　（B）介于（A）、（C）之间　（C）不是的

184. 我做事严格，力求把事情办得尽善尽美：

（A）是的　　　　　　（B）介于（A）、（C）之间　（C）不是的

185. 在取回或归还所借的东西时，我总是仔细检查，看是否保持原样：

（A）是的　　　　　　（B）介于（A）、（C）之间　（C）不是的

186. 我通常是精力充沛，忙碌多事：

（A）是的　　　　　　（B）不一定　　　　　　　　（C）不是的

187. 我确信我没有遗漏或漫不经心回答上面的任何问题：

（A）是的　　　　　　（B）不确定　　　　　　　　（C）不是的

四、结果及解释

本项测验共包括 16 种性格因素的测评，以下是各项性格因素所包括的测试题。见表
8-10-1。

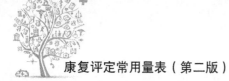

表 8-10-1　各项性格因素所包括测试题

因素	包含条目
A	3，26，27，51，52，76，101，126，151，176
B	28，53，54，77，78，102，103，127，128，152，153，177，178，180
C	4，5，29，30，55，79，80，104，105，129，130，154，179
E	6，7，3l，32，56，57，81，106，131，155，156，180，181
F	8，33，58，82，83，107，108，132，133，157，158，182，183
G	9，34，59，84，109，134，159，160，184，185
H	10，35，36，60，61，85，86，110，111，135，136，161，186
I	11，12，37，62，87，112，137，138，162，163
L	13，38，63，64，88，89，113，114，139，164
M	14，15，39，40，65，90，91，115，116，140，141，165，166
N	16，17，41，42，66，67，92，117，142，167
O	18，19，43，44，68，69，93，94，118，119，143，144，168
Q1	20，21，45，46，70，95，120，145，169，170
Q2	22，47，71，72，96，97，121，122，146，171
Q3	23，24，48，73，98，123，147，148，172，173
Q4	25，49，50，74，75，99，100，124，125，149，150，174，175

具体每题的计分方法见表 8-10-2。

表 8-10-2　具体每题的计分

下列题凡是选以下对应的选项加 1 分，否则加 0 分

28.B	53.B	54.B	77.C	78.B	102.C	103.B	127.C	128.B	152.B	153.C	177.A	178.A

下列每题凡是选 B 均加 1 分，选以下对应的选项加 2 分，否则加 0 分

3.A	4.A	5.C	6.C	7.A	8.C	9.C	10.A	11.C	12.C
13.A	14.C	15.C	16.C	17.A	18.A	19.C	20.A	21.A	22.C
23.C	24.C	25.A	26.C	27.C	29.C	30.C	31.C	32.C	33.A
34.C	35.C	36.A	37.A	38.A	39.A	40.A	41.C	42.A	43.A
44.C	45.C	46.A	47.A	48.A	49.A	50.A	51.C	52.A	55.A
56.A	57.C	58.A	59.C	60.C	61.C	62.C	63.C	64.C	65.A
66.C	67.C	68.C	69.C	70.A	71.A	72.A	73.A	74.A	75.C
76.C	79.C	80.C	81.C	82.C	83.C	84.C	85.C	86.C	87.C
88.A	89.C	90.C	91.A	92.C	93.C	94.C	95.C	96.C	97.C
98.A	99.A	100.C	101.A	104.A	105.A	106.C	107.C	108.C	109.A
110.A	111.A	112.A	113.A	114.A	115.A	116.A	117.A	118.A	119.A
120.C	121.C	122.C	123.C	124.A	125.C	126.A	129.A	130.A	131.A
132.A	133.A	134.A	135.C	136.A	137.C	138.A	139.C	140.A	141.C
142.A	143.A	144.A	145.A	146.A	147.A	148.A	149.A	150.A	151.C

154.C	155.A	156.A	157.C	158.C	159.C	160.A	161.C	162.C	163.A
164.A	165.C	166.C	167.A	168.A	169.A	170.C	171.A	172.C	173.A
174.A	175.C	176.A	179.A	180.A	181.A	182.A	183.A	184.A	185.A
186.A									

注：第1、2、187题不计分；将每项因素所包括的测试题得分加起来，就是该项性格因素的原始得分。

五、分数解释与适宜职业

1. 因素 A——乐群性

（1）高分者：开朗、热情、随和，易于建立社会联系，在集体中倾向于承担责任和担任领导之职，在职业中容易得到晋升。推销员、企业经理、教师、会计、社会工作者等多具有此种特质。

（2）低分者：保守、孤僻、严肃、拘谨、退缩、生硬。职业上倾向于从事富于创造性的工作，如科学家（尤其是物理学家和生物学家）、艺术家、音乐家和作家。

2. 因素 B——智慧性

（1）高分者：聪明，富有才识，善于抽象思考。思考敏捷正确，学习能力强。适合经过专业训练后的工作，如高科技技术人员、专业客户经理等。

（2）低分者：较迟钝，思考能力差。适宜一些琐事性工作，如杂务工等。

3. 因素 C——稳定性

（1）高分者：情绪稳定、成熟，能够面对现实，在集体中较受尊重。容易与别人合作，多倾向于从事技术性工作、管理性工作及飞行员、护士、研究人员、运动员等工作。

（2）低分者：情绪不稳定、幼稚、意气用事。当事业和爱情受挫时情绪沮丧，不易恢复。职业上多倾向于从事会计、办事员、艺术家、售货员等职业。

4. 因素 E——影响性

（1）高分者：武断、争强好胜、盛气凌人、固执己见。有时表现出反传统倾向，不循规蹈矩，在集体活动中有时不遵守纪律。社会接触较广泛。在学校学习期间，学习成绩一般或稍差。在大学期间可能表现出较强的数学能力。创造性和研究能力较强，经商能力稍差。职业上倾向于管理人员、艺术家、工程师、心理学家。

（2）低分者：谦卑、温顺、随和、惯于服从。职业选择倾向于咨询顾问、医生、办事员。

5. 因素 F——活泼性

（1）高分者：轻松、愉快、逍遥、放纵，社会联系广泛，在集体中较引人注目。职业上倾向于运动员、经商者、空中小姐等。

（2）低分者：节制、自律、严肃、沉默寡言。学术活动能力比社会活动能力强一些。职业上倾向于会计、行政人员、教授、科研人员等。

6. 因素 G——有恒性

（1）高分者：真诚、重良心、有毅力、执着、道德感强，孝敬、尊重父母。工作勤奋，睡眠较少，在直接接触的小群体中会自然而然地成为领导性人物。职业上倾向于会计、百货经营经理等。

（2）低分者：自私、唯利是图、不讲原则、不守规则、不尊重父母、对异性较随便、缺乏社会责任感。职业上倾向于艺术家、作家、记者等。

7. 因素 H——交际性

（1）高分者：冒险、不可遏制、在社会行为方面胆大妄为，副交感神经占支配地位。职业上倾向于竞技体育运动、音乐工作者等。

（2）低分者：害羞、胆怯、易受惊怕。交感神经占支配地位。职业上倾向于编辑人员、农业技术人员。

8. 因素 I——情感性

（1）高分者：细心、敏感、依赖性强；遇事优柔寡断，缺乏自信。职业上倾向于美术工作者、行政人员、社会科学家、社会工作者、编辑。

（2）低分者：粗心、自立、现实。喜欢参加体育活动，通常身体较健康；遇事果断、自信。职业上倾向于工程师、电气技师、警察等。

9. 因素 L——怀疑性

（1）高分者：多疑、戒备，不易受欺骗，易困，多睡眠。在集体中与他人保持距离，缺乏合作精神。职业上倾向于编辑、管理人员、创造性科学研究人员。

（2）低分者：真诚、合作、宽容、容易适应环境，在集体中容易与人形成良好的关系。职业上倾向于会计、炊事员、电气技师、机械师、生物学家、物理学家。

10. 因素 M——想象性

（1）高分者：富于想象，生活豪放不羁，对事漫不经心，通常在中学毕业后努力争取继续学习而不是早早就业。在集体中不太被人们看重，不修边幅，不重整洁，粗枝大叶。经常变换工作，不易被晋升。具此种特质的人大多属于艺术家。

（2）低分者：现实、脚踏实地、处事稳妥、具忧患意识、办事认真谨慎。宜从事交通警察、机场地勤等。

11. 因素 N——世故性

（1）高分者：机敏、狡黠、圆滑、世故，人情练达，善于处世。在社会中容易取得较好的地位，善于解决疑难问题，在集体中受到人们的重视。职业上倾向于心理学家、企业家、商人等。

（2）低分者：直率、坦诚、不加掩饰、不留情面，有时显得过于刻板，不为社会所接受。在社会中不易取得较高地位。职业上倾向于艺术家、汽车修理工、矿工、厨师、警卫。

12. 因素 O——忧虑性

（1）高分者：忧郁、自责、缺乏安全感，焦虑、不安、自扰、杞人忧天。朋友较少，在集体中既无领袖欲望，亦不被推选为领袖。常对环境进行抱怨，牢骚满腹。害羞、不善言辞、爱哭。职业上倾向于艺术家、农工等。

（2）低分者：自信、心平气和、坦然、宁静，有时自负、自命不凡、自鸣得意，容易适应环境，知足常乐。职业上倾向于竞技体育运动员、行政人员、物理学家、机械师。

13. 因素 Q1——变革性

（1）高分者：好奇、喜欢尝试各种可能性，思想自由、开放、激进，接近进步的政治党派。对宗教活动不够积极，身体较健康，在家庭中较少大男子主义。职业上倾向于艺术家、作家、会计、工程师、教授。

（2）低分者：保守、循规蹈矩、尊重传统。职业上倾向于运动员、机械师、军官、音乐家、商人、警察、厨师、保姆。

14. 因素 Q2——独立性

（1）高分者：自信、有主见、足智多谋。遇事勇于自己做主，不依赖他人，不推诿责任。职业上倾向于创造性工作，如艺术家、工程师、科学研究人员、教授、作家。

（2）低分者：依赖性强，缺乏主见，在集体中经常是一个随波逐流的人，对于权威是一个忠实的追随者。职业上倾向于厨师、保姆、护士、社会工作者。

15. 因素 Q3——自律性

（1）高分者：较强的自制力，较准确的意志力量，较坚定地追求自己的理想，有良好的自我感觉和自我评价，在集体中，可以提出有价值的建议。职业上倾向于大学行政领导、飞行员、科学家、电气技师、警卫、机械师、厨师、物理学家。

（2）低分者：不能自制、不遵守纪律、松懈、随心所欲、为所欲为、漫不经心、不尊重社会规范。职业上倾向于艺术家。

16. 因素 Q4——紧张性

（1）高分者：紧张、有挫折感、经常处于被动局面、神经质、不自然、做作。在集体中很少被选为领导，通常感到不被别人尊重和接受，经常自叹命薄。职业上倾向于农业工人、售货员、作家、记者。

（2）低分者：放松、平静、不敏感、有时反应迟钝。很少有挫折感，遇事镇静自若。职业上倾向于空中小姐、海员、地理学家、物理学家。

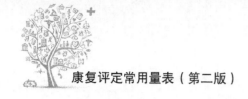

▼▲ 第十一节　耶鲁 - 布朗强迫量表 ▲▼

一、量表介绍

1. 测评方式：他评。

2. 量表功能：耶鲁 - 布朗强迫量表（Yale-Brown Obsessive Compulsive Scale, Y-BOCS），由 Goodman 等人于 1989 年首次提出，为专门用于评定强迫障碍患者症状的类型和严重程度的半定式检查量表。Y-BOCS 已经成为强迫症状评定量表的金标准。原始的完整版本包括 3 部分，即 Y-BOCS 症状清单、目标症状表、Yale-Brow 强迫量表，评估强迫症状严重程度。本节主要介绍其原始版的主体。

3. 适用人群：强迫症患者。

4. 测评时间：约 30 分钟。

二、使用指南

1. Y-BOCS 总共有 19 个条目，但是量表总分只统计前 10 项，且不包括 1b 和 6b。这 10 个条目分为两个分量表，强迫思维和强迫动作各 5 项。每个条目按程度或频度 / 时间分为 0 ～ 4 级。下面是这 10 个计分条目的检查方式和评定标准（表 8-11-1 和表 8-11-2）。

2. 这是一个半定式检查量表，不能得出诊断。评定时间范围是最近 1 周内的平均表现。

3. 要求经过培训的专业人员按所提供的问题顺序进行量表检查后，根据检查中患者表述或表现进行评定。其他知情人提供的信息，在如下两种情况可考虑纳入参考：每周 1 次的评估同一知情人都能参加，以保证每次评定的一致性；适当评定症状严重程度所需要的基本信息。

三、测评流程

整个量表检查分 4 个步骤：①评定开始前，要各举一例帮助患者明确"强迫思维"和"强迫动作"的含义，然后再开始检查。"强迫思维是不受欢迎和痛苦的思想、想象、观念或冲动意向重复进入你的脑海。它们的出现好像和你的意愿作对，可以与你不相容，你或许认识到它们是无意义的，而且与您的性格不相配。""强迫行为则是尽管您认识到是无意义或过分的，但又感到不得不进行的行为或动作。您常常努力抗拒不去做，但证明很困难，您会体验到无法减轻的焦虑不安直到动作完成才释然。"②根据 Y-BOCS 症状清单，逐条询问患者是否有强迫思维和（或）强迫行为，具体是什么内容的强迫思维和强迫动作，分别勾选"目前"有还是"既往"有，找出患者强迫症状的内容。③在完成清单，全面了解患者存在的强迫思维和强迫行为的内容和表现后，要求患者分别列出最主要的强迫观念、强迫行为和回避各 3 个，作为后面评定严重程度的靶症状。④评定强迫症状的严重程度。

表 8-11-1　Yale-Brown 强迫量表条目具体内容

条目	具体检查方式
1. 强迫思维占据时间	您有多少时间被强迫思维所占据？是否经常出现？（不包括非强迫性的、与自我相协调的、过分而合理的反复思考，或沉湎于这种想法）
1b. 没有强迫思维的间歇期	一般说来，醒着的时候，您一天最长连续有几个小时完全没有强迫思维？（必要的话，可以这么问）没有强迫思维的最长时间段是多少？
2. 受强迫思维干扰的程度	强迫思维使您在社交、工作（或完成任务）中受到多少干扰？有没有因此使您不能做某些事情？（如果患者现在没有工作，那么按假设其工作的话会受到多大影响来评定受干扰强度）
3. 强迫思维所致痛苦烦恼程度	强迫症状给您造成多少痛苦烦恼？（对于多数患者而言，这种痛苦也就等于焦虑，但也有例外。例如，患者会诉说的强迫"很烦"但否认焦虑。在此只评定由强迫思维所致焦虑，而非广泛性焦虑或与其他症状有关的焦虑）
4. 对强迫思维的抵制	您做过多少努力来摆脱强迫思维？一旦强迫思维出现，您多少次试图转移注意力或不理会它？（在此对试图摆脱强迫思维所做的努力作评定，而不论事实上成功与否，患者抵抗强迫的次数可能与他的克制能力有关，也可能无关。注意本条目不直接评估侵入性思维的严重程度而是评估其好的方面，即患者努力与强迫思维抗争，而不是回避或采取强迫行为。如此，患者试图抵抗的次数越多，他这方面的功能损伤越小。有主动抵抗和被动抵抗之分。行为治疗中，鼓励患者采取不与强迫思想斗争的方式来对抗强迫症状，如"就让它来好了，消极对抗"；或有意任其发展。根据这个条目评估的目标，使用这些行为技术也可以视为是种抵抗的形式。如果强迫思维非常轻，患者不会觉得需要去抵抗。这种情况应该评"0"）
5. 控制强迫思维的程度	您能控制住多少强迫思维？您成功地阻止或转移了多少强迫思维？您能打消这些想法吗？（与上面条目的抵制不同，患者控制强迫思维的能力与侵入性思维的严重程度关系更大）

续表

条目	具体检查方式
6. 用在强迫行为上的时间	您有多少时间用于强迫行为上？（如果强迫行为主要表现为有关日常生活的仪式动作，则问：为了按照您的惯例完成这些日常事务，您需要比大多数人做这些事多花多少时间？）当强迫行为短暂或断断续续发生时，总共用多少小时来估计花在这些强迫行为上的时间会比较困难。此时可用做强迫行为的频率来估计。兼顾强迫行为的次数和一天有多少小时用来做强迫行为。记录强迫行为分别发生的次数，而不是重复了多少次。例如，一个患者一天 20 次跑进卫生间，每次快速洗手 5 遍，强迫行为是天 20 次，不是 5 或 5×20=100。问：强迫行为多长时间做一次？（大多数患者的强迫动作是可以观察到的行为表现，如洗手，但有些强迫行为是隐蔽的，如默默地核对）
6b. 没有强迫行为的间歇期	一般说来，醒着的时候，您一天最长连续有几个小时完全没有强迫行为？（必要的话，可以这么问：不做强迫动作的最长时间段是多少？）
7. 受强迫行为干扰的程度	强迫行为使您在社交或在工作中受到多少干扰？有没有因此使您不能做某些事情？（如果患者现在没有工作，则按假设其工作的话会受到多大影响来评定受干扰强度）
8. 强迫行为所致痛苦烦恼程度	如果阻止您正在进行中的强迫行为，您会有什么感觉？（停顿片刻）您会变得怎样焦虑？（在此指突然终止患者的强迫行为而不予保证会允许再做时，评定患者所体验到的痛苦烦恼程度。对大多数患者而言，执行强迫行为时会减少焦虑，但不是所有患者都这样。若检查者确定患者的焦虑确实在阻止执行强迫行为后反而减少了，那么再问：在进行强迫行为直至您感到满意了、完成了的这段时间里，您的焦虑不安程度如何？）
9. 对强迫行为的抵制	您做了多少努力以摆脱强迫行为？（只评所做的努力，而不论事实上成功与否。患者抵抗强迫的次数可能与他的克制能力有关，也可能无关。注意，本条目不直接评估强迫行为的严重程度，而是评估其好的方面，即患者努力与强迫行为抗争。如此，患者试图抵抗的次数越多，他这方面的功能损伤越小。如果强迫非常轻，患者不会觉得需要去抵抗。这种情况应该评"0"）
10. 控制强迫行为的程度	您想执行强迫行为的内心驱动力有多强？（停顿一会）您能克制住多少强迫行为？（与上面条目的抵制不同，患者克制强迫行为的能力与强迫行为的严重程度关系更大）

表 8-11-2　Yale-Brown 强迫量表

条目	选项
1. 强迫思维占据时间	0 分表示无 1 分表示轻度，偶尔出现，一天内少于 1 小时 2 分表示中度，经常出现，一天内 1～3 小时 3 分表示重度，频繁出现，1 天内 3 小时以上，8 小时以内 4 分表示重度，近乎持续出现，一天内超过 8 小时
1b. 没有强迫思维的间歇期	0 分表示没有症状 1 分表示间歇期长，每天连续无症状时间大于 8 小时 2 分表示间歇期中等长度，每天连续无症状时间 3 小时以上 3 分表示间歇期短，每天连续无症状时间 1～3 小时 4 分表示间歇期非常短，每天连续无症状时间不足 1 小时

续表

条目	选项
2. 受强迫思维干扰的程度	0分表示无 1分表示轻度，轻度影响社交或工作，但整体活动未受影响 2分表示中度，肯定影响社交或工作表现，但尚可控制 3分表示重度，社交或工作受到实质性损害 4分表示极重度，丧失社交或工作能力
3. 强迫思维所致痛苦烦恼程度	0分表示无 1分表示轻度，不太烦恼 2分表示中度，烦恼，但还能克制 3分表示重度，非常烦 4分表示极重度，近乎持续的烦恼，几乎什么事情都不能做
4. 对强迫思维的抵制	0分表示一直努力去克服强迫思维，或者症状轻微而无须主动抵制 1分表示大部分时间里试图去克服 2分表示做过一些努力试图去克服 3分表示服从于所有强迫思维而没有试图去克服，但有些勉强 4分表示完全并且乐意服从于所有的强迫思维
5. 控制强迫思维的程度	0分表示完全能控制 1分表示基本能控制，能通过做些努力和集中思想来阻止或转移强迫思维 2分表示能控制一些，有时能阻止或转移强迫思维 3分表示很少能控制，很少能成功地阻止或打消强迫想法。只能艰难地转移强迫思维 4分表示不能控制，浑然不觉地体验着，甚至很少能暂时转移强迫思维
6. 用在强迫行为上的时间	0分表示无 1分表示轻度（少于1小时/天），或偶尔做强迫动作 2分表示中度（做强迫动作的时间1~3小时/天），或经常做强迫动作 3分表示重度（做强迫动作的时间3小时以上到8小时以内），或非常频繁做强迫动作 4分表示极重度（做强迫动作的时间多于8小时/天），或几乎持续做强迫动作（次数太多难以计数）
6b. 没有强迫行为的间歇期	0分表示没有症状 1分表示间歇期长、每天连续无症状时间8小时以上 2分表示间歇期中等长度，每天连续无症状时间3小时以上，8小时以内 3分表示间歇期短，每天连续无症状时间1~3小时 4分表示间歇期非常短，每天连续无症状时间不足1小时
7. 受强迫行为干扰的程度	0分表示无 1分表示轻度，轻度影响社交或工作，但整体活动未受影响 2分表示中度，肯定影响社交或工作表现，但尚可控制 3分表示重度，社交或工作受到实质性损害 4分表示极重度，丧失社交或工作能力
8. 强迫行为所致痛苦烦恼程度	0分表示无 1分表示轻度，阻止强迫行为后仅有轻度焦虑，或在进行强迫行为时只有轻度焦虑 2分表示中度，在强迫行为受阻时，焦虑有所增加，但仍可忍受，或在执行强迫行为时，焦虑有所增加而仍可忍受

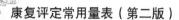
条目	选项
	3分表示重度，在执行强迫行为时，或被阻止执行时，出现显著和令人不安的加重的焦虑
	4分表示极重度，旨在改变强迫行为的任何干预都会导致焦虑到失能的程度，或在执行强迫行为时产生的焦虑严重地导致失能
9. 对强迫行为的抵制	0分表示总在努力试图克服强迫行为，或症状轻微而无须主动克服
	1分表示大多数时间在试图克服
	2分表示做过一些努力欲克服
	3分表示执行所有强迫行为而没有试图去克服，但有些勉强
	4分表示完全并心甘情愿地执行所有的强迫行为
10. 控制强迫行为的程度	0分表示完全控制
	1分表示基本能控制。有执行强迫行为的压力，但通常能有意识地练习
	2分表示部分能控制。有执行强迫行为的强大压力，能克制，但有点难
	3分表示很少能控制。有很强烈的欲望去执行强迫行为，费尽心力也只能延迟片刻
	4分表示不能控制。完全不由自主地、无法抵抗地驱使自己去执行强迫行为，即使做片刻的延迟也几乎不能

四、结果与解释

1. 总分为量表第 1～10 个条目所评分数之和。分数越高表示症状越严重。其他各条目对临床总体判断和诠释评定结果有用，但是不纳入总分。

2. 分量表分强迫思维分量表为条目 1～5 的评分之和（不包括 1b）；强迫行为分量表为条目 6～10 的评分之和（不包括 6b）。

第十二节　Cohen-Mansfield 激越量表

一、量表介绍

1. 测评方式：由受过训练的研究员访问照顾者，照顾者经培训后可自行填写。

2. 量表功能：Cohen-Mansfield 设计了此调查用于老年患者激越行为的定级评定。可以用于治疗观察，发现治疗以后病情好转的患者。作者来自华盛顿，希伯来人。

二、量表内容

根据表 8-12-1 评定最近 2～3 周您的行为表现，不必包括可以被外界因素解释的少数现象。

表 8-12-1　Cohen-Mansfield 激越量表 (CMAI)

反映	定级
从不	1
小于 1 周一次，但是仍在发生	2
1～2 次／周	3
一周数次	4
1～2 次／天	5
一天数次	6
一小时数次	7
没有阻止，就会发生	8
不相干的	9

行为：

（1）踱步和无目的地徘徊

（2）不适当地穿衣或者脱衣

（3）吐痰（并不是由于多涎症）

（4）诅咒或者言语攻击

（5）经常请求帮助关心

（6）言语或者问题重复

（7）拍打

（8）踢

（9）抓其他人或物

（10）用力地推

（11）扔东西

（12）制造奇怪的声音

（13）尖叫

（14）咬

（15）抓伤

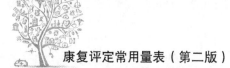

（16）想到其他地方去

（17）故意跌倒

（18）抱怨或者发牢骚

（19）违拗症

（20）进食不适当的食物

（21）用烟、热水、尖锐物品伤害自己或者他人

（22）不适当地处理问题

（23）隐藏物品

（24）囤积物品

（25）撕裂物品或者破坏性

（26）重复性怪癖

（27）口头性欲增加

（28）肉体性欲增加，或者暴露癖

（29）坐立不安

二、结果及解释

1. 出现的症状越多，积分越高（除外非适用者），患者的激越行为越严重。

2. 作者发现激越患者跌落的危险大。

▼▲ 第十三节　神经精神症状问卷 ▲▼

一、量表介绍

1. 测评方式：经过培训的量表测评员或医师进行。

2. 量表功能：神经精神症状问卷（NPI）分两个部分，症状部分由 Cumming 等在 1994 年制定，并于 1997 年修订。1998 年由 Kaufer 等增加了苦恼部分作为附加问卷。

3. 适用人群：脑部疾病患者精神症状的调查。

二、使用指南

1.通过询问患者的照料者，评价患者的 12 个精神行为症状，包括妄想、幻觉、激越 / 攻击、抑郁 / 心境恶劣、焦虑、情感高涨 / 欣快、情感淡漠、脱抑制、易激惹 / 情绪不稳、异常的运动行为、睡眠 / 夜间行为、食欲和进食障碍。此外，还有给照料者造成的苦恼程度。精神症状的筛选题询问患者近 1 个月的精神状况，若为阳性则进一步用问卷中具体描述该症状的提问对患者进行调查。

2.根据发生频率进行 4 级评定（1～4 分）：1 分 = 偶尔，少于每周 1 次；2 分 = 经常，大约每周 1 次；3 分 = 频繁，每周几次但少于每天 1 次；4 分 = 十分频繁，每天 1 次或更多或持续。根据严重程度进行 3 级评定（1～3 分）：1 分 = 轻度，可以察觉但不明显；2 分 = 中度，明显但不突出；3 分 = 重度，非常突出的变化。

根据使照料者的苦恼程度进行 6 级评定（0～5 分）：

0 分 = 不苦恼；1 分 = 极轻度的苦恼，照料者无须采取措施应对；2 分 = 轻度苦恼，照料者很容易应对；3 分 = 中度苦恼，照料者难以自行应对；4 分 = 重度苦恼，照料者难以应对；5 分 = 极度苦恼，照料者无法应对。

症状部分总分与苦恼部分总分相加为量表最后得分。

三、量表内容

量表内容见表 8-13-1。

表 8-13-1　神经精神症状问卷

题号	症状	有无	频率	严重程度	频率 × 严重程度	使照料者苦恼程度
1	妄想（错误的观念，如认为别人偷他 / 她的东西？怀疑有人害他 / 她？）					
2	幻觉（视幻觉或听幻觉？看到或听到不存在的东西或声音？和实际不存在的人说话？）					
3	激越 / 攻击（拒绝别人的帮助？难以驾驭？固执？向别人大喊大叫？打骂别人？）					
4	抑郁 / 心境恶劣（说或表现出伤心或情绪低落？哭泣？）					
5	焦虑（与照料者分开后不安？精神紧张的表现如呼吸急促、叹气、不能放松或感觉紧张？对将来的事情担心？）					

题号	症状	有无	频率	严重程度	频率×严重程度	使照料者苦恼程度
6	情绪高涨欣快（过于高兴，感觉过于良好？对别人并不觉得有趣的事情感到幽默并开怀大笑？与情景不符合的欢乐？）					
7	情感淡漠（对以前感兴趣的活动失去兴趣？对别人的活动和计划漠不关心？自发活动比以前减少？）					
8	脱抑制（行为突兀，如与陌生人讲话，自来熟？说话不顾及别人的感受？说一些粗话或谈论性？而以前他/她不会说这些）					
9	易激惹/情绪不稳（不耐烦或疯狂的举动？对延误无法忍受？对计划中的活动不能耐心等待？突然爆发？）					
10	异常的运动行为（反复进行无意义的活动，如围着房屋转圈、摆弄纽扣、用绳子包扎捆绑等？无目的的活动、多动？）					
11	睡眠/夜间行为（晚上把别人弄醒？早晨很早起床？白天频繁打盹？）					
12	食欲和进食障碍（体重增加？体重减轻？喜欢食物的口味发生变化？）					
	总分					

四、具体提问

1. 妄想

你知道患者有什么不真实的信念吗？如坚持认为有人要伤害自己或偷自己的东西。患者说过家庭成员不是他们自称的人，或者居住的房子不是自己的家吗？我问的不仅仅是患者的怀疑，我非常想知道患者是否坚信这些事正发生在自己身上。

①患者坚信自己处境危险，其他人正计划伤害自己吗？

②患者坚信其他人要偷自己的东西吗？

③患者坚信自己的配偶有外遇吗？

④患者坚信自己的房子里住着不受欢迎的人吗？

⑤患者坚信自己的配偶或其他人不是他们所说的人吗？

⑥患者坚信自己住的房子不是自己的家吗？

⑦患者坚信自己的家庭成员要抛弃自己吗？

⑧患者坚信家里实际上有电视或杂志上的人物吗？

⑨患者坚信什么异常的事情而我又没有问到吗？

2. 幻觉

患者有错误的视觉或声音等幻觉吗？患者似乎看见、听见或者感觉到并不存在的东西吗？我这个问题指的不只是错误的观念，如患者说死去的人还活着；我想问的是患者实际上有没有异常的声音或形象感觉？

①患者说过听到的声音，或者其表现好像是听到了声音吗？

②患者与实际上并不纯真的人对过话吗？

③患者说看到过别人没有看到的东西，或者其表现好像见到了别人看不见的东西（人物、动物、光线等）吗？

④患者称闻到了气味，而别人并没有闻到吗？

⑤患者说过感觉有东西在自己的皮肤上，或者看起来感觉有东西在自己身体上爬行或触摸自己吗？

⑥患者说过什么原因不明的味道吗？

⑦患者讲过其他不寻常的感觉体验吗？

3. 激越 / 攻击

患者有时候拒绝合作或者不让人们帮助自己吗？与患者难以相处吗？

①患者厌烦那些想照顾自己的人，或者反对洗澡或更换衣服这样的活动吗？

②患者非常固执，一定要按自己的方式行事吗？

③患者不合作，拒绝他人的帮助吗？

④患者有其他使自己难以与他人相处的行为吗？

⑤患者生气地大喊大叫或骂他人吗？

⑥患者摔门、踢家具或扔东西吗？

⑦患者企图伤害或殴打他人吗？

⑧患者有其他攻击或激越行为吗？

4. 抑郁 / 心境恶劣

患者看起来悲伤或抑郁吗？患者说自己感觉悲伤或抑郁吗？

①患者有时候流泪或哭泣，似乎很悲伤吗？

②患者的话或行为显得忧愁或意志消沉吗？

③患者贬低自己，或说自己觉得像是一个失败者吗？

④患者说自己是一个坏人或应该受到惩罚吗？

⑤患者似乎非常缺乏勇气或说自己没有前途吗？

⑥患者说自己是家庭负担，或说如果没有自己家庭会更好吗？

⑦患者表示希望死去或谈到自杀吗？

⑧患者表现出其他抑郁或悲伤的象征吗？

5. 焦虑

患者无明显原因地感觉紧张、担心或害怕吗？患者看起来非常紧张或坐卧不安吗？患者害怕与您分开吗？

①患者说自己对计划中的事情感到担心吗？

②患者有时候觉得发抖、不能放松或过度紧张吗？

③患者有时候除紧张以外无明显其他原因而出现或抱怨气短、大喘气或叹气吗？

④患者诉说伴随紧张出现胃内翻腾、心跳加速或加重吗？（症状无法用健康不佳解释）

⑤患者回避某些使自己精神更加紧张的地方或场合吗？如开车、访友或处于人群之中？

⑥患者与您（或其照料者）分开时变得紧张不安吗？（患者靠着您，防止与您分开吗？）

⑦患者表现出其他的紧张症状吗？

6. 情感高涨 / 欣快

患者无缘无故地看起来过于高兴或快乐吗？我指的不是因为遇到朋友、收到礼物或与家庭成员共度时光而得到的正常的快乐。我想问的是患者有没有持久而异常的好心情，或者在其他人找不到幽默的地方发现幽默。

①患者看起来感觉非常好或者非常快乐，与自己平时不同吗？

②患者在别人并不觉得好笑的事情中发现幽默或为此大笑吗？

③患者似乎有孩童样的幽默感，经常不合时宜地咯咯笑或评论，但是自己却觉得非常可笑吗？

④患者常讲一些对别人来说几乎算不上幽默的笑话或评论，但是自己却觉得非常可笑吗？

⑤患者经常玩儿童式的恶作剧，如掐人或玩"捉迷藏"取乐吗？

⑥患者说大话，或声称自己有非凡的能力或财富，而实际上没有那么回事？

⑦患者表现出其他感觉非常好或非常快乐的症状吗？

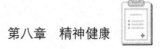

7. 情感淡漠

患者对自己周围的世界失去兴趣了吗？患者失去做事的兴趣，或缺乏开始新活动的动机吗？患者很难进行交谈或做家务吗？患者淡漠或漠不关心吗？

①患者似乎比往常缺乏自发性或活力吗？

②患者不太愿意进行交谈吗？

③患者与平常相比不太热心或缺乏感情吗？

④患者做家务比以前少吗？

⑤患者似乎对别人的活动和计划缺乏兴趣吗？

⑥患者对朋友和家人不感兴趣了吗？

⑦患者对自己平时喜欢的事情缺乏热情吗？

⑧患者表现出不在乎做新事的其他征象吗？

8. 脱抑制

患者似乎不加思考地冲动行事吗？患者当众说或做平时不说或不做的事情吗？患者做一些使你或其他人感到难堪的事情吗？

①患者做事冲动不考虑后果吗？

②患者与素不相识的人交谈，好像自己以前认识对方吗？

③患者对别人说一些别人不感兴趣或伤害别人感情的话吗？

④患者说一些平时不说的粗话或与性有关的议论吗？

⑤患者公开谈论一些在公众场合一般不说的很隐私或很秘密的事情吗？

⑥患者过于随意，或触摸或拥抱他人，方式超过自己一贯的性格了吗？

⑦患者表现出其他对自己的冲动失去了控制的征象吗？

9. 易激惹 / 情绪不稳

患者容易发火或不安吗？患者的心情很容易变化吗？患者异常缺乏耐心吗？我指的不是对记忆丧失或不能完成平时的任务而受到的挫折；我想知道的是，患者有没有异常地好发脾气、不耐烦或快速的情绪改变，与平时不同。

①患者脾气很坏，容易因小事而发脾气吗？

②患者情绪很快地从一种状态变成另一种状态，一会儿情绪很好，一会儿又发怒吗？

③患者经常突然发怒吗？

④患者没有耐心，对延误或等待计划中的活动难以适应吗？

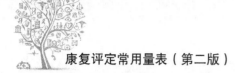

⑤患者脾气暴躁，容易发火吗？

⑥患者爱与他人争吵、很难相处吗？

⑦患者表现出了其他的易激惹的征象吗？

10. 异常的运动行为

患者踱步、反反复复地做事吗？比如开壁橱或抽屉，或者反复扯拉东西，或者缠绕绳子或线。

①患者没有明确目的在房子里不停地踱步吗？

②患者打开、拉开抽屉或壁橱乱翻东西吗？

③患者反复地穿上脱下衣服吗？

④患者有重复性的活动或一遍又一遍做事的习惯吗？

⑤患者有反复性的活动吗，比如系扣子、捡东西、缠绕绳子？

⑥患者过于烦躁，似乎坐不住，或者晃动双脚，或者不停地敲击手指吗？

⑦患者还反复做其他事情吗？

11. 睡眠 / 夜间行为

患者睡眠困难吗？（如果患者一晚上只起来一两次上厕所，上床后很快就入睡，则不算在内。）患者晚上彻夜不眠吗？患者晚上到处乱走、穿上衣服或影响您睡觉吗？

①患者入睡困难吗？

②患者晚上起床吗？（如果患者一晚上只起来一两次上厕所，上床后很快就入睡，则不算在内。）

③患者在晚上走动、踱步或从事其他不适宜的活动吗？

④患者在晚上叫醒您吗？

⑤患者在晚上醒来，穿上衣服，准备出发，以为当时是早上，该开始一天的活动了？

⑥患者早晨醒得太早吗？

⑦患者夜里有其他让您苦恼的行为，而我们又没有谈到吗？

12. 食欲和进食障碍

患者的食欲、体重或进食习惯有变化吗？（如果患者已成残疾或需要喂食，标记为NA）患者喜欢的食物种类有改变吗？

①患者食欲减退了吗？

②患者食欲增强了吗？

③患者体重减轻了吗？

④患者体重增加了吗？

⑤患者的进食行为有改变吗，如一次往嘴里送入过多的食物？

⑥患者喜欢的食物种类有改变吗，如吃过多的甜食或其他特殊种类的食品？

⑦患者最近形成了这样的进食行为吗，如每天只吃同一种类的食物，或严格按同样的顺序进食？

⑧患者在食欲或进食方面还有其他我没有问到的变化吗？

五、结果及解释

神经精神量表 NPI 根据护理者对患者行为的看待和感受到的相应苦恼来评估 12 项神经精神障碍，患者评估分级的评分范围为 0～144，护理者苦恼分级评分为 0～60，0 均代表最好。

▼▲ 第十四节　改良淡漠评定量表 ▲▼

一、量表介绍

1. 测评方式：由医师或康复师或有测试经验的人员施测；个体测试。

2. 量表功能：情感淡漠评定量表（Apathy Evaluation Acale，AES）由 Marin 等于 1991 年制定，1992 年 Staekstein 等将其修改为改良淡漠评定量表（Modified Apathy Estimate Scale，MAES）。修改后的 MAES 有 14 个项目，分别评定患者情感淡漠的认知、情感和行为 3 个方面（表 8-14-1）。

3. 适用人群：出现淡漠综合征的人。淡漠综合征被定义为主动性丧失、始动性下降、缺乏兴趣和耐心、参与社会缺失、亲疏不分、情绪反应生硬不当及自知力缺失等表现。作为一种情感障碍综合征，可归纳出以下 3 种特征。

（1）目的性认知减少，即学习新鲜事物的兴趣减少，对自身问题缺少关心。

（2）伴发于目的性行为的情绪减少，即双向（正向或负向）情感反应减少、贫乏。

（3）目的性行为减少，即日常活动精力和努力缺乏，依赖他人启动。

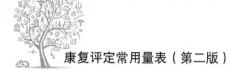

二、使用指南

评定时检查者提问量表中的每个问题，告知患者在4个选项中选择1项并对其评分，分数0～42分；＞14分者判断为情感淡漠，MAES分值越高情感淡漠程度越重。

表8-14-1　改良淡漠评定量表

问题1-8：无=3分；轻微=2分；一些=1分；非常=0分

问题9-14：无=0分；轻微=1分；一些=2分；非常=3分

问题	无	轻微	一些	非常
1. 您对学习新事物有兴趣吗？				
2. 您有什么感兴趣的事情吗？				
3. 您关心自己的身体状况吗？				
4. 您付出很大的努力去做事情吗？				
5. 您一直期待着做点什么事吗？				
6. 您对未来有计划和目标吗？				
7. 您做事情有积极性吗？				
8. 您对日常生活有动力吗？				
9. 您需要别人告诉您每天要干什么吗？				
10. 您对事情都没有兴趣吗？				
11. 您对很多事情都不关心吗？				
12. 您需要有一个动力去推动您做事情吗？				
13. 您是否有既不高兴也不悲伤，无所谓的感觉？				
14. 您认为自己有淡漠的表现吗？				

参考文献

[1] 王海荣，孙丽丽，王旸. 首次住院儿童青少年精神障碍患儿父母压力调查及干预研究. 精神医学杂志，2008，21（6）：432-434.

[2] 郑全全，温延，徐飞舟，等.《中学生心理健康诊断测验》结构的探索及修改. 应用心理学，2004，10（2）：3-7.

[3] 张明圆，何燕玲. 精神科评定量表手册. 长沙：湖南科学技术出版社，2015.

[4] Youngstrom EA, Danielson CK, Findling RL, et al. Factor structure of the Young Mania Rating Scale for use with youths ages 5 to 17 years. J Clin Child Adolesc Psychol, 2002, 31（4）：567-572.

[5] 戴晓阳. 常用心理评估量表手册（修订版）. 北京：人民军医出版社，2015：134-138.

[6] 张亚林，杨德森. 生活事件量表. 中国行为医学科学，2001，10：31-33.

[7] Sheehan D, Janars J, Bakr R, 等. 简明国际神经精神访谈（中文版）. 司天梅，舒良，孔庆梅，

等译 . 中国心理卫生杂志，2009，23（9）：增刊 .

[8]　苏林雁，罗学荣，张纪水，等 . 儿童自我意识量表的中国城市常模 . 中国心理卫生杂志，2002，16（1）：31-34.

[9]　吴盼盼，张凯，王国强 . 强迫症状评定量表研究进展 . 四川精神卫生，2005，28（3）：附 1-3.

[10]　徐勇，张海音 . Yale- Brown 强迫量表中文版的信度与效度 . 上海精神医学，2006，18（6）：321-323.

[11]　王涛 . 神经精神症状问卷中文版的信度和效度 . 中华行为医学与脑科学杂志，2010，19（5）：469.

[12]　王海鹏 . 多系统萎缩患者精神症状分布及影响因素研究 . 中华神经科杂志，2017，50（11）：814.

[13]　陆强 . 帕金森病患者的情感淡漠及其与抑郁和认知障碍的关系 . 中国神经精神疾病杂志，2010，36（8）：485.

第九章　焦虑抑郁

▼▲ 第一节　汉密尔顿焦虑量表 ▲▼

一、量表介绍

1.测评方式：由经过训练的 2 名评定员进行联合检查，一般采用交谈和观察的方法，待检查结束后，2 名评定员独立评分。

2.量表功能：汉密尔顿焦虑量表（Hamilton Anxiety Scale，HAMA），由 Hamilton 于 1959 年编制，是精神科临床中常用的量表之一。HAMA 总分能较好地反映焦虑症状的严重程度，可以用来评价焦虑和抑郁障碍患者焦虑症状的严重程度和对各种药物、心理干预效果的评估，见表 9-1-1。

3.适用人群：主要用于评定神经症及其他患者的焦虑症状的严重程度，不适用于评估各种精神病患者的焦虑状态。

二、使用指南

评分标准：所有项目采用 0 ~ 4 分的 5 级评分法，各级的标准为：0 分，无症状；1 分，轻；2 分，中等；3 分，重；4 分，极重。总分 ≥ 29 分，可能为严重焦虑；总分 ≥ 21 分，肯定有明显焦虑；总分 ≥ 14 分，肯定有焦虑；总分 ≥ 7 分，可能有焦虑；总分 < 7 分，没有焦虑症状。

表 9-1-1 汉密尔顿焦虑量表

条目	症状表现	得分
1. 焦虑心境	担心、担忧，感到有最坏的事将要发生，易激惹	
2. 紧张	紧张感、易疲劳、不能放松、情绪反应、易哭、颤抖、感到不安	
3. 害怕	害怕黑暗、陌生人、一人独处、动物、乘车或旅行及人多的场合	
4. 失眠	难以入睡、易醒、睡得不深、多梦、梦魇、夜惊、睡醒后感到疲倦	
5. 认知功能	或称记忆力、注意力障碍。注意力不能集中，记忆力差	
6. 抑郁心境	丧失兴趣、对以往爱好的事物缺乏快感、忧郁、早醒、昼重夜轻	
7. 躯体性焦虑	肌肉酸痛、活动不灵活、肌肉经常抽动、肢体抽动、牙齿打战、声音发抖	
8. 感觉系统症状	视物模糊、发冷发热、软弱无力感、浑身刺痛	
9. 心血管系统症状	心动过速、心悸、胸痛、血管跳动感、昏倒感、心搏脱漏	
10. 呼吸系统症状	时常感到胸闷、窒息感、叹息、呼吸困难	
11. 胃肠消化道症状	吞咽困难、嗳气、食欲不佳、消化不良（进食后腹痛、胃部烧灼痛、腹胀、恶心、胃部饱胀感）、肠鸣、腹泻、体重减轻、便秘	
12. 生殖、泌尿系统症状	尿意频繁、尿急、停经、性冷淡、过早射精、勃起不能、阳痿	
13. 自主神经系统症状	口干、潮红、苍白、易出汗、易起"鸡皮疙瘩"、紧张性头痛、毛发竖起	
14. 与人谈话时行为表现	（1）一般表现：紧张、不能松弛、忐忑不安、咬手指、紧握拳、摸弄手帕、面肌抽动、不停顿足、手发抖、皱眉、表情僵硬、肌张力高、叹息样呼吸、面色苍白 （2）生理表现：吞咽、频繁打嗝、安静时心率快、呼吸加快（20次/分钟以上）、腱反射亢进、震颤、瞳孔放大、眼睑跳动、易出汗、眼球突出	

▼▲ 第二节 汉密尔顿抑郁量表 ▲▼

一、量表介绍

1. 测评方式：由经过培训的 2 名评定者对患者进行联合检查，一般采用交谈与观察的方式，检查结束后，2 名评定者分别独立评分。

2. 量表功能：汉密尔顿抑郁量表（Hamilton Depression Scale，HAMD），由 Hamilton 于 1960 年编制，是临床上评定抑郁状态时应用最为普遍的量表，见表 9-2-1。

3. 适用人群：①反复因头痛、颈部、背部、腰部和四肢疼痛在综合医院有关科室就诊，临床查体和实验室检查结果未提示器质性病变者；②因焦虑、恐怖、疑病、抑郁等精神因素所致的慢性疼痛；③各种原因引起的慢性全身疼痛；④紧张型头痛；

⑤偏头痛。

4.不适用人群：①心肌梗死发作期或发作后伴有严重心律失常或心力衰竭患者；②主要脏器的严重疾患，如肝、肾功能不全患者，呼吸衰竭患者，脑出血、脑梗死、糖尿病病情不稳定的患者；③精神分裂症发作期；④严重智力缺陷，不配合检查者。

二、使用指南

1.指导语：询问患者本人，对患者近一个月的表现进行评价，由检查者在每项提问后进行填写。

2.评分参考值：＜7分，无抑郁；7～17分，轻度抑郁；18～24分，中度抑郁；＞24分，重度抑郁。

表 9-2-1　汉密尔顿抑郁量表

序号	项目		得分
1	抑郁情绪	0：没有 1：只在问到时才诉述 2：在访谈中自发地表达 3：不用言语也可以从表情、姿势、声音或欲哭中流露出这种情绪 4：患者的自发言语和非语言（表情、动作）几乎完全表现为这种情绪	
2	有罪感	0：没有 1：责备自己，感到自己已连累他人 2：认为自己犯了罪，或反复思考以往的过失和错误 3：认为目前的疾病，是对自己错误的惩罚，或有罪恶妄想 4：罪恶妄想伴有指责或威胁性幻觉	
3	自杀	0：没有 1：觉得活着没有意义 2：希望自己已经死去，或常想到与死有关的事 3：消极观念（自杀念头） 4：有严重自杀行为	
4	入睡困难　初段失眠	0：没有 1：主诉有入睡困难，上床半小时后仍不能入睡。（要注意平时患者入睡的时间） 2：主诉每晚均有入睡困难	
5	睡眠不深　中段失眠	0：没有 1：睡眠浅，多噩梦 2：半夜（晚12点钟以前）曾醒来（不包括上厕所）	

序号	项目		得分
6	早醒　末段失眠	0：没有 1：有早醒，比平时早醒 1 小时，但能重新入睡（应排除平时的习惯） 2：早醒后无法重新入睡	
7	工作和兴趣——旁人的评价	0：没有 1：提问时才诉述 2：自发地直接或间接表达对活动、工作或学习失去兴趣，如感到没精打采，犹豫不决，不能坚持或需强迫自己去工作或活动 3：活动时间减少或成效下降，住院患者每天参加病房劳动或娱乐不满 3 小时 4：因目前的疾病而停止工作，住院者不参加任何活动或者没有他人帮助便不能完成病室日常事务，注意不能住院就打 4 分	
8	阻滞（指思维和言语缓慢，注意力难以集中，主动性减退）	0：没有 1：精神检查中发现轻度阻滞 2：精神检查中发现明显阻滞 3：精神检查进行困难 4：完全不能回答问题（木僵）	
9	激越——最好是专业人士观察	0：没有 1：检查时有些心神不定 2：明显心神不定或小动作多 3：不能静坐，检查中曾起立 4：搓手、咬手指、扯头发、咬嘴唇	
10	精神性焦虑	0：没有 1：问及才诉述 2：自发地表达 3：表情和言谈流露出明显忧虑 4：明显惊恐	
11	躯体性焦虑——最好是专业人士观察，指焦虑的生理症状，包括：口干、腹胀、腹泻、打嗝、腹绞痛、心悸、头痛、过度换气和叹气，以及尿频和出汗	0：没有 1：轻度 2：中度，有肯定的上述症状 3：重度，上述症状严重，影响生活或需要处理 4：严重影响生活和活动	
12	胃肠道症状	0：没有 1：食欲减退，但不需他人鼓励便自行进食 2：进食需他人催促或请求和需要应用泻药或助消化药	
13	全身症状：四肢、背部或颈部沉重感，背痛、头痛、肌肉疼痛，全身乏力或疲倦	0：没有 1：轻度 2：中度 3：重度 4：极重度	

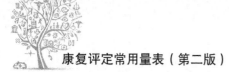

康复评定常用量表（第二版）

续表

序号	项目		得分
14	性症状指性欲减退，月经紊乱等	0：没有 1：轻度 2：重度 3：其他——不能肯定或对被评者不适合	
15	疑病	0：没有 1：对身体过分关注 2：反复考虑健康问题 3：有疑病妄想 4：伴幻觉的疑病妄想	
16	体重减轻：按病史评定	0：没有 1：患者诉说可能有体重减轻 2：肯定体重减轻 按体重记录评定： 1：一周内体重减轻超过 0.5kg 2：一周内体重减轻超过 1kg	
17	自知力	0：知道自己有病，表现为抑郁 1：知道自己有病，但归咎伙食太差、环境问题、工作过忙、病毒感染或需要休息 2：完全否认有病	
18	日夜变化：如果症状在早晨或傍晚加重，先指出是哪一种，然后按其变化程度评分，早上变化评早上，晚上变化评晚上	0：早晨傍晚无区别 1：早晨轻度加重 2：傍晚轻度加重 3：早晨严重加重 4：傍晚严重加重	
19	人格解体或现实解体：指非真实感或虚无妄想	0：没有 1：问及才诉述 2：自然诉述 3：有虚无妄想 4：伴幻觉的虚无妄想	
20	偏执症状	0：没有 1：有猜疑 2：有牵连观念 3：有关系妄想或被害妄想 4：伴幻觉的关系妄想或被害妄想	
21	强迫症状：指强迫思维和强迫行为	0：没有 1：问及才诉述 2：自发诉述	

序号	项目		得分
22	能力减退感——旁人的评价	0：没有	
		1：仅于提问时方能引出主观体验	
		2：患者主动表示有能力减退感	
		3：需鼓励、指导和安慰才能完成病室日常事务或个人卫生	
		4：穿衣、梳洗、进食、铺床或个人卫生均需他人协助	
23	绝望感	0：没有	
		1：有时怀疑"情况是否会好转"，但解释后能接受	
		2：持续感到"没有希望"，但解释后能接受	
		3：对未来感到灰心、悲观和失望，解释后不能解除	
		4：自动地反复诉述"我的病好不了啦"诸如此类的情况	
24	自卑感	0：没有	
		1：仅在询问时诉述有自卑感我不如他人	
		2：自动地诉述有自卑感	
		3：患者主动诉述："我一无是处"或"低人一等"，与评2分者只是程度上的差别	
		4：自卑感达妄想的程度，如"我是废物"或类似情况	
总分			

▼▲ 第三节　Beck 抑郁问卷 ▲▼

一、量表介绍

1. 测评方式：自评。

2. 量表功能：Beck 抑郁量表（Beck Depression Inventory，BDI）最早版本为 21 项，Beck 于 1974 年推出了近 13 项的新版本。Beck 抑郁量表是国际上测量抑郁程度所广泛使用的问卷之一。适用于可能有抑郁倾向的个体，主要用于了解自己是否存在抑郁倾向及抑郁程度。

3. 适用人群：可能有抑郁倾向的个体。

4. 测评时长：5 ～ 10 分钟。

二、BDI（21 项）及其使用指南

指导语：这个问卷由许多组项目组成，请仔细看每组的项目，然后在每组内选择最

适合您现在情况（最近一周，包括今天）的一项描述，并将那个数字圈出。请先读完一组内的各项叙述，然后选择。见表9-3-1。

评分标准：0～4分，心情愉悦，没有任何问题；5～13分，轻度；14～20分，中度；≥21分，重度。

表 9-3-1　Beck 抑郁问卷（21 项）

A	B
0. 我不感到忧愁	0. 对于将来我不感到悲观
1. 我感到忧愁	1. 我对将来感到悲观
2. 我整天都感到忧愁，且不能改变这种情绪	2. 我感到没有什么可指望的
3. 我非常忧伤或不愉快，以致我不能忍受	3. 我感到将来无望，事事都不能变好
C	D
0. 我不像一个失败者	0. 我对事物像往常一样满意
1. 我觉得我比一般人失败的次数多些	1. 我对事物不像往常一样满意
2. 当我回首过去我看到的是许多失败	2. 我不再对任何事物感到真正的满意
3. 我感到我是一个彻底失败了的人	3. 我对每件事都不满意或讨厌
E	F
0. 我没有特别感到内疚	0. 我没有感到正在受惩罚
1. 在相当一部分时间内我感到内疚	1. 我感到我可能受惩罚
2. 在部分时间里我感到内疚	2. 我预感会受惩罚
3. 我时刻感到内疚	3. 我感到我正在受惩罚
G	H
0. 我感到我并不使人失望	0. 我感觉我并不比别人差
1. 我对自己失望	1. 我对自己的缺点和错误常自我反省
2. 我讨厌自己	2. 我经常责备自己的过失
3. 我痛恨自己	3. 每次发生糟糕的事我都责备自己
I	J
0. 我没有任何自杀的想法	0. 我并不比以往爱哭
1. 我有自杀的念头但不会真去自杀	1. 我现在比以前爱哭
2. 我很想自杀	2. 现在我经常哭
3. 如果我有机会我就会自杀	3. 我以往能哭，但现在即使我想哭也哭不出来
K	L
0. 我并不比以往容易激惹	0. 我对他人的兴趣没有减少
1. 我比以往容易激惹或容易生气	1. 我对他人的兴趣比以往减少了
2. 我现在经常容易发火	2. 我对他人丧失了大部分兴趣
3. 以往能激惹我的那些事情现在则完全不能激惹我了	3. 我对他人现在毫无兴趣
M	N
0. 我与以往一样能作决定	0. 我觉得自己看上去和以前差不多
1. 我现在作决定没有以前果断	1. 我担心我看上去老了或没有以前好看了
2. 我现在作决定比以前困难得多	2. 我觉得我的外貌变得不好看了，而且是永久性的改变
3. 我现在完全不能作决定	3. 我认为我看上去很丑了

O	P
0. 我能像以往一样工作	0. 我睡眠像以往一样好
1. 我要经过一番特别努力才能开始做事	1. 我睡眠没有以往那样好
2. 我做任何事都必须做很大的努力，强迫自己去做	2. 我比往常早醒 1～2 小时，再入睡有困难
3. 我完全不能工作	3. 我比往常早醒几个小时，且不能再入睡
Q	R
0. 我现在并不比以往感到容易疲劳	0. 我的食欲与以前一样好
1. 我现在比以往容易疲劳	1. 我现在食欲没有往常那样好
2. 我做任何事都容易疲劳	2. 我的食欲现在差多了
3. 我太疲劳了，以致我不能做任何事情	3. 我完全没有食欲了
S	T
0. 我最近没有明显的体重减轻	0. 与以往比我并不过分担心身体健康
1. 我体重下降超过 2.5kg	1. 我担心我身体的毛病如疼痛、反胃及便秘
2. 我体重下降超过 5kg	2. 我很着急身体的毛病而妨碍我思考其他问题
3. 我体重下降超过 7.5kg，我在控制饮食来减轻体重	3. 我非常着急身体疾病，以致不能思考任何其他事情
U	
0. 我的性欲最近没有什么变化	
1. 我的性欲比以往差些	
2. 现在我的性欲比以往减退了许多	
3. 我完全丧失了性欲	

三、BDI（13 项）及其使用指南

指导语：以下是一个问卷，由 13 道题组成，每道题均有 4 句短句，代表 4 个可能的答案。请您仔细阅读每一道题的所有答案（0～3），读完后，从中选出一个最能反映您今天即此刻情况的句子，在它前面的数字（0～3）上画圈，然后，再接着回答下一题。见表 9-3-2。

评分标准：0～4分，（基本上）无抑郁症状；5～7分，轻度抑郁；8～15分，中度抑郁；≥16分，严重抑郁。

表 9-3-2　Beck 抑郁问卷（13 项）

一、	二、
0. 我不感到忧郁	0. 我对未来并不感到悲观失望
1. 我感到忧郁或沮丧	1. 我感到前途不太乐观
2. 我整天忧郁，无法摆脱	2. 我感到我对前途不抱希望
3. 我十分忧郁，已经无法忍受	3. 我感到今后毫无希望，不可能有所好转

续表

三、	四、
0. 我并无失败的感觉	0. 我并不觉得有什么不满意
1. 我觉得和大多数人相比我是失败的	1. 我觉得我不能像平时那样享受生活
2. 回顾我的一生，那是一连串的失败	2. 任何事情都不能使我感到满意一些
3. 我觉得我是个彻底失败的人	3. 我对所有的事情都不满意
五、	六、
0. 我没有特殊的内疚感	0. 我没对自己感到失望
1. 我有时感到内疚或觉得自己没价值	1. 我对自己感到失望
2. 我感到非常内疚	2. 我讨厌自己
3. 我觉得自己非常坏，一钱不值	3. 我憎恨自己
七、	八、
0. 我没有要伤害自己的想法	0. 我没失去和他人交往的兴趣
1. 我感到还是死掉的好	1. 和平时相比，我和他人交往的兴趣有所减退
2. 我考虑过自杀	2. 我已失去大部分和人交往的兴趣，我对他们没有感情
3. 如果有机会，我还会杀了自己	3. 我对他人全无兴趣，也完全不理睬别人
九、	十、
0. 我能像平时一样做出决断	0. 我觉得我的形象一点也不比过去糟
1. 我尝试避免做决定	1. 我担心我看起来老了，不吸引人了
2. 对我而言，做出决断十分困难	2. 我觉得我的外表肯定变了，变得不具吸引力
3. 我无法做出任何决断	3. 我感到我的形象丑陋且讨人厌
十一、	十二、
0. 我能像平时那样工作	0. 和以往相比，我并不容易疲倦
1. 我做事时，要额外地努力才能开始	1. 我比过去容易觉得疲乏
2. 我必须努力强迫自己，方能干事	2. 我做任何事都感到疲乏
3. 我完全不能做事情	3. 我太易疲乏了，不能干任何事
十三、	
0. 我的胃口不比过去差	
1. 我的胃口没有过去那样好	
2. 现在我的胃口比过去差多了	
3. 我一点食欲都没有	

四、注意事项

1. 被试者要对评定方法了解清楚后方可评定。

2. 测评的时间范围：5 ~ 10 分钟。

3. 该量表评定此时此刻——今天的心情。

4. 该量表不适合文盲和低教育人群。

<h1 style="text-align:center">▼▲ 第四节　老年抑郁量表 ▲▼</h1>

一、量表介绍

1. 测评方式：由医师或康复师或有测试经验的人员施测；个体测试。

2. 量表功能：老年抑郁量表（Geriatric Depression Scale，GDS），由 Brink 等于 1982 年创制，是专用于老年人的抑郁筛查量表，能更敏感地检查老年抑郁患者所特有的躯体症状。分数超过 11 分者应做进一步检查，见表 9-4-1。

3. 适用人群：56 岁以上的老人，是专用于老年人的抑郁筛查表，而非抑郁症的诊断工具。

4. 测评时长：15 分钟。

二、使用指南

1. GDS 量表共 30 个条目，每个条目都是一句问话，要求受试者根据自己最近一周最切合的感受回答"是"或"否"。30 个条目中 10 条用反序计分（回答"否"表示抑郁存在），20 条用正序计分（回答"是"表示抑郁存在）。

2. 30 个条目中每项表示抑郁的回答得 1 分，得分在 0～30 分。按不同的研究目的（要求灵敏度还是特异性）用 9～14 分作为存在抑郁的界限分。一般地讲，0～10 分可视为正常范围，即无抑郁症，11～20 分显示轻度抑郁，21～30 分为中重度抑郁。

3. 该量表可用口述或书面两种方式检查。用于书面方式，须在每个问题后印有"是"和"否"字样，让受试者圈出比较贴切的回答。若口头提问，检查者可能要重复某些问题已获得确切的"是"或"否"的回答。痴呆中度以上者不查，失语者检查注意。GDS-30 中第 1、5、7、9、15、19、21、27、29、30 题答"否"表示有抑郁。

4. 指导语：选择最切合您最近一周来的感受的答案，要求受试者回答"是"或"否"。

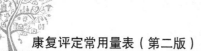

表 9-4-1　老年抑郁量表

	选择过去一周内最适合您的答案		
1	您对您的生活基本满意吗？	是□	否□
2	您是否丧失了很多兴趣和爱好？	是□	否□
3	您感到生活空虚吗？	是□	否□
4	您经常感到无聊吗？	是□	否□
5	您对未来充满希望吗？	是□	否□
6	您是否感到烦恼，无法摆脱头脑中的想法？	是□	否□
7	大部分的时间您都精神抖擞吗？	是□	否□
8	您是否觉得有什么不好的事情要发生而感到很害怕？	是□	否□
9	大部分时间您都觉得快乐吗？	是□	否□
10	您经常感到无助吗？	是□	否□
11	您是否经常感到不安宁或坐立不安？	是□	否□
12	您是否宁愿待在家里而不愿去干新鲜事？	是□	否□
13	您是否经常担心将来？	是□	否□
14	您是否觉得您的记忆力有问题？	是□	否□
15	您觉得现在活着很精彩？	是□	否□
16	您是否经常感到垂头丧气无精打采？	是□	否□
17	您是否感到现在很没用？	是□	否□
18	您是否为过去的事担心很多？	是□	否□
19	您觉得生活很兴奋吗？	是□	否□
20	您是否觉得学习新鲜事物很困难？	是□	否□
21	您觉得精力充沛吗？	是□	否□
22	您觉得您的现状毫无希望吗？	是□	否□
23	您是否觉得大部分人都比您活得好？	是□	否□
24	您是否经常把小事情弄得很糟糕？	是□	否□
25	您是否经常有想哭的感觉？	是□	否□
26	您对集中注意力有困难吗？	是□	否□
27	您喜欢每天早晨起床的感觉吗？	是□	否□
28	您是否宁愿不参加社交活动？	是□	否□
29	您做决定很容易吗？	是□	否□
30	您的头脑还和以前一样清楚吗？	是□	否□

每个提示抑郁的回答得 1 分（问题 1、5、7、9、15、21、27、29 和 30 回答"否"，其他问题回答"是"提示抑郁可能）

≥ 15 分，提示老年抑郁可能，转上级医院神经科处理

　　注：老年人的躯体主诉较多，如食欲下降、睡眠障碍等，在老年阶段属于正常范围，但使用一般的抑郁量表时可能会因此误诊为抑郁症。故对老年人，应使用"老年抑郁量表"。

▼▲ 第五节 抑郁自评量表 ▲▼

一、量表介绍

1. 测评方式：自评。

2. 量表功能：抑郁自评量表（Self-rating Depression Scale，SDS），由 W.K Zung 于 1965 年编制。此评定量表不仅可以帮助诊断是否存在抑郁症状，还可以判定抑郁程度的 轻重。因此，一方面可以用来作为辅助诊断的工具，另一方面也可以用来观察在治疗过 程中抑郁的病情变化，用来作为疗效的判定指标。但是，此评定量表不能用来判断抑郁 的性质，所以不是抑郁症的病因及疾病诊断分类用表。见表 9-5-1。因此，测出有抑郁 症之后，应该及时到精神科门诊进行详细的检查、诊断及治疗。

3. 适用人群：可能有抑郁症状的人群。

二、使用指南

1. 评分说明：指标为总分。将 20 个项目的各个得分相加，即得粗分。标准分等于粗 分乘以 1.25 后的整数部分。总粗分的正常上限为 41 分，标准总分为 53 分。抑郁严重度 = 粗分 /80。

2. 评分标准：0.5 以下，无抑郁；0.5 ~ 0.59，轻微至轻度抑郁；0.6 ~ 0.69，中至重 度抑郁；0.7 以上，重度抑郁。

表 9-5-1 抑郁自评量表（SDS）

问题	无	有时	经常	持续
1. 我感到情绪沮丧，郁闷	1	2	3	4
2. 我感到早晨心情最好	4	3	2	1
3. 我要哭或想哭	1	2	3	4
4. 我夜间睡眠不好	1	2	3	4
5. 我吃饭像平时一样多	4	3	2	1
6. 我的性功能正常	4	3	2	1
7. 我感到体重减轻	1	2	3	4

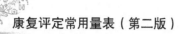
续表

问题	无	有时	经常	持续
8. 我为便秘烦恼	1	2	3	4
9. 我的心跳比平时快	1	2	3	4
10. 我无故感到疲劳	1	2	3	4
11. 我的头脑像往常一样清楚	4	3	2	1
12. 我做事情像平时一样不感到困难	4	3	2	1
13. 我坐卧不安，难以保持平静	1	2	3	4
14. 我对未来感到有希望	4	3	2	1
15. 我比平时更容易被激怒	1	2	3	4
16. 我觉得决定什么事很容易	4	3	2	1
17. 我感到自己是有用的和不可缺少的人	4	3	2	1
18. 我的生活很有意义	4	3	2	1
19. 假若我死了别人会过得更好	1	2	3	4
20. 我仍旧喜爱自己平时喜爱的东西	4	3	2	1

▼▲ 第六节　医院焦虑抑郁量表 ▲▼

一、量表介绍

1. 测评方式：由医师或康复师或有测试经验的人员施测。

2. 量表功能：医院焦虑抑郁量表（Hospital Anxiety and Depression Scale，HADS），由 Zigmond 等编制，包括 HA 和 HD 两个亚量表，共 14 个条目，其中 7 个条目评定焦虑，7 个条目评定抑郁。各条目分 0、1、2、3 级 4 个等级分，得分越高，表示焦虑或抑郁症状越严重，见表 9-6-1。

3. 适用人群：可能有焦虑或抑郁情绪的人群。

二、使用指南

1. 指导语：情绪在大多数疾病中起着重要作用，如果医生了解您的情绪变化，他们就能给您更多的帮助。请您阅读以下各个项目，根据您过去一周的情绪状态，选择最合适的答案。对这些问题的回答不要做过多的考虑，立即做出的答案会比考虑后再回答更切合实际。

2. 评分说明：该量表包括焦虑和抑郁两个亚量表，分别针对焦虑（A）和抑郁（D）问题各 7 题。①焦虑和抑郁亚量表的分值区分为：0～7 分属无症状；8～10 分属可疑存在；11～21 分属肯定存在；②在评分时，以 8 分为起点，即包括可疑及有症状者均为阳性。

表 9-6-1 医院焦虑抑郁量表

	题目		分数
A	1. 我感到紧张（或痛苦）	3：几乎所有时候 2：大多数时候 1：有时 0：根本没有	
D	2. 我对以往感兴趣的事情还是有兴趣	0：肯定一样 1：不像以前那样多 2：只有一点儿 3：基本上没有了	
A	3. 我感到有点害怕，好像预感到有什么可怕的事情要发生	3：十分肯定和十分严重 2：是有，但不太严重 1：有一点，但并不使我苦恼 0：根本没有	
D	4. 我能够哈哈大笑，并看到事物好的一面	0：我经常这样 1：现在已经不大这样了 2：现在肯定是不太多了 3：根本没有	
A	5. 我心中充满烦恼	3：大多数时间 2：常常如此 1：时时，但并不经常 0：偶然如此	
D	6. 我感到愉快	3：根本没有 2：并不经常 1：有时 0：偶然如此	
A	7. 我能够安然而轻松地坐着	0：肯定 1：经常 2：并不经常 3：根本没有	
D	8. 我对自己的仪容（打扮自己）失去兴趣	3：肯定 2：并不像我应该做到的那样关心 1：我可能不是非常关心 0：我仍像以往一样关心	

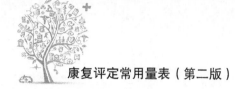

康复评定常用量表（第二版）

续表

	题目		分数
A	9. 我有点坐立不安，好像感到非要活动不可	3：确实非常多 2：是不少 1：并不很多 0：根本没有	
D	10. 我对一切都是乐观地向前看	0：差不多是这样做的 1：并不完全是这样做的 2：很少这样做 3：几乎从来不这样做	
A	11. 我突然发现恐慌感	3：确实很经常 2：时常 1：并非经常 0：根本没有	
D	12. 我好像感到情绪在逐渐低落	3：几乎所有的时间 2：很经常 1：有时 0：根本没有	
A	13. 我感到有点害怕，好像某个内脏器官变坏了	0：根本没有 1：有时 2：很经常 3：非常经常	
D	14. 我能欣赏一本好书或一项好的广播或电视节目	0：常常 1：有时 2：并非经常 3：很少	

总分：A_____   D_____

▼▲ 第七节 广泛性焦虑自评量表 ▲▼

一、量表介绍

1. 测评方式：自评。

2. 量表功能：广泛性焦虑自评量表（Generalized Anxiety Disorder 7，GAD-7）为广泛性焦虑症状评估自评量表，用于焦虑症状的快速筛查和症状评估。

3. 适用人群：可能存在焦虑症状的人群。

二、使用指南

1. 指导语：根据下面 7 个问题回答，在符合您选项数字上面打"√"，将答案的相应评分进行总和，判断您是否存在焦虑状态，见表 9-7-1。

2. 评分说明：该量表共包含 7 项，每项可选 4 种程度，每种程度分别对应得分 0 ～ 3 分，总分 21 分。0 ～ 4 分，无焦虑；5 ～ 9 分，轻度焦虑；10 ～ 14 分，中度焦虑；≥ 15 分，重度焦虑。

表 9-7-1　广泛性焦虑自评量表

在过去的两周内，您有多少时候受到以下任何问题困扰?	完全不会	几天	一半以上的日子	几乎每天
1. 感觉紧张、焦虑或急切	0	1	2	3
2. 不能够停止或控制担忧	0	1	2	3
3. 对各种各样的事情担忧过多	0	1	2	3
4. 很难放松下来	0	1	2	3
5. 由于不安而无法静坐	0	1	2	3
6. 变得容易烦恼或急躁	0	1	2	3
7. 感到似乎将有可怕的事情发生而害怕	0	1	2	3
总分:				

▼▲ 第八节　贝克焦虑量表 ▲▼

一、量表介绍

1. 贝克焦虑量表（Beck Anxiety Inventory，BAI），由美国阿隆·贝克（Aaron T. Beck）于 1985 年编制，是一个含有 21 个项目的自评量表。

2. 量表功能：BAI 量表用 4 级评分，主要评定受试者被多种焦虑症状烦扰的程度，见表 9-8-1。该量表能帮助了解近期心境体验及治疗期间焦虑症状的变化动态，总的特点是项目内容简明，容易理解，操作分析方便。因此，可用于我国临床心理工作中了解焦虑症状的常用检测工具。

3. 适用人群：具有焦虑症状的成年人，以比较准确地反映主观感受到的焦虑程度。

4. 评定时间范围："现在"或"最近一周"内的自我体验。可随临床诊治或研究需要

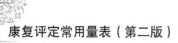

反复评定，一般间隔时间至少一周。

二、使用指南

1. BAI 量表是一种分析受试者主观焦虑症状的相当简便的临床工具。该量表是焦虑感受的自评量表，其总分能充分反映焦虑状态的严重程度。

2. BAI 量表均应由评定对象自行填写，在填表之前应向填写者交代清楚填写方法及每题的含义，要求独立完成自我评定。

3. 测试员应仔细评定结果，不要漏项或重复评定。

4. BAI 量表测试分析指标是总分，一般将 BAI 总分 ≥ 45 分作为焦虑阳性的判断标准。

5. 指导语：下面是一篇关于焦虑一般症状的表格，请您仔细阅读下列各项，指出最近一周内（包括当天），被各种症状烦扰的程度，并在相应的结果选项前打"√"。

表 9-8-1　贝克焦虑量表（BAI）

一、麻木或刺痛	二、感到发热
1分：无 2分：轻度，无多大烦扰 3分：中度，感到不适但尚能忍受 4分：重度，只能勉强忍受	1分：无 2分：轻度，无多大烦扰 3分：中度，感到不适但尚能忍受 4分：重度，只能勉强忍受
三、腿部颤抖	四、不能放松
1分：无 2分：轻度，无多大烦扰 3分：中度，感到不适但尚能忍受 4分：重度，只能勉强忍受	1分：无 2分：轻度，无多大烦扰 3分：中度，感到不适但尚能忍受 4分：重度，只能勉强忍受
五、害怕发生不好的事情	六、头晕
1分：无 2分：轻度，无多大烦扰 3分：中度，感到不适但尚能忍受 4分：重度，只能勉强忍受	1分：无 2分：轻度，无多大烦扰 3分：中度，感到不适但尚能忍受 4分：重度，只能勉强忍受
七、心悸或心率加快	八、心神不宁
1分：无 2分：轻度，无多大烦扰 3分：中度，感到不适但尚能忍受 4分：重度，只能勉强忍受	1分：无 2分：轻度，无多大烦扰 3分：中度，感到不适但尚能忍受 4分：重度，只能勉强忍受
九、紧张	十、窒息感

1分：无	1分：无
2分：轻度，无多大烦扰	2分：轻度，无多大烦扰
3分：中度，感到不适但尚能忍受	3分：中度，感到不适但尚能忍受
4分：重度，只能勉强忍受	4分：重度，只能勉强忍受
十一、手发抖	十二、摇晃
1分：无	1分：无
2分：轻度，无多大烦扰	2分：轻度，无多大烦扰
3分：中度，感到不适但尚能忍受	3分：中度，感到不适但尚能忍受
4分：重度，只能勉强忍受	4分：重度，只能勉强忍受
十三、害怕失控	十四、呼吸困难
1分：无	1分：无
2分：轻度，无多大烦扰	2分：轻度，无多大烦扰
3分：中度，感到不适但尚能忍受	3分：中度，感到不适但尚能忍受
4分：重度，只能勉强忍受	4分：重度，只能勉强忍受
十五、害怕快要死去	十六、恐慌
1分：无	1分：无
2分：轻度，无多大烦扰	2分：轻度，无多大烦扰
3分：中度，感到不适但尚能忍受	3分：中度，感到不适但尚能忍受
4分：重度，只能勉强忍受	4分：重度，只能勉强忍受
十七、消化不良或腹部不适	十八、昏厥
1分：无	1分：无
2分：轻度，无多大烦扰	2分：轻度，无多大烦扰
3分：中度，感到不适但尚能忍受	3分：中度，感到不适但尚能忍受
4分：重度，只能勉强忍受	4分：重度，只能勉强忍受
十九、脸发红	二十、出汗（不是因为暑热冒汗）
1分：无	1分：无
2分：轻度，无多大烦扰	2分：轻度，无多大烦扰
3分：中度，感到不适但尚能忍受	3分：中度，感到不适但尚能忍受
4分：重度，只能勉强忍受	4分：重度，只能勉强忍受
二十一、惊吓	
1分：无	
2分：轻度，无多大烦扰	
3分：中度，感到不适但尚能忍受	
4分：重度，只能勉强忍受	

三、解释

1. BAI 量表是一种分析受试者主观焦虑症状的相当简便的临床工具，其含有 21 个项目的自评量表，总分能充分反映焦虑状态的严重程度，能帮助了解近期心境体验及治疗

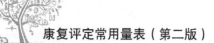

期间焦虑症状的变化动态。

2.BAI量表测试分析指标是总分，一般将BAI总分≥45分作为焦虑阳性的判断标准。

▼▲ 第九节 卒中后失语患者抑郁问卷（医院版）▲▼

一、量表介绍

1.测评方式：专业的护理人员评定。

2.量表功能：卒中后失语患者抑郁问卷（Stroke Aphasic Depression Questionnaire，SADQ）系列量表是由 Sutcliffe 和 Lincoln 开发的，最大的优势是完全通过医护人员对患者日常行为观察来评估抑郁情绪，因此适用于存在表达或者理解障碍的患者。最初设计的是社区版（SADQ-C），之后为了使 SADQ 适用于住院卒中后失语患者抑郁的评定，对 SADQ-C 部分条目进行修改，评定人员由陪护改为医护人员，形成卒中后失语患者抑郁问卷医院版（SADQ-H），见表9-9-1。经过王维清等人对其进行翻译、修订、信效度检测，并对其截断值进行研究，最终形成了中文版SADQ-H，应用于中国卒中后失语患者的抑郁情绪评定。

3.适用人群：国内卒中后失语患者，评定其是否存在抑郁情绪。

二、使用指南

1.指导语：请说明最近一周内患者有无以下的行为表现。

2.评分标准：A-3分；B-2分；C-1分；D-0分。19～21分为轻度抑郁，22～26分为中度抑郁，＞26分为重度抑郁。

表 9-9-1 脑卒中失语抑郁量表医院版（SADQ-H）

一、患者是否因失眠而改变睡眠方式？	二、患者是否出现过一阵阵哭泣？
A：最近1周每天都这样	A：最近1周每天都这样
B：最近1周4～6天是这样	B：最近1周4～6天是这样
C：最近1周1～4天是这样	C：最近1周1～4天是这样
D：最近1周从没有这样	D：最近1周从没有这样
三、患者晚上是否烦躁不安、无法休息	四、患者是否会主动要做些事情？如看电视，聊天等

A：最近 1 周每天都这样	A：最近 1 周每天都这样
B：最近 1 周 4 ～ 6 天是这样	B：最近 1 周 4 ～ 6 天是这样
C：最近 1 周 1 ～ 4 天是这样	C：最近 1 周 1 ～ 4 天是这样
D：最近 1 周从没有这样	D：最近 1 周从没有这样
五、当你和患者说话时，他 / 她是否会避开你的目光	六、患者是否会突然大哭不止？
A：最近 1 周每天都这样	A：最近 1 周每天都这样
B：最近 1 周 4 ～ 6 天是这样	B：最近 1 周 4 ～ 6 天是这样
C：最近 1 周 1 ～ 4 天是这样	C：最近 1 周 1 ～ 4 天是这样
D：最近 1 周从没有这样	D：最近 1 周从没有这样
七、当你和患者说话时，他 / 她是否会微笑？	八、患者是否有疼痛的表示？
A：最近 1 周每天都这样	A：最近 1 周每天都这样
B：最近 1 周 4 ～ 6 天是这样	B：最近 1 周 4 ～ 6 天是这样
C：最近 1 周 1 ～ 4 天是这样	C：最近 1 周 1 ～ 4 天是这样
D：最近 1 周从没有这样	D：最近 1 周从没有这样
九、患者是否拒绝进食？	十、患者是否容易生气？
A：最近 1 周每天都这样	A：最近 1 周每天都这样
B：最近 1 周 4 ～ 6 天是这样	B：最近 1 周 4 ～ 6 天是这样
C：最近 1 周 1 ～ 4 天是这样	C：最近 1 周 1 ～ 4 天是这样
D：最近 1 周从没有这样	D：最近 1 周从没有这样
十一、患者是否拒绝与人交往？	十二、当患者听到笑话是否会发笑？
A：最近 1 周每天都这样	A：最近 1 周每天都这样
B：最近 1 周 4 ～ 6 天是这样	B：最近 1 周 4 ～ 6 天是这样
C：最近 1 周 1 ～ 4 天是这样	C：最近 1 周 1 ～ 4 天是这样
D：最近 1 周从没有这样	D：最近 1 周从没有这样
十三、患者是否显得烦躁和坐立不安？	十四、患者是否呆坐不动？
A：最近 1 周每天都这样	A：最近 1 周每天都这样
B：最近 1 周 4 ～ 6 天是这样	B：最近 1 周 4 ～ 6 天是这样
C：最近 1 周 1 ～ 4 天是这样	C：最近 1 周 1 ～ 4 天是这样
D：最近 1 周从没有这样	D：最近 1 周从没有这样
十五、患者做事时注意力是否集中？	十六、患者是否尽量注意自己的仪表？
A：最近 1 周每天都这样	A：最近 1 周每天都这样
B：最近 1 周 4 ～ 6 天是这样	B：最近 1 周 4 ～ 6 天是这样
C：最近 1 周 1 ～ 4 天是这样	C：最近 1 周 1 ～ 4 天是这样
D：最近 1 周从没有这样	D：最近 1 周从没有这样
十七、患者是否喜欢社交活动或者外出活动？	十八、患者白天是否会找些事情做？
A：最近 1 周每天都这样	A：最近 1 周每天都这样
B：最近 1 周 4 ～ 6 天是这样	B：最近 1 周 4 ～ 6 天是这样
C：最近 1 周 1 ～ 4 天是这样	C：最近 1 周 1 ～ 4 天是这样
D：最近 1 周从没有这样	D：最近 1 周从没有这样
十九、患者是否服用安眠药？	二十、患者是否对发生在周围的事情感兴趣？

续表

A：最近 1 周每天都这样	A：最近 1 周每天都这样
B：最近 1 周 4 ～ 6 天是这样	B：最近 1 周 4 ～ 6 天是这样
C：最近 1 周 1 ～ 4 天是这样	C：最近 1 周 1 ～ 4 天是这样
D：最近 1 周从没有这样	D：最近 1 周从没有这样
二十一、当你走近患者时，他/她是否会看着你？	
A：最近 1 周每天都这样	
B：最近 1 周 4 ～ 6 天是这样	
C：最近 1 周 1 ～ 4 天是这样	
D：最近 1 周从没有这样	

第十节　焦虑 Zung 氏自评量表

一、量表介绍

1. 测评方式：自评。

2. 量表功能：焦虑自评量表 (Self-rating Anxiety Scale，SAS)，由 W.K.Zung 于 1971 年编制。用于评定患者焦虑的主观感受及其在治疗中的变化。主要用于疗效评估，不能用于诊断。

焦虑是心理咨询门诊中较为常见的一种情绪障碍，因此，SAS 可作为咨询门诊中了解焦虑症状的自评工具。

3. 适用人群：具有焦虑症状的成年人，具有广泛的应用性。

二、使用指南

1. 在自评者评定以前，一定要把整个量表的填写方法及每条问题的含义都弄明白，然后做出独立的、不受任何人影响的自我评定。其评分标准为，"1" 表示没有或很少时间有；"2" 是小部分时间有；"3" 是相当多时间有；"4" 是绝大部分或全部时间都有。

2. 评定的时间范围是自评者过去一周的实际感觉。

3. 如果自评者的文化程度太低，不能理解或看不懂 SAS 问题的内容，可由工作人员逐条念给他听，让自评者独自做出评定。

4. 评定时，应让自评者理解反向评分的各题，SAS 有 5 项反向项目，如不能理解会直接影响统计结果。

（5）评定结束时，工作人员应仔细检查一下评定结果，应提醒自评者不要漏评某一项目，也不要在相同一个项目上重复评定。

1. 我觉得比平常容易紧张和着急

A. 无或很少有 　 B. 有时有 　 C. 大部分时间有 　 D. 绝大多数时间有

2. 我无缘无故地感到害怕

A. 无或很少有 　 B. 有时有 　 C. 大部分时间有 　 D. 绝大多数时间有

3. 我容易心里烦乱或觉得惊恐

A. 无或很少有 　 B. 有时有 　 C. 大部分时间有 　 D. 绝大多数时间有

4. 我觉得我可能将要发疯

A. 无或很少有 　 B. 有时有 　 C. 大部分时间有 　 D. 绝大多数时间有

5. 我觉得一切都很好

A. 无或很少有 　 B. 有时有 　 C. 大部分时间有 　 D. 绝大多数时间有

6. 我手脚发抖打颤

A. 无或很少有 　 B. 有时有 　 C. 大部分时间有 　 D. 绝大多数时间有

7. 我因为头痛、颈痛和背痛而苦恼

A. 无或很少有 　 B. 有时有 　 C. 大部分时间有 　 D. 绝大多数时间有

8. 我感觉容易衰弱和疲乏

A. 无或很少有 　 B. 有时有 　 C. 大部分时间有 　 D. 绝大多数时间有

9. 我觉得心平气和，并且容易安静坐着

A. 无或很少有 　 B. 有时有 　 C. 大部分时间有 　 D. 绝大多数时间有

10. 我觉得心跳得很快

A. 无或很少有 　 B. 有时有 　 C. 大部分时间有 　 D. 绝大多数时间有

11. 我因为一阵阵头晕而苦恼

A. 无或很少有 　 B. 有时有 　 C. 大部分时间有 　 D. 绝大多数时间有

12. 我有晕倒发作或觉得要晕倒似的

A. 无或很少有 　 B. 有时有 　 C. 大部分时间有 　 D. 绝大多数时间有

13. 我吸气呼气都感到很容易

A. 无或很少有 　 B. 有时有 　 C. 大部分时间有 　 D. 绝大多数时间有

14. 我手脚麻木和刺痛

A. 无或很少有 　 B. 有时有 　 C. 大部分时间有 　 D. 绝大多数时间有

15. 我因为胃痛和消化不良而苦恼

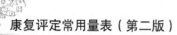
A. 无或很少有　　B. 有时有　　C. 大部分时间有　　D. 绝大多数时间有

16. 我常常要小便

A. 无或很少有　　B. 有时有　　C. 大部分时间有　　D. 绝大多数时间有

17. 我的手常常是潮湿的

A. 无或很少有　　B. 有时有　　C. 大部分时间有　　D. 绝大多数时间有

18. 我脸红发热

A. 无或很少有　　B. 有时有　　C. 大部分时间有　　D. 绝大多数时间有

19. 我容易入睡并且一夜睡得很好

A. 无或很少有　　B. 有时有　　C. 大部分时间有　　D. 绝大多数时间有

20. 我做噩梦

A. 无或很少有　　B. 有时有　　C. 大部分时间有　　D. 绝大多数时间有

三、结果和解释

1. 若为正向评分题（第 1、2、3、4、6、7、8、10、11、12、14、15、16、18、20 题），依次评为粗分 1、2、3、4 分；反向评分题（第 5、9、13、17、19 题），则评为 4、3、2、1 分。

2. 解释

（1）最小严重度评分：20。

（2）最大严重度评分：80。

（3）评分越高，患者的焦虑症状越严重。

四、注意事项

1. 由于焦虑是神经症的共同症状，故 SAS 在各类神经症鉴别中作用不大。

2. 关于焦虑症状的临床分级，除参考量表分值外，主要还应根据临床症状特别是要害症状的程度来划分，量表总分值仅能作为一项辨指标而非绝对标准。

参考文献

[1] 王维清，刘晓加. 卒中后失语患者抑郁问卷（医院版）在卒中后失语患者中应用的信度和效度检验. 国际脑血管病杂志，2009，17（6）：417–422.

[2] Zung WWK. A rating instrument for anxiety disorders. Psychosomatics. 1971，12：371–379.

第十章　睡眠

▼▲ 第一节　Epworth 嗜睡量表 ▲▼

一、量表介绍

1. 测评方式：自评；个体测试。

2. 量表功能：Epworth 嗜睡量表（the Epworth Sleeping Scale，ESS），又称 Epworth 日间多睡量表，由澳大利亚墨尔本 Epworth 医院设计，用来评定白天过度瞌睡状态，见表 10-1-1。

3. 适用人群：所有人。

4. 测评时长：3 分钟。

二、使用指南

1. Epworth 嗜睡量表共分 8 项，每项分为"从不、很少、有时、经常"，测试者根据最近一段时间的日常生活情况填写最为合适的选项，分别对应"0、1、2、3 分"。分值越高，提示瞌睡倾向越明显。

2. 总分为 8 项分数之和，最低分为 0 分，最高分为 24 分。总分在 6 ~ 11 分（含 11 分），提示瞌睡；总分在 11 ~ 16 分（含 16 分），表示过度瞌睡；总分 > 16 分，表明有危险性的瞌睡。

三、具体测评

指导语：最近几个月的日常生活中，在下列情况，您打瞌睡（不仅仅是感到疲倦）

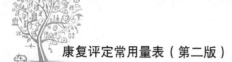

的可能性如何？请您根据实际情况进行打"√"选择。

表 10-1-1　Epworth 嗜睡量表

测试题目	从不	很少	有时	经常
1. 坐着阅读书刊时				
2. 看电视时				
3. 在沉闷公共场所坐着不动时（如剧场、开会）				
4. 连续乘坐汽车 1 小时无间断				
5. 条件允许情况下，下午躺下休息时				
6. 坐着与人谈话时				
7. 未饮酒午餐后安静地坐着				
8. 遇到堵车，在停车的几分钟里				

▼▲ 第二节　阿森斯失眠量表 ▲▼

一、量表介绍

1. 测评方式：自评；个体测试。

2. 量表功能：阿森斯失眠量表（Athens Insomnia Scale，AIS），由 Azmeh Shahid 等人设计，为国际公认的睡眠质量自测量表，主要用于记录个体对遇到过的睡眠障碍的自我评估，见表 10-2-1。

3. 适用人群：所有人。

4. 测评时长：约 3 分钟。

二、使用指南

1. 量表共 8 个条目，每条分为四级，从无到严重分别为：0= 没问题；1= 轻度延迟；2= 显著延迟；3= 延迟严重或没有睡觉。

2. 总分为所有条目分数之和，如果总分＜ 4 分提示无睡眠障碍；总分在 4 ～ 6 分提示可疑失眠；总分在 6 分以上提示失眠。

三、具体测评

指导语：该量表主要用于记录您对遇到过的睡眠障碍的自我评估。对于以下列出的问题，如果在过去 1 个月内，每周至少 3 次发生在您身上，则选择相应选项。

表 10-2-1　阿森斯失眠量表

测试题目	没问题	轻度延迟	显著延迟	延迟严重或没有睡觉
1. 入睡时间（关灯后到睡着的时间）				
2. 夜间苏醒（觉醒）				
3. 比期望的时间早醒				
4. 总睡眠时间				
5. 总睡眠质量（无论睡多长）				
6. 白天情绪				
7. 白天身体功能（体力或精神，如记忆力、认知力和注意力等）				
8. 白天思睡				

▼▲ 第三节　匹兹堡睡眠质量指数 ▲▼

一、量表介绍

1. 测评方式：自评；个体测试。

2. 量表功能：匹兹堡睡眠质量指数（Pittsburgh Sleep Quality Index，PSQI），由美国匹兹堡大学精神科医生 Buysse 等编制，可以评估一般人睡眠行为和习惯，也可以用于临床患者睡眠质量的综合评估。

3. 适用人群：所有人。

4. 测评时长：5 ～ 10 分钟。

二、使用指南

1. PSQI 用于评定被试者最近 1 个月的睡眠质量。由 19 个自评和 5 个他评条目构成，其中，第 19 个自评条目和 5 个他评条目不参与计分，在此仅介绍参与计分的 18 个自评条目。18 个条目组成 7 个成分，每个成分按 0～3 等级计分，累积各成分得分为 PSQI 总分，总分范围为 0～21，得分越高，表示睡眠质量越差。

（2）各成分含义及计分方法

A. 睡眠质量：根据条目 6 的应答计分较好计 1 分，较差计 2 分，很差计 3 分。

B. 入睡时间

1）条目 2 的计分：≤15 分，计 0 分；16～30 分，计 1 分；31～60 分，计 2 分；≥60 分，计 3 分。

2）条目 5a 的计分：无，计 0 分；＜1 周 / 次，计 1 分；1～2 周 / 次，计 2 分；≥3 周 / 次，计 3 分。

3）累加条目 2 和 5a 的计分：若累加分为 0 分，计 0 分；1～2 分，计 1 分；3～4 分，计 2 分；5～6 分，计 3 分。

C. 睡眠时间：根据条目 4 的应答计分，＞7 小时，计 0 分；6～7 小时，计 1 分；5～6 小时，计 2 分；＜5 小时，计 3 分。

D. 睡眠效率

1）床上时间 = 条目 3（起床时间）—条目 1（上床时间）。

2）睡眠效率 = 条目 4（睡眠时间）/ 床上时间 ×100%。

3）成分 D 计分位：睡眠效率＞85%，计 0 分；75%～84%，计 1 分；65%～74%；计 2 分；＜65%，计 3 分。

E. 睡眠障碍：根据条目 5b 至 5j 的计分无，计 0 分；＜1 周 / 次，计 1 分；1～2 周 / 次，计 2 分；≥3 周 / 次，计 3 分。累加条目 5b 至 5j 的计分，若累加分为 0，则成分 E 计 0 分；1～9 分，计 1 分，10～18 分，计 2 分，19～27 分，计 3 分。

F. 催眠药物：根据条目 7 的应答计分。无，计 0 分；＜1 周 / 次，计 1 分；1～2 周 / 次，计 2 分；≥3 周 / 次，计 3 分。

G. 日间功能障碍

1）根据条目 7 的应答计分。无，计 0 分；＜1 周 / 次，计 1 分；1～2 周 / 次，计 2 分；≥3 周 / 次，计 3 分。

2）根据条目 7 的应答计分。没有，计 0 分；偶尔有，计 1 分；有时有，计 2 分；经常有，计 3 分。

3）累加条目 8 和 9 的得分。若累加分为 0，则成分 G 计 0 分；1～2 分计 1 分；3～4 分，计 2 分；5～6 分，计 3 分。

PSQI 总分 = 成分 A + 成分 B + 成分 C + 成分 D + 成分 E + 成分 F + 成分 G。

（3）评价等级：0～5 分，提示睡眠质量很好；6～10 分，提示睡眠质量还行；11～15 分，提示睡眠质量一般；16～21 分，提示睡眠质量很差。

三、具体测试

下面一些问题是关于您最近 1 个月的睡眠情况，请选择填写最符合您近 1 个月实际情况的答案。请回答下列问题：

1. 近 1 个月，晚上上床睡觉通常（　　）点钟。

2. 近 1 个月，从上床到入睡通常需要（　　）分钟。

3. 近 1 个月，通常早上（　　）点起床。

4. 近 1 个月，每夜通常实际睡眠（　　）小时（不等于卧床时间）。

对下列问题请选择 1 个最适合您的答案：

5. 近 1 个月，因下列情况影响睡眠而烦恼（表 10-3-1）：

表 10-3-1　影响睡眠事件

情景	（1）无	（2）＜1次/周	（3）1~2次/周	（4）≥3次/周
a. 入睡困难（30分钟内不能入睡）				
b. 夜间易醒或早醒				
c. 夜间去厕所				
d. 呼吸不畅				
e. 咳嗽或鼾声高				
f. 感觉冷				
g. 感觉热				
h. 做噩梦				
i. 疼痛不适				
j. 其他影响睡眠的事情				

如有，请说明：

6. 近 1 个月，总的来说，您认为自己的睡眠质量：

（1）很好　　　　　　　（2）较好　　　　　　　（3）较差　　　　　　　（4）很差

7. 近 1 个月，您用药物催眠的情况：

（1）无　　　　　　（2）＜1次/周　　　　（3）1~2次/周　　　　（4）≥3次/周

8. 近 1 个月，您常感到困倦吗：

（1）无　　　　　　（2）＜1次/周　　　　（3）1~2次/周　　　　（4）≥3次/周

9. 近 1 个月，您做事情的精力不足吗：

（1）没有　　　　　　（2）偶尔有　　　　　　（3）有时有　　　　　　（4）经常有

最终结果：睡眠质量得分（　　），入睡时间得分（　　），睡眠时间得分（　　），睡眠效

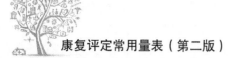
率得分（   ），睡眠障碍得分（   ），催眠药物得分（   ），日间功能障碍得分（   ）PSQI
总分（   ）。

检查者：_____

▼▲ 第四节　香港中文大学快速眼动睡眠期 行为障碍量表 ▲▼

一、量表介绍

1.测评方式：他评。

2.量表功能：当前的证据认为快速眼动睡眠期行为障碍（REM Sleep Behavior Disorder，RBD）与神经变性疾病密切相关，由香港中文大学 S.X.Li 创建的香港中文大学快速眼动睡眠期行为障碍量表（REM Sleep Behavior Disorder Questionnaire-Hong Kong，RBDQ-HK）涵盖了较全的 RBD 症状，同时考虑了 RBD 症状出现的频率、严重程度，总分跨度大，可准确地反映疾病的严重程度，是较准确的 RBD 筛查量表。详见表 10-4-1。

3.适用对象：可能存在快动眼相睡眠障碍的人群。

二、使用指南

1.指导语：该量表是关于您从出生到现在是否出现过睡眠行为障碍和最近一年发生的频率的评估，请选择填写最符合您实际情况的答案并打"√"。针对您的实际情况，我们将如实回馈给您，谢谢您的配合。

2.评分细则：RBDQ-HK 得分由出生到现在项和最近 1 年的频率项得分的总和计算。总分从 0 分到 100 分不等。

（1）自出生到现在，条目 1～5 和条目 13 得分如下："不知道"计为 0 分，"没有"计为 0 分，"是"计为 1 分。条目 6～12 得分应加权为："不知道"计为 0 分，"无"计为 0 分，"是"计为 2 分。

（2）最近 1 年发生的次数，条目 1～5 和条目 12 得分如下："无"计为 0 分，"是/每年一次或几次"计为 1 分，"每月一次或数次"计为 2 分，"每周 1～2 次"计为 3 分，"每周3次或3次以上"计为4分。条目6～12得分应加权为:"不"计为0分,"是/每年一次或几次"计为2分,"每月一次或几次"计为4分,"每周1～2次"计为6分,"每周3次或3次以上"计为8分。

3.该量表在患者自诉睡眠问题后填写,最好能结合患者自评和知情照料者的评价。

表10-4-1　香港中文大学快速眼动睡眠期行为障碍量表

表现	不知道/不记得	没有/不会	有/会	近一年有这种情况吗	最近一年发生的次数			
					一年1次或几次	每个月1次或几次	每周1～2次	每周3次或3次以上
1.您睡觉时会不会经常做梦?	O	O	O	□有 □无	O	O	O	O
2.您睡觉时会不会经常做噩梦?	O	O	O	□有 □无	O	O	O	O
3.您的梦境会不会是一些令您忧伤难过的情景?	O	O	O	□有 □无	O	O	O	O
4.您的梦境会不会是令您激动愤怒的情景(如和人争执打斗)?	O	O	O	□有 □无	O	O	O	O
5.您的梦境会不会是一些令您害怕、惊恐的情景(如被人追逐,见到鬼怪)?	O	O	O	□有 □无	O	O	O	O
6.您有没有说梦话的情况?	O	O	O	□有 □无	O	O	O	O
7.当您做梦/做噩梦时,会否跟着梦境呼叫、尖叫或叫骂?	O	O	O	□有 □无	O	O	O	O
8.当您做梦/做噩梦时,是否会跟着梦境动手动脚?	O	O	O	□有 □无	O	O	O	O
9.您有没有曾经在睡觉时掉下床?	O	O	O	□有 □无	O	O	O	O
10.您有没有曾经试过在睡觉时弄伤自己?	O	O	O	□有 □无	O	O	O	O
11.您有没有曾经在睡觉时差点或者有机会弄伤自己、弄伤身边其他人的情况?	O	O	O	□有 □无	O	O	O	O
12.以上10或11的情况是否经常与梦境有关?	O	O	O	□有 □无	O	O	O	O

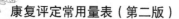

续表

表现	不知道/不记得	没有/不会	有/会	近一年有这种情况吗	最近一年发生的次数			
					一年1次或几次	每个月1次或几次	每周1～2次	每周3次或3次以上
13. 以上这些情况会影响您的睡眠吗？	O	O	O	□有 □无	O	O	O	O

第五节　不宁腿严重程度评定量表

一、量表介绍

1. 测评方式：由医师或有测试经验的人员施测。

2. 量表功能：该量表用于评价过去 1 周内不宁腿综合征的严重程度。该量表由 10 个问题组成，包括症状和强度，及其造成的影响等方面内容，每个问题分为 5 个等级，每个等级评分分别为 0、1、2、3、4 分，总分范围 0～40 分。根据得分划分为轻度（0～10 分）、中度（11～20 分）、重度（21～30 分）和极重度（31～40 分），得分越高提示症状越严重（表 10-5-1）。

3. 适用人群：有不宁腿综合征的患者。

不宁腿综合征（Restless Leg Syndrome，RLS），又称 Ekbom 综合征，患病率为 0.1%～11.5%，是一种常见的神经系统疾病，以多种感觉障碍为特征，主要表现为下肢尤其膝与踝之间的不适感，如蠕动或蚁行感，麻木、烧灼、憋胀、瘙痒、电击感、针刺感、压迫感，偶尔累及上肢或累及四肢，致使患者不停地活动下肢以缓解症状，虽不疼痛，但令人痛苦和烦恼。此症状多发生在休息中，如卧床和坐位时，夜间恶化，致使睡眠起始和维持困难，难以进入Ⅳ期睡眠。患者维持失眠、抑郁、焦虑，继发性多见于药源性（如抗精神病药物），慢性肾功能不全、糖尿病等疾病的慢性并发症。

二、量表内容

表 10-5-1　不宁腿严重程度评定量表

---

1. 总体而言，您觉得您的腿或手的 RLS 症状严重程度如何？

4. 非常严重

3. 严重

2. 中度

1. 轻度

0. 没有

---

2. 总体而言，您觉得 RLS 导致的运动困难程度如何？

4. 非常严重

3. 严重

2. 中度

1. 轻度

0. 没有

---

3. 总体而言，运动对您的手或腿 RLS 症状缓解程度如何？

4. 没有缓解

3. 轻度缓解

2. 中度缓解

1. 完全或几乎完全缓解

0. 不是 RLS，因此问题不适用

---

4. 总体而言，RLS 所导致的睡眠障碍的严重程度如何？

4. 非常严重

3. 严重

2. 中度

1. 轻度

0. 没有

---

5. 总体而言，RLS 所导致的疲倦感和睡意严重程度如何？

4. 非常严重

3. 严重

2. 中度

1. 轻度

0. 没有

---

6. 总体而言，您的 RLS 整体严重程度如何？

4. 非常严重

3. 严重

2. 中度

1. 轻度

0. 没有

续表

---

7. 您感觉每次出现 RLS 症状持续多长时间？

4. 非常严重（6～7 天 / 周）

3. 严重（4～5 天 / 周）

2. 中度（2～3 天 / 周）

1. 轻度（≤1 天 / 周）

0. 完全没有

---

8. RLS 患病时，您觉得平均一天的持续时间有多长？

4. 非常严重（≥8h/24h）

3. 严重（3～8h/24h）

2. 中度（1～3h/24h）

1. 轻度（≤1h/24h）

0. 没有

---

9. 总体而言，RLS 对您履行日常事务能力的影响程度如何（比如家庭、社会、学习和工作生活）

4. 非常严重

3. 严重

2. 中度

1. 轻度

0. 没有

---

10. RLS 给您带来的情绪困扰（比如愤怒、沮丧、悲伤、焦虑或易怒）严重程度如何？

4. 非常严重

3. 严重

2. 中度

1. 轻度

0. 没有

▲▼ 第六节　帕金森病睡眠量表 ▲▼

一、量表介绍

1. 测评方式：自评。

2. 量表功能：帕金森病睡眠量表（Parkinson's Disease Sleep Scale, PDSS），是 Chaudhuri 等设计的一个专门用于评估帕金森病常见睡眠问题的量表。PDSS 是最早评定帕金森病患者睡眠质量的正规量表，可以在床边进行。PDSS 可重复测试，可以很好地辨别帕金森病患者和健康对照者。

3. 适用人群：存在睡眠障碍的帕金森病患者。

二、使用指南

1.项目介绍：由 15 个问题组成，每一项评分均为 0 ~ 10 分，0 分表示症状严重且持久，10 分表示无症状。PDSS-1 调查主观夜间总体睡眠质量，PDSS-2 了解入睡困难，PDSS-3 了解睡眠维持障碍（如片段睡眠的情况），PDSS-4 调查周期性肢体活动障碍（Periodic Limb Movement Disorder，PLMD），PDSS-5 了解不宁腿综合征（Restless Leg Syndrome，RLS），PDSS-6 和 PDSS-7 用于评定夜间精神状况，PDSS-8 和 PDSS-9 用来了解夜尿情况，PDSS-10 至 PDSS-13 反映夜间运动情况，PDSS-14 调查睡眠后精神恢复情况，PDSS-15 可了解日间过度嗜睡（Excessive Daytime Sleepiness，EDS）情况。

2.结果解释：PDSS 总分＜90 分或条目分＜6 分，特别是条目 1、14、15，即应积极治疗，因为睡眠障碍的治疗在 PD 治疗中起重要作用，它对改善 PD 患者整体生存质量非常关键。

请根据最近一周的睡眠情况回答下述问题，在适当的分数上画圈（表 10-6-1）。

表 10-6-1 帕金森病睡眠量表

问题	分数										
1. 总体的夜间睡眠质量如何？	很差 ————————————————————— 非常好										
	0	1	2	3	4	5	6	7	8	9	10
2. 是否每晚都有入睡困难？	很差 ————————————————————— 非常好										
	0	1	2	3	4	5	6	7	8	9	10
3. 有无保持睡眠困难？	很差 ————————————————————— 非常好										
	0	1	2	3	4	5	6	7	8	9	10
4. 是否在夜间发生肢体不安或片段睡眠？	很差 ————————————————————— 非常好										
	0	1	2	3	4	5	6	7	8	9	10
5. 是否在床上坐卧不安？	很差 ————————————————————— 非常好										
	0	1	2	3	4	5	6	7	8	9	10
6. 是否在夜间遭受梦境困扰？	很差 ————————————————————— 非常好										
	0	1	2	3	4	5	6	7	8	9	10
7. 是否在夜间遭受视幻觉或听幻觉的痛苦？	很差 ————————————————————— 非常好										
	0	1	2	3	4	5	6	7	8	9	10
8. 是否在夜间起床排尿？	很差 ————————————————————— 非常好										
	0	1	2	3	4	5	6	7	8	9	10
9. 是否出现由于不能行动而导致尿失禁？	很差 ————————————————————— 非常好										
	0	1	2	3	4	5	6	7	8	9	10

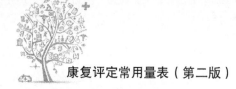

续表

问题	分数										
10.是否在夜间醒来时肢体有麻木感或针刺感？	很差 ———————————————————————— 非常好										
	0	1	2	3	4	5	6	7	8	9	10
11.是否在夜间睡眠时出现上肢或下肢的肌肉痛性痉挛？	很差 ———————————————————————— 非常好										
	0	1	2	3	4	5	6	7	8	9	10
12.是否出现清晨早醒并伴有上肢或下肢疼痛？	很差 ———————————————————————— 非常好										
	0	1	2	3	4	5	6	7	8	9	10
13.是否在睡眠时发生震颤？	很差 ———————————————————————— 非常好										
	0	1	2	3	4	5	6	7	8	9	10
14.是否在早晨醒来感觉困顿欲睡？	很差 ———————————————————————— 非常好										
	0	1	2	3	4	5	6	7	8	9	10
15.是否出现日间打盹？	很差 ———————————————————————— 非常好										
	0	1	2	3	4	5	6	7	8	9	10

参考文献

[1] Li SX, Wing YK, Lam SP, et al. Validation of a new REM sleep behavior disorder questionnaire（RBDQ-HK）.Sleep Med, 2010, 11（1）: 43-48.

[2] 段莹 . 睡眠障碍的常用评估量表 . 世界睡眠医学杂志, 2016, 3（4）: 202-203.

[3] 徐进 . 阿戈美拉汀治疗继发性不宁腿综合征疗效观察 . 中国药物与临床, 2015, 15(11): 1648.

[4] Chaudhuri KR, Pal S, DiMareo A, et a1. The Parkinson's disease sleep scale: a new instrument for assessing sleep and nocturnal disability in Parkinson's disease. J Neurol Neurosurg Psychiatry, 2002, 73: 629-635.

[5] 吴佳英 . 帕金森病患者睡眠障碍特点分析 . 上海: 上海交通大学, 2009.

[6] 辛华栋 . 帕金森病患者睡眠障碍的临床特点研究 . 中西医结合心血管病杂志, 2016, 4（15）: 11.

[7] 张锦红 . 帕金森病睡眠量表中文版在中国西南地区的信效度研究 . 中华医学杂志, 2016, 96（41）: 3299.

第十一章　脑功能

扩展残疾状态量表（Expanded Disability Status Scale，EDSS），是临床或临床试验中对多发性硬化的一种评估表，作为早期多发性硬化患者生活质量的一个预测因子被广泛应用。以中枢神经系统八个功能系统的评价为基础，主要用于指导临床医师早期关注患者生活质量并进行必要干预。本章节中的各项脑功能评价量表均是参考 EDSS 衍生而来。为了避免对照临床试验的偏倚，以下量表测评最好由不知晓患者临床状况的医护人员完成。

▼▲ 第一节　大脑功能 ▲▼

一、量表介绍

1. 测评方式：由神经科医师或经过训练有专门测试经验的人员施测。

2. 量表功能：参照 EDSS 的具体评价内容，分为大脑功能评价记录表（表 11-1-1）和大脑功能系统评分表（表 11-1-2）两个量表，前者是对大脑功能的一般状态进行初步评价；后者是在上述功能评价的基础上，再依据大脑功能障碍的程度来评定大脑功能的系统分值。

3. 适用人群：常用于评定因脑损伤造成大脑功能障碍的患者。

4. 测评时长：大约需要 10 分钟。

二、使用指南

1. 项目介绍：大脑功能评价记录表共由精神活动、抑郁、欣快、精神迟滞、疲乏 5 个分项目组成，其中，前 3 项主要靠患者主观感受提供得分，后 2 项的病变程度需要患者家人及专业医师综合测评得分。大脑功能系统评分表的评分标准相对简单，是由专业医师在上述大脑功能评价基础上对大脑功能系统描述的一个大致评价得分。

2. 评分标准：大脑功能评价记录表总分 0 ～ 11 分，每项 0 分表示没有该项损伤，每项分数越高表示大脑受损程度越重。具体评分标准参照表 11–1–1。

大脑功能系统评分表分级从正常（0 分）到最严重缺损（5 分），其中 1 分代表患者没有自己能觉察的神经功能缺陷或阳性体征，且不影响患者正常的日常活动，分数越高代表大脑功能障碍程度越重。具体评分标准参照表 11–1–2。

表 11–1–1　大脑功能评价记录表

大脑功能	评价标准	得分
精神活动	0 = 无 1 = 有：患者主诉精神活动异常或测试者或重要的其他人认为患者精神活动异常	
抑郁	0 = 无 1 = 有：患者主诉抑郁或测试者或重要的其他人认为患者抑郁	
欣快	0 = 无 1 = 有：患者主诉欣快或测试者或重要的其他人认为患者欣快	
精神迟滞	0 = 无 1 = 仅有迹象：与其他人无显著差异 2 = 轻度：患者和（或）其他重要的人报告精神状态有轻微的变化；例如，遵循一个快速过程和调查复杂事情的能力受损；在某些要求的情况下，判断障碍；能够处理日常活动，但不能承受额外的压力；尽管是正常水平的压力，会出现间歇性症状；表达下降；由于遗忘或疲劳，有造成过失的倾向 3 = 中度：短暂的精神状态测试有一定的异常，但对时间、空间及人物的定向无异常 4 = 重度：时间、空间及人物定向有 1 项或 2 项异常，明显影响生活方式 5 = 痴呆：意识模糊和（或）定向障碍	
疲乏	0 = 无 1 = 轻度：不影响日常活动 2 = 中度：影响日常活动不超过 50% 3 = 重度：日常活动明显受限，超过 50% 因为疲乏的评估缺乏客观性，一些研究中并不把疲乏作为影响功能系统评分的项目	

表 11–1–2　大脑功能系统评分表

分数	大脑功能系统评分描述
0	正常
1	精神迟滞仅有迹象；轻度疲乏
2	轻度精神迟滞；中重度疲乏
3	中度精神迟滞
4	重度精神迟滞
5	痴呆

<h1 style="text-align: center;">▼▲ 第二节　小脑功能 ▲▼</h1>

一、量表介绍

1. 测评方式：由神经科医师或经过训练有专门测试经验的人员施测。

2. 量表功能：参照 EDSS 的具体评价内容，分为小脑功能评价记录表（表 11-2-1）和小脑功能系统评分表（表 11-2-2）两个量表，前者是对小脑功能的一般状态进行初步评价，后者是在上述功能评价的基础上，再依据小脑功能障碍的程度来评定小脑功能的系统分值。

3. 适用人群：常用于评定由脑损伤造成小脑功能障碍的患者。

4. 测评时长：大约需要 10 分钟。

二、使用指南

1. 项目介绍：小脑功能评价记录表由头部震颤、躯干共济失调（睁眼 / 闭眼）、震颤 /辨距不良（上肢 / 下肢）、快速交替运动（上肢 / 下肢）、睁眼步态共济失调、Romberg 试验、睁眼直线行走、反跳等 11 个分项组成，每项的病变程度需要患者配合专业医师的查体进行综合测评得分。小脑功能系统评分表的评分标准相对简单，是由专业医师在上述小脑功能评价基础上对小脑功能系统描述的一个大致评价得分。

2. 评分标准：小脑功能评价记录表总分 0 ～ 39 分，每项 0 分表示没有该项损伤，每项分数越高表示小脑受损程度越重。具体评分标准参照表 11-2-1。

小脑功能系统评分表分级从正常（0 分）到最严重缺损（5 分），级别低的得分侧重于评价感觉功能系统的功能障碍，高级别得分侧重评价运动系统的功能障碍，主要是行走困难。1 分代表患者没有自己能觉察的神经功能缺陷或阳性体征，且不影响患者正常的日常活动，分数越高表示功能障碍程度越重。具体评分标准见表 11-2-2。

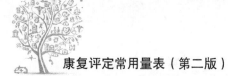

表 11-2-1　小脑功能评价记录表

小脑功能检查	评价标准	左	右
头部震颤	0 = 正常 1 = 轻度异常 2 = 中度异常 3 = 重度异常		
躯干共济失调（EO）	0 = 无 1 = 体征迹象 2 = 轻度：睁眼时摇晃 3 = 中度：闭眼时摇晃 4 = 重度：坐位需帮助		
躯干共济失调（EC）	0 = 无 1 = 体征迹象 2 = 轻度：睁眼时摇晃 3 = 中度：闭眼时摇晃 4 = 重度：坐位需帮助		
震颤 / 辨距障碍（UE）	0 = 无 1 = 仅有迹象 2 = 轻度：震颤或活动笨拙易被发现，功能轻微受损 3 = 中度：震颤或活动笨拙影响所有领域功能 4 = 重度：多数功能严重受损		
震颤 / 辨距障碍（LE）	0 = 无 1 = 仅有迹象 2 = 轻度：震颤或活动笨拙易被发现，功能轻微受损 3 = 中度：震颤或活动笨拙影响所有领域功能 4 = 重度：多数功能严重受损		
快速交替运动（UE）	0 = 无 1 = 仅有迹象 2 = 轻度：震颤或活动笨拙易被发现，功能轻微受损 3 = 中度：震颤或活动笨拙影响所有领域功能 4 = 重度：多数功能严重受损		
快速交替运动（LE）	0 = 无 1 = 仅有迹象 2 = 轻度：震颤或活动笨拙易被发现，功能轻微受损 3 = 中度：震颤或活动笨拙影响所有领域功能 4 = 重度：多数功能严重受损		
步态共济失调（EO）	0 = 无 1 = 仅有迹象 2 = 轻度：患者和（或）重要的其他人认识到平衡问题 3 = 中度：正常行走时平衡异常 4 = 重度：因共济失调不能行走数步或需要搀扶		

续表

小脑功能检查	评价标准	左	右
Romberg 试验	0 = 正常 1 = 轻度：闭眼时轻微摇晃 2 = 中度：闭眼时不稳 3 = 重度：睁眼时不稳		
直线行走（EO）	0 = 无障碍 1 = 不稳 2 = 不能		
其他，如反跳	0 = 正常 1 = 轻度异常 2 = 中度异常 3 = 重度异常		

注：EO= 睁眼，EC= 闭眼，UE= 上肢，LE= 下肢。

表 11-2-2　小脑功能系统评分

分数	小脑功能系统评分描述
0	正常
1	仅有迹象，无残疾
2	轻度共济失调和（或）中度感觉性共济失调 （Romberg 征）和（或）不能纵列行走
3	中度肢体共济失调和（或）中度或重度的步态 / 躯干共济失调
4	重度步态 / 躯干共济失调和 3 个或 4 个肢体重度共济失调
5	因共济失调无法完成共济运动
X	肌无力，影响小脑功能检查

注：单独存在严重步态共济失调在小脑功能系统评分中可达 3 分；如果肌力减退影响了共济运动的检查，记录患者实际表现的得分，并标记 X，以示受肌力影响的可能。

▼▲ 第三节　锥体功能 ▲▼

一、量表介绍

1. 测评方式：由神经科医师或经过训练有专门测试经验的人员施测。

2. 量表功能：参照 EDSS 的具体评价内容，分为锥体功能评价记录表（表 11-3-1）和锥体功能系统评分表（表 11-3-2）两个量表，前者是对锥体功能的一般状态进行初步

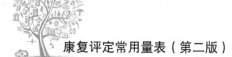

评价；后者是在上述功能评价的基础上，再依据锥体功能障碍的程度来评定锥体功能的系统分值。

3. 适用人群：常用于评定由脑损伤造成锥体功能障碍的患者。

4. 测评时长：大约需要 15 分钟。

二、使用指南

1. 项目介绍：锥体功能评价记录表由反射能力、肢体肌力、痉挛三个大项组成，所有子项目共由 31 个小项组成，每项病变程度需要患者配合专业医师的查体进行综合测评得分。

锥体功能系统评分表的评分标准相对简单，是由专业医师在上述锥体功能评价基础上对锥体功能系统描述的一个大致评价得分。

2. 评分标准：锥体功能评价记录表总分 0 ～ 125 分，每项测评均需要左、右两侧分别进行并记录。除了肢体肌力一项中的每块肌肉肌力评分由 5 分到 0 分表示肌力损伤程度逐渐加重以外，其余项目测评分数 0 分表示没有损伤，分数越高表示锥体受损程度越重。也就是说，反射能力和痉挛每项得分越高表示损伤越重，而肢体肌力得分越高表示越接近正常水平。具体评分标准参照表 11-3-1。

锥体功能系统评分表是在上述功能评价的基础上，再根据功能障碍的程度来评定系统分值，分级从正常（0 分）到最严重缺损（6 分），1 分代表患者没有自己能觉察的神经功能缺陷或阳性体征，且不影响患者正常的日常活动，分数越高表示功能障碍程度越重。具体评分标准见表 11-3-2。

表 11-3-1　锥体功能评价记录表

锥体功能	评价标准	右	左
反射能力			
二头肌	0= 消失；1= 弱；2= 正常；3= 亢进；4= 阵挛；5= 持续阵挛（左右区分用＜或＞）		
三头肌	0= 消失；1= 弱；2= 正常；3= 亢进；4= 阵挛；5= 持续阵挛（左右区分用＜或＞）		
桡骨膜	0= 消失；1= 弱；2= 正常；3= 亢进；4= 阵挛；5= 持续阵挛（左右区分用＜或＞）		
膝	0= 消失；1= 弱；2= 正常；3= 亢进；4= 阵挛；5= 持续阵挛（左右区分用＜或＞）		

锥体功能	评价标准	右	左
踝	0= 消失；1= 弱；2= 正常；3= 亢进；4= 阵挛；5= 持续阵挛（左右区分用<或>）		
跖反射	0= 屈；1= 中；2= 伸		
皮肤反射	0= 正常，1= 弱，2= 缺失		
掌颌反射	0= 缺失，1= 存在		
肌体肌力			
肩	0= 检测不到肌肉收缩 1= 见肌肉收缩，无关节运动 2= 只在重力平面上可见运动 3= 能抗重力，但不能抗阻力 4= 能抗阻力，但力量不足 5= 正常肌力		
肘（屈）	0= 检测不到肌肉收缩 1= 见肌肉收缩，无关节运动 2= 只在重力平面上可见运动 3= 能抗重力，但不能抗阻力 4= 能抗阻力，但力量不足 5= 正常肌力		
肘（伸）	0= 检测不到肌肉收缩 1= 见肌肉收缩，无关节运动 2= 只在重力平面上可见运动 3= 能抗重力，但不能抗阻力 4= 能抗阻力，但力量不足 5= 正常肌力		
腕（屈）	0= 检测不到肌肉收缩 1= 见肌肉收缩，无关节运动 2= 只在重力平面上可见运动 3= 能抗重力，但不能抗阻力 4= 能抗阻力，但力量不足 5= 正常肌力		
腕（伸）	0= 检测不到肌肉收缩 1= 见肌肉收缩，无关节运动 2= 只在重力平面上可见运动 3= 能抗重力，但不能抗阻力 4= 能抗阻力，但力量不足 5= 正常肌力		
指（屈）	0= 检测不到肌肉收缩 1= 见肌肉收缩，无关节运动 2= 只在重力平面上可见运动		

续表

锥体功能	评价标准	右	左
指（屈）	3= 能抗重力，但不能抗阻力 4= 能抗阻力，但力量不足 5= 正常肌力		
指（伸）	0= 检测不到肌肉收缩 1= 见肌肉收缩，无关节运动 2= 只在重力平面上可见运动 3= 能抗重力，但不能抗阻力 4= 能抗阻力，但力量不足 5= 正常肌力		
屈髋	0= 检测不到肌肉收缩 1= 见肌肉收缩，无关节运动 2= 只在重力平面上可见运动 3= 能抗重力，但不能抗阻力 4= 能抗阻力，但力量不足 5= 正常肌力		
膝（屈）	0= 检测不到肌肉收缩 1= 见肌肉收缩，无关节运动 2= 只在重力平面上可见运动 3= 能抗重力，但不能抗阻力 4= 能抗阻力，但力量不足 5= 正常肌力		
膝（伸）	0= 检测不到肌肉收缩 1= 见肌肉收缩，无关节运动 2= 只在重力平面上可见运动 3= 能抗重力，但不能抗阻力 4= 能抗阻力，但力量不足 5= 正常肌力		
足背屈	0= 检测不到肌肉收缩 1= 见肌肉收缩，无关节运动 2= 只在重力平面上可见运动 3= 能抗重力，但不能抗阻力 4= 能抗阻力，但力量不足 5= 正常肌力		
足跖屈	0= 检测不到肌肉收缩 1= 见肌肉收缩，无关节运动 2= 只在重力平面上可见运动 3= 能抗重力，但不能抗阻力 4= 能抗阻力，但力量不足 5= 正常肌力		

锥体功能	评价标准	右	左
趾背屈	0= 检测不到肌肉收缩 1= 见肌肉收缩，无关节运动 2= 只在重力平面上可见运动 3= 能抗重力，但不能抗阻力 4= 能抗阻力，但力量不足 5= 正常肌力		
趾跖屈	0= 检测不到肌肉收缩 1= 见肌肉收缩，无关节运动 2= 只在重力平面上可见运动 3= 能抗重力，但不能抗阻力 4= 能抗阻力，但力量不足 5= 正常肌力		
旋前肌偏移（上肢）	内旋或向下偏移 0= 阴性，1= 轻度，2= 显著		
姿势试验（下肢）	（下肢 – 要求患者双腿并拢，膝盖完全伸直）下沉 0= 正常，1= 轻度，2= 明显，3= 一次只能抬起一条腿（髋关节水平面置级），4= 一次不能抬起一条腿		
脚尖行走	0= 正常，1= 受损，2= 不可能		
脚跟行走	0= 正常，1= 受损，2= 不可能		
单足跳	0= 正常，1=6～10 次，2=1～5 次，3= 不能		
痉挛			
上肢	（肢体快速屈曲后） 0= 正常 1= 轻度：肌肉张力几乎没有增加 2= 中度：肌肉张力适度增加但可以被克服，可完成全方位的运动 3= 严重：严重增加肌肉张力且非常难以克服，不能完成全方位的运动 4= 持续肌肉收缩，萎缩		
下肢	（肢体快速屈曲后） 0= 正常 1= 轻度：肌肉张力几乎没有增加 2= 中度：肌肉张力适度增加但可以被克服，可完成全方位的运动 3= 严重：严重增加肌肉张力且非常难以克服，不能完成全方位的运动 4= 持续肌肉收缩，萎缩		

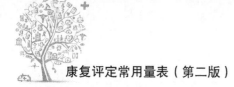

续表

锥体功能	评价标准	右	左
步态	0= 正常 1= 几乎觉察不到 2= 显著：运动功能轻度受损 3= 持久的剪刀步：运动功能严重受损		
整体运动功能	0= 正常 1= 在执行更高要求的任务时异常虚弱（与同龄人相比），例如当行走距离较长，但肢体力量在正常的（对抗性）测试中没有降低 2= 对抗试验中单个肌肉群强度的降低		

注：肢体肌力以一组肌肉中肌力最差的肌肉的肌力作为本组肌力的计分。评价 3～5 分的肌力建议采用单足跳、脚尖或脚跟行走等方式评估。

表 11-3-2　锥体功能系统评分

分数	描述
0	正常
1	体征异常，无残疾
2	轻度运动功能受限，容易疲劳或剧烈的运动任务的性能降低（运动功能等级 1）和（或）1 组或 2 组肌肉 BMRC 肌力 4 级
3	a= 轻至中度下肢截瘫或偏瘫：通常 2 组以上肌肉 BMRC 肌力 4 级和（或）1 组或 2 组肌肉 BMRC 肌力 3 级，能对抗重力 b= 严重单肢瘫：1 组肌肉 BMRC 肌力 2 级以下
4	a= 下肢截瘫或偏瘫：通常 2 个肢体 BMRC 肌力 2 级或单肢瘫伴有 1 个肢体 BMRC 肌力 0 级或 1 级 b= 中度的四肢瘫：3 个以上肢体 BMRC 肌力 3 级 c= 严重单肢瘫：1 个肢体 BMRC 肌力 0 级或 1 级
5	a= 截瘫，下肢全部肌群 BMRC 肌力 0 级或 1 级 b= 偏瘫 c= 四肢瘫：3 个以上肢体 BMRC 肌力 2 级
6	四肢瘫：四肢全部肌群 BMRC 肌力 0 级或 1 级

注：BMRC，全称 British Medical Research Committee，英国医学研究委员会。计分标准：0= 检测不到肌肉收缩；1= 见肌肉收缩，无关节运动；2= 只在重力平面上可见运动；3= 能抗重力，但不能抗阻力；4= 能抗阻力，但力量不足；5= 正常肌力。

▼▲ 第四节　感觉功能 ▲▼

一、量表介绍

1. 测评方式：由神经科医师或经过训练有专门测试经验的人员施测。

2. 量表功能：参照 EDSS 的具体评价内容，分为感觉功能评价记录表（表 11-4-1）和感觉功能系统评分表（表 11-4-2）两个量表，前者是对感觉功能的一般状态进行初步评价；后者是在上述功能评价的基础上，再依据感觉功能障碍的程度来评定感觉功能的系统分值。

3. 适用人群：常用于评定由脑损伤造成感觉功能障碍的患者。

4. 测评时长：大约需要 10 分钟。

二、使用指南

1. 项目介绍：感觉功能评价记录表由浅感觉（触/痛觉）、深感觉（震动觉、位置觉）、感觉异常三个大项组成，将以上感觉项目继续按照上肢、下肢、躯干部位划分为 11 个小项，每项病变程度需要患者配合专业医师的查体进行综合测评得分。

感觉功能系统评分表的评分标准相对简单，是由专业医师在上述感觉功能评价基础上对感觉功能系统描述的一个大致评价得分。

2. 评分标准：感觉功能评价记录表总分 0～31 分，每项 0 分表示没有该项损伤，每项分数越高表示感觉受损程度越重。具体评分标准见表 11-4-1。

感觉功能系统评分表是在上述功能评价的基础上，再根据功能障碍的程度来评定系统分值，相对简单易行，分级从正常（0 分）到最严重缺损（5～6 分）变化，级别低的得分侧重于评价感觉功能系统的功能障碍。评价中 1 分代表患者没有自己能察觉的神经功能缺陷或阳性体征，不影响患者正常的日常活动。分数越高表示功能障碍程度越重。具体评分标准见表 11-4-2。

表 11-4-1　感觉功能评价记录表

感觉检查	评价标准	右	左
浅感觉 - 触/痛（UE）	0= 正常 1= 仅有迹象：患者对缺陷不自知，但在正式的测试中有轻微的感觉减退（温度，图形书写） 2= 轻度：患者对轻触/痛觉缺陷能自知，但能分辨锐/钝 3= 中度：不能分辨锐/钝 4= 重度：不能分辨锐/钝和（或）轻触觉消失 5= 完全丧失知觉		
浅感觉 - 触/痛躯干	0= 正常 1= 仅有迹象：患者对缺陷不自知，但在正式的测试中有轻微的感觉减退（温度，图形书写） 2= 轻度：患者对轻触/痛觉缺陷能自知，但能分辨锐/钝		

续表

感觉检查	评价标准	右	左
浅感觉 – 触 / 痛躯干	3 = 中度：不能分辨锐 / 钝 4= 重度：不能分辨锐 / 钝和（或）轻触觉消失 5= 完全丧失知觉		
浅感觉 – 触 / 痛（LE）	0= 正常 1= 仅有迹象：患者对缺陷不自知，但在正式的测试中有轻微的感觉减退（温度，图形书写） 2= 轻度：患者对轻触 / 痛觉缺陷能自知，但能分辨锐 / 钝 3= 中度：不能分辨锐 / 钝 4= 重度：不能分辨锐 / 钝和（或）轻触觉消失 5= 完全丧失知觉		
震动觉（UE）	0= 正常； 1= 轻度：音叉 8 个等级中的 5 ~ 7 级；或者检测超过 10 秒，但小于测试人 2= 中度：音叉 8 个等级中的 1 ~ 4 级；或者检测 2 和 10 3= 重度：震动觉消失		
震动觉（LE）	0= 正常 1= 轻度：音叉 8 个等级中的 5 ~ 7 级；或者检测超过 10 秒，但小于测试人 2= 中度：音叉 8 个等级中的 1 ~ 4 级；或者检测 2 和 10 3= 重度：震动觉消失		
位置觉（UE）	0= 正常 1= 轻度：仅有远端关节受累，检查时 1 ~ 2 错误反应 2= 中度：错过许多手指或脚趾的运动，近端关节亦受累 3= 重度：无运动知觉，不能站立		
位置觉（LE）	0= 正常 1= 轻度：仅有远端关节受累，检查时 1 ~ 2 错误反应 2= 中度：错过许多手指或脚趾的运动，近端关节亦受累 3= 重度：无运动知觉，不能站立		
* Lhermitte 征	（不影响功能系统评分） 0 = 阴性 1 = 阳性		
* 感觉异常（UE）	（不影响功能系统评分） 0 = 无 1 = 有		
* 感觉异常躯干	（不影响功能系统评分） 0 = 无 1 = 有		
* 感觉异常（LE）	（不影响功能系统评分） 0 = 无 1 = 有		

注：* 为可选项，UE = 上肢，LE = 下肢。

表 11-4-2　感觉功能系统评分

分数	感觉功能系统评分描述
0	正常
1	仅 1 或 2 个肢体轻度震动觉或轻触觉减退（温度、图形书写）
2	a= 轻度触痛或位置觉减退和（或）1 或 2 个肢体中度震动觉减退 b=3 或 4 个肢体中度震动觉减退，轻度震动觉或轻触觉减退
3	a= 中度触痛或位置觉减退和（或）1 或 2 个肢体震动觉消失 b=3 或 4 个肢体轻度触痛觉减退和（或）各种本体感觉中度减退
4	a= 重度触痛或位置觉减退或本体感觉消失，单独或联合的 1 或 2 个肢体 b= 中度触痛减退和（或）2 个肢体以上的重度本体感觉减退
5	a=1 或 2 个肢体感觉丧失 b= 中度触痛减退和（或）头以下身体大部分本体感觉丧失
6	头以下身体感觉丧失

参考文献

[1]　Mike A，Glanz BI，Hildenbrand P，et al. Identification and clinical impact of multiple sclerosis cortical lesions as assessed by routine 3T MR imaging. AJNR Am J Neuroradiol，2011，32（3）：515-521.

[2]　Comber L，Galvin R，Coote S. Gait deficits in people with multiple sclerosis：a systematic review and meta-analysis.Gait Posture，2017，51：25-35.

[3]　Kalron A，Givon U，Frid L，et al. Static posturography and falls according to pyramidal，sensory and cerebellar functional systems in people with multiple sclerosis.PLoS One，2016，11（10）：e0164467.

[4]　Collins CD，Ivry B，Bowen JD，et al.A comparative analysis of patient -reported expanded disability status scale tools. Mult Scler，2016，22（10）：1349-1358.

[5]　Haselkorn JK，Hughes C，Rae-Grant A，et al.Summary of comprehensive systematic review：rehabilitation in multiple sclerosis：report of the guideline development，dissemination，and implementation subcommittee of the American Academy of Neurology. Neurology，2015，85（21）：1896-1903.

第十二章　尿便障碍

一、量表介绍

1. 测评方式：可由医师或有测试经验的人员施测。

2. 量表功能：国际尿失禁咨询委员会尿失禁问卷简表（ICI-Q-SF）用于评估患者近4周以来尿失禁的发生频率、尿失禁的严重程度，以及尿失禁对患者日常生活的影响。

3. 适用人群：各种原因所致的尿失禁患者。

二、使用指南

1. ICI-Q-SF 量表共分为 3 个部分，分别是尿失禁发生的频率、严重程度及对生活的影响。

2. 结果分析：ICI-Q-SF 量表总分为尿失禁发生频率（表 12-1-1）、尿失禁的严重程度（表 12-1-2）、尿失禁对日常生活的影响（表 12-1-3）3 项得分之和。总分越高，表示该患者尿失禁程度越严重。

三、量表内容

1. 尿失禁发生频率：评估患者过去 4 周内漏尿发生的频率，具体评分标准参照表12-1-1。

表 12-1-1 尿失禁频率测评表

项目	得分
从来不漏尿	0分
大约每周漏尿 1 次或经常不到 1 次	1分
每周漏尿 2～3 次	2分
大约每日漏尿 1 次	3分
大约每日漏尿数次	4分
总有漏尿	5分

2. 尿失禁的严重程度

（1）评估患者过去 4 周内漏尿发生时的具体情况。（　　）

A. 从来不漏尿

B. 未能到达厕所就会漏尿

C. 咳嗽或打喷嚏时有漏尿

D. 睡着时漏尿

E. 进行体力活动或锻炼时漏尿

F. 如厕完成或穿好衣服时漏尿

G. 没有明显理由的情况下即发生漏尿

H. 总是在漏尿

（2）有时尿失禁患者不得不借助卫生巾、布片、卫生纸等防护措施。

①评估患者过去 4 周内是否采用过卫生巾、布片、卫生纸等防护措施。（　　）

A. 从来没有使用过（直接回答问题四）

B. 有时使用

C. 大部分时间都在使用

D. 一直使用

②评估患者具体采用的防护措施卫生巾、布片、卫生纸或其他。（　　）

A. 卫生纸或布片

B. 小卫生巾或内裤衬垫

C. 专用卫生巾、专用尿失禁内裤或尿垫

D. 其他（请具体表述）

③评估患者每天更换防护措施的频率。（　　）

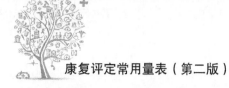

A. 无

B. 1～2次

C. 3～5次

D. 6次及以上

（3）评估患者的漏尿总量，具体评分标准参照表 12-1-2。

表 12-1-2　漏尿量评分表

项目	得分
无漏尿	0 分
少量漏尿	2 分
中等量漏尿	4 分
大量漏尿	6 分

3.尿失禁对日常生活的影响：评估漏尿对患者日程生活的影响程度，具体评分标准参照表 12-1-3。

表 12-1-3　漏尿对患者日常生活影响程度测评表

0	1	2	3	4	5	6	7	8	9	10

没有影响 ⟶ 有很大影响

四、结果与解释

总得分：（　　）分。

解释：将表 12-1-1、表 12-1-2 和表 12-1-3 的分数相加，计算 ICI-Q-SF 测评的总分。总分越高，表示尿失禁程度越严重。

▼▲ 第二节　尿失禁生活质量问卷 ▲▼

一、量表介绍

1.测评方式：由医师或有测试经验的人员施测。

2.量表功能：尿失禁生活质量问卷（Incontinence Quality of Life Questionnaires,

I-QoL），由美国华盛顿大学 Wagner T. H. 和他的团队编制，用于评估尿失禁对患者生活质量的影响，具有一致性、可重复性及有效性等优点，可作为尿失禁患者生活质量的准用评估工具。

3.适用人群：临床常见类型尿失禁患者。

二、使用指南

1. I-QoL 量表主要包括逃避和限制性行为、心理社会影响、自我困扰 3 个方面，共 22 个项目，每项评分标准参照表 12-2-1。

2. 结果分析：总分 =（各项合计分值 –22）/88 × 100%，总分越高，提示患者生活质量越好。

三、量表内容

指导语：尿失禁对您有以下的困扰么？

表 12-2-1　尿失禁对患者生活质量影响问卷调查表（I-QOL）

项目	1分	2分	3分	4分	5分	得分
1. 我担心还没到厕所就尿裤子了	非常担心	比较担心	一般	不怎么担心	一点也不担心	
2. 我担心咳嗽、打喷嚏时尿会漏出来	非常担心	比较担心	一般	不怎么担心	一点也不担心	
3. 坐下后再起身时我必须特别小心	非常赞同	比较赞同	一般	不怎么赞同	一点也不赞同	
4. 每到一处我最关心的是厕所在哪里	非常担心	比较担心	一般	不怎么担心	一点也不担心	
5. 我感到压抑和沮丧	非常赞同	比较赞同	一般	不怎么赞同	一点也不赞同	
6. 我不敢离家时间太长	非常赞同	比较赞同	一般	不怎么赞同	一点也不赞同	
7. 我感到很失落，因为尿失禁使我不能随心所欲	非常赞同	比较赞同	一般	不怎么赞同	一点也不赞同	
8. 我担心别人闻到我身上的尿味取笑我	非常担心	比较担心	一般	不怎么担心	一点也不担心	

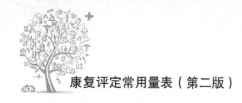

康复评定常用量表（第二版）

续表

项目	1分	2分	3分	4分	5分	得分
9. 我老想着尿失禁这个事	非常赞同	比较赞同	一般	不怎么赞同	一点也不赞同	
10. 经常跑厕所对我来说很重要	非常赞同	比较赞同	一般	不怎么赞同	一点也不赞同	
11. 由于尿失禁，事先计划好每个细节对我很重要	非常赞同	比较赞同	一般	不怎么赞同	一点也不赞同	
12. 我担心随着我慢慢变老尿失禁会越来越严重而要别人照顾	非常担心	比较担心	一般	不怎么担心	一点也不担心	
13. 没有一个晚上我可以睡个好觉	非常赞同	比较赞同	一般	不怎么赞同	一点也不赞同	
14. 我觉得我身上的尿味让别人感到不舒服	非常赞同	比较赞同	一般	不怎么赞同	一点也不赞同	
15. 尿失禁使我觉得自己不是个正常的人	非常赞同	比较赞同	一般	不怎么赞同	一点也不赞同	
16. 尿失禁让我感到很无助	非常赞同	比较赞同	一般	不怎么赞同	一点也不赞同	
17. 因为尿失禁我不能尽情享受生活	非常赞同	比较赞同	一般	不怎么赞同	一点也不赞同	
18. 我担心在外人面前漏尿弄湿自己	非常担心	比较担心	一般	不怎么担心	一点也不担心	
19. 我觉得我无法控制排尿，所以不敢参加社会活动	非常赞同	比较赞同	一般	不怎么赞同	一点也不赞同	
20. 我必须控制饮水	非常赞同	比较赞同	一般	不怎么赞同	一点也不赞同	
21. 尿失禁限制了我穿衣的选择	非常赞同	比较赞同	一般	不怎么赞同	一点也不赞同	
22. 我担心过性生活	非常担心	比较担心	一般	不怎么担心	一点也不担心	

总分：　　　　　　（　　）分

注：总分 =（各项合计分值 −22）/88 × 100%。

四、结果与解释

总得分：（　　）分。

解释：I-QoL 的分析指标是总分，总分 =（各项合计分值 −22）/88 × 100%，分值越高，患者生活质量越好。

▼▲ 第三节 尿失禁影响问卷（简版）▲▼

一、量表介绍

1. 测评方式：由医师或有测试经验的人员施测。

2. 量表功能：尿失禁影响问卷（简版）（Incontinence Impact Questionnaire Short Form，IIQ-7），为 1994 年 Shumaker SA、Wyman JF、Uebersax 等人编制，主要用于评估中国尿失禁患者的生活质量。

3. 适用人群：各种类型尿失禁患者。

二、使用指南

1. IIQ-7 量表主要包括体力劳动、交通出行、社会功能、心理情感 4 个方面，共 7 个项目，每项评分标准参照表 12-3-1。

2. 结果分析：总分为各项得分总和。总分越高，提示患者受尿失禁的影响越重，生活质量越低。

三、量表内容

尿失禁对您的日常活动、人际关系及个人情绪的影响程度，见表 12-3-1。

表 12-3-1 尿失禁对患者生活质量影响问卷（简版）

项目	没有影响	轻度影响	中度影响	严重影响	得分
1. 家务事，如做饭、打扫或洗衣服等	0 分	1 分	2 分	3 分	
2. 活动，如散步、游泳或其他体育锻炼	0 分	1 分	2 分	3 分	
3. 娱乐活动，如看电影或听音乐会之类的	0 分	1 分	2 分	3 分	
4. 乘坐汽车或公交车离家 30 分钟以上	0 分	1 分	2 分	3 分	
5. 对家庭以外社交活动的参与程度	0 分	1 分	2 分	3 分	
6. 情感健康，如神经紧张或情绪低落之类的	0 分	1 分	2 分	3 分	
7. 感到沮丧	0 分	1 分	2 分	3 分	
总分：	（　　　）分				

四、结果与解释

总得分：（ ）分。

解释：IIQ-7 的分析指标是总分，得分越高，即患者受尿失禁的影响越重，生活质量越低。

▼▲ 第四节　大便失禁患者生活质量量表 ▲▼

一、量表介绍

1. 测评方式：可由知情者或患者本人完成。

2. 量表功能：大便失禁患者生活质量量表（Fecal Incontinence Quality of Life Scale，FIQL）英文版于 2000 年由 Rockwood 等人编制，主要用于评价大便失禁患者的生活质量，主要包括生活方式变化、心理应对 / 行为受限、抑郁 / 自我感知、社交窘迫 4 个方面。

3. 适用人群：各种原因导致大便失禁患者。

二、使用指南及量表内容

1. 第一部分：您认为自身的健康状况如何？得分（　　）

A. 极好（5 分）　　　　　B. 很好（4 分）　　　　　C. 好（3 分）

D. 一般（2 分）　　　　　E. 差（1 分）

2. 第二部分：大便失禁对患者生活质量的影响，具体评分标准参照表 12-4-1。

表 12-4-1　大便失禁对患者生活质量影响测评表

变量	1 分	2 分	3 分	4 分	得分
1. 由于意外的大便失禁，我害怕外出	多数时间	有些时间	很少	从不	
2. 由于意外的大便失禁，我避免走亲访友	多数时间	有些时间	很少	从不	
3. 由于意外的大便失禁，我避免夜不归宿	多数时间	有些时间	很少	从不	
4. 由于意外的大便失禁，我感到外出做事很困难，如看电影、做礼拜等	多数时间	有些时间	很少	从不	
5. 由于意外的大便失禁，我每次外出前都尽量少吃东西	多数时间	有些时间	很少	从不	

变量	1分	2分	3分	4分	得分
6. 由于意外的大便失禁，当我离家时总想离厕所越近越好	多数时间	有些时间	很少	从不	
7. 由于意外的大便失禁，我严格按照排便规律安排日常活动	多数时间	有些时间	很少	从不	
8. 由于意外的大便失禁，我尽量避免外出旅游	多数时间	有些时间	很少	从不	
9. 由于意外的大便失禁，我担心不能及时赶到厕所	多数时间	有些时间	很少	从不	
10. 由于意外的大便失禁，我觉得自己不能控制排便	多数时间	有些时间	很少	从不	
11. 由于意外的大便失禁，赶到厕所前会发生漏粪	多数时间	有些时间	很少	从不	
12. 由于意外的大便失禁，我意识不到漏粪	多数时间	有些时间	很少	从不	
13. 由于意外的大便失禁，我会待在厕所附近防止漏粪	多数时间	有些时间	很少	从不	
14. 由于意外的大便失禁，我感到羞耻	非常赞同	部分赞同	不太赞同	反对	
15. 由于意外的大便失禁，好多我想做的事情做不了	非常赞同	部分赞同	不太赞同	反对	
16. 由于意外的大便失禁，我害怕突然有大便漏出	非常赞同	部分赞同	不太赞同	反对	
17. 由于意外的大便失禁，我感到郁闷	非常赞同	部分赞同	不太赞同	反对	
18. 由于意外的大便失禁，我担心其他人会闻到我身上的粪臭味	非常赞同	部分赞同	不太赞同	反对	
19. 由于意外的大便失禁，我觉得我不是一个健康人	非常赞同	部分赞同	不太赞同	反对	
20. 由于意外的大便失禁，我已经不那么热爱生活	非常赞同	部分赞同	不太赞同	反对	
21. 由于意外的大便失禁，我有意识地减少性行为	非常赞同	部分赞同	不太赞同	反对	
22. 由于意外的大便失禁，我总觉得我和其他人不一样	非常赞同	部分赞同	不太赞同	反对	
23. 由于意外的大便失禁，我总是想着大便会不会突然漏出的问题	非常赞同	部分赞同	不太赞同	反对	
24. 由于意外的大便失禁，我害怕性行为	非常赞同	部分赞同	不太赞同	反对	
25. 由于意外的大便失禁，我害怕乘坐火车或飞机外出旅行	非常赞同	部分赞同	不太赞同	反对	
26. 由于意外的大便失禁，我避免外出就餐	非常赞同	部分赞同	不太赞同	反对	
27. 由于意外的大便失禁，当我到一个不熟悉的地方，会先找到厕所在哪里	非常赞同	部分赞同	不太赞同	反对	
总分：	（　）分				

3. 第三部分：患者过去1个月内是否因漏粪而感到伤心、气馁、绝望或怀疑自己的价值。具体评分标准参照表12-4-2。

表 12-4-2　大便失禁对患者情绪影响测评表

项目	得分
完全就是我的感受，我快要放弃了	1分
非常强烈的同感	2分

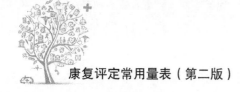

续表

项目	得分
很多时候会是这样	3 分
有时是这样，已经干扰我正常的生活	4 分
很少出现	5 分
从来没有	6 分

三、结果与解释

总得分：（   ）分。

解释：FIQL 的分析指标是总分，患者得分越高，患者的生活质量越高。

第五节　肛门失禁 Wexner 评分量表

一、量表介绍

1. 测评方式：由医师或有测试经验的人员施测。

2. 量表功能：Wexner 失禁量表由 Wexner、Jorge 等研究者编制，用于评估患者失禁的严重程度。

3. 适用人群：各种原因导致大便失禁患者。

二、使用指南

1. 量表内容：该量表主要包括粪便的形态、肠胃气失禁、穿戴护垫及生活方式 4 个方面，持续时间为 4 周以上，共 5 个项目。每项评分标准参照表 12-5-1。

2. 结果分析：总分为各项分数之和，分值范围 0 ~ 20 分，0 分为正常，20 分为完全失禁。

表 12-5-1　肛门失禁 Wexner 评分量表

变量	从不	偶尔 ＜1次/月	有时 ＞1次/月，＜1次/周	经常 ≥1次/周，＜1次/天	总是 ≥1次/天	得分
排气	0	1	2	3	4	
稀便	0	1	2	3	4	
成形便	0	1	2	3	4	
卫生垫	0	1	2	3	4	
生活方式改变	0	1	2	3	4	
总分：	（　）分					

三、结果与解释

总分：（　）分。

解释：Wexner 评分量表介绍分析指标是总分，分值范围 0～20 分，0 分为正常，20 分为完全失禁。

第六节　Heikkinen 评分标准表

一、量表介绍

1. 测评方式：由医师或有测试经验的人员施测。

2. 量表功能：该量表最早见于 Luukkonen Helsinki P. 等人的研究，主要用于评价患者的排便功能。

3. 适用人群：大便障碍患者。

二、使用指南

1. 量表内容：该量表主要包括排便次数、大便形态、自身感受、排便控制力及是否需要治疗等方面，共包括 7 个项目，每项评分标准参照表 12-6-1。

2. 结果分析：总分为各项得分之和。评分标准：0～4 分提示差，社会生活不便；

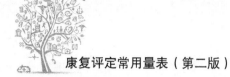
5 ～ 9 分提示一般，某方面社会生活受限；10 ～ 13 分提示良，社会生活轻度受限；14 分提示优，正常大便习惯（优）。

表 12-6-1　Heikkinen 评分标准表

项目	0分	1分	2分	得分
1. 排便次数（次 / 天）	＞ 5	3 ～ 5	1 ～ 2	
2. 大便性状	稀水	稠软	正常	
3. 污粪	经常污粪	睡眠、紧张或腹泻时	无	
4. 直肠感觉	无	有时无感觉	正常	
5. 控制排便能力	不能控制	几秒	几分钟	
6. 辨别成形便、稀便或气体	不能辨别	有时缺乏	正常	
7. 需要治疗（灌肠、药物、尿布）	正常	有时	无	
总分：	（　　）分			

三、结果与解释

总得分：（　　）分。

解释：Heikkinen 评分标准表分析指标是总分。评分标准：0 ～ 4 分提示差，社会生活不便；5 ～ 9 分提示一般，某方面社会生活受限；10 ～ 13 分提示良，社会生活轻度受限；14 分提示优，正常大便习惯（优）。

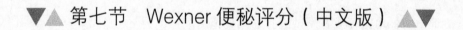

第七节　Wexner 便秘评分（中文版）

一、量表介绍

1. 测评方式：由医师或有测试经验的人员施测。
2. 量表功能：主要用于评价患者的排便功能及便秘的严重程度。
3. 适用人群：便秘患者。

二、使用指南

1. 量表包括 8 个项目，分别为排便频率、每次排便时间、疼痛评估、辅助形式、完整性、24 小时尝试排便失败次数、腹痛及病史。每项评分标准参照表 12-7-1。

2. 结果分析：总分为各项得分之和。总分 15 分以上可以定为便秘，评分越高，便秘程度越重。

表 12-7-1　Wexner 便秘评分（中文版）

项目	得分	项目	得分
排便频率		时间：在厕所的时间（分钟）< 5	0
每 1～2 天 1～2 次	0	5～10	1
每周 2 次	1	10～20	2
每周 1 次	2	20～30	3
每周少于 1 次	3	> 30	4
每月少于 1 次	4		
困难：疼痛评估		辅助：辅助形式	
从不	0	没有	0
很少	1	刺激性泻药	1
有时	2	手指协助或灌肠	2
通常	3		
总是	4		
完整性：不完全的感觉评估		失败：24 小时尝试排便失败次数	
从不	0	无	0
很少	1	1～3 次	1
有时	2	3～6 次	2
通常	3	6～9 次	3
总是	4	超过 9 次	4
疼痛：腹痛		病史：便秘持续时间（年）	
从不	0	0	0
很少	1	1～5	1
有时	2	5～10	2
通常	3	10～20	3
总是	4	超过 20	4

总分：（　　）分

三、结果与解释

总得分：（　　）分。

解释：总分 15 分以上可以定为便秘，评分越高，便秘程度越重。

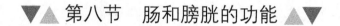

第八节　肠和膀胱的功能

一、量表介绍

1. 测评方式：由医师或有测试经验的人员施测。

2. 量表功能：主要用于对肠和膀胱功能系统的评价。

3. 适用人群：存在尿便功能障碍的患者。

二、使用指南

1. 该量表参照扩展残疾状态量表（Expanded Disability Status Scale，EDSS）的具体评价内容，主要由尿迟疑 / 尿潴留、尿急 / 尿失禁、导尿及直肠功能 4 个项目组成，每项评分标准参照表 12-8-1。

2. 在上述功能评价的基础上，再根据尿便功能障碍的程度来评定尿便功能的系统分值，分级从正常（0 分）到最严重缺损（5～6 分）变化，评分标准参照表 12-8-2。其中，1 分代表患者没有自己能察觉的神经功能缺陷或阳性体征，不影响患者正常的日常活动，分值越高表示功能障碍程度越重。

注：确定 EDSS 评分时，肠和膀胱的 FS 值必须转换为一个较低的分数。具体见表 12-8-3。

表 12-8-1　膀胱 / 直肠功能测评

膀胱 / 直肠功能	评价标准	得分
尿迟疑 / 尿潴留	0= 无 1= 轻度：对生活方式没有重大影响 2= 中度：尿潴留，泌尿道感染（UTI）频繁 3= 重度：需要导尿 4= 功能丧失：充溢性尿失禁	
尿急 / 尿失禁	0= 无 1= 轻度：对生活方式没有重大影响 2= 中度：尿失禁每周不多于 1 次，但需要带尿垫 3= 重度：尿失禁频繁，每周数次，每天 1 次以上；需要带储尿器或尿垫 4= 功能丧失：膀胱控制功能丧失	
导尿	0= 无 1= 间断性自行导尿 2= 持续导尿	

续表

膀胱/直肠功能	评价标准	得分
直肠功能	0= 无障碍 1= 轻度：无便失禁，对生活方式无重大影响，轻度便秘 2= 中度：必须用粪垫或改变生活方式便于排便 3= 严重：需要灌肠剂或人工排便 4= 功能完全丧失	

表 12-8-2　膀胱/直肠功能系统评分

分数	描述
0	正常
1	轻度尿迟疑，尿急和（或）便秘
2	中度尿迟疑和（或）尿急和（或）偶尔尿失禁和（或）严重便秘
3	频繁尿失禁或间断的自行导尿；需要持续人工排空直肠
4	需要持续导尿
5	膀胱直肠功能丧失，导尿或膀胱直肠造瘘
6	膀胱直肠功能丧失

表 12-8-3　FS 值分数转换表

项目	分数					
肠和膀胱功能评分	6	5	4	3	2	1
转化的肠和膀胱功能评分	5	4	3	3	2	1

参考文献

[1] 郑谨，陈丹丹.影响女性生活质量的一个健康问题尿失禁.国外医学：护理学分册，2003，22（3）：118-121.

[2] 谢瑶洁，何仲，朱兰.尿失禁病人生活质量测评问卷的研究现状.护理研究，2005，19（5）：767-769.

[3] Chan SS, Choy KW, Lee BP, et al. Chinese validation of Urogenital Distress Inventory and Incontinence Impact Questionnaire short form. Int Urogynecol J, 2010, 21（7）：807-812.

[4] 朱兰，於四军，郎景和，等.尿失禁影响问卷简表的引进和人群验证.中华妇产科杂志，2011，46（7）：505-509.

[5] Rockwood TH, Church JM, Fleshman JW, et al. Fecal incontinence quality of life scale：quality of life instrument for patients with fecal incontinence. Dis Colon Rectum, 2000, 43（1）：9-16; discussion 16-7.

[6] Mak TW, Leung WW, Ngo DK, et al. Translation and validation of the traditional Chinese version of the faecal incontinence quality of life scale. Int J Colorectal Dis, 2016, 31（2）：445-450.

第十三章 疼痛

▼▲ 第一节 主诉疼痛程度分级法 ▲▼

一、量表介绍

该方法是由世界卫生组织（World Health Organization，WHO）提出的对疼痛程度进行划分的一种方法。

1.测评方式：由经过训练有专门测试经验的医师施测。

2.量表功能：该量表测评方法是根据患者主诉疼痛程度分级法（Verbal Rating Scale，VRS），让受试者根据自身感受说出，即语言描述评分法，这种方法受试者比较容易理解，但不够精确。

3.适用人群：各种疾病导致有主观疼痛感觉的患者。

4.测评时长：大约需要2分钟。

二、使用指南

1.项目介绍：该量表测评的方法需要首先由测评者向受试者大致介绍疼痛分级标准，再由测评者和受试者共同参与完成测评。

2.评分标准：参照表13-1-1，具体测评是将疼痛划分为4级，0级代表无疼痛，III级代表重度疼痛。

表 13-1-1　主诉疼痛程度分级法量表

分级	主诉
0	无疼痛
Ⅰ（轻度）	有疼痛但可忍受，生活正常，睡眠无干扰
Ⅱ（中度）	疼痛明显，不能忍受，要求服用镇痛药物，睡眠受干扰
Ⅲ（重度）	疼痛剧烈，不能忍受，需用镇痛药物，睡眠受严重干扰，可伴自主神经紊乱或被动体位

▼▲ 第二节　视觉模拟法 ▲▼

一、量表介绍

1.测评方式：由经过训练有专门测试经验的医师施测。

2.量表功能：该量表测评方法是根据患者视觉模拟法（Visual Analogue Scale，VAS），让受试者首先根据自身感受说出疼痛程度，然后测评者在此基础上进行疼痛程度评估。部分患者包括老年人和文化教育程度低的患者使用此评分法可能有困难，但大部分人可以在训练后使用。

3.适用人群：各种疾病导致有主观疼痛感觉的患者。

4.测评时长：大约需要 5 分钟。

二、使用指南

1.项目介绍：该量表测评的方法需要首先保证受试者理解直线两个端点的意义，一端代表无痛，另一端代表剧痛，让患者在线上最能反映自己疼痛程度之处划一交叉线。测评者根据患者划线的位置估计患者的疼痛程度。

2.评分标准：参照图 13-2-1，具体测评是将疼痛在一直线两端表示，首端 0 代表无疼痛，末端 10 代表剧痛。

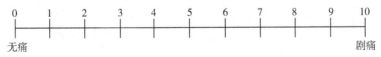

图 13-2-1　疼痛视觉模拟法

▼▲ 第三节　数字分级法 ▲▼

一、量表介绍

1. 测评方式：由经过训练有专门测试经验的医师施测。

2. 量表功能：该量表测评方法为数字分级法（Numerical Rating Scale，NRS），其优点较 VAS 方法更为直观。但缺点是分度不精确，有患者难以对自己的疼痛定位。此方法在国际上较为通用。

3. 适用人群：各种疾病导致有主观疼痛感觉的患者。

4. 测评时长：大约需要 5 分钟。

二、使用指南

1. 项目介绍：NRS 法是一种数字直观的表达方法，用 0～10 代表不同程度的疼痛，0 为无痛，10 为剧痛。应该询问患者的疼痛有多严重或让患者自己圈出一个最能代表自身疼痛程度的数字。

2. 评分标准：参照图 13-3-1，具体测评是将疼痛在一直线两端表示，首端 0 代表无疼痛，末端 10 代表剧痛。

疼痛程度分级标准：0，无痛；1～3，轻度疼痛；4～6，中度疼痛；7～10，重度疼痛。

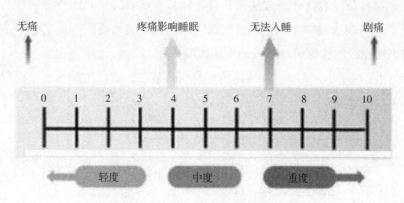

图 13-3-1　疼痛数字分级法

▼▲ 第四节 疼痛强度评分 Wong-Baker 脸 ▲▼

一、量表介绍

1. 测评方式：由经过训练有专门测试经验的医师施测。

2. 量表功能：疼痛强度评分 Wong-Baker 脸的方法适用于对婴儿或无法交流的患者，用前述方法进行疼痛评估可能比较困难，可通过画有不同面部表情的图画评分法来评估。

3. 适用人群：各种疾病导致有主观疼痛感觉的患者。

4. 测评时长：大约需要 2 分钟。

二、使用指南

1. 项目介绍：Wong-Baker 脸的方法是一种图像表情直观的表达方法，临床观察如叹气、呻吟、出汗、活动能力及心率、血压等生命体征也会提供疼痛程度评估的有用信息。

2. 评分标准：参照图 13-4-1，用 0、2、4、6、8、10 共 6 级代表不同程度的疼痛，0 为无痛，10 为最痛。

0- 无痛；2- 有点痛；4- 稍痛；6- 更痛；8- 很痛；10- 最痛。

图 13-4-1 疼痛 Wong-Baker 脸

▼▲ 第五节 简化 McGill 疼痛问卷 ▲▼

一、量表介绍

1. 测评方式：由经过训练有专门测试经验的医师施测。

2. 量表功能：简化麦吉尔疼痛问卷（Short-Form McGill Pain Questionnaire, SF-MPQ），由 McGill 疼痛问卷（McGill Pain Questionnaire, MPQ）简化而来，包括 11 个感觉类和 4 个情感类的描述词及相应的强度等级。

3. 适用人群：各种疾病导致有主观疼痛感觉的患者。

4. 测评时长：大约需要 10 分钟。

二、使用指南

1. 项目介绍：SF-MPQ问卷表对疼痛划分较为详细，分为感觉项和情感项两个项目，具体分 1 ~ 11 项对疼痛感觉程度进行评估，12 ~ 15 项对疼痛情感状况进行评估，总分 45 分，疼痛程度越重得分越高。

2. 评分标准：参照表 13-5-1，每个描述程度分为：0 =无痛；1 =轻度；2 =中度；3 =重度。

表 13-5-1 简化 McGill 疼痛问卷表

疼痛项	无痛	轻度	中度	重度
A 感觉项				
跳痛（throbbing）	0	1	2	3
刺痛（shooting）	0	1	2	3
刀割痛（stabbing）	0	1	2	3
锐痛（sharp）	0	1	2	3
痉挛痛（carmping）	0	1	2	3
咬痛（gnawing）	0	1	2	3
烧灼痛（hot-burning）	0	1	2	3
酸痛（aching）	0	1	2	3

疼痛项	无痛	轻度	中度	重度
坠胀痛（heavey）	0	1	2	3
触痛（tender）	0	1	2	3
劈裂痛（splitting）	0	1	2	3
感觉项总分：				
B 情感项				
疲惫耗竭感（tiring-exhausting）	0	1	2	3
病恹样（sickening）	0	1	2	3
恐惧感（fearful）	0	1	2	3
受惩罚感（punishing-cruel）	0	1	2	3
情感项总分：				
以上两项相加（S+A）=疼痛总分（T）：				

▼▲ 第六节　简明疼痛评定量表 ▲▼

一、量表介绍

1.测评方式：由经过训练有专门测试经验的医师施测。

2.量表功能：简明疼痛量表（Brief Pain Inventory，BPI），由 Cleeland 和 Ryan 于 1994 年设计，中文版 BPI 已广泛用于评估急慢性疼痛和癌痛。目前尚没有专门针对帕金森病患者疼痛的量表，研究者通常使用疾病通用的疼痛量表来评价。BPI 是其中较常用的，其被推荐为评价疼痛的临床研究工具，评价过去 24 小时中疼痛的严重程度，以及其对日常活动、情绪、行动、工作、人际关系、睡眠、享受生活方面的影响。

3.适用人群：各种疾病导致有主观疼痛感觉的患者。

二、使用指南

1.项目介绍：BPI 包括疼痛严重程度和疼痛的影响两个维度，疼痛程度共有 4 个条目，依次为最重疼痛、最轻疼痛、平均疼痛和目前疼痛；疼痛对日常活动的影响维度包括对日常活动、情绪、行走能力、日常工作（包括外出工作和家务劳动）、与他人关系、

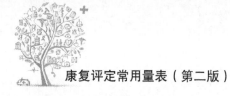

睡眠、生活兴趣等的影响。

2.评分标准：每个条目使用 0～10 级的数字评定量表 (Numeric Rating Scale，NRS) 评估过去 24 小时疼痛的程度及影响，"0" 分代表无痛，"10" 分代表最痛，影响程度从 "没有影响" 到 "完全影响"，0～3 分代表轻度疼痛，4～6 分代表中度疼痛，≥7 分为重度疼痛。

三、量表内容

指导语：

1.大多数人一生中都有过疼痛经历（如轻微头痛、扭伤后痛、牙痛），除这些常见的疼痛外，现在您是否还感到有别的类型的疼痛？（1）是（2）否

2.请您在下图中标出您的疼痛部位，并在疼痛最剧烈的部位以 "X" 标出。

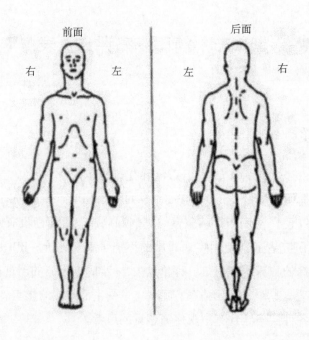

3.请选择下面的一个数字，以表示过去 24 小时内您疼痛最剧烈的程度。

（不痛）0　1　2　3　4　5　6　7　8　9　10（最剧烈）

4.请选择下面的一个数字，以表示过去 24 小时内您疼痛最轻微的程度。

（不痛）0　1　2　3　4　5　6　7　8　9　10（最剧烈）

5.请选择下面的一个数字，以表示过去 24 小时内您疼痛的平均程度。

（不痛）0　　1　　2　　3　　4　　5　　6　　7　　8　　9　　10（最剧烈）

6. 请选择下面的一个数字，以表示您目前的疼痛程度。

（不痛）0　　1　　2　　3　　4　　5　　6　　7　　8　　9　　10（最剧烈）

7. 您希望接受何种药物或治疗控制您的疼痛？

8. 在过去的 24 小时内，由于药物或治疗的作用，您的疼痛缓解了多少？请选择下面的一个百分数，以表示疼痛缓解的程度。

（无缓解）0 10% 20% 30% 40% 50% 60% 70% 80% 90% 100%（完全缓解）

9. 请选择下面的一个数字，以表示过去 24 小时内疼痛对您的影响。

（1）对日常生活的影响

（无影响）0　　1　　2　　3　　4　　5　　6　　7　　8　　9　　10（完全影响）

（2）对情绪的影响

（无影响）0　　1　　2　　3　　4　　5　　6　　7　　8　　9　　10（完全影响）

（3）对行走能力的影响

（无影响）0　　1　　2　　3　　4　　5　　6　　7　　8　　9　　10（完全影响）

（4）对日常工作的影响（包括外出工作和家务劳动）

（无影响）0　　1　　2　　3　　4　　5　　6　　7　　8　　9　　10（完全影响）

（5）对与他人关系的影响

（无影响）0　　1　　2　　3　　4　　5　　6　　7　　8　　9　　10（完全影响）

（6）对睡眠的影响

（无影响）0　　1　　2　　3　　4　　5　　6　　7　　8　　9　　10（完全影响）

（7）对生活兴趣的影响

（无影响）0　　1　　2　　3　　4　　5　　6　　7　　8　　9　　10（完全影响）

参考文献

[1] Bech RD, Lauritsen J, Ovesen O, et al.The verbal rating scale is reliable for assessment of postoperative pain in hip fracture patients.Pain Res Treat, 2015, 2015: 676212.

[2] Chen WH, Cai SX, Sun YH.Use of visual analogue scale and pain-related factors to evaluate the impact of different orthodontic forces on human dental pulp in patients who underwent fixed dental treatment. Shanghai Kou Qiang Yi Xue, 2017, 26（5）: 561-564.

[3] Tsze DS, von Baeyer CL, Pahalyants V, et al.Validity and reliability of the verbal numerical rating scale for children aged 4 to 17 years with acute pain.Ann Emerg Med, 2017.

[4] Savino F, Vagliano L, Ceratto S, et al. Pain assessment in children undergoing venipuncture: the Wong-Baker faces scale versus skin conductance fluctuations. Peer J, 2013, 1: e37.

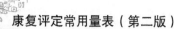

康复评定常用量表（第二版）

[5] Terkawi AS，Tsang S，Abolkhair A，et al.Development and validation of Arabic version of the short-form McGill pain questionnaire.Saudi J Anaesth，2017，11（Suppl 1）：S2-S10.

[6] 王雁.帕金森病非运动症状的量表介绍及评价.临床神经病学杂志，2015，28(4)：315.

[7] 陈佳丽.神经病理性疼痛评估工具用于痛性糖尿病周围神经病变患者的评价.广州：南方医科大学，2012.

508

第十四章　疲劳

▼▲ 第一节　多维疲劳量表 ▲▼

一、量表介绍

1. 测评方式：自评。

2. 量表功能：原英文版多维疲劳量表 (Multidimensional Fatigue Inventory，MFI)-20 是由 SmetsIq 教授于 1995 年通过对癌症放疗患者、慢性疲劳综合征患者、心理学专业大学生、医疗专业大学生、医生和新兵进行验证后编制的。该量表自修订以来已被多个国家翻译使用，并证实具有良好的心理学特质。苗雨等在 2008 年对该量表进行了汉化工作。该量表语言简洁、易懂，可以避免额外增加受试者的疲劳程度。量表中不包含与其他躯体疾病易相混淆的条目，主要用于测量受试者近 2 周内的疲劳情况（表 14-1-1）。

3. 适用人群：癌症患者、慢性疲劳综合征患者等人群。

4. 测试时长：约 5 分钟。

二、使用指南

1. 内容介绍：该量表包含 5 个维度全面评定疲劳，也可以将其中的分量表抽取出来进行单维疲劳的评定，分别为综合性疲劳、躯体性疲劳、脑力性疲劳、活动减少和动力下降，共 20 个条目。

2. 评分标准：每个维度包含 4 个条目，每个条目用 Likert5 级评分，1= 完全不符合，2= 比较不符合，3= 介于符合与不符合之间，4= 比较符合，5= 完全符合。疲劳表述的正向计分(条目2、5、9、10、13、14、16、17、18、19),不疲劳表述的反向计分(条目1、3、4、6、7、8、11、12、15、20),总分为20～100分,得分越高表示疲劳越严重,每个维度的得分亦能反映该维度的疲劳程度。

表14-1-1　多维疲劳量表

项目	完全不符合	比较不符合	介于符合与不符合之间	比较符合	完全符合
1. 我精神很好	1	2	3	4	5
2. 我感觉我的体力使我只能做少量工作	1	2	3	4	5
3. 我感觉自己精力充沛	1	2	3	4	5
4. 我想要做各种自己感觉好的事情	1	2	3	4	5
5. 我觉得累	1	2	3	4	5
6. 我认为一天中我做了很多事	1	2	3	4	5
7. 我在做事时能够集中注意力	1	2	3	4	5
8. 根据我的身体状况,我能承担很多工作	1	2	3	4	5
9. 我害怕必须做事	1	2	3	4	5
10. 我认为我一天中做的事情太少了	1	2	3	4	5
11. 我能够很好地集中注意力	1	2	3	4	5
12. 我休息得很好	1	2	3	4	5
13. 我要集中注意力很费劲	1	2	3	4	5
14. 我觉得自己的身体状况不好	1	2	3	4	5
15. 我有很多要做的事	1	2	3	4	5
16. 我容易疲倦	1	2	3	4	5
17. 我做的事很少	1	2	3	4	5
18. 我不想做任何事	1	2	3	4	5
19. 我的思想很容易走神	1	2	3	4	5
20. 我感觉我的身体状况非常好	1	2	3	4	5

▼▲ 第二节 疲劳评定量表 ▲▼

一、量表介绍

1.测评方式：自评或由医师或康复师或有测试经验的人员施测。

2.量表功能：疲劳评定量表-14（Fatigue Scale-14，FS-14）系英国 Kings College Hospital 心 理 医 学 研 究 室 的 Trudie Chalder 及 Queen Marys University Hospital 的 G. Berelowitz 等许多专家于 1992 年共同编制的。疲劳一直是一个很难定义与描述的症状，尤其是疲劳的主观感觉方面。为了寻求对疲劳进行流行病学和症状学研究的更好的方法，Trudie Chalder 等人研制出了 FS-14 量表，用来测定疲劳症状的严重性，评估临床疗效，以及在流行病学中筛选疲劳病例见表 14-2-1。

3.适用人群：16 岁以上人群。

二、使用指南

FS-14 由 14 个条目组成，每个条目都是一个与疲劳相关的问题。根据其内容与被试者实际情况的符合与否，回答"是"或"否"。14 个条目分别从不同角度反应疲劳轻重，经成分分析将 14 个条目分为两类，一类反映躯体疲劳（Physical Fatigue），包括第 1 ～ 8 条共 8 个条目；一类反映脑力疲劳（Mental Fatigue），包括第 9 ～ 14 条共 6 个条目。

三、量表内容

请被试者仔细阅读每一条目或检查者逐一提问，根据最适合被试者的情况圈出"是"或"否"，除了第 10、13、14 条 3 个条目为反向计分，即回答"是"计为 0 分，回答"否"计为 1 分，其他 11 个条目都为正向计分，即回答"是"计为 1 分，回答"否"计为 0 分。

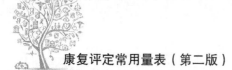

表 14-2-1　疲劳评定量表（Fatigue Scale-14，FS-14）

项目	是	否
1. 您有过被疲劳困扰的经历吗？	1	0
2. 您是否需要更多休息？	1	0
3. 您感觉到犯困或昏昏欲睡吗？	1	0
4. 您在着手做事时是否感到费力？	1	0
5. 您在着手做事时并不感到费力，但当您继续进行时是否感到力不从心？	1	0
6. 您感到体力不够吗？	1	0
7. 您感到您的肌肉力量比以前减小了吗？	1	0
8. 您感到虚弱吗？	1	0
9. 您集中注意力有困难吗？	1	0
10. 您在思考问题时头脑像往常一样清晰、敏捷吗？	0	1
11. 您在讲话时出现口头不利落吗？	1	0
12. 讲话时，您发现找到一个合适的字眼很困难吗？	1	0
13. 您现在的记忆力像往常一样吗？	0	1
14. 您还喜欢做过去习惯做的事情吗？	0	1

四、结果与解释

将第 1～8 条 8 个条目的分值相加即得躯体疲劳分值，将第 9～14 条 6 个条目的分值相加即得脑力疲劳分值，而疲劳总分值为躯体及脑力疲劳分值之和。躯体疲劳分值最高为 8，脑力疲劳分值最高为 6，总分最高为 14；分值越高，反映疲劳越严重。

▼▲ 第三节　疲劳严重度量表 ▲▼

一、量表介绍

1. 测评方式：自评。

2. 量表功能：疲劳严重度量表（FSS），由 Herlofson 和 Larsen 发明，是广为人知、应用最广泛的量表之一，有 9 个条目组成，7 个分值点评价，自 1 分至 7 分为非常不同意过渡为非常同意。FSS 量表杯国际运动障碍学会推荐应用于帕金森病患者疲劳筛查和严重程度评价。

3.适用人群：目前国外多用 FSS 评价脑卒中患者的疲劳水平。曾应用于多发性硬化、帕金森病、慢性疲劳综合征及脑外伤等多种疾患。

二、量表内容（表 14-3-1）

表 14-3-1　疲劳严重度量表（FSS）

在过去的 1 周的时间，我发现：	不同意					同意	
1 当我感到疲劳时，我就什么事都不想做了	1	2	3	4	5	6	7
2 锻炼让我感到疲劳	1	2	3	4	5	6	7
3 我很容易疲劳	1	2	3	4	5	6	7
4 疲劳影响我的体能	1	2	3	4	5	6	7
5 疲劳带来频繁的不适	1	2	3	4	5	6	7
6 疲劳使我不能保持体能	1	2	3	4	5	6	7
7 疲劳影响我从事某些工作	1	2	3	4	5	6	7
8 疲劳是最影响我活动能力的症状之一	1	2	3	4	5	6	7
9 疲劳影响了我的工作、家庭、社会活动	1	2	3	4	5	6	7

三、结果及解释

上诉回答中 1、2、3、4、5、6、7 分别代表每个条目分数，然后把 9 个条目所得分数相加即为总得分。总得分低于 36 分，说明您或许不会感受到疲劳；总得分为 36 分或者高于 36 分，表明您可能需要医生做进一步的评估。

参考文献

[1] 包頔，张福莲，邢秋玲. 中文版多维疲劳量表在 2 型糖尿病患者中的信效度验证. 天津护理，2016，24（5）：377-379.

[2] Trudie Chalder G，Berelowitz Teresa Pawlikowska，et al. Development of a fatigue scale. Journal of Psychosomatic Research，1993，37（2）：147-153.

[3] 王雁. 帕金森病生活质量量表应用及评价. 中国现代神经疾病杂志，2014，14（4）：288.

第十五章　帕金森病相关量表

▼▲ 第一节　帕金森病非运动症状评定量表 ▲▼

一、量表介绍

1. 测评方式：由专业医师或有测试经验的人员施测。

2. 量表功能：帕金森病（PD）非运动症状评定量表（Non-Motor Symptom Scale, NMSS），包含30个条目，涵盖心血管症状、睡眠或疲乏、心境或认知、幻觉、注意力及记忆力、胃肠道功能、泌尿系症状、性功能及其他共9个部分，需要对帕金森病患者过去1个月内每项非运动症状的严重程度和发生频率分别以0～3分、1～4分评估。用量化的数值客观地描述非运动症状（NMS）的进展情况和疗效反应，弥补了非运动症状的自评量表（NMSQ）的缺陷。NMSS可用于评估其严重程度和疗效。研究对中国大陆人群的进行验证后认为NMSS可专业有效地评估帕金森病患者的非运动症状。

3. 适用人群：帕金森病患者。

二、使用指南

根据最近1个月以来患者的自身情况进行评分。

严重程度：0=无；1=轻度，出现症状但只给患者带来轻微的不适或痛苦；2=中度，症状给患者带来一定的痛苦；3=重度，症状给患者带来极大的痛苦。

频率：1=极少（少于1周1次）；2=经常（1周1次）；3=频繁（1周数次）；4=非常频繁（每天都有或持续存在）。最终评分为严重程度 × 频率。得分越高，NMS的程度越重，出现的频率越高（表15-1-1）。

表 15-1-1　帕金森病非运动症状评定量表

项目	否	是						
		程度			频率			
		轻度	中度	重度	极少	经常	频繁	非常频繁
1. 从躺着或坐着到站着时，觉得轻度头痛、头晕或乏力		1	2	3	1	2	3	4
2. 因为头晕或失去知觉而摔倒		1	2	3	1	2	3	4
3. 白天常在一些场合打盹，如聊天、吃饭、看电视或阅读时		1	2	3	1	2	3	4
4. 疲劳或者无力影响患者白天的活动		1	2	3	1	2	3	4
5. 夜间入睡困难或者容易醒		1	2	3	1	2	3	4
6. 坐着或躺着休息时双下肢感觉不适，需不断活动才能缓解		1	2	3	1	2	3	4
7. 对周围发生的事情失去兴趣		1	2	3	1	2	3	4
8. 活动的主动性降低，不愿尝试新鲜事物		1	2	3	1	2	3	4
9. 看上去或患者自我感觉悲哀、情绪低落		1	2	3	1	2	3	4
10. 感觉到焦虑、紧张或者恐慌不安		1	2	3	1	2	3	4
11. 情绪没有起伏，缺乏正常情绪体验		1	2	3	1	2	3	4
12. 日常生活中缺乏愉快的生活体验		1	2	3	1	2	3	4
13. 看到或听到不存在的东西		1	2	3	1	2	3	4
14. 妄想，如有人要害自己、遭抢劫或别人对自己不忠		1	2	3	1	2	3	4
15. 看东西重影，一个看成两个		1	2	3	1	2	3	4
16. 做事难以集中精力，如阅读或交谈时		1	2	3	1	2	3	4
17. 对近期发生的事情记忆有困难		1	2	3	1	2	3	4
18. 忘记做一些事情，比如吃药		1	2	3	1	2	3	4
19. 白天流口水		1	2	3	1	2	3	4
20. 吞咽困难或呛咳		1	2	3	1	2	3	4
21. 便秘（1 周少于 3 次大便）		1	2	3	1	2	3	4
22. 尿急		1	2	3	1	2	3	4
23. 尿频（两次小便间隔少于 2 小时）		1	2	3	1	2	3	4
24. 夜间规律的起床排尿增多		1	2	3	1	2	3	4
25. 性欲改变，增强或减退		1	2	3	1	2	3	4
26. 性生活有困难		1	2	3	1	2	3	4
27. 不能解释的疼痛（是否与药物有关或抗 PD 药物能否缓解）		1	2	3	1	2	3	4
28. 味觉或嗅觉功能减退		1	2	3	1	2	3	4
29. 不能解释的体重改变（排除饮食的影响）		1	2	3	1	2	3	4
30. 出汗增多（排除炎热天气的影响）		1	2	3	1	2	3	4

▼▲ 第二节　非运动症状筛查量表 ▲▼

一、量表介绍

1. 测评方式：自评。

2. 量表功能：由 Chaudhuri 等发明，用于评估帕金森病患者非运动症状的自评量表（NMSQ）。NMSQ 包含 30 个条目，要求患者根据近 1 个月的情况以"是"或"否"出现条目描述内容展开自评，简便易行，可广泛用于患者就诊前 NMS 的系统筛查工具。但是，NMSQ 只能筛查患者 NMS 的有无，对嗅觉减退、淡漠等筛查不全，而且不能评价患者 NMS 的严重程度及疗效。具体见表 15-2-1。

3. 适用人群：帕金森病患者。

二、使用指南

如果您在近 1 个月中有下述症状，请在"是"一栏打"√"，如果该症状出现在运动症状之前，请在"前"一栏中打"√"；如果不确定，请在"不知道"一栏打"√"；如果您在过去曾有过下述症状，但在过去 1 个月中没有这些症状，请在"否"一栏中打"√"。如果问题造成您的理解困难，可以询问医务人员。请如实填写，这对您的术前评价非常重要。我们保证此问卷结果用于医疗和科研工作，您的个人信息和隐私在未经同意下不会被泄露或发表。

表 15-2-1　非运动症状筛查量表

症状	是	前	不知道	否
1. 白天流涎				
2. 味觉或嗅觉减退或消失				
3. 吞咽困难或饮水呛咳或有过窒息				
4. 感到身体不适（眩晕）				

症状	是	前	不知道	否
5. 便秘（大便 1 周少于 3 次），或需要用力排便				
6. 大便失禁				
7. 如厕后，感到肠道未完全排空				
8. 感到小便难以控制，以至于慌忙如厕				
9. 夜里常要起来小便				
10. 有不明原因的疼痛（并非关节炎等已知的原因引起）				
11. 有不明原因的体重改变（并非节食引起）				
12. 对近期发生的事情记不住或忘记做事情				
13. 对身边发生的事失去兴趣或对做事情无兴趣				
14. 看到或听到一些事情，但您知道或是别人告诉您这实际上并不存在（幻视或幻听）				
15. 难以集中注意力或专注地做事				
16. 感到悲伤、情绪低落或忧郁				
17. 感到焦虑、害怕或恐惧				
18. 对性失去兴趣或对性非常有兴趣				
19. 发现即使努力，也有性生活障碍				
20. 从卧位或坐位站起时，感到头晕眼花、眩晕或无力				
21. 跌倒				
22. 在活动（如工作、开车或吃饭等）时感到困倦				
23. 感到难以入睡或失眠				
24. 有非常生动的或可怕的梦境				
25. 在睡眠时说话或活动，就像在真实生活中一样				
26. 晚上或休息时感到腿部不适，并感到需要活动下肢				
27. 下肢浮肿				
28. 多汗				
29. 复视				
30. 相信一些事情发生了，但别人认为这些事情不存在（妄想）				

▼▲ 第三节　剂末现象 –9 项问卷 ▲▼

一、量表介绍

1. 测评方式：自评。

2. 量表功能：帕金森病药物治疗一定时间后会出现疗效减退及远期不良反应，如运动波动（包括剂末、开关等现象）。剂末现象是指在服药前出现、服药后即可缓解的帕金森病运动和非运动症状的再现或加重。该问卷简单易行，敏感性和特异性分别达到 96.2% 和 40.9%。作为剂末现象的筛查工具，该问卷实用性强，可在临床中推广使用。

3. 适用人群：服用帕金森药物治疗的患者。

4. 来源：在专家意见基础上，国际剂末现象研究组推出了剂末现象 –32 项问卷（WOQ–32）。为方便临床应用，Stacy 等对 WOQ–32 进行简化并推出了剂末现象 –9 项问卷（WOQ–9）。WOQ–9 与 WOQ–32 符合率极高，超过 95% 的剂末现象可通过 WOQ–9 得到诊断；出现问卷中 9 项症状的一种并在下次服药后获得缓解即提示剂末现象的存在具体见表 15–3–1。

二、使用指南

患者在治疗期间出现上述症状，则在症状栏内相应方框内打"√"，服药症状缓解，则在缓解栏内相应方框内打"√"。

表 15–3–1　剂末现象 9 项问卷

症状	（有，1；无，2）	再服一剂后缓解（是，1；否，2）
震颤（手、臂、腿）		
任何运动迟缓（如步行、进食、穿衣等）		
心境改变		
四肢强直		
阵痛 /(持续性地) 疼痛		
精细动作损害（如系扣子、书写困难）		
忧愁 / 思维迟钝		
焦虑 / 惊恐		
肌肉痉挛（如臂、腿、足）		

三、结果分析

同一症状，在症状栏和缓解栏均打"√"，则说明"剂末现象"可能已经出现。

▼▲ 第四节 自主神经症状量表 ▲▼

一、量表介绍

1. 测评方式：自评。

2. 量表功能：Visser 等人在 2004 年设计了帕金森病预后量表—自主神经症状量表（SCOPA-AUT），可以评价患者过去 1 个月中的自主神经功能情况。它由 23 个问题组成，包含了 6 个方面，即胃肠道、泌尿系统、心血管、体温调节、瞳孔活动和性功能多个方面。得分越高，自主神经功能障碍越重。具体见表 15-4-1。

3. 适用人群：帕金森病患者。

二、使用指南

指导语：通过这份调查问卷，我们希望了解到在过去的 1 个月中您的身体的各种功能问题，如小便时感到困难、过度出汗。回答这些问题时，把最能够体现您的情况填在格子里。如果您想要改变答案，请在错误的地方划一道横线，将正确的答案写在旁边。如果您在过去的 1 个月已经使用药物，治疗一个或多个相关问题，那么这个问题是指您在药物治疗后的情况，您可以把使用的药物填写在最后一页。

表 15-4-1 自主神经症状量表

1 从不　　　2 有时　　　3 时常　　　4 频繁

序号	问题	回答
1	在过去的 1 个月中，您有没有吞咽困难或者呛咳的时候？	
2	在过去的 1 个月中，您有没有流涎的时候？	
3	在过去的 1 个月中，您有没有发生食物卡在喉咙出不来的时候？	
4	在过去的 1 个月中，您有没有在吃饭的时候突然就感觉饱了？	

续表

序号	问题	回答
5	在过去的1个月中，您有便秘的情况吗？（便秘：每周2次或者更少）	
6	在过去的1个月中，您有便溏的情况吗？	
7	在过去的1个月中，您有大便失禁的时候吗？	
8	在过去的1个月中，您有没有憋尿困难的时候？	
9	在过去的1个月中，您有小便失禁的时候吗？	
10	在过去的1个月中，您有没有排尿不尽的感觉？	
11	在过去的1个月中，您有没有排尿时尿流变小的时候？	
12	在过去的1个月中，您有没有排尿后不到2小时又要排尿的时候？	
13	在过去的1个月中，您有没有晚上不得不起来排尿的时候？	
14	在过去的1个月中，您有没有站起来的时候要么觉得头晕，要么觉得看不见东西，要么不能清晰思考？	
15	在过去的1个月中，您有没有站一会儿觉得头晕的时候？	
16	在过去的6个月里，您有没有发生昏厥的情况？	
17	在过去的1个月中，您有没有白天出汗特别多的时候？	
18	在过去的1个月中，您有没有晚上出汗特别多的时候？	
19	在过去的1个月中，您的眼睛有对强光特别敏感的时候吗？	
20	在过去的1个月中，您有多少时候不能耐受寒冷？	
21	在过去的1个月中，您有多少时候不能耐受炎热？	

接下来的3个问题只需男性回答

1 从不　　　　2 有时　　　　3 时常　　　　4 频繁　　　　5 使用导管

序号	问题	回答
22	在过去的1个月中，您阳痿吗？（不能够或者不能保持勃起）	
23	在过去的1个月中，您有多少时候不能射精？	
23	在过去的1个月中，您有没有服用药物治疗性功能障碍？	

接下来的2个问题只需女性回答

1 从不　　　　2 有时　　　　3 时常　　　　4 频繁　　　　5 不适用

序号	问题	回答
24	在过去的1个月中，您在性生活时有没有觉得阴道很干燥？	
25	在过去的1个月中，您在性生活时有没有难以达到性高潮？	

续表

序号	问题	回答
26	在过去的 1 个月中，您有没有服用药物治疗 a. 便秘 b. 泌尿问题 c. 血压 d. 其他症状（和帕金森病不相关的症状）	是 否 是 否 是 否 是 否

参考文献

[1]　张媛 . 帕金森病非运动症状评定量表的研究进展 . 中华神经科杂志，2014，47（9）：659.

[2]　王雁 . 帕金森病非运动症状的量表介绍及评价 . 临床神经病学杂志，2015，28（4）：314.

[3]　郑结弟 . 帕金森病剂末现象的多因素分析 [硕士]. 苏州大学，2016-5-23.

彩插 1　卡片 B（见正文 139 页）

红　黄　蓝　绿　黄

彩插 2　卡片 C 练习题（见正文 139 页）

蓝　　红　蓝　黄　　黄　蓝　黄　红
绿　蓝　绿　红　　黄　蓝　　蓝　黄
蓝　红　　绿　红　黄　　蓝　　黄
红　黄　红　　绿　　绿　黄　蓝　黄
　　蓝　黄　红　绿　蓝　黄　红　　黄

彩插 3　卡片 C（见正文 139 页）

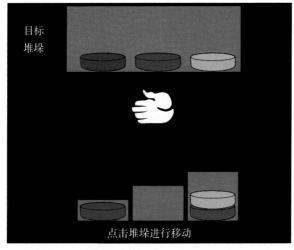

目标堆垛

点击堆垛进行移动

彩插 4　伦敦塔测验示意图（见正文 176 页）

彩插 5　颜色（见正文 189 页）

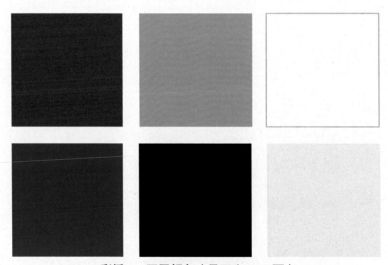

彩插 6　不同颜色（见正文 207 页）

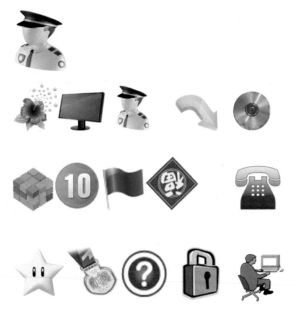

彩插 7　记忆力检查示例（见正文 287 页）

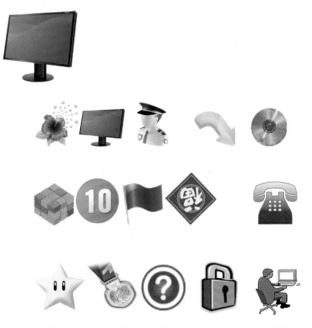

彩插 8　记忆力检查 1 测试 1（见正文 288 页）

彩插 9　记忆力检查 1 测试 2（见正文 288 页）

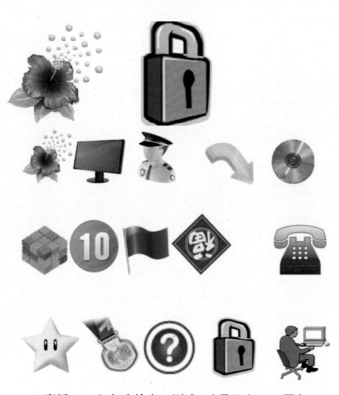

彩插 10　记忆力检查 2 测试 1（见正文 290 页）

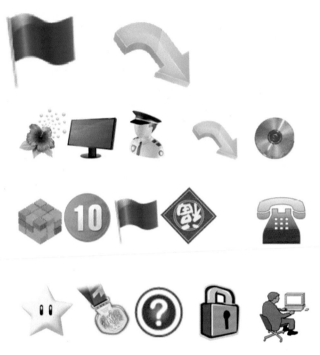

彩插 11　记忆力检查 2 测试 2（见正文 291 页）

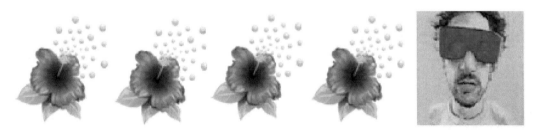

彩插 12　逻辑推理能力测试示例图（见正文 291 页）

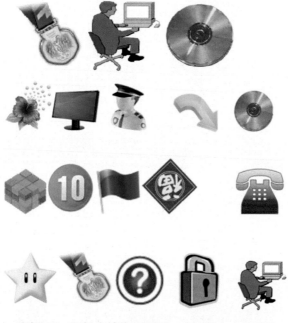

彩插13　记忆力检查3测试1（见正文293页）

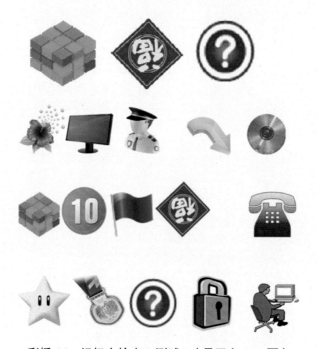

彩插14　记忆力检查3测试2（见正文293页）

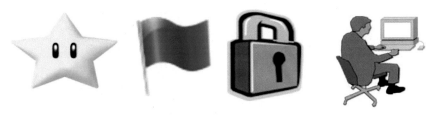

彩插 15　记忆力检查 4 测试 1（见正文 298 页）

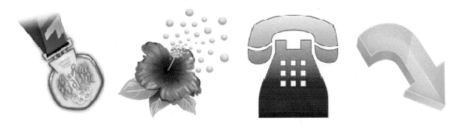

彩插 16　记忆力检查 4 测试 2（见正文 298 页）